下肢关节保护技术
保髋、保膝与保踝手术学

Lower Extremity Joint Preservation
Techniques for Treating the Hip, Knee, and Ankle

下肢关节保护技术
保髋、保膝与保踝手术学

Lower Extremity Joint Preservation

Techniques for Treating the Hip, Knee, and Ankle

原　著　Mats Brittberg
　　　　Konrad Slynarski

主　译　蒋　青

北京大学医学出版社

XIAZHI GUANJIE BAOHU JISHU——BAOKUAN、BAOXI YU BAOHUAI SHOUSHUXUE

图书在版编目（CIP）数据

下肢关节保护技术：保髋、保膝与保踝手术学 /（瑞典）马特·布里特尔（Mats Beittberg），（波兰）康拉德·斯林纳斯基（Konrad Slynarski）原著；蒋青主译 . —北京：北京大学医学出版社，2023.1
书名原文：Lower Extremity Joint Preservation：Techniques for Treating the Hip，Knee，and Ankle
ISBN 978-7-5659-2690-7

Ⅰ.①下…　Ⅱ.①马…②康…③蒋…　Ⅲ.①下肢－外科手术　Ⅳ.① R658.3

中国版本图书馆 CIP 数据核字（2022）第 130470 号

北京市版权局著作权合同登记号：图字：01-2022-5896

First published in English under the title
Lower Extremity Joint Preservation: Techniques for Treating the Hip, Knee, and Ankle
edited by Mats Brittberg and Konrad Slynarski
Copyright © Springer Nature Switzerland AG, 2021
This edition has been translated and published under licence from
Springer Nature Switzerland AG.

下肢关节保护技术——保髋、保膝与保踝手术学

主　　译：蒋　青
出版发行：北京大学医学出版社
地　　址：（100191）北京市海淀区学院路 38 号　北京大学医学部院内
电　　话：发行部 010-82802230；图书邮购 010-82802495
网　　址：http://www.pumpress.com.cn
E-mail：booksale@bjmu.edu.cn
印　　刷：北京金康利印刷有限公司
经　　销：新华书店
责任编辑：安　林　　责任校对：靳新强　　责任印制：李　啸
开　　本：889 mm×1194 mm　1/16　印张：16.75　字数：530 千字
版　　次：2023 年 1 月第 1 版　2023 年 1 月第 1 次印刷
书　　号：ISBN 978-7-5659-2690-7
定　　价：198.00 元
版权所有，违者必究
（凡属质量问题请与本社发行部联系退换）

译校者名单

主　　译　蒋青

审　　校　陈东阳　徐志宏　王渭君

秘　　书　秦江辉

译校者名单（按姓氏拼音排序）

艾冬梅　南京大学医学院附属鼓楼医院

鲍正远　南京大学医学院附属鼓楼医院

陈东阳　南京大学医学院附属鼓楼医院

戴　进　南京大学医学院附属鼓楼医院

蒋　青　南京大学医学院附属鼓楼医院

李强强　南京大学医学院附属鼓楼医院

李祖希　南京大学医学院附属鼓楼医院

秦江辉　南京大学医学院附属鼓楼医院

宋　凯　南京大学医学院附属鼓楼医院

孙明辉　南京大学医学院附属鼓楼医院

王渭君　南京大学医学院附属鼓楼医院

熊筱璐　南京大学医学院附属鼓楼医院

徐兴全　南京大学医学院附属鼓楼医院

徐志宏　南京大学医学院附属鼓楼医院

姚　尧　南京大学医学院附属鼓楼医院

周　盛　南京大学医学院附属鼓楼医院

统　　筹　黄大海

策　　划　赵楠

主译简介

蒋青，教授，主任医师，博士生导师，南京大学医学院副院长，南京大学医学院附属鼓楼医院运动医学与成人重建外科主任。1989 年毕业于南京医学院临床医学专业，获学士学位；后于北京医科大学第三临床学院攻读硕士及博士，师从曲绵域教授，1999 年获得博士学位，为国内培养的第一个运动医学临床博士。蒋青教授一直从事骨科及运动医学的临床和基础研究，是国内运动医学临床专业唯一的国家杰出青年基金获得者。蒋青教授在国内外多个专业学会、协会中任职，是国内第一个在国际关节炎协会（OARSI）任职理事的学者，国际软骨修复学会（ICRS）中国分会副主任委员、中华医学会运动医疗分会副主任委员、中国医师协会运动医学医师分会副会长、江苏省医学会骨科分会候任主任委员、运动医疗分会首任主任委员。

主要从事运动系统疾病基础和临床研究，共发表专业中文核心论文 243 篇、SCI 论文 266 篇，包括 Nature Medicine，Nature Genetic，Cell Metabolism，Nature Communications，Annals of the Rheumatic Diseases，Science Translational Medicine 等，2007 有篇论文被评为中国最有影响的百篇国际论文，文章总引用数为 7587 次，单篇最高他引为 238 次。带领的团队获得多项国家专利，其中包括三维打印技术专利 2 项，踝关节屈伸运动器专利 1 项，膝关节置换专利 2 项，修复关节软骨损伤专利 1 项。各项研究成果分别于 2021 年获江苏省科技进步二等奖，2019 年省卫健委医学新技术引进一等奖，2018 年江苏省科学技术一等奖，2015 年教育部自然科学二等奖，2009 年江苏省科技进步奖二等奖，2005 年江苏省科技进步三等奖。共承担国家级课题 17 项，各类省市级课题 26 项，其中包括获得国家重点研发计划项目并担任首席科学家，国家科技支撑项目、国家自然科学基金重大国际地区合作项目、国家杰出青年基金、国家重点专项子课题、国家自然科学基金重大项目、国家自然科学基金重点项目等。担任多个 SCI 杂志编委，包 括 Annals of Translational Medicine（IF = 4.629）Osteoarthritis and Cartilage（IF = 7.069）、Orthopedic Surgery（IF = 1.331）编委，并担任多个一流杂志的审稿人员，同时作为主编创建了一本英文杂志 Annals of Joint（aoj.amegroups.com）。是《中华创伤杂志》《中华骨与关节外科杂志》等国内多个中文核心期刊的编委，并作为编委参加编写全国高等学校生物医学工程专业（临床工程方向）第一轮国家卫计委"十三五"规划教材。作为首席专家牵头编写了骨关节炎诊疗指南，并参与编写了多个国内骨科的指南，多次被邀请去美国、澳洲、日本讲学。

译者前言

古今中外，骨科医生都被认为从事着与"木匠"类似的工作，就连骨科行业很多协会或者期刊的标志都带有整复弯曲树木的图案。然而当步入21世纪，生物技术的兴起成为人类最醒目的进步之一，我们这些传统的"木匠"也必然或者必须更多地了解骨关节的生物力学、骨骼肌肉组织的再生医学知识，以使我们能够更好地重建骨、韧带、肌肉组织之间的稳定与平衡。

因此，我们新一代的骨科医生要把眼光放得更高更远，不能仅仅满足于干好一件"木匠"活，而是应该从生物力学、组织再生医学等更加广阔的视角，考虑我们所从事的工作的意义。而这本书，恰恰为我们带来了下肢关节修复和保护手术方面的最新信息。这本书介绍了下肢关节常见损伤最新的生物力学知识，以及在此基础上结合新的再生医学手段，能够给我们的传统手术所带来的变化。可以说这本书从某种程度上向国内读者展示了将来下肢关节保护手术的发展方向。希望这本书的读者能够从中有所收益！

蒋　青

南京大学医学院附属鼓楼医院

运动医学与成人重建外科

原著序言

这本书是一个里程碑式的贡献，书写这本书的骨科医生们贡献了最新的技术用以恢复患者的骨骼肌肉功能。这也是一个具有里程碑意义的时代，过去骨科医生长期被称为"木匠"，因为他们精心设计了解决骨骼问题的机械力学方案，而现在他们已经转变为使用混合介质的艺术家和细胞生物学家。"木匠"们砍下巨大的四肢，或者巧妙地改变绳索和滑轮的方向，以帮助四肢承载重物，进而挥动网球拍或投球。"木匠"们仍然用他们的锯子、锤子和他们的电动工具来做真正的大手术，但是他们进入了一个基于细胞治疗的新时代。这改变了他们的思想、方法并获得了成功。

自亚里士多德时代以来，骨科医生就一直在使用特殊的调味品——骨髓，来为他们的重建工作增加价值，所以狭义上讲，他们一直在从事以细胞为基础的治疗。但现在骨髓被更加明智地使用，骨髓和血液以及各种成分被分离，以便更有效地利用某一种成分的特殊能力，同时消除那些不利的或导致问题的成分。此外，我们现在有大量的细胞载体、隔离屏障（膜）和各种骨骼组织重建的增强剂，以及大量解决骨科问题的生物治疗方案。

在20世纪90年代初，我提出了骨髓中含有间充质干细胞（MSCs）的概念。认为MSC是骨髓中的多能干细胞的概念是错误的，但对于骨髓中成骨、成软骨及成脂肪的祖细胞的重点研究，解释了这三种组织是如何从骨髓中形成的，以及为什么这三种组织能在骨髓中找到。这种独特的祖细胞的存在解释了骨骼天生的再生能力和骨髓在重建手术中的附加价值。事实上，我们现在可以说，医生的工作就是设计策略，最大限度地提高受伤组织的先天再生能力。通过使用这些天然材料来增强重建或修复，这个时代的骨科医生利用骨科生物学和基于细胞疗法的原理获得了更大的外科和内科成功。通过解开大自然母亲的一些秘密，通过使用她的一些特殊的"佐料"，通过培训新一代的骨科医生，我们正在实现更好的预后。

这本书的重点是告诉我们什么是新的知识，以及如何更好地利用旧的知识。

Arnold I. Caplan
美国克利夫兰凯斯西储大学骨骼研究中心

原著前言

关节内稳态是指关节处于健康和平衡状态。当关节受伤时，我们修复关节内和关节周围的结构。我们试图恢复被破坏的平衡。这些组织受伤后恢复到接近正常状态的能力各不相同。年龄、性别和基因是影响恢复的因素，此外还有肥胖、吸烟和代谢性疾病等外部因素。

关节组织重建工程中有四个 R：

- 修复（Repair）
- 恢复（Restore）
- 再生（Regenerate）
- 康复（Rehabilitate）

当我们或多或少地使用一个或多个"R"时，就可以视作进行关节保护的工作。而更重要的是如何避免未来的损伤，从 R 到 P（Prevention，即预防保护），因为反复受伤很难恢复到正常或接近正常的状态。因此，解剖学、创伤机制以及如何修复受损结构使其回到正常生物力学状态，恢复体内平衡，增强这些知识的学习至关重要。

在这本书中，我们汇集了大量的关节修复和保护方面的专家，他们为读者提供了关于下肢关节保护手术的最新信息。

Mats Brittberg，瑞典

Konrad Slynarski，波兰

目　录

第一部分

髋关节

第 1 章

髋关节综合保护：成人髋关节发育不良的矫正和高等级软骨损伤的修复

Graeme P. Whyte，David Bloom，Brian D. Giordano，and Thomas Youm

张晓峰　鲍正远　译　徐志宏　审校

1.1　概述

　　髋关节发育不良可引起股骨头外侧与前方的覆盖异常，是髋关节早期损伤的最主要病因，一旦关节软骨发生弥漫性的严重损伤，通常需要行全髋关节置换术[1]。Ganz 报道了一种针对骨骼发育成熟的髋关节发育不良患者的独特的髋臼周围截骨术[2]。这种髋周截骨的方法在保留髋臼后柱的同时游离出髋臼，从而恢复正常的股骨头覆盖。该手术适用于还未发生弥漫性严重软骨缺损，但是已有症状的髋关节发育不良患者。未纠正的髋关节发育不良与骨性关节炎紧密相关[3]。

　　对于已经发生关节软骨损伤的髋关节发育不良患者，在行纠正髋臼覆盖的手术的同时也可以修复关节软骨。修复关节软骨的技术有很多，比如微创的关节镜技术或 Ganz 提出的通过髋关节外科脱位开放手术修复软骨，这可以减少神经血管损伤的风险[4]。近年来严重软骨损伤的治疗方法有了长足的发展。许多技术一开始是应用在其他关节，比如膝关节，也适用于髋关节。具体包括细胞技术，干细胞/细胞信号通路治疗，这些治疗使用生物支架以及骨软骨移植。

1.2　成人髋关节发育不良的影像学诊断

　　骨盆 X 线平片是最初评估股骨头覆盖的影像学方法。对解剖指标的精确测量有助于对髋关节发育不良的诊断。

　　骨盆前后位（AP）片通常用来评估股骨头外侧的覆盖，而患侧假斜位片则是用来测量前方的股骨头覆盖。Wiberg 提出用骨盆前后位片的外侧中心边缘角（lateral centre-edge angle，LCEA）计算股骨头外侧的覆盖[5]，Lequesne 提出用假斜位片上的前方中心边缘角（anterior centre-edge angle，ACEA）计算股骨头的前方覆盖[6]。测量 LCEA 时，首先作一条骨盆横轴线，然后通过股骨头中心作一条横轴的垂线，最后作一条直线连接股骨头中心与髋臼外侧缘，该线与垂线的夹角即为 LCEA（图 1.1a）。假斜位片上测量 ACEA 时，首先过股骨头中心作一垂线，再作一条直线连接股骨头中心与髋臼前缘，这两条直线的夹角即为 ACEA（图 1.1b）。重要的是临床医生必须明确髋臼边缘的位置，因为这与关节的覆盖有关。影像拍摄的方法和技术十分重要，因为如果拍摄的方法不标准，对于一些边界性的髋关节发育不良的诊断可能就会不准确[7-8]。一般情况下，LCEA 或 ACEA < 20° 提示髋关节发育不良，20°～25° 提示边界髋关节发育不良，> 25° 则是正常范围。值得注意的是，成年人有症状的髋关节发育不良病例中，软组织的情况同样需要注意，比如 Ehlers-Danlos 综合征。一些影像学上只是边界髋关节发育不良的病例，有时也会有严重的疼痛及髋关节功能障碍。

　　CT 及三维重建可用于精确评估股骨头的覆盖（图 1.1）及髋臼与股骨的方向，这些都与髋关节发育不良的症状有关。CT 影像中冠状面中心边缘角（coronal centre-edge angle，CCEA）可用于测量股骨头外侧覆盖，而矢状面中心边缘角（sagittal centre-edge angle，SCEA）可用于评估前方覆盖。诊断医生需要注意 CCEA 和 SCEA 只是用于评估股骨头覆盖的辅助测量，这两个值与平片上的 LCEA 和 ACEA 并没有直接联系。股骨和髋臼方向是评估髋关节病变的重要影像学诊断指标。双平面影像通常用于测量股骨和髋臼的方向，但这种方法准确性和可重复性较低。CT 对于测量骨性解剖更有优势，因此可用于精确评估股骨和髋臼的方向。尽管 MRI 也经常用来测量股骨方向，但与 CT 的结果并不完全一样，这可能与扫描的时间以及检测时患者下肢的轻微移动有关。

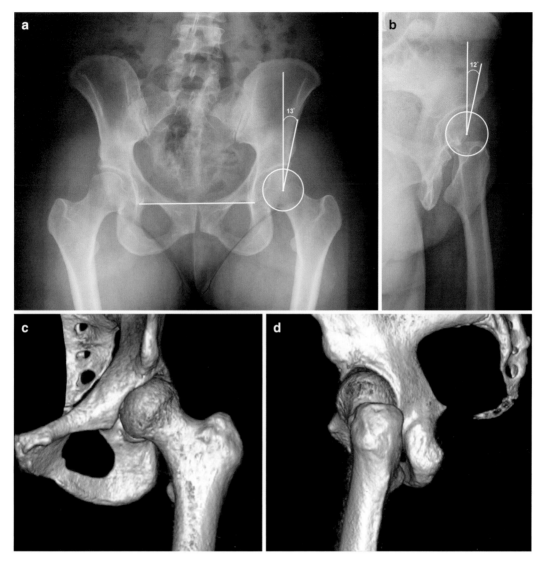

● 图 1.1 骨盆 AP 位片上左髋的外侧中心边缘角（lateral centre-edge angle，LCEA）（**a**）；假斜位片上左髋的前方中心边缘角（anterior centre-edge angle，ACEA）（**b**）；左髋 CT 三维重建的冠状面视角（**c**）；左髋 CT 三维重建的矢状面视角（**d**）。

如果测量结果是用于手术矫正，CT 仍是首选。

MRI 是另一种用于评估髋关节病变的常用影像学方法。在髋关节发育不良相关病变的诊断中，MRI 具有明显优势。盂唇撕裂是成人髋关节发育不良的常见损伤，但是否所有的盂唇损伤都需要手术治疗，目前仍存在争议。很多时候盂唇撕裂会伴随盂唇增生与明显移位，这时往往需要修复盂唇。这些损伤可以用 MRI 诊断。除此之外，在治疗髋关节发育不良时，关节软骨的损伤情况也必须考虑到，因为在关节软骨损伤前纠正发育不良的髋关节可以获得满意的疗效与预后。快速自旋回波，T2 加权和质子密度加权的 MRI 可用于评估关节软骨及软骨下骨的状况。近年来延迟钆增强 MRI 软骨成像（delayed gadolinium-enhanced MRI of cartilage，dGEMERIC）和 T2 弛豫

时间成像可用于精确评估关节软骨状态。

1.3 髋关节发育不良矫形与高等级软骨损伤的开放治疗

1.3.1 髋臼周围截骨：手术技术

患者仰卧位，患侧下肢适当下垂方便术中活动髋关节。术前应做好全身麻醉和导尿。除此之外应留置硬膜外导管用于术后镇痛及通过低压麻醉减少输血。术中应做血液回收。C 臂机放置在手术者对侧并与手术床垂直，用于术中透视。

从髂前上棘（anterior superior iliac spine，ASIS）侧上方沿髂骨翼向远端作一弧形切口，大概在 ASIS

外侧几厘米。沿 ASIS 外侧向远端切开筋膜层，过程中应注意保护股外侧皮神经。确定阔筋膜张肌位置后，在筋膜下方靠近内侧钝性分离阔筋膜张肌和缝匠肌的肌间隙。在肌间隙中找到股直肌表面的筋膜层并切开。深层解剖从股直肌外侧开始。髂囊肌位于关节囊表面，首先将髂囊肌从内侧与关节囊分离，然后从股直肌内侧和髂囊肌外侧解剖暴露整个前方关节囊。然后通过切开髂腰肌囊暴露下内侧关节囊（外侧）与髂腰肌腱（内侧）的间隙。在近端，切开覆盖髂峰和 ASIS 外上方的腹部肌肉。为了便于移动缝匠肌和腹股沟韧带，需要行 ASIS 截骨。也可以用软组织套筒将缝匠肌先剥离 ASIS，最后闭合切口时再缝合至骨性 ASIS。髂肌需要从骨盆内侧壁剥离至坐骨切迹。从内侧切开可以暴露耻骨上支的外侧，并且保留完整的股直肌直头起点。股直肌直头的起点也可以从近端切开，这样可以更好地暴露前方关节囊，这与术者的手术经验相关。离断的肌腱在手术结束后需要重新缝合。在髂耻隆起内侧 1.5～2 cm 从骨膜下剥离显露耻骨上支外侧。将一个小的弯曲的或尖头弯曲的 Hohmann 拉钩插入显露的耻骨上支最内侧，通过牵开髂腰肌维持手术入路。暴露过程中屈曲和内收髋关节可以放松软组织，这也可以减少持续牵引过程中股神经损伤的风险。

髋周截骨的四步截骨中，首先应进行耻骨上支或髋臼下坐骨截骨。在行耻骨上支截骨时，应在后方用拉钩保护闭孔神经血管。从髂耻隆起内侧由外向内 40° 方向用摆锯行耻骨上支截骨。为减少软组织损伤风险，只能用一把截骨刀完成耻骨支截骨。

在髋臼下凹行坐骨截骨时，为松弛软组织，需要屈曲髋关节。首先暴露远端的髂腰韧带与下内方关节囊之间的间隙。将长的弧形 Metzenbaum 剪穿过此间隙置于闭孔外肌近端并抵在坐骨上。过程中应避免剪断闭孔外肌远端，从而保护旋股内侧动脉（medial femoral circumflex artery，MFCA），同时应避免剪断闭孔外肌近端，从而保护闭孔神经血管结构。用闭合的剪刀触及坐骨的髋臼下凹，也就是髋臼后柱的下方。然后移开剪刀，将自带 30° 弯曲的截骨刀经过上述间隙放置在髋臼下凹内，过程中避免嵌入其他软组织。通过术中透视确定截骨刀的位置。该截骨刀用于截断坐骨，包括髋臼下凹的内外侧皮质。但是切不可以截断髋臼后柱。在行髋臼下凹外侧皮质截骨时，应伸直并半外展髋关节，从而放松并保护坐骨神经。

髋周截骨的最后一步是髂骨翼截骨，从而最终形成一四边形截骨面。在 ASIS 远端，首先于后外侧作一臀下小窗，将牵开器置于髂峰前后的截骨区从而保护周围的软组织。用摆锯截断髂峰，内侧止于四边形截骨面的起点。将 5 mm 的 Schanz 螺钉用 T 形手柄拧入包含髋臼的骨块近端，这样方便最后完成截骨时调整骨块的位置。用半英寸长的截骨刀完成四边形截骨，过程中用斜透视成像确定髋臼外的位置。四边形截骨的位置应在关节面的髋臼后柱的中间，这样可以确保截骨后髋臼后柱的完整。四边形截骨的远端部分需要借助带角度的截骨刀，并在透视下完成。在最后截骨时操作 Schantz 螺钉并借助撑开器提供张力，并与髋臼下坐骨截骨汇合。如果在移动截骨块时有阻力影响最终复位，有可能是截骨不完全或骨膜未离断。此时应重新检视每一步截骨，确保截骨块有足够的活动度。

透视下活动截骨块恢复正常的股骨头覆盖，尤其是外侧和前方的覆盖。复位后的截骨块用 3.5 mm 全螺纹螺钉固定。通常情况下，3～4 根螺钉就可以提供足够的稳定性。如果担心存在撞击，可在此时于股骨头颈交界区行骨软骨成形，重塑股骨头球面。ASIS 截骨块可使用小螺钉固定，如果没有进行 ASIS 截骨，则将缝匠肌重新缝合到 ASIS 上。手术最后透视下检查复位效果并关闭切口。

当同期进行髋周截骨和外科脱位时，在进行下一步操作前，麻醉医生应重新评估患者的状态，来决定是否可以进行下一步手术治疗。这些病例中，由于合并损伤的情况不同，有的先行髋周截骨，有的则是先做外科脱位。当合并关节内 / 外撞击时，需要先做髋周截骨矫正股骨头覆盖，然后通过外科脱位处理撞击。当合并软骨或骨软骨损伤时，需先行外科脱位修复软骨 / 骨软骨损伤，这样在完成髋周截骨后做髋关节活动度检查和影像学评估时，可以减少软骨 / 骨软骨修复区局部的压力与负重，方便决定最终的髋关节对位位置。除此之外，在矫正髋关节对位的同时，有时也需要行股骨近端截骨，在此不作赘述。骨发育成熟的髋关节发育不良合并高等级骨软骨损伤患者的术前术后 X 线片见图 1.2 和图 1.3。

1.3.2 髋关节外科脱位：手术技术

患者取侧卧位，充分暴露患侧髋关节的同时保证同侧下肢无菌，这样可以在整个手术过程中活动患侧下肢。

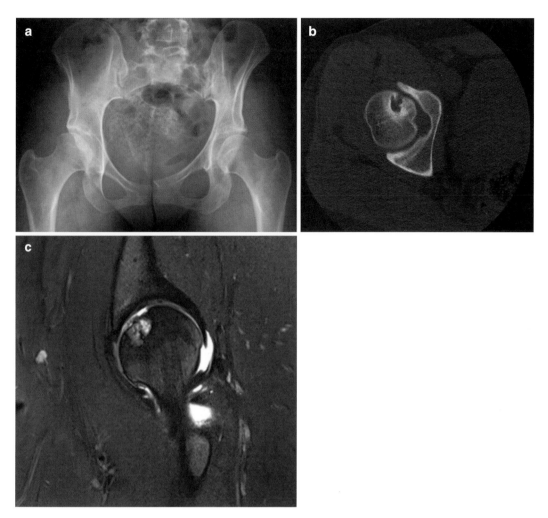

● **图 1.2**　髋关节发育不良患者的术前骨盆 AP 位片，右侧 LCEA 为 11°（**a**）；CT 横截面显示软骨下骨损伤合并高等级的股骨头骨软骨缺损（**b**）；矢状面 MRI 显示了股骨头软骨及软骨下骨损伤（**c**）。

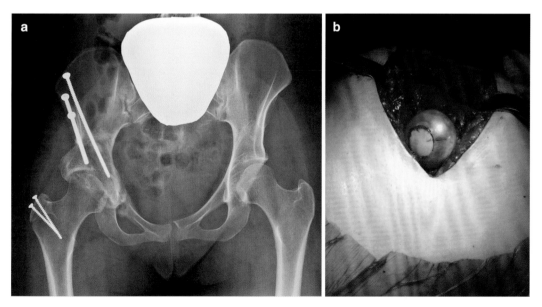

● **图 1.3**　右侧髋关节发育不良通过髋臼周围截骨，髋关节外科脱位以及异体骨软骨移植矫正股骨头覆盖的术后 3 个月骨盆 AP 位片（**a**）；术中使用外科脱位暴露髋关节并用异体骨软骨治疗大的局部骨软骨缺损（**b**）。

越过大转子作一直切口。初始切口长度为大转子近端及远端一手宽。术中根据需要可以延长切口，通常切口总长度不超过 20 cm。切开阔筋膜后分离近端软组织时，可以采用 Kocher-Langenbeck 入路的方式分离臀大肌，也可采用 Gibson 改良法切开臀大肌与臀中肌之间的平面。确定大转子位置后，在转子后方仔细探查转子窝及附近的脂肪组织，从而暴露短外旋肌群。内旋髋关节有助于更好地显露大转子后方的软组织结构。

确定臀中肌位置后，从后上方向远端用电刀标记大转子的截骨位置，止于股外侧肌后方。截骨块的厚度为 1 ~ 1.5 cm。一步截骨法有助于提高最后截骨块复位的稳定性。如果术中需要延长股骨颈或移位大转子，直线截骨可以保证固定前截骨块有足够的活动性。在截骨最近端的部分，终点应位于臀中肌腱后部稍前方。截骨位置应在短外旋肌群的前方，包括梨状肌止点，这可以保护 MFCA 深支。截骨完成后，松解梨状肌前部附着在截骨块的残留肌纤维。臀中肌后部附着在股骨的一些残留肌纤维也应松解。截骨远端，将股外侧肌和股中间肌从近端撬离骨面。梨状肌腱与臀小肌间的平面有时并不明确。附着在股骨的梨状肌与附着在截骨块的臀小肌之间的平面需要仔细辨认。

骨刀可以帮助完成大转子前方的截骨，并且方便撬起截骨块。截断后的大转子，包括附着的臀中肌、臀小肌和股外侧肌腱向前方牵拉，暴露关节囊。屈曲及外旋髋关节可以帮助向前牵开截骨块。"Z"字形切开关节囊可以安全地暴露髋关节，避免损伤 MFCA 分支。首先在前上方沿股骨颈切开，切口远端向前下方延伸，包含小转子的前方，切口近端向后方延伸并且平行于髋臼缘。切开关节囊时必须保护好盂唇。右侧髋关节的切口是"Z"字形，而左侧髋关节切口则是反"Z"字形。

通过屈曲和外旋可以使髋关节前方脱位。根据损伤的位置，韧带松弛的程度以及暴露的情况，可以选择性松解圆韧带。对于股骨头无法充分活动的病例，可以切断圆韧带，继而全脱位并且完全暴露整个髋关节。完成所有保髋步骤后，关闭关节囊，复位大转子截骨块，并用 2 ~ 3 个皮质螺钉固定。对于做了股骨颈延长处理的病例，将截骨块固定在需要重建的大转子近端骨性突出的位置，同时注意避免损伤 MFCA 分支。最后透视截骨块的位置并关闭切口。图 1.3 描述了髋关节外科脱位后行同种异体骨软骨移植，以及髋周截骨恢复髋关节对位对线。

1.4   矫正髋关节对位时的软骨修复

关节软骨可以减少关节运动过程中产生的摩擦力，同时合理分配关节负重。为了延长髋关节寿命，软骨组织必须尽可能地保留及修复。髋关节发育不良导致的股骨头覆盖不足可以直接改变关节软骨的受力分布，继而使局部受力增加，最终超出软骨和软骨下骨的承受范围。这种类型的骨软骨损伤通常是逐渐进展，最终发展为关节功能障碍。处理髋关节发育不良时首先需要考虑的是恢复股骨头的正常覆盖。不幸的是当通过手术矫正髋关节对位时，通常会发现合并有严重的软骨或骨软骨损伤。根据软骨损伤的类型及严重程度，可以采用多种修复方法并行治疗。在行髋周截骨时，可以使用关节镜或开放手术的方法治疗盂唇损伤及骨软骨病变。当软骨损伤的大小或位置不适合关节镜处理时，外科脱位是更好的方法。

1.4.1   髋关节的骨髓刺激

骨髓刺激技术，比如微骨折，已成为治疗髋关节局部全层软骨病变的一种治疗方案。很多临床研究已经关注到股骨髋臼撞击中影响髋臼外缘的病变，因为这些病变十分常见。虽然已经有研究结果表明骨髓刺激可以获得很好的效果[9]，但这些疗效的评估通常在有同时进行的其他相关手术的情况下进行的，如骨软骨成形术纠正非球形的股骨头，这使得很难明确微骨折的具体效果。有一系列使用小直径钻头 / 钢丝的钻孔技术，也可用于髋关节骨髓刺激，这可以减少软骨下终板的损伤程度，这类损伤常见于骨锥微骨折手术。微骨折联合支架技术治疗髋关节全层软骨缺损已获得成功。de Girolamo 等人证实，使用自体基质诱导的髋关节软骨再生技术在术后 8 年仍可获得满意的疗效，而仅行微骨折治疗的对照组预后较差[10]。Tahoun 等人报道了用微骨折联合混合了全外周血的壳聚糖溶液治疗软骨全层损伤的方法，可获得至少 2 年的满意预后[11-12]。对于较大的软骨病变，应尽可能保留软骨下终板以促进坚韧的关节软骨修复组织的形成。骨软骨单元是一种包括软骨下骨和软骨之间界面，具有生理和代谢活动的层状结构，包括了潮线和钙化软骨层[13-14]。重建软骨下骨和关节软骨之间的界面可以极大延长修复后的软骨寿命。对于髋关节全层软骨缺损，还有一些其他的治疗方法值得考虑。这些技术在膝关节软骨损伤的治疗中已经进行了多年的研究，包括无细胞支架；一期、二期自体软骨细胞植入术植入自体关节软骨碎片；间充质干细胞 / 信号细胞生物支架和骨软骨移植。

1.4.2　髋关节自体软骨细胞植入

采用自体软骨细胞植入的关节软骨细胞修复技术已广泛应用于膝关节，最近的临床研究也证明了这种技术在髋关节的有效性。Fontana 等人研究发现了自体软骨细胞植入在术后 5 年仍能维持较好的疗效[15]。近几十年来，已有足够的临床数据支持在膝关节中使用自体软骨细胞植入，并且这种技术也可能为髋关节的关节软骨病变提供的全层修复。然而，在行自体软骨细胞植入的同时应考虑到社会经济因素和手术死亡率，因为这种治疗需要进行两次外科手术。

1.4.3　间充质干细胞 / 信号细胞治疗髋关节软骨缺损

一期治疗髋关节全层软骨损伤能够重建坚韧的软骨修复组织，并保留健康的软骨下骨。几种类型的间充质干细胞 / 信号细胞分离物结合或不结合生物支架均已被广泛应用于膝关节软骨损伤的治疗。其中一些技术经过改良可以在髋关节内进行微创使用。间充质干细胞（mesenchymal stem cells，MSCs）被认为是一种以静态形式存在于小血管附近的信号细胞。这些血管周围细胞也被称为周细胞，在损伤时被激活，负责调节炎症、营养和旁分泌活动[16]。这些细胞很容易从组织中分离出来。临床上，用于治疗关节软骨损伤的分离物包括自体骨髓穿刺浓缩物（bone marrow aspirate concentrate，BMAC）、自体脂肪组织和来自脐部组织的异体细胞。

目前已有很多研究应用 BMAC 治疗膝关节全层软骨损伤。在生物支架上植入活化的 BMAC 对于治疗膝关节大范围的全层软骨损伤已取得良好的临床效果，比如 Ⅰ / Ⅲ 型胶原基质和 3D 透明质酸基质[17-18]。透明质酸支架植入 BMAC（hyaluronic acid-based scaffold embedded with BMAC，HA-BMAC）的长期随访结果已证明其比微骨折的效果更好[19-20]。生物支架植入 BMAC 可用于治疗髋臼和股骨头全层软骨缺损，

无论是外科脱位的开放入路还是关节镜方法[21]。纤维蛋白胶可以将生物支架安全地固定在全层缺损的膝关节软骨内[22]。在髋臼前上方或股骨头植入这些支架还可以起到持续压缩负重的作用，继而降低移位的发生率。此外，随着髋关节技术的发展，对于合并关节软骨和软骨下骨严重损伤的病变，间充质干细胞治疗有希望恢复整个骨软骨单元[23-24]。

脂肪悬液已被证明可以刺激能够重建关节软骨的细胞生长，这与 MSCs 的细胞信号特性有关[25]。一期治疗可以将注射脂肪组织碎片与软骨损伤的外科治疗相结合。Jannelli 和 Fontana 报道了使用自体脂肪组织碎片治疗髋关节全层软骨损伤的病例[26]。对于同种异体的间充质干细胞，可通过微创手术使用 Wharton 凝胶制剂联合支架修复全层软骨缺损[27]，这也可用于治疗髋臼或股骨头的局部高等级软骨损伤。

1.4.4　髋关节骨软骨移植

考虑到髋关节的单室性和重新分配软骨表面受力时有限的可利用关节面积，髋关节骨软骨损伤通常很难治疗。有许多不同的创伤和非创伤性病因与髋关节骨软骨损伤有关。比如股骨髋臼撞击或髋关节发育不良可导致骨软骨损伤，往往需要同期治疗。单独存在的高等级局部骨软骨病变，通常合并影响髋关节的股骨头骨坏死。髋臼或股骨头的局部骨软骨损伤可以采用骨软骨移植治疗，这种外科治疗尤其适用于股骨头损伤。对于 $2 \sim 3 \ cm^2$ 的小损伤，除了同种异体骨软骨移植外，也可以选择用股骨头 / 颈前方或同侧膝关节的非承重区的自体骨软骨进行移植。对于较大的损伤，异体骨软骨是首选，因为这可以避免供区损伤，临床结果也很满意[28]。

1.5　总结

成人髋关节发育不良是早期髋关节骨性关节炎发病和快速进展的主要因素，最终通常导致全关节置换术。矫正这种类型的髋关节对位不良可以通过手术进行髋臼周围截骨，当伴有局部高等级软骨损伤时，可以同期进行髋关节外科脱位和软骨修复手术。近年来，高等级软骨损伤的治疗取得了长足的发展，包括细胞治疗、生物支架、间充质干细胞 / 信号细胞和骨软骨移植。这些技术结合相应的截骨手术，可以有效治疗合并高等级软骨损伤的髋关节发育不良。

参考文献

1. Murphy SB, Ganz R, Müller ME. The prognosis in untreated dysplasia of the hip. A study of radiographic factors that predict the outcome. J Bone Joint Surg Am. 1995;77(7):985–9.

2. Ganz R, Klaue K, Vinh TS, Mast JW. A new periacetabular osteotomy for the treatment of hip dysplasias. Technique and preliminary results. Clin Orthop Relat Res. 1988;232:26–36.

3. Thomas GER, Palmer AJR, Batra RN, Kiran A, Hart D, Spector T, et al. Subclinical deformities of the hip are significant predictors of radiographic osteoarthritis and joint replacement in women. A 20 year longitudinal cohort study. Osteoarthr Cartil. 2014;22(10):1504–10. http://linkinghub.elsevier.com/retrieve/pii/S1063458414011753.

4. Ganz R, Gill TJ, Gautier E, Ganz K, Krügel N, Berlemann U. Surgical dislocation of the adult hip. J Bone Joint Surg (Br). 2001;83-B(8):1119–24. http://online.boneandjoint.org.uk/doi/10.1302/0301-620X.83B8.0831119.

5. Wiberg G. Studies on dysplastic acetabula and congenital subluxation of the hip joint. Acta Chir Scand. 1939;83(Suppl 58):53–68.

6. Lequesne M, de Seze S. False profile of the pelvis. A new radiographic incidence for the study of the hip. Its use in dysplasias and different coxopathies. Rev Rhum Mal Osteoartic. 1961;28:643–52.

7. Tannast M, Fritsch S, Zheng G, Siebenrock KA, Steppacher SD. Which radiographic hip parameters do not have to be corrected for pelvic rotation and tilt? Clin Orthop Relat Res. 2015;473(4):1255–66. http://link.springer.com/10.1007/s11999-014-3936-8.

8. Monazzam S, Bomar JD, Agashe M, Hosalkar HS. Does femoral rotation influence anteroposterior alpha angle, lateral center-edge angle, and medial proximal femoral angle? A pilot study hip. Clin Orthop Relat Res. 2013;471(5):1639–45.

9. MacDonald AE, Bedi A, Horner NS, De Sa D, Simunovic N, Philippon MJ, et al. Indications and outcomes for microfracture as an adjunct to hip arthroscopy for treatment of chondral defects in patients with femoroacetabular impingement: a systematic review. Arthroscopy. 2016;32(1):190–200e2. https://doi.org/10.1016/j.arthro.2015.06.041.

10. de Girolamo L, Jannelli E, Fioruzzi A, Fontana A. Acetabular chondral lesions associated with femoroacetabular impingement treated by autologous matrix-induced chondrogenesis or microfracture: a comparative study at 8-year follow-up. Arthroscopy. 2018;34(11):3012–23. https://doi.org/10.1016/j.arthro.2018.05.035.

11. Tahoun MF, Tey M, Mas J, Abd-Elsattar Eid T, Monllau JC. Arthroscopic repair of acetabular cartilage lesions by chitosan-based scaffold: clinical evaluation at minimum 2 years follow-up. Arthroscopy. 2018;34(10):2821–8. https://linkinghub.elsevier.com/retrieve/pii/S0749806318305255.

12. Whyte GP, Gobbi A. Editorial commentary: acetabular cartilage repair: a critically important frontier in hip preservation. Arthroscopy. 2018;34(10):2829–31. https://doi.org/10.1016/j.arthro.2018.08.001.

13. Blasiak A, Whyte GP, Matlak A, Brzóska R, Sadlik B. Morphologic properties of cartilage lesions in the knee arthroscopically prepared by the standard curette technique are inferior to lesions prepared by specialized chondrectomy instruments. Am J Sports Med. 2018;46(4):908–14. http://www.ncbi.nlm.nih.gov/pubmed/29281796.

14. Sadlik B, Matlak A, Blasiak A, Klon W, Puszkarz M, Whyte GP. Arthroscopic cartilage lesion preparation in the human cadaveric knee using a curette technique demonstrates clinically relevant histologic variation. Arthroscopy. 2018;34(7):2179–88. http://linkinghub.elsevier.com/retrieve/pii/S0749806318301208.

15. Fontana A, Bistolfi A, Crova M, Rosso F, Massazza G. Arthroscopic treatment of hip chondral defects: autologous chondrocyte transplantation versus simple debridement-A pilot study. Arthroscopy. 2012;28(3):322–9.

16. Caplan AI. Mesenchymal stem cells in regenerative medicine. In: Principles of regenerative medicine. Amsterdam: Elsevier Inc.; 2019. p. 219–27. https://doi.org/10.1016/B978-0-12-809880-6.00015-1.

17. Gobbi A, Karnatzikos G, Sankineani SR. One-step surgery with multipotent stem cells for the treatment of large full-thickness chondral defects of the knee. Am J Sports Med. 2014;42(3):648–57. http://ajs.sagepub.com/lookup/doi/10.1177/0363546513518007.

18. Whyte GP, Gobbi A. Biologic knee arthroplasty for cartilage injury and early osteoarthritis. In: Bio-orthopaedics. Berlin: Springer; 2017. p. 517–25. http://link.springer.com/10.1007/978-3-662-54181-4_41.

19. Gobbi A, Whyte GP. One-stage cartilage repair using a hyaluronic acid-based scaffold with activated bone marrow-derived mesenchymal stem cells compared with microfracture: five-year follow-up. Am J Sports Med. 2016;44(11):2846–54. http://www.ncbi.nlm.nih.gov/pubmed/27474386.

20. Gobbi A, Whyte GP. Long-term clinical outcomes of one-stage cartilage repair in the knee with hyaluronic acid–based scaffold embedded with mesenchymal stem cells sourced from bone marrow aspirate concentrate. Am J Sports Med. 2019;47(7):1621–8.

21. Whyte GP, Gobbi A, Sadlik B. Dry arthroscopic single-stage cartilage repair of the knee using a hyaluronic acid-based scaffold with activated bone marrow-derived mesenchymal stem cells. Arthrosc Tech. 2016;5(4):e913–8. http://www.ncbi.nlm.nih.gov/pubmed/27709058.

22. Whyte GP, McGee A, Jazrawi L, Meislin R. Comparison of collagen graft fixation methods in the porcine knee: implications for matrix-assisted chondrocyte implantation and second-generation autologous chondrocyte implantation. Arthroscopy. 2016;32(5):820–7. http://linkinghub.elsevier.com/retrieve/pii/S0749806315008117.

23. Sadlik B, Kolodziej L, Puszkarz M, Laprus H, Mojzesz M, Whyte GP. Surgical repair of osteochondral lesions of the talus using biologic inlay osteochondral reconstruction: clinical outcomes after treatment using a medial malleolar osteotomy approach compared to an arthroscopically-assisted approach. Foot Ankle Surg. 2019;25(4):449–56. http://linkinghub.elsevier.com/retrieve/pii/S1268773118300365.

24. Sadlik B, Gobbi A, Puszkarz M, Klon W, Whyte GP. Biologic inlay osteochondral reconstruction: arthroscopic one-step osteochondral lesion repair in the knee using morselized bone grafting and hyaluronic acid-based scaffold embedded with bone marrow aspirate concentrate. Arthrosc Tech. 2017;6(2):e383–9. http://linkinghub.elsevier.com/retrieve/pii/S2212628716302055.

25. Gobbi A, de Girolamo L, Whyte GP, Sciarretta FV. Clinical applications of adipose tissue-derived stem cells. In: Bio-orthopaedics. Berlin: Springer; 2017. p. 553–9. http://link.springer.com/10.1007/978-3-662-54181-4_44.

26. Jannelli E, Fontana A. Arthroscopic treatment of chondral defects in the hip: AMIC, MACI, microfragmented adipose tissue transplantation (MATT) and other options. SICOT-J. 2017;3:43. http://www.sicot-j.org/10.1051/sicotj/2017029.

27. Sadlik B, Jaroslawski G, Puszkarz M, Blasiak A, Oldak T, Gladysz D, Whyte GP. Cartilage repair in the knee using umbilical cord Wharton's jelly–derived mesenchymal stem cells embedded onto collagen scaffolding and implanted under dry arthroscopy. Arthrosc Tech. 2018;7(1):e57–63. http://linkinghub.elsevier.com/retrieve/pii/S2212628717303237.

28. Meyers MH. Resurfacing of the femoral head with fresh osteochondral allografts long-term results. Clin Orthop Relat Res. 1985;197:111–4. http://journals.lww.com/00003086-198507000-00013.

第 2 章

保髋手术的解剖学观点

Łukasz Lipiński

张晓峰　鲍正远　译　徐志宏　审校

2.1　概述

髋关节是连接股骨和骨盆的一种球窝关节。很多骨科手术都涉及髋关节的操作，髋关节是最常显露的关节之一，因此熟悉并掌握髋关节的解剖往往是手术成功的关键。考虑到个体间的解剖差异，髋关节的形态复杂且多变。

对于髋关节的解剖，有两点需要关注：

- 骨性解剖
- 软组织解剖

从外科的角度，通过骨性结构首先可以对髋关节进行定位，从而进行逐层解剖暴露。

髋关节手术中重要的骨性解剖标志有：

- 髂前上棘
- 髂前下棘
- 大转子
- 髂嵴
- 髂后上棘

髋臼由髂骨、坐骨和耻骨通过骨性连接组成。髋臼的球形方向包括 ±55° 倾斜和 ±20° 前倾。髋臼覆盖了 70% ～ 75% 的股骨头。髋关节远端由被关节囊包裹的股骨头颈交界处构成。描述股骨近端形态的两个重要指标是颈干角（平均 130°）和前倾角（15°）[1-2]。

髋关节的主要血供来自髂内动脉和髂外动脉。对于髋关节周围血管的深度了解是保证髋关节手术安全的关键。

2.2　髋关节血供

髋关节的血供主要来自髂总动脉的分支髂外动脉。股动脉直接穿行在髋关节前方，这也增加了髋关节手术的风险。

四个主要分支向髋部供血：

- 股深动脉的分支旋股内 / 外动脉（图 2.1）
- 髂内动脉的分支臀上 / 下动脉

股总动脉是髂外动脉在腹股沟韧带水平的延续，行走在关节囊的前内侧。为确保髋关节开放及关节镜手术的安全，首先需要明确股总动脉的解剖位置。

股深动脉是股总动脉的第一分支，行走至长收肌深处，并发出穿动脉供血股骨后方。旋股外动脉是股深动脉的常见分支，在三分之一的人群中，旋股内动脉从股深动脉分支出来。旋股内 / 外动脉都主要供血近端及远端关节囊（图 2.2）。臀上动脉是股内动脉的分支，从梨状肌上缘和臀中肌下缘穿过坐骨大孔，而臀下动脉则是在更下方穿过坐骨大孔。臀上 / 下动脉主要供血后方关节囊。髋关节额外的血供来自闭孔动脉的分支圆韧带动脉，虽然在成年

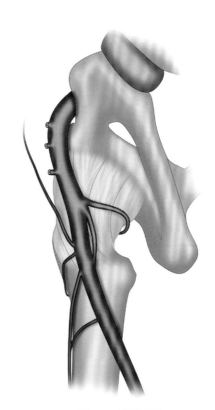

● **图 2.1**　股深动脉

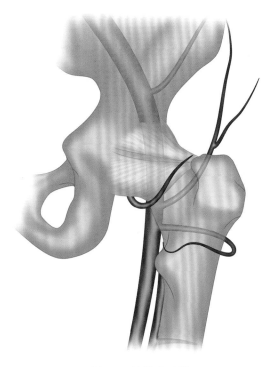

- **图 2.2** 旋股内动脉

人中这根血管的作用并不显著，但在五分之一的成人中，这根血管并未闭合[3]。

总的来说，髋关节的血供主要来自通过滑膜皱襞进入髋关节的股内／外动脉，股骨颈骨折及不当的手术操作都会损伤滑膜皱襞，继而引起缺血性股骨头坏死。

2.3 髋关节神经

与髋关节解剖相关的两根主要神经是坐骨神经和股神经。坐骨神经从 L4-S3 水平发出，远端分支出腓总神经和胫神经，运动受其支配的肌肉包括：

- 股二头肌
- 半膜肌
- 半腱肌
- 大收肌（坐骨部分）

坐骨神经在梨状肌底部穿过坐骨大孔进入髋周区域，然后行走在臀大肌深层进入髋部内侧，继而延伸至股四头肌远端。在一些解剖变异个体中，坐骨神经也会穿过股骨外旋肌群。

股神经从 L2-L4 水平发出，行走在髂腰肌表层，然后从腹股沟韧带下方进入髋周区域，运动受其支配的肌肉包括：

- 髂肌
- 腰大肌
- 耻骨肌
- 股四头肌

股神经同时也是大腿前方及内侧皮肤的感觉神经。髋周其他的感觉神经包括：阴部神经、生殖股神经和股外侧皮神经（图 2.3）。臀上神经穿过坐骨大孔支配髋关节外展肌（臀中肌和臀小肌）和阔筋膜张肌。

2.4 髋关节肌群

根据功能可以将髋周肌肉分为 6 组肌群：屈曲、伸直、内收、外展、外旋和内旋肌群。

2.5 屈曲肌群

髋关节的屈曲肌群主要包括：

- 股直肌
- 髂腰肌
- 腰大肌
- 腰小肌
- 缝匠肌

股直肌位于大腿前方，近端由两个起点组成，直头和反折头。股直肌直头起自髂前下棘，反折头

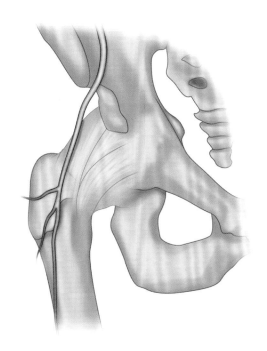

- **图 2.3** 股外侧皮神经

起自髋臼边缘。肌腹主要由四个独立部分组成：股直肌，股内侧肌，股外侧肌和股中间肌，其中股直肌最为表浅。联合肌腱远端止于髌骨上方。股直肌负责髋关节屈曲，其神经支配源于 L2-L4 水平。

髂腰肌包括了两块腰肌（腰大肌和腰小肌）及一块髂肌，是髋关节主要的屈曲肌。这三块肌肉通常作为同一个运动单元发挥功能。腰大肌近端起自 L1-L4 横突及椎体外缘，有时也包括最后一节胸椎。然后经过髂窝并深入腹股沟韧带底部，远端止于小转子[4]。腰小肌近端起自最后一节胸椎和第一节腰椎椎体，远端也止于小转子。腰小肌并不是一块固定的肌肉。髂肌位于腹股沟韧带深处，近端起自髂窝和骶骨外缘，远端止于小转子。腰大肌和腰小肌主要受 L1-L3 腰丛支配，而髂肌主要受 L1-L4 腰丛 / 股神经支配。缝匠肌是人体最长的肌肉，贯穿髋关节和膝关节。其近端起于髂前上棘，斜向大腿内下方，远端止于表浅的鹅足区。缝匠肌受股神经支配，主要功能是屈曲髋关节和膝关节。其他一些髋关节肌肉也有屈髋功能，但大多受体位的影响。

2.6　伸直肌群

髋关节的伸直肌群主要包括：

- 臀大肌
- 半腱肌
- 半膜肌
- 股二头肌

臀大肌近端起自髂骨内侧、髂嵴，并延至骶骨下部和尾骨。臀大肌是维持站立位的主要肌肉，同时可以加强髋关节外展和外旋。臀大肌远端止于股外侧肌和大收肌之间的大转子。臀大肌主要受 L2-L5 的臀下神经支配。腘绳肌也具有伸髋功能。近端通常起于坐骨结节，远端止于鹅足区。腘绳肌可提供四分之一的伸髋力量，受坐骨神经支配。

2.7　外展肌群

髋关节的外展肌群主要包括：

- 臀中肌
- 臀小肌

臀中肌近端起自髂骨外缘，斜向外下方跨过关节囊，并在远端止于大转子外侧或后上方。臀中肌受臀上神经支配。臀小肌位于臀中肌底部，远端止点更靠近大转子前方，也受臀上神经支配。除此之外，阔筋膜张肌和髂胫束也可以辅助外展髋关节，但作用并不显著[4-5]。

2.8　内收肌群

髋关节的内收肌群主要包括：

- 短收肌
- 长收肌
- 大收肌（部分）
- 耻骨肌
- 股薄肌

内收肌群近端起点位于耻骨支下方和坐骨结节，远端止点通常位于股骨粗线内侧和鹅足（股薄肌）。除了耻骨肌（股神经），其他内收肌都是受闭孔神经支配。

2.9　外旋肌群

髋关节的外旋肌群主要包括：

- 闭孔内肌
- 闭孔外肌
- 上孖肌
- 下孖肌
- 股方肌
- 梨状肌

外旋肌群近端起于坐骨和骶骨，远端大多止于大转子、转子间嵴和转子窝，受 L3-S2 水平支配。

2.10　内旋肌群

髋关节没有直接的内旋肌，但阔筋膜张肌、臀中肌和臀小肌都有内旋髋关节的功能。

2.11　结语

保髋原则下的髋关节手术都应该谨慎处理，并且要有足够的解剖知识。术前应该通过 X 线，CT 和 MRI 充分评估髋关节的解剖指标，并考虑到个体间的解剖差异。

所有图片源自 Atlas of Human Anatomy。

参考文献

1. Sekiya J, Safran M, Ranawat A, Leunig M. Techniques of hip arthroscopy and joint preservation surgery. Amsterdam: Elsevier; 2011. ISBN 978-1-4160-5642-3.

2. Sylwanowicz W. Bochenek-Reicher--anatomia człowieka [Bochenek-Reicher--the anatomy of man]. Folia Morphol (Warsz). 1972;31(4):585–90.

3. Boraiah S, Dyke JP, Hettrich C, et al. Assessment of vascularity of the femoral head using gadolinium (Gd-DTPA)-enhanced magnetic resonance imaging: a cadaver study. J Bone Joint Surg (Br). 2009;91(1):131–7.

4. Anderson CN. Iliopsoas: pathology, diagnosis, and treatment. Clin Sports Med. 2016;35(3):419–33.

5. Flack NA, Nicholson HD, Woodley SJ. A review of the anatomy of the hip abductor muscles, gluteus medius, gluteus minimus, and tensor fascia lata. Clin Anat. 2012;25(6):697–708.

第 3 章

髋臼盂唇撕裂的解剖、手术处理和术后结果

Lukasz Luboinski, Maciej Pasieczny, Patryk Ulicki, and Tomasz Albrewczyński

张晓峰　鲍正远　译　徐志宏　审校

3.1 概述

盂唇（髋臼韧带）是髋关节的重要解剖结构。目前研究认为盂唇对于维持髋关节内液压平衡，密封髋关节，对抗牵张力稳定髋关节以及控制关节面压力有重要作用[1]。盂唇病变通常是髋关节疼痛及功能障碍的主要原因；临床上盂唇损伤的发生率为22%～55%[1]。

FAI（髋臼撞击）患者通常存在盂唇病变，越来越多的研究开始关注髋臼盂唇的功能及其临床意义。过去 20 年间，已经有很多研究证实了盂唇在髋关节生物力学和临床上的重要性。盂唇通过延缓关节软骨实变，继而减少对应软骨面间的硬性接触，最终影响整个髋关节的功能[2]。

3.2 盂唇解剖

髋臼盂唇是一种三角形的纤维软骨，附着在髋臼边缘形成一马蹄形结构，联结着髋臼及下方的横韧带。盂唇高约 5.5 mm，在骨连接处厚度约 4.7 mm[3]。盂唇与关节囊的间隙称为关节囊隐窝。盂唇在关节囊侧与骨性髋臼融合，在关节面侧与髋臼透明软骨融合。

组织学上盂唇的纤维软骨与髋臼的关节软骨间有一段 1 ~ 2 mm 的移行区。骨性突出从髋臼延伸至盂唇实质内，盂唇则是附着在一片有明确潮线的钙化软骨区[3]。

髋臼横韧带紧密固定在髋臼切迹的两端，与盂唇形成一连续结构覆盖一半以上的股骨头，并向上及向外延伸至股骨头赤道，从而起到稳定髋关节的作用。

盂唇由纤维软骨和紧密连接组织构成。外层主要由紧密连接组织构成，内层沿关节表面方向有一层纤维软骨，其在组织学上与胶原蛋白的免疫组化成分相同。紧密连接组织包括了Ⅰ型和Ⅲ型胶原。在纤维软

骨区，软骨特异的Ⅱ型胶原免疫染色也呈阳性[4]。

髋臼前后盂唇附着区的胶原纤维方向不同。前方盂唇的胶原纤维方向与骨缘平行，因此前方附着区很容易被剪切力撕裂。相反，后方盂唇的胶原纤维方向与骨缘垂直，并与骨缘的胶原纤维融合，因此可以抵抗剪切力。

在张力方面，盂唇的硬度比相邻关节软骨大得多（10～15 倍），同时后方盂唇要比上方的更硬（45%）（牛样本）[5]。除此之外，盂唇撕裂后，使股骨偏离相同距离所需的力将减少43%～60%。因此根据已有的生物力学数据，可以合理地得出结论：完整的盂唇对髋关节的生物力学至关重要[6]。

3.2.1 盂唇的神经支配

人的髋臼盂唇特别是前上方和后上方区域有大量的游离神经末梢（free nerve endings，FNEs）和神经末梢器官（nerve ending organs，NEOs）[环层小体（压力），高尔基-马佐尼小体（压力），鲁菲尼小体（深感觉，温度）以及克劳泽小体（压力，痛觉）]。考虑到相关的神经支配，盂唇可以潜在调节髋关节的疼痛及本体感觉，并参与神经分泌从而影响结缔组织修复[7]。

3.2.2 盂唇的血供

髋周血管网可以供血外周的盂唇，因此盂唇的血供与整个髋部的血供紧密相连。盂唇的血供主要来自臀上 / 下动脉，也有一部分来自旋内 / 外动脉及其颈部和髂部分支（来自股动脉）[8]。

盂唇的循环系统主要分为两部分：一半是靠近关节面的Ⅱ区，另一半是关节囊侧的Ⅰ区。关节囊侧最靠近骨性髋臼缘的ⅠB区和髋臼的循环系统相通，这也是盂唇供血的主要来源。关节囊侧（ⅠA区）及关节面侧（ⅡA区）的外缘盂唇与关节囊的循环系统相通，而关节面侧与关节透明软骨相移行的ⅡB区盂唇则基本没有血管分布[9]。

3.3　髋臼盂唇疾病的病因学

盂唇损伤的病理学因素有很多，比如股骨髋臼撞击（femoroacetabular impingement，FAI），髋关节发育不良或关节囊松弛。急性和慢性创伤被认为是盂唇损伤最主要的原因，其他病因包括髋关节退变及重复的极限范围髋关节运动，比如需要经常做旋转动作的专业高尔夫、足球和曲棍球运动员，还有芭蕾舞演员，髋关节经常处在极限旋转状态[10-13]。

在盂唇损伤的研究中，目前已经总结出了很多病因。2005 年 Kelly 等人根据损伤的病因总结出了一套系统的体系，包括：①创伤；②股骨髋臼撞击；③关节囊松弛和 / 或髋关节超范围运动；④髋关节发育不良；⑤髋关节退变[14]。

FAI 是盂唇非创伤性损伤最主要的病因，与髋关节不稳一起被认为是髋关节骨性关节炎的主要危险因素。FAI 有两个亚型：凸轮型和钳夹型。凸轮型是指股骨头颈交界区畸形，导致头部失去球形，而钳夹型是指局部或整个髋臼过度覆盖。有些患者同时包含了两种亚型的特征，被称为复合型 FAI。值得注意的是，单纯钳夹型并不常见，多发于女性[15]。有人认为股骨头的移位在凸轮型中多发生在前外方，而钳夹型则多发生在后外方。事实上，FAI 患者尤其是凸轮型的髋关节内压力显著增加，股骨头的移位可导致或成为髋关节微不稳定的标志，进而增加剪切力[16]。图 3.1 显示了正常髋关节（a）、凸轮畸形（b）、钳夹畸形（c）和盂唇机械损伤（d）的发病机制。

髂腰肌过紧是盂唇损伤的另一个病因，并且可

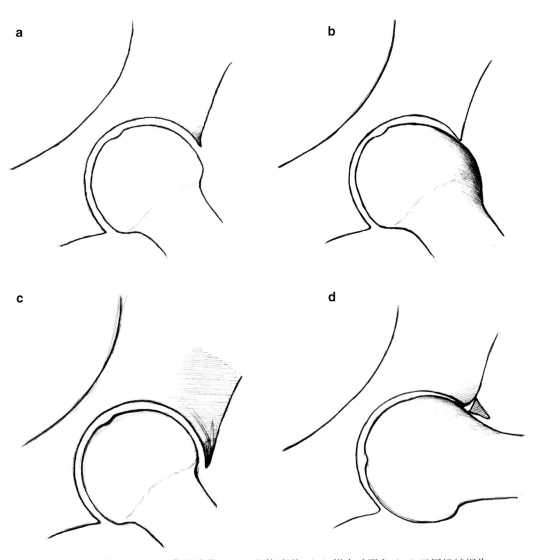

● 图 3.1　示意图：（a）正常髋关节、（b）凸轮畸形、（c）钳夹畸形和（d）盂唇机械损伤。

以引起不同位置盂唇的撞击。这种盂唇撕裂通常位于前方,可通过经关节囊入路剪断髂腰肌解决[17]。

盂唇撕裂最常发生在髋臼的前上方[12, 18-19],男性略占多数。

在没有髋关节疼痛、损伤或手术史的健康人群中,69%存在盂唇撕裂,24%有软骨缺损,2.2%有圆韧带撕裂,13%有盂唇或唇周囊肿,11%有髋臼骨水肿,22%在头颈交界处有纤维囊性改变,11%有髋臼缘骨折,16%有软骨下囊肿,20%有骨性突起。35岁以上人群更容易存在软骨缺损和软骨下囊肿。其他病变则没有明显的年龄相关性。男性骨性突起的发生率是女性的8.5倍。存在盂唇撕裂,软骨缺损、头颈交界处纤维囊性病变、骨性突起或软骨下囊肿的病例的 α 角更大[20]。

3.3.1　盂唇损伤类型

盂唇损伤主要分两种:关节软骨-盂唇交界区损伤和盂唇内撕裂,最终都会使损伤的部分从关节面分离出来[21-22]。凸轮型FAI中,盂唇与关节透明软骨的分离通常伴随着关节软骨分层。钳夹型FAI中,撕裂通常发生在盂唇实质内[3]。盂唇损伤通常发生在髋臼的前上方以及前方。前方损伤有时也会发生在有小外伤史的患者[23]。

根据病因学,比如退变,发育不良,外伤或先天性,Lage将盂唇撕裂分为放射状皮瓣样撕裂(56.6%),纵向外围撕裂(26%),放射状纤维样撕裂(21.6%)和不稳定撕裂(5.4%)[24-25]。Philippon则提出了另一种分类方法,将盂唇损伤分为撕裂,退变和挫伤或大小盂唇撕裂,重点强调了应尽可能保留盂唇[20]。

1997年圣弗朗西斯科美国骨科医师学会(AAOS)学术年会对盂唇损伤进行了具体的分级:

- 0级:盂唇挫伤,伴滑膜炎
- 1级:盂唇游离缘小撕裂,关节软骨完整
- 2级:盂唇撕裂伴局部股骨头软骨损伤,但髋臼关节软骨完整
- 3级:盂唇撕裂伴局部髋臼软骨损伤,伴小于1 cm的髋臼关节软骨3A损伤及大于1 cm的髋臼软骨3B损伤,可同时有股骨头关节软骨软化
- 4级:盂唇广泛撕裂伴弥漫性关节炎表现

在95%的病例中,盂唇损伤发生在髋关节前半部分。

总的来说,严重的盂唇撕裂通常伴随着明显的髋臼和股骨头退行性表现[20]。

Czerny根据MRA的表现对盂唇损伤作出了新的分级,具体为:无盂唇表面撕裂(Ⅰ级),有盂唇表面撕裂(Ⅱ级),盂唇与关节软骨分离(Ⅲ级),盂唇实质内无囊肿样信号是ⅢA级,有囊肿信号则为ⅢB级[26]。

但是在Blankenbaker做的一项研究中发现Czerny和Lage的分级并没有明确相关性,因此Blankenbaker更倾向于直接描述盂唇撕裂的形状:

- 盂唇形态异常,比如盂唇边缘异常但没有撕裂
- 皮瓣状盂唇撕裂,包括部分或全层撕裂
- 纵向盂唇边缘撕裂,位于盂唇基底部,包括部分或全层撕裂
- 盂唇增厚扭曲,伴随不稳定的盂唇损伤
- 时钟描述法提供了一种准确描述盂唇损伤的位置及范围的方法,超过40%的盂唇损伤的范围大于四分之一钟面:在矢状面上,12点表示上方,3点表示前方,6点表示下方,9点表示后方[25, 27]。

3.4　髋关节疾病中髋臼盂唇的角色

3.4.1　盂唇的功能

髂股韧带是稳定髋关节外旋和前移的最主要的结构,盂唇则是次级稳定结构。盂唇更主要的功能是密封髋关节,在关节间隙内制造了稳定的液压环境,避免滑液流出中央间室。这也减少了软骨的直接接触。

盂唇撕裂会破坏其密封功能,继而降低髋关节内的压力[28]。失去了滑液的润滑,髋关节负重会增加软骨对软骨的直接接触,继而增大软骨表面的摩擦,造成负重不均,最终加快关节软骨的退变[29]。

生物力学的研究表明切除盂唇会使髋臼和股骨软骨的接触压力升高92%,这会增加关节表面的摩擦力[2]。盂唇切除后因软骨变形可使整个软骨层的剪切力增加38%[2]。除此之外,盂唇切除后,分离股骨所需的力会减少43%~60%[6]。

在生物力学研究中,通常用髋臼和股骨接触的

程度来计算髋关节软骨层的蠕变固结速率。切除盂唇会加快 40%，这是因为盂唇额外限制了关节液的流动路径。在没有盂唇的髋关节模型中，10 000 s 的负重可以使软骨层压缩 35%，与此同时，股骨会明显向外侧移动[2, 29]。

根据已有的生物力学数据，可以得出结论：完整的盂唇可以为髋关节提供生物力学优势[6]。

3.4.2　盂唇对髋关节负载分布的影响

在日常活动中，盂唇主要的功能是稳定髋关节，而不是降低软骨的接触压力[30]。在正常髋关节模型中，盂唇承担 1% ～ 2% 的髋关节负载，而在髋关节发育不良的模型中，这个比例升高至 4% ～ 11%，也就是说在发育不良的髋关节中，盂唇所承载的重量负载是正常髋关节的 2.8 ～ 4 倍。在二维影像中可以通过髋关节完整性对发育不良的髋关节进行描述。在少数区域正常的髋关节相较于发育不良的髋关节有更大的软骨接触压力[31]。而发育不良的髋关节则有更大是外侧负载，并且上方盂唇的接触面积和最大接触压力也更大。前方和后方盂唇的接触面积则没有显著差异[31]。

3.4.3　盂唇撕裂的影像学特征

持续的负载传导的改变和剪切力会造成髋臼盂唇的退化和继发的与盂唇连接的髋臼软骨的损伤[32-33]。大多数盂唇撕裂发生在 1 点到 4 点位，也就是前上方的四分之一。盂唇骨化主要发生在发育不良的盂唇，信号改变和损伤通常均匀分布[34]。

3.4.4　盂唇撕裂和骨性关节炎

临床研究表明盂唇形态的改变，比如撕裂，与早期的髋关节骨性关节炎密切相关[35]。FAI 被认为是髋关节骨性关节炎的病因之一；事实上盂唇撕裂和继发的关节软骨损伤才是骨性关节炎发展的主要病理生理学机制[36]，因为髋关节骨性关节炎的发展通常被认为起自髋臼边缘的重复损伤，包括盂唇和关节软骨，比如凸轮型的撞击点和钳夹型的后方半脱位的股骨头[37-38]。因为完整的盂唇可以为髋关节提供有力的生物力学支撑，因此盂唇的修复，再附着或重建可以改善髋关节的生物力学，继而减缓关节炎的进展。

3.4.5　盂唇撕裂和髋关节发育不良

髋关节发育不良的影像学诊断指标是前方和 /

或外侧中心边缘角（centre-edge angle，CEA）小于 20° ～ 25° 以及髋臼指数大于 10°，这两个指标分别表明髋臼过浅和髋臼硬化承重区向上倾斜[39]。

大约 20% 的髋关节骨性关节炎继发于中重度髋臼发育不良[3]，相较于正常人群，髋关节发育不良患者发生影像学髋关节骨性关节炎的风险要高 4.3 倍[40]。

软骨力学的改变可以解释髋臼发育不良与骨性关节炎的关系，但是临床上发育不良的髋关节通常也会有盂唇退化及撕裂，因此盂唇也发生了生物力学的改变[39, 41]。为应对不同程度的髋臼覆盖及髋关节稳定，髋臼盂唇会发生代偿性变化[42]。

有症状的发育性髋关节发育不良（developmental dysplasia of the hip，DDH）患者中高达 90% 存在髋臼盂唇损伤、退化、撕裂以及 / 或囊肿[43]。

髋臼发育不良病例中最常见的盂唇改变是前方盂唇退化伴随髋臼损伤。盂唇退化引起髋臼与股骨头之间盂唇的撞击，这也解释了这类人群常见的力学症状[23-34]。

3.5　患者评估

3.5.1　体格检查

疼痛是 FAI 最主要的症状，但是疼痛的位置、类型、辐射范围、严重程度以及诱发因素有很大的个体差异性。大多数患者主诉腹股沟区或髋部疼痛，但也有疼痛位于髋关节外侧、大腿前方、臀部、膝盖、背部下方或大腿后外侧。除此之外，疼痛还与髋关节活动有关[44-45]。

屈曲、内收及内旋试验（flexion，adduction，internal rotation，FADIR）是诊断 FAI 最常用的撞击试验。FADIR 试验具有较高的敏感度，但特异性较低。其他的一些典型表现包括髋关节及骨盆周围的运动可诱发其他部位的疼痛或功能受限，比如脊柱、骨盆、后方髋关节或腹壁。FAI 另一个常见症状是髋关节周围肌肉无力[45]。

完整的 FAI 体格检查应包括步态，单腿控制力，髋周肌肉张力以及髋关节的活动度，包括屈曲内旋以及屈曲和外展的外旋（internal rotation in flexion，external rotation in flexion and abduction，FABER），即所谓的 FABER 距离。

阳性撞击实验可以重复诱发患者相似的疼痛。鉴别诊断应该包括邻近结构的病变，检查腹股沟区其他可诱发类似疼痛的结构很有必要。

3.5.2　影像学检查

　　标准的 AP 位和轴位骨盆 X 线片是 FAI 的一线影像学诊断方法。在特定平面上 α 角≤ 50° 被认为是正常范围。（沿股骨头外周作一圆，从股骨头中心作一条股骨颈中心线，连接股骨头中心和股骨头外周圆与头颈交界区的交点作另一条直线，两条直线的夹角即为 α 角。股骨颈越粗或头颈偏心距越大，α 角越小。）[46] 凸轮型 FAI 的 α 角通常增大并伴随髋臼软骨损伤，盂唇病变及髋关节活动受限[47]。外侧 CEA 大于 39° 通常被认为是钳夹型 FAI。其他异常指标包括交叉征阳性，后壁征阳性以及坐骨棘征阳性[48]。但是在很多无症状人群中，影像学上 FAI 的指征却为阳性，因此将影像学检查与体格检查相联系很重要[49-50]。图 3.2 显示了钳夹型 FAI 的 AP 视角（a），凸轮型的 AP 位视角（b），凸轮型的轴位视角（c）以及成形后凸轮型的轴位视角（d）。

　　其他的影像学评估包括 MRI 和 MRA。Czerny 进行的一项研究中发现 1.5T 的 MRI 敏感度为 30%，准确性为 36%，而 MRA 的敏感度高达 90%，准确性高达 91%[26]。3.0T 的 MRI 和 1.5T 的 MRA 对于盂唇撕裂和软骨剥脱的诊断敏感度和准确度近似，但对髋臼软骨的评估更有价值[26]。

3.6　手术治疗

3.6.1　手术指征

　　FAI 手术治疗的指征包括：症状超过 6 个月，

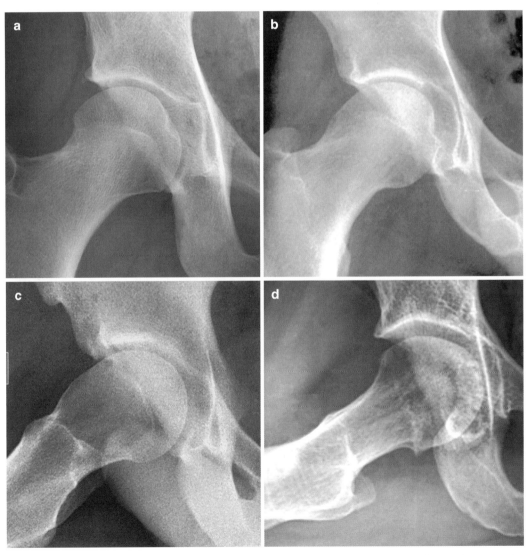

● 图 3.2　X 线评估：（a）钳夹型 FAI 的 AP 位视角，（b）凸轮型的 AP 位视角，（c）凸轮型的轴位视角以及（d）成形后凸轮型的轴位视角。

影像学上明确有 FAI 畸形以及保守治疗无效。最主要的禁忌证是关节炎，表现为关节软骨损伤以及关节间隙 < 2 mm。

具体的手术治疗包括：盂唇成形和缝合。目前的研究认为盂唇缝合的预后更好[51]。

盂唇缝合可以通过锚定在髋臼边缘的缝线实现[7]。髋关节盂唇重建是一项新的技术，可以在短期内改善患者的术后功能评分[4]。髂胫束、圆韧带和股薄肌腱是盂唇重建的常用材料。前期髋关节手术失败和 / 或盂唇不可修复、退变的年轻且活动量大的患者通常选择盂唇重建[52]。对于有髋关节不稳的患者，盂唇成形反而会加重症状，应考虑盂唇重建[53]。虽然目前还缺少长期的随访结果，但大多数作者仍推荐保留盂唇或行盂唇重建，这样可以尽可能保留髋关节功能。

是否选择盂唇重建主要基于 MRA/MRI 的结果，但最终还需要通过关节镜探查结果来决定。镜下若发现盂唇退化（宽度小于 5 mm），没有足够的有功能的盂唇进行修复，或存在复杂撕裂并且在动态检查中不能密封股骨头，那么就该行盂唇重建术[54]。

FAI 中的骨性畸形必须进行纠正，以免盂唇和软骨发生新的损伤。在钳夹型撞击中，需要先将盂唇从髋臼缘分离，分离后的盂唇可通过带线锚钉重新固定在髋臼缘，这类似正常的盂唇缝合术。凸轮畸形可以在关节镜手术的一开始或最后进行纠正，主要在关节内的外侧间室。Philippon 进行的一项研究中发现持续的残留撞击是髋关节镜手术翻修最主要的原因[55]。

3.6.2　盂唇重建的手术技术

盂唇撕裂的手术处理包括：成形、缝合与重建。髋关节镜的标准式是 2 ～ 3 个入路，体位可以是侧卧位或仰卧位，但都需要牵引患肢。镜下探查包括：游离体、软骨撕裂、滑膜炎以及盂唇撕裂。广泛的滑膜炎需要用刨削器和射频消融器处理。探钩可以用来探查盂唇损伤及撕裂范围。部分撕裂的圆韧带同样需要用射频消融刀清理[56]。修剪髋臼缘既可以处理钳夹型撞击，又能改善愈合反应[57]。如果盂唇伴随局部全层软骨缺损，则需要用微骨折技术处理软骨下骨，促进纤维软骨生成[15, 58-59]。

如果残留的盂唇太薄（< 3 mm）或损伤范围太广，则应选择盂唇切除或重建。首先应将盂唇仔细分离至稳定且健康的组织。如果是进行缝合，需

要更仔细地探查盂唇损伤的位置及范围，以便评估锚钉的固定位置。正常锚钉间距为 6 ～ 8 mm，在软骨表面下 2 ～ 3 mm 穿过，平均需要 3 ～ 4 根锚钉[60-61]。图 3.3 显示了关节镜下损伤的盂唇（a）、缝合后的盂唇（b）、凸轮畸形（c）、成形后的凸轮畸形（d）、钳夹畸形伴盂唇挫伤（e）以及成形后的钳夹畸形（f）。

单纯环形缝合不可以用于盂唇修复，因为这会造成软骨磨损，继而形成盂唇内外翻，最终破坏盂唇的密封功能。盂唇撕裂应采用垂直褥式缝合，因为这可以保留完整的盂唇外缘，从而改善髋臼的气密性[62-63]。

如果盂唇损伤很严重或者盂唇 > 8 ～ 10 mm 或 < 2 ～ 3 mm，处理就会很困难。这种情况以后翻修的难度也很大，因为修复的盂唇通常会形成瘢痕与关节囊粘连[64]。

目前文献中至少报道了 5 种不同的盂唇重建技术：Philippon 报道了一种用自体髂胫束在关节镜下重建盂唇的手术技术[65]，Sierra 和 Trousdale 报道了一种切开后用圆韧带重建盂唇的方法[66]，Matsuda 报道了一种用自体股薄肌在关节镜下重建盂唇的技术[67]，Park 和 Ko 报道了一种用自体股四头肌腱在关节镜下重建盂唇的技术[68]，Domb 报道了一种用自体关节囊在关节镜下重建盂唇的技术[69]，Redmond 则报道了一种用自体半腱肌在关节镜下重建盂唇的技术[70]。

大多数患者盂唇撕裂的长度在 20 ～ 70 mm；因此选择的移植物长度应是 40 ～ 140 mm[70]。

移植物应尽量重塑盂唇本来的形态，从而重建髋关节内的负压环境[71]。移植物的直径 5 ～ 6 mm 从而可以密封股骨头[1]。

在手术台上准备好移植物并在关节镜下整体植入移植物为这一具有挑战性的手术提供了一个好的方法。最边缘的锚钉应与初始盂唇对齐，从而使移植物末端与初始盂唇在近端关节囊侧的边缘重叠，继而重建移植物及其与初始盂唇交界处的密封功能[67]。移植物的标准缝合方法是用锚钉与褥式缝合。

盂唇处理完成后，松开牵引使移植物固定在外侧间室。头颈处需要做足够的成形从而形成平滑的头颈偏心距，避免屈曲时盂唇抬高[57]。最后需要动态活动髋关节来检查是否已经重建负压密封[72]。同时有必要检查关节内盂唇的稳定性，从而降低术后早期康复中盂唇再次撕裂的风险[73]。

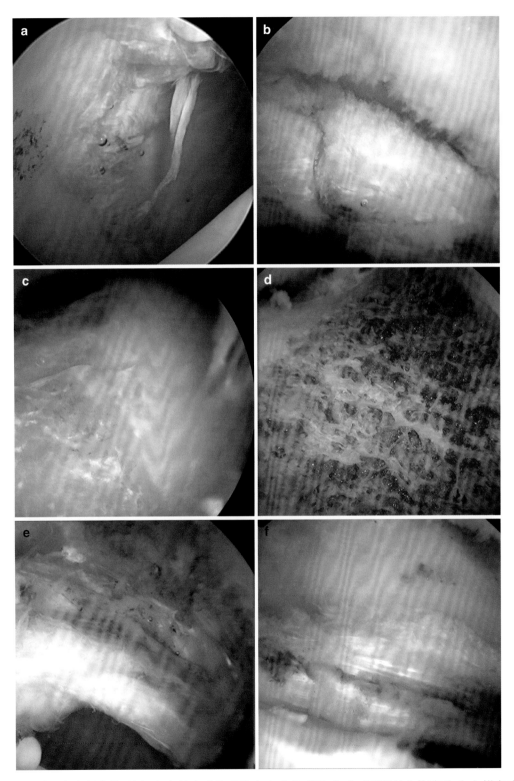

● **图 3.3**　关节镜视角。（a）损伤的盂唇，（b）缝合后的盂唇；（c）凸轮畸形；（d）成形后的凸轮畸形；（e）钳夹畸形伴盂唇挫伤以及（f）成形后的钳夹畸形。

3.6.3　术后规划（成形，缝合，重建）

术后规划取决于选择的关节镜技术。伤口管理通常包括术后 2 天查看切口，术后 10 ～ 14 天拆线。

切口干燥且无血性渗出，可在拆线后移除敷贴。塞来昔布和阿司匹林可分别用来预防异位骨化与静脉血栓。

盂唇成形术后不需要限制下肢负重。早期的抗阻训练有利于患者术后恢复。术后第一天就可以进行自行车训练；术后 2 周可进行挂拐行走训练，术中做了微骨折处理的患者应延长至术后 6 周；紧接着术后 4 周可开始竞走、自由泳训练；术后 14 周可进行跑步及跳跃练习。

盂唇缝合术后康复包括 50% 下肢负重。术后 1 周内应使用铰链型髋关节支具避免髋关节过伸。术后 4 周可尝试 100% 负重。一开始髋关节屈曲应限制在 90° 以内，4 周后患者若轻微运动髋关节不感到疼痛，可以开始增大髋关节活动范围。4 个月后，术后康复基本结束，患者可以无限制地活动髋关节。

盂唇重建的术后康复包括术后每天 4 小时 10 ～ 15 kg 负重的被动运动，这需要持续 2 ～ 3 周，术中行微骨折处理的需延长至 6 ～ 8 周，每天 6 小时。除此之外，应使用髋关节支具限制髋关节伸直与外旋 14 ～ 21 天。理疗首先应注重恢复髋关节被动活动，然后是主动活动，最后是肌力。被动髋关节环形运动可以有效预防髋关节粘连。6 ～ 8 周后可逐渐增加至 100% 负重。髋关节恢复至最大活动范围并且步态稳定后可开始耐力训练。

3.6.3.1　疗效与预后

过去 10 年间，髋关节镜在处理有症状的髋关节内病变中逐渐普及；88% 的患者术后髋关节功能能得到改善[6]。FAI 的关节镜处理技术有很多，影响手术效果与预后的因素也是多种多样。目前关节镜下盂唇重建技术的早期与中期疗效已得到证实[74-75]。

尽管髋关节镜治疗的满意度很高，但这一手术仍然存在一些并发症。文献报道中髋关节镜术后并发症的发生率为 1% ～ 20%，一项超过 1300 名患者的回顾性研究报道的并发症发生率为 1.21%[76]。这一发生率也包括了一些少见的并发症，比如出血（偶尔需要输血）、感染、深静脉血栓、器械断裂以及阴囊部位的麻木（牵引挤压后）。

越来越多的证据表明一些特定的病例中选择性的盂唇切除，而不是节段性切除可以获得长期满意的的效果[77-78]。但是失败率及需要行关节置换的比例达到了 9% ～ 20%，影响因素可能包括手术技术和病人类型，比如年龄、性别、合并症以及关节炎的严重程度。

但是最新的研究表明盂唇缝合与重建可以获得更好的疗效，因此条件允许情况下，应该尽量选择盂唇缝合或重建。

盂唇缝合已经被证明优于盂唇切除，并且可以保留更多的盂唇组织。成功的解剖缝合可以延迟或避免髋关节骨性关节炎的发展[79]。在一项 10 年随访中，相较于盂唇切除，盂唇缝合的术后髋关节疼痛发生率更低。自体移植物进行盂唇重建的术后改良 Harris 髋关节评分提高 20 ～ 25 分，病人满意度达到了 8 ～ 9 分（满分为 10 分）[65]。

3.6.3.2　回归运动

体育活动是改善术后疗效的关键。需要注意的是关节镜治疗的患者中很多是职业运动员。运动员的盂唇损伤主要是创伤性的。术前的训练水平通常很高。已经有文献报道了运动员因 FAI 进行髋关节镜手术中超过 93% 能恢复到职业水准[80]。术后 1 年半，约有 78% 可以恢复到伤前的运动水平[81]。

参考文献

1. White BJ, Herzog MM. Arthroscopic labral reconstruction of the hip using iliotibial band allograft and front-to-back fixation technique. Arthrosc Tech. 2016;5(1):e89–97. https://doi.org/10.1016/j.eats.2015.08.009.

2. Ferguson SJ, Bryant JT, Ganz R, Ito K. The influence of the acetabular labrum on hip joint cartilage consolidation: a poroelastic finite element model. J Biomech. 2000;33(8):953–60.

3. Seldes RM, Tan V, Hunt J, Katz M, Winiarsky R, Fitzgerald RH Jr. Anatomy, histologic features, and vascularity of the adult acetabular labrum. Clin Orthop Relat Res. 2001;(382):232–40.

4. Petersen W, Petersen F, Tillmann B. Structure and vascularization of the acetabular labrum with regard to the pathogenesis and healing of labral lesions. Arch Orthop Trauma Surg. 2003;123:283–8.

5. Ferguson SJ, Bryant JT, Ito K. The material properties of the bovine acetabular labrum. J Orthop Res. 2001;19:887–96.

6. Crawford MJ, Dy CJ, Alexander JW, et al. The 2007 Frank Stinchfield Award. The biomechanics of the hip labrum and the stability of the hip. Clin Orthop Relat Res. 2007;465:16–22.

7. Alzaharani A, Bali K, Gudena R, et al. The innervation of the human acetabular labrum and hip joint: an anatomic study. BMC Musculoskelet Disord. 2014;15:41.

8. Chung SM. The arterial supply of the developing proximal end of the human femur. J Bone Joint Surg Am. 1976;58:961–70.

9. Kelly BT, Shapiro GS, Digiovanni CW, et al. Vascularity of the hip labrum: a cadaveric investigation. Arthroscopy. 2005;21:3–11.

10. Shu B, Safran M. Hip instability: anatomic and clinical considerations of traumatic and atraumatic instability. Clin Sports Med. 2011;30:349–67.

11. Boykin R, Anz A, Bushnell B, et al. Hip instability. J Am Acad Orthop Surg. 2011;19:340–9.

12. McCarthy JC, Noble PC, Schuck MR, et al. The Otto E Aufranc Award the role of labral lesions to development of early degenerative hip disease. Clin Orthop. 2001;393:25–37.

13. Lewis CL, Sahrmann SA. Acetabular labral tears. Phys Ther. 2006;86:110–21.

14. Kelly BT, Weiland DE, Schenker ML, Philippon MJ. Arthroscopic labral repair in the hip: surgical technique and review of the literature. Arthroscopy. 2005;21:1496–504.

15. Beck M, Kalhor M, Leunig M, Ganz R. Hip morphology influences the pattern of damage to the acetabular cartilage: femoroacetabular impingement as a cause of early osteoarthritis of the hip. J Bone Joint Surg (Br). 2005;87(7):1012–8.

16. Kalisvaart MM, Safran MR. Microinstability of the hip-it does exist: etiology, diagnosis and treatment. J Hip Preserv Surg. 2015;2(2):123–35.

17. Philippon M, Peixoto L, Goljan P. Acetabular labral tears: debridement, repair, reconstruction. Operat Tech Sports Med. 2012;20:281–6.

18. Petersilge CA, Haque MA, Petersilge WJ, et al. Acetabular labrum tears: evaluation with MR arthrography. Radiology. 1996;200:225–30.

19. Dorrell JH, Catterall A. The torn acetabular labrum. J Bone Joint Surg. 1986;68B:400–3.

20. Register B, Pennock A, Ho C, Strickland C, Lawand A, Philippon M. Prevalence of abnormal hip findings in asymptomatic participants a prospective, blinded study. Am J Sports Med. 2012;40:2720.

21. McCarthy JC. The diagnosis and treatment of labral and chondral injuries. Instr Course Lect. 2004;53:573–7.

22. Mccarthy J, Noble P, Aluisio F, Schuck M, Wright J, Lee J. Anatomy, pathologic features, and treatment of acetabular labral tears. Clin Orthop Relat Res. 2003;406:38–47.

23. McCarthy JC, Noble P, Schuck M, Alusio FV, Wright J, Lee J. Acetabular and labral pathology. In: Early hip disorders. New York, NY: Springer; 2003.

24. Bharam S. Labral tears, extra-articular injuries, and hip arthroscopy in the athlete. Clin Sports Med. 2006;25(2):279–92.

25. Lage LA, Patel JV, Villar RN. The acetabular labral tear: an arthroscopic classification. Arthroscopy. 1996;12(3):269–72. https://doi.org/10.1016/S0749-8063(96)90057-2.

26. Czerny C, Hofmann S, Neuhold A, Tschauner C, Engel A, Recht MP, Kramer J. Lesions of the acetabular labrum: accuracy of MR imaging and MR arthrography in detection and staging. Radiology. 1996;200:225–30. https://doi.org/10.1148/radiology.200.1.8657916.

27. Blankenbaker DG, Smet AA, Keene JS, Fine JP. Classification and localization of acetabular labral tears. Skelet Radiol. 2007;36(5):391–7.

28. Cadet ER, Chan AK, Vorys GC, et al. Investigation of the preservation of the fluid seal effect in the repaired, partially resected, and reconstructed acetabular labrum in a cadaveric hip model. Am J Sports Med. 2012;40:2218.

29. Ferguson SJ, Bryant JT, Ganz R, Ito K. An in vitro investigation of the acetabular labral seal in hip joint mechanics. J Biomech. 2003;36:171–8.

30. Henak CR, Ellis BJ, Harris MD, et al. Role of the acetabular labrum in load support across the hip joint. J Biomech. 2011;44:2201–6.

31. Henak CR, Abraham CL, Anderson AE, et al. Patient-specific analysis of cartilage and labrum mechanics in human hips with acetabular dysplasia. Osteoarthr Cartil. 2014;22(2):210–7. https://doi.org/10.1016/j.joca.2013.11.003.

32. Hunt D, Clohisy J, Prather H. Acetabular tears of the hip in women. Phys Med Rehabil Clin N Am. 2007;18(3):497–520.

33. Philippon MJ, Stubbs AJ, Schenker ML, Maxwell RB, Ganz R, Leunig M. Arthroscopic management of FAI: osteoplasty technique and literature review. Am J Sports Med. 2007;35(9):1571–80. https://doi.org/10.1177/0363546507300258.

34. Toft F, Anliker E, Beck M. Is labral hypotrophy correlated with increased acetabular depth? J Hip Preserv Surg. 2015;2(2):175–83. https://doi.org/10.1093/jhps/hnv034.

35. McCarthy JC, Busconi B. The role of hip arthroscopy in the diagnosis and treatment of hip disease. Can J Surg. 1995;38(Suppl 1):S13–7.

36. Ganz R, Leunig M, Leunig-Ganz K, Harris WH. The etiology of osteoarthritis of the hip: an integrated mechanical concept. Clin Orthop Relat Res. 2008;466(2):264–72.

37. Beck M, Kalhor M, Leunig M, Ganz R. Hip morphology influences the pattern of damage to the acetabular cartilage. J Bone Joint Surg (Br). 2005;87-B:1012–8.

38. Ganz R, Parvizi J, Beck M, Leunig M, Nötzli H, Siebenrock KA. Femoroacetabular impingement: a cause for osteoarthritis of the hip. Clin Orthop Relat Res. 2004;417:112–20. https://doi.org/10.1097/01.blo.0000096804.78689.c2.

39. Kosuge D, Yamada N, Azegami S, Achan P, Ramachandran M. Management of developmental dysplasia of the hip in young adults: current concepts. Bone Joint J. 2013;95-B:732–7.

40. Solomon L. Patterns of osteoarthritis of the hip. J Bone Joint Surg (Br). 1976;58:176–83.

41. Cooperman D. What is the evidence to support acetabular dysplasia as a cause of osteoarthritis? J Pediatr Orthop. 2013;33(Suppl 1):S2–7.

42. Petersen B, Wolf B, Lambert J, Clayton C, Glueck D, Jesse M, Mei-Dan O. Lateral acetabular labral length is inversely related to acetabular coverage as measured by lateral center edge angle of Wiberg. J Hip Preserv Surg. 2016;3:hnv084. https://doi.org/10.1093/jhps/

hnv084.

43. Zhang H-L, Liang J-S, Li L-G, Luo D-Z, Xiao K, Cheng H, Zhang H. Inverted acetabular labrum: an analysis of tissue embedment in hip joint in 15 patients with developmental dysplasia of the hip. Chin Med J. 2017;130:100–3. https://doi.org/10.4103/0366-6999.196582.

44. Burnett RS, Della Rocca GJ, Prather H, Curry M, Maloney WJ, Clohisy JC. Clinical presentation of patients with tears of the acetabular labrum. J Bone Joint Surg Am. 2006;88(7):1448–57.

45. Griffin D, Dickenson E, O'Donnell J, Agricola R, Awan T, Beck M, Clohisy J, Dijkstra P, Falvey E, Gimpel M, Hinman R, Holmich P, Kassarjian A, Martin H, Martin R, Mather R III, Philippon M, Reiman M, Takla A, Bennell K. The Warwick Agreement on femoroacetabular impingement syndrome (FAI syndrome): an international consensus statement. Br J Sports Med. 2016;50:1169–76. https://doi.org/10.1136/bjsports-2016-096743.

46. Grant AD, Sala DA, Davidovitch RI. The labrum: structure, function, and injury with femoro-acetabular impingement. J Child Orthop. 2012;6(5):357–72. https://doi.org/10.1007/s11832-012-0431-1.

47. Johnston TL, Schenker ML, Briggs KK, Philippon MJ. Relationship between offset angle alpha and hip chondral injury in femoracetabular impingement. Arthroscopy. 2008;24:669–75.

48. McCarthy JC, Lee JA. Hip arthroscopy: indications, outcomes, and complications. Instr Course Lect. 2006;55:301–8.

49. Kapron AL, Aoki SK, Peters CL, Anderson AE. In-vivo hip arthrokinematics during supine clinical exams: application to the study of femoroacetabular impingement. J Biomech. 2015;48(11):2879–86. https://doi.org/10.1016/j.jbiomech.2015.04.022.

50. Philippon MJ, Ho CP, Briggs KK, Stull J, LaPrade RF. Prevalence of increased alpha angles as a measure of cam-type femoroacetabular impingement in youth ice hockey players. Am J Sports Med. 2013;41:1357–62.

51. Larson CM, Giveans MR. Arthroscopic debridement versus refixation of the acetabular labrum associated with femoroacetabular impingement. Arthroscopy. 2009;25:369–76.

52. Ayeni O, Alradwan H, de Sa D, Philippon M. The hip labrum reconstruction: indications and outcomes-a systematic review. Knee Surg Sports Traumatol Arthrosc. 2013;22:737. https://doi.org/10.1007/s00167-013-2804-5.

53. Hartigan DE, Perets I, Meghpara MB, et al. Labral debridement, repair and reconstruction: current concepts. J ISAKOS Jt Disord Orthop Sports Med. 2018;3:155–60.

54. Chahla J, Soares E, Bhatia S, Mitchell JJ, Philippon MJ. Arthroscopic technique for acetabular labral reconstruction using iliotibial band autograft. Arthrosc Tech. 2016;5(3):e671–7. https://doi.org/10.1016/j.eats.2016.02.025.

55. Philippon MJ, Schenker ML, Briggs KK, et al. Revision hip arthroscopy. Am J Sports Med. 2007;35:1918–21.

56. Shenoy K, Dai AZ, Mahure SA, Kaplan DJ, Capogna B, Youm T. Arthroscopic repair of hip labrum with suture anchors. Arthrosc Tech. 2017;6(6):e2143–9. https://doi.org/10.1016/j.eats.2017.08.007.

57. Philippon MJ, Faucet SC, Briggs KK. Arthroscopic hip labral repair. Arthrosc Tech. 2013;2(2):e73–6. https://doi.org/10.1016/j.eats.2012.11.002.

58. Outerbridge RE. The etiology of chondromalacia patellae. J Bone Joint Surg (Br). 1961;43:752–7.

59. Konan S, Rayan F, Meermans G, Witt J, Haddad FS. Validation of the classification system for acetabular chondral lesions identified at arthroscopy in patients with femoroacetabular impingement. J Bone Joint Surg (Br). 2011;93:332–6.

60. Chow RM, Owens CJ, Krych AJ, Levy BA. Arthroscopic labral repair in the treatment of femoroacetabular impingement. Arthrosc Tech. 2013;2(4):e333–6. https://doi.org/10.1016/j.eats.2013.04.009.

61. Fry R, Domb B. Labral base refixation in the hip: rationale and technique for an anatomic approach to labral repair. Arthroscopy. 2010;26(Suppl 1):81–9.

62. Larson CM, Giveans MR. Arthroscopic management of femoroacetabular impingement: early outcomes measures. Arthroscopy. 2008;24:540–6.

63. Ye K, Singh PJ. Arthroscopic labral repair of the hip, using a through-labral double-stranded single-pass suture technique. Arthrosc Tech. 2014;3(5):e615–9. https://doi.org/10.1016/j.eats.2014.07.003.

64. White BJ, Herzog MM. Labral reconstruction: when to perform and how. Front Surg. 2015;2:27. https://doi.org/10.3389/fsurg.2015.00027.

65. Philippon MJ, Briggs KK, Hay CJ, Kuppersmith DA, Dewing CB, Huang MJ. Arthroscopic labral reconstruction in the hip using iliotibial band autograft: technique and early outcomes. Arthroscopy. 2010;26:750–6.

66. Sierra RJ, Trousdale RT. Labral reconstruction using the ligamentum teres capitis: report of a new technique. Clin Orthop Relat Res. 2009;467:753–9.

67. Matsuda DK. Arthroscopic labral reconstruction with gracilis autograft. Arthrosc Tech. 2012;1(1):e15–21. https://doi.org/10.1016/j.eats.2011.12.001.

68. Park SE, Ko Y. Use of the quadriceps tendon in arthroscopic acetabular labral reconstruction: potential and benefits as an autograft option. Arthrosc Tech. 2013;2:e217–9.

69. Domb BG, Gupta A, Stake CE, Hammarstedt JE, Redmond JM. Arthroscopic labral reconstruction of the hip using local capsular autograft. Arthrosc Tech. 2014;3:e355–9.

70. Redmond JM, Cregar WM, Martin TJ, Vemula SP, Gupta A, Domb BG. Arthroscopic labral reconstruction of the hip using semitendinosus allograft. Arthrosc Tech. 2015;4(4):e323–9.

71. Philippon M, Briggs K. Reconstructive techniques

in FAI surgery. In: Diagnosis and management of femoroacetabular impingement; 2017. https://doi.org/10.1007/978-3-319-32000-7_13.

72. Frank JM, Chahla J, Mitchell JJ, Soares E, Philippon MJ. Remplissage of the femoral head-neck junction in revision hip arthroscopy: a technique to correct excessive cam resection. Arthrosc Tech. 2016;5(6):e1209–13. https://doi.org/10.1016/j.eats.2016.07.012.

73. Ejnisman L, Philippon M, Lertwanich P. Acetabular labral tears: diagnosis, repair, and a method for labral reconstruction. Clin Sports Med. 2011;30:317–29. https://doi.org/10.1016/j.csm.2010.12.006.

74. Geyer MR, Philippon MJ, Fagrelius TS, Briggs KK. Acetabular labral reconstruction with an iliotibial band autograft: outcome and survivorship analysis at minimum 3-year follow-up. Am J Sports Med. 2013;41:1750–6.

75. Ayeni OR, Alradwan H, de Sa D, Philippon MJ. The hip labrum reconstruction: indications and outcomes—a systematic review. Knee Surg Sports Traumatol Arthrosc. 2014;22:737–43.

76. Kowalczuk M, et al. Complications following hip arthroscopy: a systematic review and meta-analysis. Knee Surg Sports Traumatol Arthrosc. 2013;21(7):1669–75.

77. Byrd JW, Jones KS. Hip arthroscopy for labral pathology: prospective analysis with 10-year follow-up. Arthroscopy. 2009;25:365–8.

78. McCarthy JC, Jarrett BT, Ojeifo O, Lee JA, Bragdon CR. What factors influence long-term survivorship after hip arthroscopy? Clin Orthop Relat Res. 2011;469:362–71.

79. Bowman KF, et al. A clinically relevant review of hip biomechanics. Arthroscopy. 2010;26(8):1118–29.

80. Weiland DE, Philippon MJ. Arthroscopic technique of femoroacetabular impingement. Op Tech Orthop. 2005;15:256–60.

81. Philippon M, Schenker M, Briggs K, Kuppersmith D. Femoroacetabular impingement in 45 professional athletes: associated pathologies and return to sport following arthroscopic decompression. Knee Surg Sports Traumatol Arthrosc. 2007;15(7):908–14. https://doi.org/10.1007/s00167-007-0332-x.

第二部分

膝关节

第4章

用于软骨修复的骨髓刺激技术

Mats Brittberg

李祖希　译　李强强　审校

4.1　概述

间叶组织受损后通过血管化组织内的出血来实现修复。出血后形成的血凝块充当修复细胞的生长基质，进而形成瘢痕组织，最终转变为部分相似或近似受损前的组织。

由于软骨内缺乏血管、神经和淋巴管，因此单纯软骨损伤后并不会发生上述修复过程。当损伤组织为骨软骨并向下延伸至血管化较好的软骨下骨时，则会发生血凝块形成的过程。

为促进软骨损伤的修复，最常用的方法是以各种方式钻孔穿入软骨下骨板，从而实现出血、血凝块形成和诱导骨髓前体细胞长入的修复过程。

1959年，Pridie[1]首次介绍了如何在广泛软骨损伤的情况下，更主动地促进组织修复。他建议仔细清理损伤区域后在其中钻多个孔洞，以诱导结缔组织修复，但该方法最多只能形成纤维软骨修复。

Lanny Johnson[2]改良了钻孔技术，在关节镜下采用磨锉磨除骨板的皮质骨表层，以到达皮质内的血管。其目的是实现组织的顺利修复。该技术由Lanny Johnson基于治疗硬化性关节炎软骨缺损的经验开发而来。他发现采用清理术治疗关节炎软骨缺损时，骨硬化患者的症状无法得到改善，往往需要新的治疗干预[2]。他还指出，由于股骨髁后方的硬化骨难以显露，因此无法施行钻孔。通过摸索研究，他发现皮质内的血管位于 1～2 mm 深的位置，使用刮匙用力刮擦后即可暴露。随后，他在硬化的骨板上挖出多个深洞，但修复效果仍不尽如人意。接下来他通过完整地磨除整个硬化骨面，最终获得了良好的修复效果。现今该技术包括磨除皮质骨表层，并在部分区域补充钻孔，以充分暴露皮质内血管。该手术技术可以在关节镜下采用电动工具完成，即使对于股骨髁后部以及髌骨表面的软骨损伤也能够完成。

由于马的软骨层和人的软骨层类似，Richard

Steadman 针对马的软骨损伤进行了研究[3]。在应用骨髓刺激技术修复软骨损伤时，他发现如果治疗后保留钙化软骨层，软骨损伤难以修复。与 Lanny Johnson 的观点一致，Steadman 希望保持软骨下骨板的完整性，以便于刚好到达皮质内血管[3]。可以使用特殊角度的锥子在皮质骨中制作出微骨折孔道。

近年来，微骨折技术（mfx）已成为治疗不同关节软骨损伤的常用方式。虽然在软骨损伤的自然状态下还是清理术后，都没有证据显示微骨折技术优于其他骨髓刺激技术，但是在随机研究中，微骨折技术经常被当作对照技术。

Steadman 认为其团队多年来取得的疗效与严格遵循术后康复方案密切相关[3]。然而目前还没有针对不同术后康复方案的长期疗效对比研究。

近期研究显示，较大血管位于深层，其存在有利于成软骨细胞向损伤区域迁移，但微骨折无法到达这一深度[4]。现如今，微骨折技术的重点在于深度，在处理小于 1 cm^2 的缺损时，钻取 7～12 mm 深的"微小钻孔"变得越来越流行。

4.2　骨髓刺激的不同基本技术

一般来说，当损伤软骨邻近的软骨质量完好时，修复疗效最佳。如果损伤软骨周围的软骨变薄或者质量不好时，就存在早期修复组织在发育为高质量软骨前再次受损的风险。

4.2.1　软骨下钻孔

软骨损伤面积< 1 cm^2。

当关节硬化明显，如骨软骨炎或陈旧性骨软骨骨折时，建议使用 2 mm:s 的钻头进行多处钻孔，或者使用 2 mm:s 的克氏针进行钻孔。难以钻孔的区域可以使用特制的导向器辅助定位。近期的动物实验研究结果表明，和常规钻孔以及微骨折相比，"深钻孔"能够到达更大的软骨下血管，从而产生更好的修复效果[4]。这些研究结果促使软骨下钻孔逐渐代替微骨折技术。这种"微小钻孔"能够诱导出更强的组织修复，并且：

- 深钻孔优于浅钻孔和微骨折。
- 小直径钻孔优于大直径钻孔。

康复方案（作者个人意见）：如果软骨损伤大于 1 cm²，患者佩戴伸直位支具固定 2 周。2 周后，解锁支具伸直固定，允许患者在室内和夜间不佩戴支具，但在室外必须继续佩戴可活动支具 4 周，以避免过大的分散力和旋转暴力。股骨、胫骨和髌骨均采用同样的活动方案。

根据疼痛情况，患者可以扶拐部分负重。

4.2.2　关节磨削成形术

软骨损伤面积< 1 cm²。

目前这种方法已很少使用，但对于病变内的骨赘有治疗作用（微骨折术后较为常用）。将软骨毛刺以及骨刺修剪成光滑的微出血面，然后可以采用其他的修复技术进行治疗。

4.2.3　微骨折

软骨损伤面积< 1 cm²。

由于该方法易于操作且价格低廉，现在仍然流行。然而最新的研究成果（见钻孔部分）可能会导致钻孔技术的使用逐渐增多。

不同角度的锥子能够处理各种难以到达的区域。常用锥子的角度为 45°、60° 和 90°（尤其适用于髌骨和距骨）。当单纯使用腕力不足以穿透坚硬的软骨下骨板时，可以使用轻型锤子敲击。但是不建议在使用 90° 的锥子时使用锤子。临床上同一套锥子常常被许多不同的医生使用。应时刻牢记，锥子的角度可能会遭受过度应力发生疲劳断裂，锥子尖端可能脱落并掉入关节内。

在充分修整损伤的软骨并去除所有钙化软骨后，按照深度 2 ～ 4 mm（有时可以看到脂肪滴流出孔道）、间距 3 ～ 4 mm，在缺损区域制作多个微骨折孔。

4.2.4　关节活动（根据 Steadman[3]）

4.2.4.1　股骨髁和胫骨平台

术后采用 CPM（持续被动活动）机器进行持续被动活动锻炼。最开始的被动活动范围设置为 30° ～ 70°，然后在患者可忍受的范围内以 10° ～ 20° 逐渐加大，直至达到全范围的被动活动。Steadman 希望患者每天接受 6 ～ 8 小时的 CPM 治疗，最好持续 6 ～ 8 周。

允许患者以 10% 体重脚踩地进行部分负重，持续 6 ～ 8 周。

4.2.4.2　髌骨

推荐使用支具在 0 ～ 20° 范围内固定 8 周。允许 CPM，但被动运动间隔必须佩戴支具。术后直接采用 CPM 机以 0 ～ 50° 开始活动。2 周后允许患者在佩戴支具的情况下完全负重。

笔者自己对于微骨折术后的关节活动明显更加积极，与软骨下钻孔的治疗方案相同。

4.3　基质相关的骨髓刺激技术（MA-BMS）

经验表明，采用上述各种骨髓刺激方法，可能难以实现软骨损伤的平整修复[1-3]。近年来，越来越多的学者对软骨下骨中的间充质干细胞产生了兴趣，在清理后的软骨损伤处植入不同的多孔材料，可以诱导细胞更强烈、更均匀地长入软骨缺损区域。下面介绍几种用于增强骨髓修复的基质。

4.3.1　碳棒和碳板

早期按照此法治疗软骨损伤的两种基质是多孔碳棒和碳纤维板[5-7]。碳纤维基质是将聚酯加热到 1000 ℃ 以上，变成碳纤维，进而编织成多孔基质棒或板[5-7]。碳纤维材料有利于结缔组织以高度良好的结构向内生长，并且可以在关节镜下完成植入。

4.3.2　经关节镜下植入

首先对软骨损伤进行常规清理。重点是清理炎症滑膜和髌下脂肪垫，以获得良好的操作视野。

用 3 mm 的钻头钻到深度为 12.5 mm（碳纤维专用钻头限深），根据软骨缺损的大小决定钻孔数。钻孔应以 8 ～ 10 mm 间隔分布。对于 1 cm² 大小的软骨缺损，可选择在中心位置钻孔（图 4.1a ～ d）。

然后通过特殊的植入套管在钻孔中置入一根碳棒，使碳棒达到周围骨面的水平或略低于骨面。关键在于保持植入套管与骨面垂直；否则碳棒材料多孔且易碎，可能会发生断裂。在通过套管植入碳棒前，可以使用套管内芯判断套管内有无碎屑阻碍。

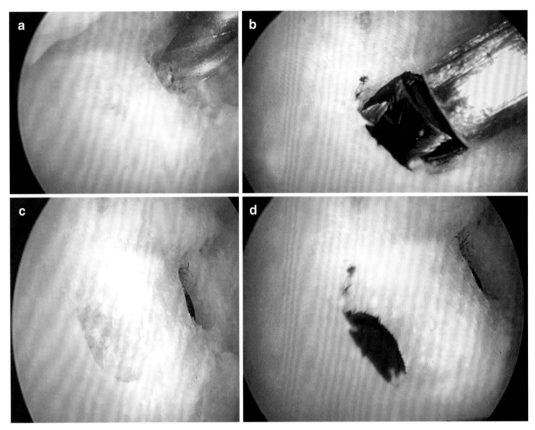

● **图 4.1** （a）在滑车缺损处钻孔；（b）碳棒已植入钻孔中，略低于骨表面；（c）完成第二个钻孔；（d）完成第二根碳棒的植入。

如果已植入的碳棒需要翻修，首先轻松钻穿碳棒，然后用类似吸尘器的刨削器去除碳颗粒，然后重新植入一根新的碳棒，或者选择其他的修复方式。

4.3.3 碳纤维板植入

碳纤维板比碳纤维棒孔隙率更大，用于治疗髌骨或胫骨平台等凹面的软骨损伤。

首先将整个软骨下骨板层削去 3 mm，使骨面裸露，边缘保留 2 mm 作为挡板，然后将修剪至合适直径的碳纤维板植入受损部位。无须额外的固定。

术后康复同微骨折术。

4.4 AMIC（自体基质诱导软骨形成）

为了尽可能地保持微骨折术后形成血凝块的完整性，有学者提出了一种在修复初期用来暂时覆盖血凝块的方法。在常规的微骨折术之后，通过在微骨折孔上粘贴胶原蛋白膜来覆盖缺损[8]。可以使用商品化的纤维蛋白胶，或者自制所谓的部分自体纤维蛋白（PAF）黏合剂。

术后建议佩戴支具伸直位固定 7 天，然后开始采用 CPM 机进行被动活动 4 ~ 6 周。股骨和胫骨软骨损伤的患者在 6 周内避免过度活动，而髌骨和滑车软骨损伤的患者 2 周内禁止负重，2 ~ 4 周内允许 50% 负重，然后逐渐增加至完全负重。

适应证是 1 ~ 3 cm² 的软骨损伤。

4.4.1 骨软骨基质塞子

基于使用多个自体骨软骨移植物治疗软骨损伤的认知，研究人员将特殊的基质材料制作成一个或多个圆柱体，用于植入软骨损伤区域。这些圆柱形的人工塞子是可吸收的，不同层次由不同的材料组成。通过使用不同孔隙率和性质的材料来制作基质的不同层次，人们试图模仿骨软骨中的各层结构，以诱导细胞迁移并分别向成骨和成软骨方向分化，这由细胞在材料中的相对位置决定。主要材料是 PLA（聚乳酸）、PLGA（聚乳酸-羟基乙酸共聚物）与磷酸钙、羟基磷灰石相结合使用。

在上述类型的塞子中，第一个被应用的是 OBI TruFit[9]，其骨相在 3 个月内吸收，而整体在 9 个月内吸收，植入区域的底部将逐渐被骨组织替代。Barber 和 Dockery[10] 进行了一项随访研究，发现这种方法并没有形成预想的双层修复，而是整个修复区域被结缔组织覆盖。软骨发育需要软骨下骨的支撑，而该方法没有形成软骨下骨组织，因此他们认为该方法不适用于高质量的软骨修复。Carmont 等人[11] 报道了使用 3 个 TruFit 塞子治疗股骨外侧髁软骨缺损的病例，发现软骨缺损修复延迟。经过长达 24 个月的持续康复锻炼后，患者症状减轻，功能活动恢复，意味着缓慢的骨愈合带来了后期的改善。

另一个类似的人工塞子是 OsseoFit®（OsseoFit 多孔组织基质，肯瑟-纳斯公司，西怀特兰镇，美国宾夕法尼亚）[12]。其由一层类似软骨层的结构组成，该层由牛胶原蛋白构成，而骨层由 β - 磷酸三钙分布于 PLA 网络中组成。最近市场上出现了第三种人工塞子，其由一层 2 mm 厚的胶原蛋白和糖胺聚糖构成软骨样组织，以及一层 6 mm 厚由上述同样成分加磷酸钙构成的骨层组成[13]。已有研究表明它比其他塞子更容易被压缩，该特性在塞子稍显突出时很重要。另一种类似的塞子是 BioMatrix®（BioMatrix® 软骨修复装置，Arthrex，德国卡尔斯菲尔德），由胶原（软骨层）和 β - 磷酸三钙构成。然而关于上述治疗方法的相关文献仍然太少，无法支撑其在治疗领域占据一席之地。

4.4.2　珊瑚虫的外骨骼

珊瑚虫的外骨骼由碳酸钙组成，具有相互连接的孔隙结构，与人类天然骨骼相似。作为支架材料，它被用于骨缺损修复的动物模型和人体试验已有接近 50 年的历史[14]。珊瑚材料具有生物相容性、骨传导性和可生物降解性。碳酸钙以文石和方解石的形式存在。最近，文石-透明质酸盐（Ar-HA）双相支架被认为能够修复骨软骨缺损[15]。在一项小型人体试验研究中，12 个月的随访结果显示植入珊瑚骨后的患者临床症状显著改善。MRI 显示植入物整合良好，骨和软骨形成良好[16]。

4.4.3　血凝块加强

除了促使骨髓细胞迁移至基质材料内，还可以促进血凝块的形成，从而作为细胞生长的基础。方法一是使用所谓的温敏凝胶。天然形成的血凝块往往会收缩，这意味着血凝块不会完全覆盖至各缺损边缘，导致软骨修复并不充分。

通过稳定血凝块以保持其体积，使其与周围的软骨表面接触，同时使得骨髓源性的细胞更好更完整地修复缺损。为血凝块提供良好体积和强度的方法之一是补充由多糖-壳聚糖和未凝固血液组成的可溶性聚合物基质。动物实验和近期的一项随机研究结果表明，这种方法治疗软骨损伤可以获得满意的修复效果[17-19]。

4.4.4　紫外线固化凝胶用于软骨修复

GelrinC 是一种所谓的表面侵蚀支架（Regentis，以色列），由纤维蛋白原和 PEGs（聚乙二醇二丙烯酸酯）的混合物形成凝胶，在注射填补软骨缺损后，采用紫外线将其固化。通过微骨折处理使得细胞迁入缺陷区域，所释放的酶降解 GelrinC 的纤维蛋白原成分，使得植入物被缓慢侵蚀变小，从而显露新鲜表面，并形成新的软骨，直到植入物完全被吸收[20]。一项使用该方法的临床试验正在进行，将于 2019 年完成（图 4.2a ～ d）。

4.4.5　骨髓刺激治疗大块软骨及骨损伤

使用骨髓来源的"内源性"细胞诱导细胞修复，适用于小于 2 cm² 的轻度损伤。如果软骨损伤较大，则很难进行骨髓刺激手术。而能用于此类较大面积重建的方法之一是仿生支架，例如使用 2、4 或 6 mm 厚的层状胶原基质作为支架，填充治疗较大的骨软骨损伤（MaioRegen©，Finceramica，意大利）。胶原基质被植入缺损部位后吸收血液膨胀从而稳定基质[21]。一项纳入 118 患者的多中心随机研究使用了该种植入物，与微骨折进行疗效对比，发现对于深层骨软骨病变的患者（即 Outerbridge Ⅳ 级和 OCD），支架治疗组患者的 IKDC 主观评分显著优于对照组（$P = 0.036$），并在另一个挑战性的分组：爱好运动的患者中取得了显著的疗效（$P = 0.02$）[22]（图 4.3a ～ d）。

4.5　结论

所有基于骨髓细胞生长的方法都取决于骨髓中的细胞数量及其形成软骨的能力。随着年龄的增长，骨髓中具有干细胞特性的细胞数量急剧减少。为了最大可能地实现透明软骨样修复，该方法更适用于年轻人。主要适应证是 3 cm² 以下的缺损。对于小于 1 cm² 的缺损，可以采用单一的骨髓刺激技术，

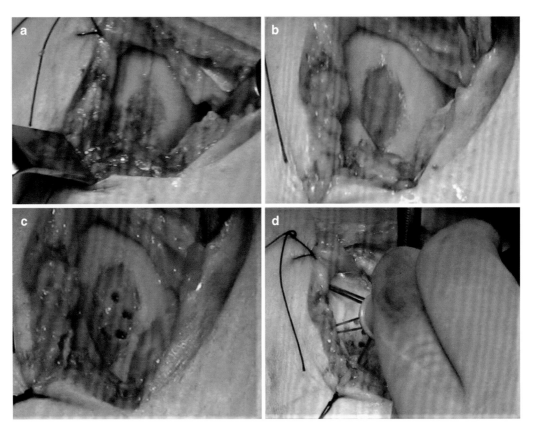

● **图 4.2** （a）待治疗的股骨髁软骨缺损。（b）清理后的软骨缺损。（c）微骨折术后的软骨缺损。（d）采用凝胶填充软骨缺损，并用紫外线固化凝胶。

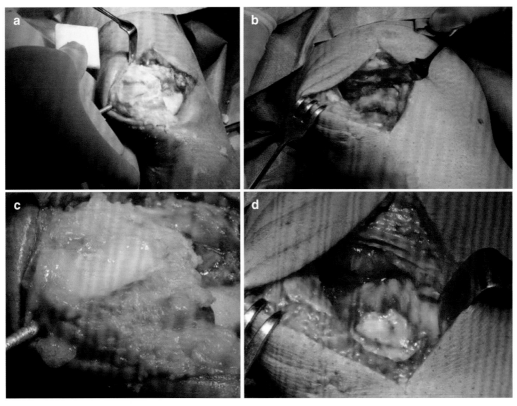

● **图 4.3** （a）采用 MaioRegen 植入物治疗髌骨软骨缺损。髌骨处病变已被清理。（b）同一患者股骨滑车上的软骨缺损同样采用 MaioRegen 植入物治疗。（c）髌骨缺损已用 MaioRegen 植入物填充，并用纤维蛋白胶覆盖。（d）股骨滑车缺损也采用 MaioRegen 植入物填充，并用纤维蛋白胶覆盖。

例如采用细钻钻一个深度不小于 7 mm 孔。而对于更大的缺损，需要采取强化方法以达到修复组织完全覆盖的效果。

参考文献

1. Pridie KH. A method of resurfacing osteoarthritic knee joints. J Bone Joint Surg. 1959;41B:618–9.

2. Johnson LL. Arthroscopic abrasion arthroplasty. Historical and pathological perspective: present status. Arthroscopy. 1986;2:54–9.

3. Steadman JR, Rodkey WG, Rodrigo JJ. Microfracture: surgical technique and rehabilitation to treat chondral defects. Clin Orthop Relat Res. 2001;(391 Suppl):S362–9. Review.

4. Chen H, Chevrier A, Hoemann CD, Sun J, Ouyang W, Buschmann MD. Characterization of subchondral bone repair for marrow-stimulated chondral defects and its relationship to articular cartilage resurfacing. Am J Sports Med. 2011;39(8):1731–40.

5. Brittberg M, Faxén E, Peterson L. Carbon fiber scaffolds in the treatment of early knee osteoarthritis. A prospective 4-year follow-up of 37 patients. Clin Orthop Relat Res. 1994;307:155–64.

6. de Windt TS, Concaro S, Lindahl A, Saris DB, Brittberg M. Strategies for patient profiling in articular cartilage repair of the knee: a prospective cohort of patients treated by one experienced cartilage surgeon. Knee Surg Sports Traumatol Arthrosc. 2012;20:2225.

7. Minns RJ, Brittberg M. The use of carbon fibre rods and pads for the repair of articular cartilage defects. In: Zanasi S, Brittberg M, Marcacchi M, editors. Basic science, clinical repair and reconstruction of articular cartilage defects: current status and prospects, vol. I. Bologna: Timeo; 2006.

8. Benthien JP, Behrens P. The treatment of chondral and osteochondral defects of the knee with autologous matrix-induced chondrogenesis (AMIC): method description and recent developments. Knee Surg Sports Traumatol Arthrosc. 2011;19(8):1316–9.

9. Spalding T. TRUFIT plugs. In: Brittberg M, Gersoff W, editors. Cartilage surgery; an operative manual. Philadelphia, PA: Elsevier Saunders; 2011. p. 51–65.

10. Barber FA, Dockery WD. A computed tomography scan assessment of synthetic multiphase polymer scaffolds used for osteochondral defect repair. Arthroscopy. 2011;27(1):60–4.

11. Carmont MR, Carey-Smith R, Saithna A, Dhillon M, Thompson P, Spalding T. Delayed incorporation of a TruFit plug: perseverance is recommended. Arthroscopy. 2009;25(7):810–4.

12. Elguizaoui S, Flanigan DC, Harris JD, Parsons E, Litsky AS, Siston RA. Proud osteochondral autograft versus synthetic plugs - contact pressures with cyclical loading in a bovine knee model. Knee. 2012;19(6):812–7.

13. TiGenix. A prospective, post-marketing registry on the use of ChondroMimetic for the repair of osteochondral defects. http://clinicaltrials.gov/ct2/show/NCT01209390.

14. Manassero M, Decambron A, Guillemin N, Petite H, Bizios R, Viateau V. Coral scaffolds in bone tissue engineering and bone regeneration. In: Goffredo S, Dubinsky Z, editors. The cnidaria, past, present and future. Cham: Springer; 2016. p. 691–714.

15. Kon E, Filardo G, Shani J, Altschuler N, Levy A, Zaslav K, Eisman JE, Robinson D. Osteochondral regeneration with a novel aragonite-hyaluronate biphasic scaffold: up to 12-month follow-up study in a goat model. J Orthop Surg Res. 2015;10:81.

16. Kon E, Robinson D, Verdonk P, Drobnic M, Patrascu JM, Dulic O, Gavrilovic G, Filardo G. A novel aragonite-based scaffold for osteochondral regeneration: early experience on human implants and technical developments. Injury. 2016;47(Suppl 6):S27–32.

17. Hoemann CD, Sun J, Légaré A, McKee MD, Buschmann MD. Tissue engineering of cartilage using an injectable and adhesive chitosan-based cell-delivery vehicle. Osteoarthr Cartil. 2005;13(4):318–29.

18. Marchand C, Chen G, Tran-Khanh N, Sun J, Chen H, Buschmann MD, Hoemann CD. Microdrilled cartilage defects treated with thrombin-solidified chitosan/blood implant regenerate a more hyaline, stable, and structurally integrated osteochondral unit compared to drilled controls. Tissue Eng Part A. 2012;18(5-6):508–19.

19. Shive MS, Stanish WD, McCormack R, Forriol F, Mohtadi N, Pelet S, Desnoyers J, Méthot S, Vehik K, Restrepo A. BST-CarGel® treatment maintains cartilage repair superiority over microfracture at 5 years in a multicenter randomized controlled trial. Cartilage. 2015;6(2):62–72.

20. Goldshmid R, Cohen S, Shachaf Y, Kupershmit I, Sarig-Nadir O, Seliktar D, Wechsler R. Steric interference of adhesion supports in-vitro chondrogenesis of mesenchymal stem cells on hydrogels for cartilage repair. Sci Rep. 2015;5:12607.

21. Kon E, Delcogliano M, Filardo G, Busacca M, Di Martino A, Marcacci M. Novel nano-composite multilayered biomaterial for osteochondral regeneration: a pilot clinical trial. Am J Sports Med. 2011;39(6):1180–90.

22. Kon E, Filardo G, Brittberg M, Busacca M, Condello V, Engebretsen L, Marlovits S, Niemeyer P, Platzer P, Posthumus M, Verdonk P, Verdonk R, Victor J, van der Merwe W, Widuchowski W, Zorzi C, Marcacci M. A multilayer biomaterial for osteochondral regeneration shows superiority vs microfractures for the treatment of osteochondral lesions in a multicentre randomized trial at 2 years. Knee Surg Sports Traumatol Arthrosc. 2018;26(9):2704–15.

第 5 章

透明质酸支架包裹骨髓抽吸浓缩物（HA-BMAC）来源的间充质干细胞进行一步法膝关节软骨损伤修复

Graeme P. Whyte，Katarzyna Herman，and Alberto Gobbi

李祖希 译 李强强 审校

5.1 概述

关节软骨是高度分化的组织，可以最大限度地降低膝关节活动时的摩擦力，并且分散承重力。保持膝关节的健康和功能，实现无痛的体力活动的关键在于关节软骨充分发挥上述功能。由于在解剖结构上关节软骨组织缺乏血管，在生理学上软骨细胞的有丝分裂潜能低下，导致软骨组织的修复能力有限。当关节软骨损伤时，无法修复的病灶软骨负重能力下降，健康软骨所承受负荷大大增加，进一步导致软骨损伤的进展，并最终发展为骨关节炎（OA）[1]。软骨损伤的诱因包括急性损伤，或者是重复性微小损伤，并与韧带断裂等其他损伤存在相关性。除了有明确的外伤史外，关节软骨损伤通常是由于力线异常或者慢性关节不稳导致的，具有进展性。在治疗关节软骨损伤时，临床医生必须认识到软骨损伤具有不确定的进展性。在膝关节镜手术中经常会发现关节软骨损伤的存在，但其临床预后很难确定，尤其是在低级别损伤的情况下难以预测疾病的进展性，最终可能导致关节功能丧失[1-2]。然而，对于症状性关节软骨损伤的病例，仔细观察分析非常重要。当损伤区域分散，关节面其他部位仍有健康软骨时，最好尽早治疗。

面对膝关节内大面积的软骨损伤，尤其是存在多个病变或者病变累及多个间室时，外科医生更主张重建性治疗，如单间室膝关节置换术（UKA）或全膝关节置换术（TKA）。值得注意的是，年轻患者TKA术后假体磨损更快，早期失败率高[3-4]。此外，许多年轻患者不希望采取关节置换治疗，并强烈希望采取保留自身膝关节，或者尽可能推后TKA时间的治疗方式。软骨修复技术发展迅速，对于严重的关节软骨损伤，无论是否合并有损伤或者力线异常，其预期成功率都在不断提高。

5.2 软骨修复：不断发展的技术

在关节软骨损伤时，恢复透明样软骨组织可以提高修复组织的耐久性，从而改善磨损性能。在更先进的技术被发明前，最初用来修复软骨损伤的外科治疗集中于骨髓刺激技术，例如微骨折或软骨下钻孔。骨髓刺激治疗可以短期获益，然而其产生纤维样软骨的耐久性令人担忧[5-6]。当使用骨髓刺激治疗大小在 $2 \sim 4 \ cm^2$ 的病变时，修复组织的耐久性尤为重要。

修复关节软骨损伤的新技术包括使用无细胞支架、有关骨髓刺激的支架、自体软骨碎块、骨软骨移植和基于细胞的技术，如自体软骨细胞植入（ACI）、脐带来源的 Wharton's jelly 源间充质干细胞分离物和 HA-BMAC[7-13]。

现已开发的软骨修复方法中，多种方法对于膝关节内大块或多发软骨损伤的疗效均未被临床长期随访研究证实。而基于细胞的技术已经被证实具有令人鼓舞的长期效果，能够成功地、高质量地修复膝关节组织。

基于细胞的软骨修复技术，如 ACI 和支架相关的骨髓抽吸浓缩物（BMAC），已被证明可以提供持久的软骨修复能力[14-21]。然而值得关注的是，使用 ACI 和基质诱导自体软骨细胞移植（MACI）存在一些局限性。由于在进行 ACI/MACI 时，需采集和处理自体软骨细胞，该治疗步骤需要患者进行两次手术，增加了治疗次数，也大大增加了社会经济成本。应优先考虑采用单次操作的软骨修复的方案，并且实现恢复透明样软骨的目标，其具有耐久性且具有充足质量以长期发挥功能。

5.3　间充质干细胞及其相关生物活性因子

间充质干细胞（MSC）是血管周围细胞的衍生物，在静止状态下，这些细胞靠近血管，被称为周细胞[22-23]。在血管损伤的情况下，周细胞被激活并获得 MSC 表型。骨髓间充质干细胞对组织再生的影响，很大程度上与这些细胞的营养和旁分泌功能有关[22, 24]。这些细胞能够将大量细胞因子和局部活性生长因子分泌到周围的微环境中[25-26]，能够影响关节软骨的再生、细胞成分的重建和支持性软骨基质的生成。活化的骨髓间充质干细胞释放生物活性因子，对抗攻击性的免疫反应，抑制细胞凋亡和瘢痕形成，并刺激血管生成和组织再生[25, 27]。

MSC 获取方便，使其成为一个有吸引力的治疗靶点，也可以用于治疗传统意义上难以修复的重度关节软骨损伤[28-30]。骨髓抽吸浓缩物中含有 MSC，采用 HA-BMAC 修复软骨的方法中利用了 MSC 的再生能力。

5.4　HA-BMAC 修复软骨

目前首推的技术是使用三维透明质酸支架（Hyalofast，Anika Therapeutics，贝德福德，美国马萨诸塞州）进行一期的软骨修复，该支架包含了活化的骨髓抽吸浓缩物（HA-BMAC）。骨髓抽吸浓缩物是一种易于评估的 MSC 来源，这些细胞与透明质酸支架相互作用，可以促进细胞黏附、增殖、迁移和细胞外基质成分的合成[31-33]。

已有研究证明，使用源于 BMAC 的 MSC 进行一期软骨修复（基于细胞的修复方式），其短、中期疗效与自体软骨细胞培养法相当[10, 19, 21, 34]。我们机构的近期研究结果也证实其可以保持长期临床有效。该项技术可以一期完成，没有昂贵的细胞处理步骤，没有社会经济成本，也不增加患者的治疗次数。已有研究将采用 Hyalofast 支架进行 MACI 治疗和采用 HA-BMAC 治疗的临床疗效进行了对比分析，经过至少 3 年的随访，结果显示上述两种治疗方案具有相似临床结果和组织学质量[10]。

最近，我们机构针对采用 HA-BMAC 修复膝关节软骨病变的临床效果进行了前瞻性研究分析，并

与微骨折治疗进行了对比，结果表明，经过 5 年的中期随访，HA-BMAC 具有优越性。对于各种年龄的患者以及各种大小的病变，HA-BMAC 均能成功治愈。HA-BMAC 组短中期随访过程中保持持续有效，而微骨折组在随访 2 年后成功率有所下降[21]。

HA-BMAC 移植物具有可塑性和三维对称性，能通过关节镜修复充分显露的骨软骨病变[35-36]。Sadlik 等人介绍了一种使用 HA-BMAC 结合颗粒化骨移植物进行骨软骨修复的技术。这种技术被称为生物嵌体骨软骨重建术（BIOR），已被用于治疗膝关节和其他关节（如踝关节）的大型骨软骨损伤。鉴于骨移植嵌体和 HA-BMAC 植入物的物理特性，BIOR 也可以在关节镜下使用[36-37]。

5.5　软骨修复：术前注意事项

5.5.1　影像诊断

5.5.1.1　X 线平片

膝关节 X 线平片应包括前后位、侧位、Merchant 轴位和 notch 位片。怀疑存在力线异常，即使程度很轻，也应常规行下肢全长片检查。在骨软骨损伤的情况下，X 线平片可以提供有关软骨下损伤大小的重要信息；但是为了最好地检查关节软骨和软骨下骨的状态，建议进行更高级的诊断性影像检查。

5.5.1.2　磁共振成像

磁共振成像（MRI）用于彻底检查关节软骨损伤部位的状态，并排查软骨下骨的异常。质子密度、快速自旋回波和 T2 加权图像提供了重要的诊断信息[38]。利用软骨延迟增强磁共振成像（dGEMRIC）和 T2 弛豫时间成像的新型 MRI 技术已取得了进展。这些技术能够检测糖胺聚糖和胶原含量，并能够绘制出关节软骨的解剖区域图[39]。

5.5.2　纠正力线异常：截骨术的作用

无论使用哪种软骨修复方法，当存在任何程度的力线异常时，首要的是充分减轻修复区域的负重。促使膝关节各间室应力重新分配并恢复正常，将有助于促进关节软骨修复组织的产生、成熟和重塑。根据需要纠正力线的部位，治疗方案通常包括股骨远端截骨术（DFO）、胫骨高位截骨术（HTO）和胫

骨结节截骨术（TTO）。根据畸形程度，可能需要进行多种手术来纠正骨性的力线异常。对于外科医生来说，找出膝关节内所有的软骨损伤区域非常重要。外科医生需要根据损伤的程度，减轻软骨受损区域的负重。

在软骨修复技术推广使用之前，膝关节截骨术后的临床效果存在不确定性。对于合并关节软骨损伤的患者，行截骨矫形术的临床疗效明显较差。对于髌股关节紊乱合并关节软骨损伤，尤其是当损伤部位在截骨术后应力增大时，其效果更差[40]。值得重视的是，我们中心和其他研究人员已经证实，在严重关节软骨损伤合并髌股关节对位不良时，同时同时行软骨修复和纠正力线的手术能够取得良好的临床效果[10, 14, 19, 41]。联合截骨矫形术，基于细胞的关节软骨修复技术（如 HA-BMAC）可成功治疗膝关节内大面积和多区域的软骨损伤，即使是过去认为严重到仅适合关节置换的严重软骨损伤，该治疗仍然有效。

5.6 HA-BMAC 手术技术

患者采取仰卧位，行标准膝关节镜检查。暴露同侧髂嵴并消毒，以进行骨髓穿刺。通常采用全身麻醉。麻醉下检查膝关节，以判断或确定需同时治疗的合并损伤。行诊断性关节镜检查，仔细检查所有的关节软骨损伤部位。确定合适的手术入路。如果所有的软骨损伤部位均可见，并且软骨损伤周围处理准备完善，则可以行关节镜下治疗。准备工作包括去除损伤部位周围不稳定的软骨组织，缺损周围保留垂直于缺损面的健康软骨。去除钙化软骨层，同时避免穿透软骨下终板，均匀地清理病变底部。准备工作是软骨修复步骤的关键部分，将最终影响再生修复组织的质量，应仔细完成[42]。关节镜下可以使用专用的器械完成准备工作[43]，同时还需仔细考虑软骨缺损处植入物固定的安全性[44]。骨髓抽吸物取自同侧髂嵴，并采用商用系统（BMAC Harvest Smart PreP2 system®-Harvest Technologies，美国马萨诸塞州普利茅斯）进行处理，以产生 BMAC 提取物。通常使用 60 cm³ 的骨髓抽吸物来制作最终提取物。测量缺损的大小，并采用无菌铝箔或无菌橡皮障制作缺损模板。透明质酸支架（Hyalofast，Anika Therapeutics，美国马萨诸塞州贝德福德）的大小需与缺损相匹配。BMAC 通过巴曲酶（Plateltex Act，

Plateltex SRO，斯洛伐克布拉迪斯拉发）激活凝固，并与尺寸匹配的支架相结合，形成 HA-BMAC 移植物。在没有巴曲酶的情况下，可以使用自体凝血酶。然后将 HA-BMAC 移植物植入缺损处。关节镜下植入移植物时需保持干燥，使用无瓣套管有助于平衡关节内的压力并且能够改善术野。无论是开放还是关节镜手术，都必须在直视下检查修复部位，屈伸活动膝关节以确保植入物的稳定。外科医生可使用纤维蛋白胶和 / 或 6-0 可吸收缝线固定植入物，以提高稳定性。HA-BMAC 软骨修复如图 5.1 所示。

5.6.1 康复方案

术后前 6 周侧重于恢复全方位的运动和力量 / 状态，同时尽量减少关节积液。术后第 2 天开始进行持续被动活动（CPM），每天 6 小时，直到恢复 90° 的膝关节屈曲功能。如果采用 HA-BMAC 进行髌股间室的软骨修复，术后第 1 天开始部分负重，膝关节完全伸直位固定。如果是内侧或外侧间室的软骨修复，术后 4 周内限制负重，然后在 6 周内达到完全负重。术后早期康复的重点在于等长和等张运动。

术后 9 周开始积极的功能训练。术后 3 至 8 个月进行渐进性的力量和耐力训练，预计在 8 个月内实现无痛的中等速度直线跑。在适当恢复力量、耐力和本体感觉后，进行敏捷性和特定体育活动的训练，预计在 10 个月后恢复运动。

5.7 总结

退行性软骨损伤最终将导致许多患者的功能受限，采用软骨修复技术治疗严重软骨损伤，可以防止或减缓退行性软骨损伤的发生。骨髓刺激技术操作简单，然而，所产生的修复组织主要为纤维软骨，尤其是对于较大的病变，其质量不足以维持长期有效。基于细胞的技术，如使用自体软骨细胞培养和植入的技术，已被证明具有令人鼓舞的长期效果，可用于较大的病变和软骨修复，同时还可以行纠正力线异常的手术治疗。ACI 等两步法存在许多缺点，包括细胞处理和多次手术产生的成本，患者的社会经济效益以及增加的手术风险。目前正在进行关于一步法进行软骨修复的研究，用于产生耐久可靠的关节软骨修复。我们研究使用包裹骨髓抽吸浓缩物（HA-BMAC）的透明质酸支架进行软骨修复，用于

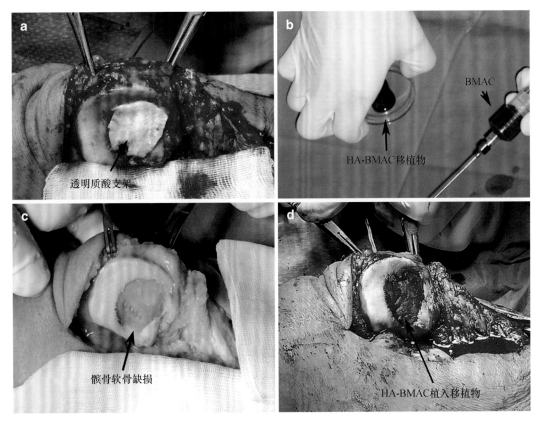

● **图 5.1**　（**a**）透明质酸支架（Hyalofast）大小与髌骨软骨缺损相匹配。（**b**）骨髓抽吸浓缩物（BMAC）与透明质酸支架联合构建 HA-BMAC 移植物。（**c**）处理好的髌骨软骨缺损。（**d**）HA-BMAC 移植物固定于髌骨软骨缺损处。

治疗各种类型的软骨损伤，包括多间室、多处的软骨损伤。合并骨性力线异常的患者行手术矫正。针对不同年龄的患者，该项手术技术已被证实成功有效。为了更好地开发目前可用的技术，并明确指出需要改进的局限性，需要针对上述基于细胞的一步法软骨修复技术进行更深入的研究。

参考文献

1. Mankin HJ. The response of articular cartilage to mechanical injury. J Bone Joint Surg Am. 1982;64(3):460–6. http://www.ncbi.nlm.nih.gov/pubmed/6174527.

2. Widuchowski W, Widuchowski J, Trzaska T. Articular cartilage defects: study of 25,124 knee arthroscopies. Knee. 2007;14(3):177–82. http://linkinghub.elsevier.com/retrieve/pii/S0968016007000270.

3. Julin J, Jämsen E, Puolakka T, Konttinen YT, Moilanen T. Younger age increases the risk of early prosthesis failure following primary total knee replacement for osteoarthritis. A follow-up study of 32,019 total knee replacements in the Finnish Arthroplasty Register. Acta Orthop. 2010;81(4):413–9. http://www.pubmedcentral.nih.gov/articlerender.fcgi?artid=2917562&tool=pmcentrez&rendertype=abstract.

4. Odland AN, Callaghan JJ, Liu SS, Wells CW. Wear and lysis is the problem in modular TKA in the young OA patient at 10 years. Clin Orthop Relat Res. 2011;469(1):41–7. http://www.pubmedcentral.nih.gov/articlerender.fcgi?artid=3008910&tool=pmcentrez&rendertype=abstract.

5. Gobbi A, Karnatzikos G, Kumar A. Long-term results after microfracture treatment for full-thickness knee chondral lesions in athletes. Knee Surg Sport Traumatol Arthrosc. 2014;22(9):1986–96. http://link.springer.com/10.1007/s00167-013-2676-8.

6. Gobbi A, Nunag P, Malinowski K. Treatment of full thickness chondral lesions of the knee with microfracture in a group of athletes. Knee Surg Sport Traumatol Arthrosc. 2005;13(3):213–21. http://link.springer.com/10.1007/s00167-004-0499-3.

7. Efe T, Theisen C, Fuchs-Winkelmann S, Stein T, Getgood A, Rominger MB, et al. Cell-free collagen type I matrix for repair of cartilage defects—clinical and magnetic resonance imaging results. Knee Surg Sport Traumatol Arthrosc. 2012;20(10):1915–22. http://link.springer.com/10.1007/s00167-011-1777-5.

8. Sadlik B, Wiewiorski M. Implantation of a collagen matrix for an AMIC repair during dry arthroscopy. Knee Surg Sport Traumatol Arthrosc. 2015;23(8):2349–52. http://link.springer.com/10.1007/s00167-014-3062-x.

9. Cole BJ, Farr J, Winalski CS, Hosea T, Richmond J, Mandelbaum B, et al. Outcomes after a single-stage

procedure for cell-based cartilage repair: a prospective clinical safety trial with 2-year follow-up. Am J Sports Med. 2011;39(6):1170–9. http://ajs.sagepub.com/lookup/doi/10.1177/0363546511399382.

10. Gobbi A, Chaurasia S, Karnatzikos G, Nakamura N. Matrix-induced autologous chondrocyte implantation versus multipotent stem cells for the treatment of large patellofemoral chondral lesions: a nonrandomized prospective trial. Cartilage. 2015;6(2):82–97. http://car.sagepub.com/cgi/doi/10.1177/1947603514563597.

11. Gobbi A, Scotti C, Lane JG, Peretti GM. Fresh osteochondral allografts in the knee: only a salvage procedure? Ann Transl Med. 2015;3(12):164.

12. Murphy RT, Pennock AT, Bugbee WD. Osteochondral allograft transplantation of the Knee in the pediatric and adolescent population. Am J Sports Med. 2014;42(3):635–40. http://ajs.sagepub.com/lookup/doi/10.1177/0363546513516747.

13. Sadlik B, Jaroslawski G, Puszkarz M, Blasiak A, Oldak T, Gladysz D, Whyte GP. Cartilage repair in the knee using umbilical cord Wharton's jelly–derived mesenchymal stem cells embedded onto collagen scaffolding and implanted under dry arthroscopy. Arthrosc Tech. 2018;7(1):e57–63. http://linkinghub.elsevier.com/retrieve/pii/S2212628717303237.

14. Gomoll AH, Gillogly SD, Cole BJ, Farr J, Arnold R, Hussey K, et al. Autologous chondrocyte implantation in the patella: a multicenter experience. Am J Sports Med. 2014;42(5):1074–81. http://ajs.sagepub.com/lookup/doi/10.1177/0363546514523927.

15. Gobbi A, Bathan L. Biological approaches for cartilage repair. J Knee Surg. 2009;22(01):36–44. http://www.thieme-connect.de/DOI/DOI?10.1055/s-0030-1247726.

16. Kon E, Gobbi A, Filardo G, Delcogliano M, Zaffagnini S, Marcacci M. Arthroscopic second-generation autologous chondrocyte implantation compared with microfracture for chondral lesions of the knee: prospective nonrandomized study at 5 Years. Am J Sports Med. 2009;37(1):33–41. http://ajs.sagepub.com/lookup/doi/10.1177/0363546508323256.

17. Filardo G, Vannini F, Marcacci M, Andriolo L, Ferruzzi A, Giannini S, et al. Matrix-assisted autologous chondrocyte transplantation for cartilage regeneration in osteoarthritic knees: results and failures at midterm follow-up. Am J Sports Med. 2013;41(1):95–100. http://ajs.sagepub.com/lookup/doi/10.1177/0363546512463675.

18. Marcacci M, Berruto M, Brocchetta D, Delcogliano A, Ghinelli D, Gobbi A, et al. Articular cartilage engineering with Hyalograft(R)C: 3-year clinical results. Clin Orthop Relat Res. 2005;(435):96–105. http://ovidsp.dc2.ovid.com/ovid-b/ovidweb.cgi?QS2=434f4e1a73d37e8c51-165efa93679dd0a5c34306f560e888dcd4c289708cbd8f2a374e69ece52cfa9d56ff5038571ef84d7091dfca3b9e0d9def3ecd7e6b25b727a2b3a4b-9b9a6c58a5ee253612a945f32c5a652e4c53c4347a3c-0019da7d012e0817871f8526.

19. Gobbi A, Karnatzikos G, Sankineani SR. One-step surgery with multipotent stem cells for the treatment of large full-thickness chondral defects of the knee. Am J Sports Med. 2014;42(3):648–57. http://ajs.sagepub.com/lookup/doi/10.1177/0363546513518007.

20. Gobbi A, Karnatzikos G, Scotti C, Mahajan V, Mazzucco L, Grigolo B. One-step cartilage repair with bone marrow aspirate concentrated cells and collagen matrix in full-thickness knee cartilage lesions: results at 2-year follow-up. Cartilage. 2011;2(3):286–99. http://www.pubmedcentral.nih.gov/articlerender.fcgi?artid=4300809&tool=pmcentrez&rendertype=abstract.

21. Gobbi A, Whyte GP. One-stage cartilage repair using a hyaluronic acid-based scaffold with activated bone marrow-derived mesenchymal stem cells compared with microfracture: five-year follow-up. Am J Sports Med. 2016;44(11):2846–54. http://www.ncbi.nlm.nih.gov/pubmed/27474386.

22. Caplan AI. MSCs: the sentinel and safe-guards of injury. J Cell Physiol. 2016;231(7):1413–6. http://www.ncbi.nlm.nih.gov/pubmed/26565391.

23. Chen WCW, Péault B, Huard J. Regenerative translation of human blood-vessel-derived MSC precursors. Stem Cells Int. 2015;2015:375187. http://www.ncbi.nlm.nih.gov/pubmed/26273304.

24. Caplan AI. Adult mesenchymal stem cells: when, where, and how. Stem Cells Int. 2015;2015:628767. http://www.ncbi.nlm.nih.gov/pubmed/26273305.

25. Caplan AI, Correa D. The MSC: an injury drugstore. Cell Stem Cell. 2011;9(1):11–5. http://www.ncbi.nlm.nih.gov/pubmed/21726829.

26. de Girolamo L, Lucarelli E, Alessandri G, Avanzini MA, Bernardo ME, Biagi E, et al. Mesenchymal stem/stromal cells: a new "'cells as drugs'" paradigm. Efficacy and critical aspects in cell therapy. Curr Pharm Des. 2013;19(13):2459–73. http://www.ncbi.nlm.nih.gov/pubmed/23278600.

27. Kean TJ, Lin P, Caplan AI, Dennis JE. MSCs: delivery routes and engraftment, cell-targeting strategies, and immune modulation. Stem Cells Int. 2013;2013:732742. http://www.ncbi.nlm.nih.gov/pubmed/24000286.

28. Whyte GP, Gobbi A. Biologic knee arthroplasty for cartilage injury and early osteoarthritis. In: Bio-orthopaedics. Berlin: Springer; 2017. p. 517–25. http://link.springer.com/10.1007/978-3-662-54181-4_41.

29. Gobbi A, Whyte GP. Osteochondritis dissecans: pathoanatomy, classification, and advances in biologic surgical treatment. In: Bio-orthopaedics. Berlin: Springer; 2017. p. 489–501. http://link.springer.com/10.1007/978-3-662-54181-4_39.

30. Gobbi A, Espregueira-Mendes J, Karahan M, Cohen M, Whyte GP. Osteochondritis dissecans of the knee in football players. In: Injuries and health problems in football. Berlin: Springer; 2017. p. 189–200. http://link.springer.com/10.1007/978-3-662-53924-8_17.

31. Pasquinelli G, Orrico C, Foroni L, Bonafè F, Carboni M, Guarnieri C, et al. Mesenchymal stem cell interaction with a non-woven hyaluronan-based scaffold

suitable for tissue repair. J Anat. 2008;213(5):520–30. http://www.ncbi.nlm.nih.gov/pubmed/19014359.

32. Lisignoli G, Cristino S, Piacentini A, Zini N, Noël D, Jorgensen C, et al. Chondrogenic differentiation of murine and human mesenchymal stromal cells in a hyaluronic acid scaffold: differences in gene expression and cell morphology. J Biomed Mater Res A. 2006;77(3):497–506. http://www.ncbi.nlm.nih.gov/pubmed/16482549.

33. Facchini A, Lisignoli G, Cristino S, Roseti L, De Franceschi L, Marconi E, et al. Human chondrocytes and mesenchymal stem cells grown onto engineered scaffold. Biorheology. 2006;43(3–4):471–80.

34. Gobbi A, Scotti C, Karnatzikos G, Mudhigere A, Castro M, Peretti GM. One-step surgery with multipotent stem cells and Hyaluronan-based scaffold for the treatment of full-thickness chondral defects of the knee in patients older than 45 years. Knee Surg Sports Traumatol Arthrosc. 2017;25(8):2494–501. http://www.ncbi.nlm.nih.gov/pubmed/26768608.

35. Whyte GP, Gobbi A, Sadlik B. Dry arthroscopic single-stage cartilage repair of the knee using a hyaluronic acid-based scaffold with activated bone marrow-derived mesenchymal stem cells. Arthrosc Tech. 2016;5(4):e913–8. http://www.ncbi.nlm.nih.gov/pubmed/27709058.

36. Sadlik B, Gobbi A, Puszkarz M, Klon W, Whyte GP. Biologic inlay osteochondral reconstruction: arthroscopic one-step osteochondral lesion repair in the knee using morselized bone grafting and hyaluronic acid-based scaffold embedded with bone marrow aspirate concentrate. Arthrosc Tech. 2017;6(2):e383–9. http://linkinghub.elsevier.com/retrieve/pii/S2212628716302055.

37. Sadlik B, Kolodziej L, Puszkarz M, Laprus H, Mojzesz M, Whyte GP. Surgical repair of osteochondral lesions of the talus using biologic inlay osteochondral reconstruction: clinical outcomes after treatment using a medial malleolar osteotomy approach compared to an arthroscopically-assisted approach. Foot Ankle Surg.

2019;25:449. http://linkinghub.elsevier.com/retrieve/pii/S1268773118300365.

38. Schwarz C, Blazina ME, Sisto DJ, Hirsh LC. The results of operative treatment of osteochondritis dissecans of the patella. Am J Sports Med. 1988;16(5):522–9. http://www.ncbi.nlm.nih.gov/pubmed/3189687.

39. Aglietti P, Buzzi R, Bassi PB, Fioriti M. Arthroscopic drilling in juvenile osteochondritis dissecans of the medial femoral condyle. Arthrosc. 1994;10(3):286–91. http://www.ncbi.nlm.nih.gov/pubmed/8086022.

40. Pidoriano AJ, Weinstein RN, Buuck DA, Fulkerson JP. Correlation of patellar articular lesions with results from anteromedial tibial tubercle transfer. Am J Sports Med. 1997;25(4):533–7.

41. Gobbi A, Kon E, Berruto M, Francisco R, Filardo G, Marcacci M. Patellofemoral full-thickness chondral defects treated with Hyalograft-C: a clinical, arthroscopic, and histologic review. Am J Sports Med. 2006;34(11):1763–73. http://ajs.sagepub.com/lookup/doi/10.1177/0363546506288853.

42. Sadlik B, Matlak A, Blasiak A, Klon W, Puszkarz M, Whyte GP. Arthroscopic cartilage lesion preparation in the human cadaveric knee using a curette technique demonstrates clinically relevant histologic variation. Arthroscopy. 2018;34:2179. http://linkinghub.elsevier.com/retrieve/pii/S0749806318301208.

43. Blasiak A, Whyte GP, Matlak A, Brzóska R, Sadlik B. Morphologic properties of cartilage lesions in the knee arthroscopically prepared by the standard curette technique are inferior to lesions prepared by specialized chondrectomy instruments. Am J Sports Med. 2017;1:363546517745489. http://www.ncbi.nlm.nih.gov/pubmed/29281796.

44. Whyte GP, McGee A, Jazrawi L, Meislin R. Comparison of collagen graft fixation methods in the porcine knee: implications for matrix-assisted chondrocyte implantation and second-generation autologous chondrocyte implantation. Arthroscopy. 2016;32(5):820–7. http://linkinghub.elsevier.com/retrieve/pii/S0749806315008117.

第 6 章

软骨细胞移植

Mats Brittberg

周盛 译 孙明辉 审校

6.1 适应证与基础科学

损伤软骨的修复能力较差[1-2]，随着时间的推移，受损的软骨可能导致严重的关节功能障碍和疼痛。所有的组织修复都离不开细胞的参与。当血管化组织受损时，细胞就会迁移到形成的血肿中。软骨是一种没有血管的组织，因此在损伤后无法形成血肿吸引细胞迁入[3]。

大多数软骨和骨软骨损伤的治疗方法是从骨髓引入软骨细胞[4]。但是这种结果是不可预测的，因为从骨髓迁移的细胞数量取决于许多变量，如现有细胞的数量、患者的年龄以及用于促进修复的支架质量等。

由于软骨细胞数量少，在基质中的迁移能力低，长期使用单个软骨细胞进行修复是不可取的。然而，随着人们对从基质[5]中分离软骨细胞并在体外扩增的认识日渐深入[6-11]，使用真正软骨修复细胞的可能性增加了。通过软骨细胞在体内外动物实验经验的积累[6-11]，第一例自体软骨细胞于1987年10月植入人体内[12]。自从第一次手术以来，该项技术不断发展，已更新至第四代 ACI 技术，其中第三代使用最多。第四代 ACI 主要是直接分离细胞和植入的一步法手术。该类 ACI 也属于软骨自体移植系统（cartilage autograft implantation System，CAIS）。

体外细胞扩增和支架植入手术费用昂贵，因此，ACI 主要用于其他软骨手术失败后，即所谓的二次手术。然而，目前的主要指征是：

1. 较大软骨缺损 > 3 cm
2. 大骨软骨缺损 > 3 cm（如缺损深度 > 8 mm，需植骨）
3. 其他类型的软骨修复失败后的所有类型的软骨和骨软骨缺损

除了需要周围软骨质量良好外，没有特别的年龄限制。

重点在于区分以下形式的软骨：

- 健康的软骨
- 退变的软骨（比如，这种类型的软骨可以在ACL 和半月板损伤以及反复髌骨脱位合并局部软骨结构紊乱后出现，但不是广义的关节疾病）
- OA 软骨（OA 前期、OA 早期、OA 晚期）

ACI 治疗可用于周围健康软骨，有时还可用于处于 OA 前期 / 早期局限性 OA 的周围退行性软骨。广泛性早期骨关节炎和进一步确定的完全骨关节炎不是 ACI 的指征。

与其他软骨修复一样，合并力线异常时，需行ACI 联合截骨术以减轻相应间室负重。

非常大的软骨缺损也能从 ACI 联合减轻负重时截骨术中获益。

确定患者是否适合 ACI 的金标准最终必须通过关节镜评估，因为 MRI 仍然没有足够的灵敏度或特异性来评估完整的软骨损伤。

关节镜手术的评估重点是：

- 位置
- 深度
- 病变的大小
- 周围软骨的质量
- 软骨破坏程度
- 相对软骨表面的状态

6.2 一般技术

所有软骨修复的常见方法是对软骨损伤区域进行细致的清理。第一代 ACI 是一种联合治疗，将体外扩增的软骨细胞悬浮注射到缝合后薄骨膜下清理的病灶中[11-12]。含有软骨细胞的新生组织层面向缺损[11-12]（图 6.1a 和 b）。

本文简要介绍骨膜或胶原膜开放手术和新一代关节镜支架技术。

6.2.1　软骨获取

这些步骤包括关节镜下采集软骨活检，通过酶消化可以分离软骨细胞，并在体外培养中扩增数倍初始细胞数量。在如今的临床环境中，目标是移植密度为 30×10^6 细胞 /ml 或至少 2×10^6 细胞 /cm^2（悬浮 ACI，第一代）。

6.2.2　获取部位

软骨活检最常见的部位是股骨髁上内侧边缘和外侧髁间切迹，该位置也是前交叉韧带（anterior cruciate ligament，ACL）重建时进行髁间窝成形术之处。另一个推荐的区域是股骨髁的上外侧边缘，它与胫骨或髌骨不相关节。关节镜下用凿器或环刮匙取两到三块指甲大小的局部至全层软骨（$200 \sim 300$ mg）。与此同时，采集自体静脉血 16×6 ml 用来制备血清后与培养基一起使用。骨软骨游离体也可作为一种可能的细胞来源[13]。

6.2.3　体外细胞扩增

体外软骨细胞操作的目标是增加细胞数量。该培养技术首次发展为在悬浮液中植入细胞，第一代具有骨膜或胶原膜覆盖的 ACI。然而，现在第二代和第三代 ACI 都是在载体膜上培养的细胞（MACI）[14]或细胞种植在如 Hyaff-11 的 3D 支架上[15]。

所有代都一样，软骨细胞通过胶原酶消化隔夜分离，补充 10% 的自体血清后在 DMEM/F12 中培养。在 25 cm^2 的培养瓶中进行原代培养，细胞扩增 1 周后，胰酶消化细胞传代到 75 cm^2 的培养瓶中，细胞密度为 8000 个细胞 /cm^2。

对于悬浮培养，再进行一次 2 周细胞培养，细胞胰酶消化，洗涤，重悬至 30 百万个细胞 /ml 的处理密度。在无菌条件下，将细胞放入注射器中，然后将细胞悬浮注射到骨膜或胶原膜覆盖的缺陷中。

对于类似 MACI 的载体膜上的细胞，在将细胞播种于 I ～ Ⅲ 胶原膜之前，要培养 $3 \sim 5$ 周[14]。以 3D 支架为例，可以使用 Hyaff-11。活检材料被送往实验室进行体外分离并扩增自体软骨细胞需要 1 周。最后，细胞被植入 Hyaff-11 支架（HYAFF，Anika Therapeutics，贝德福德，马萨诸塞，美国）培养 $3 \sim 4$ 周，在支架内它们黏附，继续增殖，并重新分化为成熟的软骨细胞，能够产生自己的细胞外基质。这种非织造三维结构由 20 μm 厚的网状纤维构成，具有不同大小的间隙，构成最佳的物理支撑，允许细胞间接触，形成团簇和细胞外基质沉积[16]。

还有其他类似的软骨细胞支架[17-18]。

6.2.4　软骨移植

对于一代 ACI[12]，植入包括关节切开术，缺损准备，骨膜瓣收获，骨膜瓣固定到缺损处，用纤维蛋白胶固定防水密封，植入软骨细胞，伤口闭合（图 6.1a 和 b）。然而，一段时间后，骨膜被可吸收膜取代，如胶原 I / Ⅲ 膜 Chondro-Gide（Geistlich，瑞士，沃尔胡森）或 Restore（DePuy，华沙，印第安纳州）。这些植入物被称为第二代 ACI。

细胞分布在纤维蛋白胶缺损区，形成均匀分布。

第三代 ACI 是细胞种植膜，如基质诱导的 ACI（MACI©Vericel，波士顿，马萨诸塞，USA）和 3D 基质中培养的软骨细胞，如透明质酸酯（Hyalograft©，Anika Therapeutics，贝德福德，马萨诸塞，USA）。这些技术促进了手术过程，因为这些方法可以经关节镜使用，不需要缝合固定（图 6.1c, d, 6.2a, b, 6.3a ～ d）。

MACI 种植体是细胞载体，细胞在种植体表面生长[14]。植入物放置在缺损处，细胞面朝缺损处。植入前已用纤维蛋白胶填充缺损。植入后，细胞很快离开支架迁移到胶水中开始软骨形成。其他支架，如 Hyaff-11，允许细胞在体外培养中迁移到支架中。像 Hyaff-11 这样的支架随后可以植入任何面向病变底部的表面。这种支架也允许折叠，并易于通过关节镜处理[19-20]。

第四代 ACI 是一步法手术，不需要细胞扩增，这意味着使用更少的软骨细胞，但结合了额外的自体或异体细胞间充质干细胞增加软骨形成活性。此外，这些技术利用纤维蛋白胶和支架，可能通过关节镜进入[21-22]。

片段 ACI（CAIS）也是第四代 ACI，其中自体软骨碎片在缺损区域植入纤维蛋白胶并覆盖生物可吸收膜[23-24]。

6.2.5　膝关节合并症

软骨病变常合并其他膝关节损伤，如半月板损伤、交叉韧带损伤、髌骨不稳等结合在一起，与其他软骨修复方法一样，如果不仔细处理膝关节合并症，就无法期望取得良好的结果。处理这些膝关节

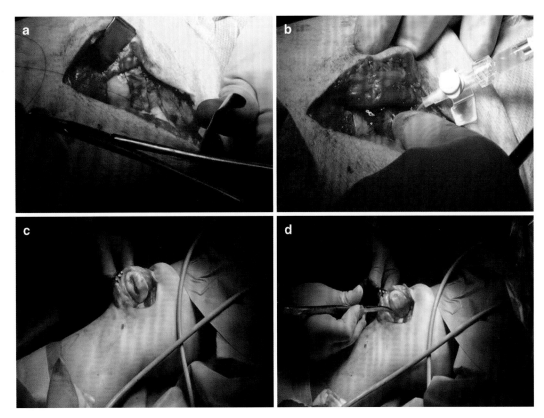

● 图 6.1 （a）骨膜缝合缺损处的第一代 ACI 治疗股骨髁上的软骨损伤。（b）（a）的病变现在通过向缝合的骨膜覆盖的缺损区域注射软骨细胞悬浮液进行治疗。（c）髌骨上的软骨损伤已被清除。（d）髌骨软骨病变处填充有软骨细胞种植的 Hyaff-11 移植物，并磨平以精确适应缺损区域。

合并症是关节修复理念的一部分。

　　生物力学失调和韧带功能不全可能导致过度的力量和异常的压缩负荷，从而破坏诱导修复组织。

　　随后，至关重要的是，应在细胞和支架植入之前或与之一起识别和纠正任何与软骨缺损有关的膝关节病理。

6.2.6　生物力学力线异常

　　如果全长 X 线检查的机械轴穿过软骨损伤所在的间室，建议进行减轻负重的截骨术，分散相应间室的异常应力。当髁突上的病变很大，即使没有力线异常时，也应该考虑行截骨术，或者作为一种替代使用，使用定制的卸荷支架来保护承重。

　　我们还应该分析处理异常的髌骨轨迹，如果需要的话，可以考虑通过将远端髌骨肌腱止点向内侧 / 外侧或前方移位来减轻髌股关节应力。

6.2.7　关节稳定性

　　韧带不稳定会在膝关节中产生过大的剪切力，这可能对修复组织成熟的过程产生负面影响。如果

同时进行，最好在 ACI 之前进行交叉韧带重建，并且韧带重建应该按照外科医生和患者所期望的技术以标准方式进行。

6.2.8　半月板损伤和丢失

　　损坏的半月板应尽可能保留或修复。当需要半月板全切除时，可以考虑半月板移植。同种异体半月板移植将有助于减少参与腔室的集中力量，并有助于保护软骨修复组织区域。

6.2.9　骨软骨损伤

　　骨移植可以在关节镜检查和软骨活检时进行。

　　然而，最常见的是一步法手术，将 ACI 手术结合通过所谓的骨移植"夹心"技术[25]，用植骨片填充骨缺损，骨膜在植骨片的上方与软骨下骨板平行，骨膜也在软骨缺损的上方，两细胞层之间有细胞。

　　笔者将形成层面向骨的骨膜放置在底部，形成层面向缺损区放置第二层骨膜。

　　对于第三和第四代 ACI，应首先进行骨移植，然后将带有细胞 / 软骨碎片的细胞种植的移植物置

于骨移植之上。

6.3　更精确的技术描述

6.3.1　第一代和第二代 ACI

通过微型关节切开术打开受损关节，将软骨损伤处清理成一个略呈椭圆形、具有垂直壁和干净的骨底的缺损。需要测量清除病灶的大小。为了获得合适大小的骨膜或胶原蛋白贴片，可以在缺损处放置由无菌纸或铝制成的模板，用无菌标记笔画出稍大 1 ～ 2 毫米的轮廓。模板被切割出来，用于获取骨膜补丁，以确保准确的大小和形状。在植入细胞悬浮液之前，用类似的技术来确定胶原膜覆盖缺损的大小；在缺损处缝合骨膜瓣或胶原膜。

6.3.2　骨膜获取

骨膜补片是通过胫骨内侧近端，离鹅足远端两指的单独切口获得的。将所有脂肪层和筋膜层从骨膜上去除。然后使用锋利的骨膜剥离器缓慢地将骨膜剥离。

6.3.3　骨膜或胶原补片缝合（图 6.1a ～ d）

骨膜应用 5-0 或 6-0 薇乔线（Ethicon Vicryl polyglactin 910 P-1 cutting needle，Johnson-Johnson Intl）使用间断缝合连接到缺损处，使成软骨细胞层面向病变区域。

缝线针应从骨膜边缘处由外往内约 2 mm 穿过骨膜，然后由内往外穿过软骨，针约进入软骨 2 mm 的缺陷，并垂直于缺损壁。建议从缺损边缘 2 ～ 3 mm 处进针。然后在缺损周围交替放置缝线，彼此间隔 3 ～ 4 mm。

将一根 18 号导管连接在 1 ml 盐水注射器后置于骨膜或胶原膜下，慢慢填充生理盐水，测试水密性。任何渗漏用额外的缝线加以堵塞。然后用纤维蛋白胶填充空隙。最后用纤维蛋白胶密封缝合区域，以保证水密性。

外科医生通过软骨缺损的小开口引入充满细胞的注射器，并推进到缺损的远端，然后当导管慢慢撤回到缺损的开口时，细胞可以被注射到骨膜或胶原贴片下。然后用一到两根额外的缝线缝合小开口，再用纤维蛋白胶密封。

6.3.4　第三代 ACI

6.3.4.1　支架内生长软骨细胞

Hyaff-11 是该类型的支架之一[15-16]。如 Marcacci 等人[26] 所述，这种支架允许软骨细胞在多孔基质内生长，可以通过压合直接植入病变。需要纤维蛋白胶来固定位置。作者的技术，用于膝关节的"折叠毯"技术描述如下。

软骨活检从较小的负重区域采集，然后送到细胞实验室。4 ～ 5 周后，支架以 2 cm×2 cm 的补片送到外科医生处。创建前内侧或前外侧入路，并在仰卧位进行关节镜检查。软骨细胞种植的基质用剪刀或手术刀准备成如缺损的适当大小（图 6.2a ～ c）。

病灶底部用注射器填满纤维蛋白胶。关节镜下用抓钳夹住支架，通过一个清晰的入路进入关节，用光滑的套管针将支架释放并推入纤维蛋白胶覆盖的清创病变区域。一些额外的纤维蛋白胶被注入植入的移植物上，移植物被弯曲的扁桃体剥离器向缺损底部挤压（图 6.3a ～ d）。当移植物过大时，可以将边缘像毯子一样折叠到缺损中，将其完全填满，这就是折叠毯技术[26]。

移植物位置的稳定性由屈伸运动控制，支架应与周围软骨水平或略低于它。

6.3.4.2　细胞载体的软骨移植

此类支架就是 MACI 植入物[14]。许多外科医生使用小切口技术来植入。在关节镜下植入时，由于支架不能折叠，需要更精确地测量病变。缺损的大小是用尺子测量的，测量的尺寸被用来塑造膜，以得到被测量缺损的精确尺寸。缺损底部充满纤维蛋白胶。

对于 MACI，细胞只在支架材料的一侧表面生长。一旦移植物进入膝关节，需要在细胞侧放置彩色圆点来引导方向。然后，细胞种植的移植物可以像半管器械一样通过关节镜下的导管引入膝关节。

用探针将移植物插入缺损处，小心地使膜的细胞面朝上。纤维蛋白胶最终被注射到植入物上。

对于在手术时直接在基质上播种细胞，根据支架类型，可以使用类似上述的手术技术，类似于一步法的第四代 ACI。

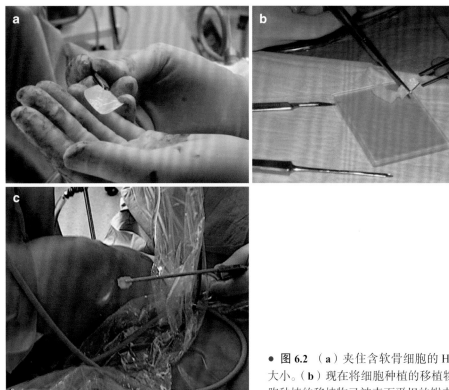

● 图 6.2 （a）夹住含软骨细胞的 Hyaff-11 支架，将其切成滑车软骨缺损大小。（b）现在将细胞种植的移植物切成与清创病灶相近的大小。（c）细胞种植的移植物已被表面平坦的钳夹住，现在应该通过关节镜入路植入。

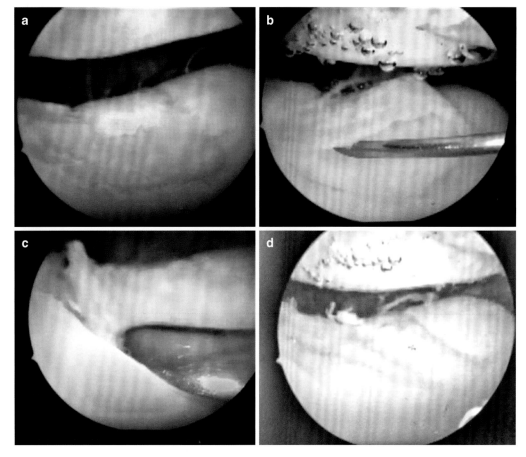

● 图 6.3 （a）滑车软骨损伤区已清创成干净的缺损。（b）植入细胞的移植物现在已进入膝关节，并用关节镜下光滑探针推入缺损区域。（c）用弯曲的扁桃体剥离器使细胞种植的移植物稍微平滑。（d）植入细胞的移植物现在已安全就位，其稳定性已通过屈伸运动测试。

6.4　术后康复

采用锁定支具将肢体伸直位固定 2 周。在可耐受的疼痛程度内，允许佩戴支具完全负重。2 周后允许佩戴支具进行户外活动。再解锁 4 周，以避免对移植区域产生剪切力。

非常大的缺损可以用卸荷支架保护较长一段时间，甚至可同时考虑采用截骨术进行永久性卸荷。

一般来说，了解缓慢渐进的修复成熟时间是自体软骨细胞植入后患者康复的关键。一个保护良好的移植区域将允许诱导组织的成熟，这是一个组织重建的持续过程，可以安全地继续。

如果移植物负荷过重，修复体可能因变薄而最终失败，即渐进基质变薄（progressive matrix thinning，PMT）。总有一定程度的个体差异需要考虑，即康复方案需要根据患者的状态和需求、体重和年龄，以及病变的大小和位置等因素，以及可能伴随的手术情况来设计。

在术后早期保护修复组织不受过度的关节内力是至关重要的，避免扭转旋转剪切力。

逐渐增加负重应该是康复过程的第一步。等长股四头肌训练、直腿抬高和腿筋加强应该尽早进行，并逐步推进抵抗性训练，并恢复到更大程度的功能活动。术后 3 周开始轻度阻力渐进式闭链运动。开链练习可以在第 8 周左右开始。在 ACI 结束后的第 8 或第 9 个月不建议跑步，在第 12 个月开始高水平的活动。

6.5　预计结果

自体软骨细胞植入（ACI）已经由 Brittberg 等人 1994 年报道有 23 例患者接受手术[12]，全世界有 3 万多名患者接受手术。临床结果已经从世界各地的许多中心报告。

在一项 244 例有 2 ～ 10 年随访的患者临床观察中[27]，大量股骨髁病变和剥脱性骨软骨炎患者主观和客观上有改善。不同类型的单纯股骨髁病变的良好-优良率较高（84% ～ 90%），其他类型病变的成功程度较低（平均 74%）。

研究 ACI 治疗患者的长期耐受性，61 例术后 2 年以上患者术后至少随访 5 ～ 11 年（平均 7.4 年）[27]。2 年后，61 例患者中 50 例为良好-优秀。在 5 ～ 11 年的随访中，61 例患者中有 51 例评分为良好-优秀。

平均 7.4 年总失败率为 16%（10/61）。所有的 ACI 失败发生在前 2 年，患者在 2 年内表现出良好到极好的患者长期随访改善百分率通常很高[27]。

自从 30 多年前的第一例 ACI 手术至今，ACI 有 18 项随机研究[23-24, 27-42]。在其中的 8 项研究中，不同代的 ACI 与微骨折（microfracture，MFX）进行了比较[23-24, 31, 36-40]。在这些研究中，6/8 的 ACI 在不同参数评估中的临床表现明显优于 MFX[23-24, 36-37, 39-40]。

最近的研究是 SUMMIT 试验，其中第三代 ACI、一种细胞载体（MACI）与 MFX[43] 进行比较。在术后 2 年、3 年和 5 年，与 MFX 相比，ACI 在联合主要终点 KOOS 和功能方面有明显更好的结果[40, 43]。

目前的随机对照试验之一包括第四代 ACI。这就是软骨自体移植物植入系统（cartilage autograft implantation system，CAIS），软骨被收集并粉碎成小碎片，放置在可吸收膜上，并植入纤维蛋白胶覆盖的缺损区域。两项随机研究显示软骨碎片治疗在统计学上优于 MFX 治疗[23-24]。同样的技术最近已经发展到使用年轻同种异体片段。

6.5.1　软骨修复的影像学评价

中期随访的 ACI 通过 Mocart 评分和 T2 作图显示出了高的形貌完整性和质量[17, 44]。膝关节 ACI 后移植物成熟需要至少 1 年[17, 44]。

在治疗后 9 ～ 18 年的长期 MRI 随访中，发现修复组织的质量与周围正常软骨相似，但病变内骨赘、软骨下囊肿和骨髓水肿也常见。大部分患者缺损区域均得到修复。然而，dGEMRIC 值与临床结局评分之间没有相关性[45]。Roberts 等人通过比较 MRI 和组织学活检对 ACI 手术患者进行了研究[46]。他们发现修复组织的平均厚度为 2.5 mm。它的形态各异，22% 的标本主要为透明软骨，48% 的标本为混合软骨，30% 的标本主要为纤维软骨。修复组织随移植时间的延长而成熟。修复组织在各个方面也与宿主组织很好地结合[46]。

6.6　结论

自体软骨细胞植入（ACI）已应用于软骨修复 30 多年。不同代的 ACI 似乎是治疗膝关节软骨和骨软骨病变的有用技术，长期随访结果令人满意。此外，在几项随机研究中，不同代也显示出与微骨折治疗相比的优越性。ACI 的证据基础已经改善，最近国家健康与卓越保健研究所做出了新的评价。他们的生存分析表明，ACI 手术的长期效果优于微骨折手术。经济模型表明，与 MF 相比，ACI 在一系列情景下也具有成本效益[47]。然而，在另一项研究中，与其他三种方法相比，下一代 ACI 在功能预后评分上有更大的统计改善，而微骨折技术被发现是最具成本效益的治疗选择，第一代 ACI 的成本效益最低[48]。Aae 等人同样报道微骨折具有类似的更具有经济效益[49]。

然而，最终人们可以使用德国骨科与创伤协会（DGOU）"临床组织再生"工作组的结论总结 ACI 的指征：症状性骨软骨缺损大小超过 3 cm^2，年轻和活跃的运动患者大于 2.5 cm^2，而晚期的退行性关节疾病需要被视为最重要的禁忌[50]。

参考文献

1. Mankin HJ. The reaction of articular cartilage to injury and osteoarthritis (first of two parts). N Engl J Med. 1974;291(24):1285–92. Review.

2. Mankin HJ. The reaction of articular cartilage to injury and osteoarthritis (second of two parts). N Engl J Med. 1974;291(25):1335–40. Review.

3. Mankin HJ. The structure, chemistry and metabolism of articular cartilage. Bull Rheum Dis. 1967;17(7):447–52. Review.

4. Pridie KH. A method of resurfacing osteoarthritic knee joints. J Bone Joint Surg. 1959;41B:618–9.

5. Smith AU. Survival of frozen chondrocytes isolated from cartilage of adult mammals. Nature. 1965;205:782–4.

6. Chesterman PJ, Smith AU. Homotransplantation of articular cartilage and isolated chondrocytes. An experimental study in rabbits. J Bone Joint Surg (Br). 1968;50(1):184–9.

7. Bentley G, Greer RB III. Homotransplantation of isolated epiphyseal and articular cartilage chondrocytes into joint surfaces of rabbits. Nature. 1971;230(5293):385–8.

8. Green WT. Articular cartilage repair, behaviour of rabbit chondrocytes during tissue culture and subsequent allografting. Clin Orthop. 1977;124:237–50.

9. Peterson L, Menche D, Grande D, Pitman M. Chondrocyte transplantation; an experimental model in the rabbit. In: Transactionfrom the 30th Annual Meeting Orthopaedic Research Society, Atlanta, Feb 7–9; 1984. p. 218.

10. Grande DA, Pitman MI, Peterson L, Menche D, Klein M. The repair of experimentally produced defects in rabbit articular cartilage by autologous chondrocyte transplantation. J Orthop Res. 1989;7(2):208–18.

11. Brittberg M, Nilsson A, Lindahl A, Ohlsson C, Peterson L. Rabbit articular cartilage defects treated with autologous cultured chondrocytes. Clin Orthop Relat Res. 1996;326:270–83.

12. Brittberg M, Lindahl A, Nilsson A, Ohlsson C, Isaksson O, Peterson L. Treatment of deep cartilage defects in the knee with autologous chondrocyte transplantation. N Engl J Med. 1994;331(14):889–95.

13. Melrose J. The knee joint loose body as a source of viable autologous human chondrocytes. Eur J Histochem. 2016;60(2):2645.

14. Brittberg M. Cell carriers as the next generation of cell therapy for cartilage repair: a review of the matrix-induced autologous chondrocyte implantation procedure. Am J Sports Med. 2010;38(6):1259–71.

15. Grigolo B, Roseti L, Fiorini M, Fini M, Giavaresi G, Aldini NN, Giardino R, Facchini A. Transplantation of chondrocytes seeded on a hyaluronan derivative (hyaff-11) into cartilage defects in rabbits. Biomaterials. 2001;22(17):2417–24.

16. Grigolo B, Lisignoli G, Piacentini A, Fiorini M, Gobbi P, Mazzotti G, Duca M, Pavesio A, Facchini A. Evidence for redifferentiation of human chondrocytes grown on a hyaluronan-based biomaterial (HYAff 11): molecular, immunohistochemical and ultrastructural analysis. Biomaterials. 2002;23(4):1187–95.

17. Siebold R, Suezer F, Schmitt B, Trattnig S, Essig M. Good clinical and MRI outcome after arthroscopic autologous chondrocyte implantation for cartilage repair in the knee. Knee Surg Sports Traumatol Arthrosc. 2018;26(3):831–9.

18. Zak L, Albrecht C, Wondrasch B, Widhalm H, Vekszler G, Trattnig S, Marlovits S, Aldrian S. Results 2 years after matrix-associated autologous chondrocyte transplantation using the novocart 3D scaffold: an analysis of clinical and radiological data. Am J Sports Med. 2014;42(7):1618–27.

19. Brittberg M, Peterson L, Sjögren-Jansson E, Tallheden T, Lindahl A. Articular cartilage engineering with autologous chondrocyte transplantation. A review of recent developments. J Bone Joint Surg Am. 2003;85-A(Suppl 3):109–15. Review.

20. Brittberg M, Concaro S. Transarthroscopic implantation of Hyalograft (Hyaff 11) with autologous chondrocytes. In: Brittberg M, Gersoff W, editors. Cartilage surgery. An operative manual. Philadelphia, PA: Elsevier Saunders; 2011. p. 147–60.

21. Hendriks J, Verdonk P, Widuchowski W, et al. First clinical experience with INSTRUCT - a single surgery, autologous cell based technology for cartilage repair. In: ICRS Abstract Proceedings. Electronic Poster P187. 2013. https://cposter.ctimeetingtech.com/get/pdf/icrs/5931/.

22. de Windt TS, Vonk LA, Slaper-Cortenbach ICM, et al. Allogeneic MSCs and recycled autologous chondrons mixed in a one-stage cartilage cell transplantation: a first-in-man trial in 35 patients. Stem Cells. 2017;35(8):1984–93.

23. Cole BJ, Farr J, Winalski CS, et al. Outcomes after a single-stage procedure for cell-based cartilage repair:

a prospective clinical safety trial with 2-year follow-up. Am J Sports Med. 2011;39(6):1170–9.

24. Spalding T, Almqvist F, Brittberg M, et al. The CAIS project: European multicenter randomized controlled pilot study of a one stage procedure for cell-based cartilage repair. Orthop Proc. 2011;93-B(Suppl III):292.

25. Bartlett W, Gooding CR, Carrington RW, Skinner JA, Briggs TW, Bentley G. Autologous chondrocyte implantation at the knee using a bilayer collagen membrane with bone graft. A preliminary report. J Bone Joint Surg (Br). 2005;87(3):330–2.

26. Marcacci M, Kon E, Zaffagnini S, Filardo G, Delcogliano M, Neri MP, Iacono F, Hollander AP. Arthroscopic second generation autologous chondrocyte implantation. Knee Surg Sports Traumatol Arthrosc. 2007;15(5):610–9.

27. Horas U, Pelinkovic D, Herr G, et al. Autologous chondrocyte implantation and osteochondral cylinder transplantation in cartilage repair of the knee joint. A prospective, comparative trial. J Bone Joint Surg Am. 2003;85-A(2):185–92.

28. Schneider U, Andereya S. [First results of a prospective randomized clinical trial on traditional chondrocyte transplantation vs CaReS-Technology]. Z Orthop Ihre Grenzgeb. 2003;141(5):496–7.

29. Bentley G, Biant LC, Carrington RW, et al. A prospective, randomised comparison of autologous chondrocyte implantation versus mosaicplasty for osteochondral defects in the knee. J Bone Joint Surg (Br). 2003;85(2):223–30.

30. Visna P, Pasa L, Cizmár I, et al. Treatment of deep cartilage defects of the knee using autologous chondrograft transplantation and by abrasive techniques- a randomized controlled study. Acta Chir Belg. 2004;104(6):709–14.

31. Knutsen G, Engebretsen L, Ludvigsen TC, et al. Autologous chondrocyte implantation compared with microfracture in the knee. A randomized trial. J Bone Joint Surg Am. 2004;86-A(3):455–64.

32. Bartlett W, Skinner JA, Gooding CR, Carrington RW, et al. Autologous chondrocyte implantation versus matrix-induced autologous chondrocyte implantation for osteochondral defects of the knee: a prospective, randomised study. J Bone Joint Surg (Br). 2005;87(5):640–5.

33. Dozin B, Malpeli M, Cancedda R, et al. Comparative evaluation of autologous chondrocyte implantation and mosaicplasty: a multicentered randomized clinical trial. Clin J Sport Med. 2005;15(4):220–6.

34. Gooding CR, Bartlett W, Bentley G. A prospective, randomised study comparing two techniques of autologous chondrocyte implantation for osteochondral defects in the knee: periosteum covered versus type I/III collagen covered. Knee. 2006;13(3):203–10.

35. Zeifang F, Oberle D, Nierhoff C, et al. Autologous chondrocyte implantation using the original periosteum-cover technique versus matrix-associated autologous chondrocyte implantation: a randomized clinical trial. Am J Sports Med. 2010;38(5):924–33.

36. Basad E, Ishaque B, Bachmann G, et al. Matrix-induced autologous chondrocyte implantation versus microfracture in the treatment of cartilage defects of the knee: a 2-year randomised study. Knee Surg Sports Traumatol Arthrosc. 2010;18(4):519–27.

37. Vanlauwe J, Saris DB, Victor J, et al. Five-year outcome of characterized chondrocyte implantation versus microfracture for symptomatic cartilage defects of the knee: early treatment matters. Am J Sports Med. 2011;39(12):2566–74.

38. Lim HC, Bae JH, Song SH, et al. Current treatments of isolated articular cartilage lesions of the knee achieve similar outcomes. Clin Orthop Relat Res. 2012;470(8):2261–7.

39. Crawford DC, DeBerardino TM, Williams RJ III. NeoCart, an autologous cartilage tissue implant, compared with microfracture for treatment of distal femoral cartilage lesions: an FDA phase-II prospective, randomized clinical trial after two years. J Bone Joint Surg Am. 2012;94(11):979–89.

40. Saris D, Price A, Widuchowski W, et al. Matrix-applied characterized autologous cultured chondrocytes versus microfracture: two-year follow-up of a prospective randomized trial. Am J Sports Med. 2014;42(6):1384–94.

41. Akgun I, Unlu MC, Erdal OA, et al. Matrix-induced autologous mesenchymal stem cell implantation versus matrix-induced autologous chondrocyte implantation in the treatment of chondral defects of the knee: a 2-year randomized study. Arch Orthop Trauma Surg. 2015;135(2):251–63.

42. Clavé A, Potel JF, Servien E, et al. Third-generation autologous chondrocyte implantation versus mosaicplasty for knee cartilage injury: 2-year randomized trial. J Orthop Res. 2016;34(4):658–65.

43. Brittberg M, Recker D, Ilgenfritz J, et al. Matrix-applied characterized autologous cultured chondrocytes versus microfracture: five-year follow-up of a prospective randomized trial. Am J Sports Med. 2018;46(6):1343–51.

44. Niethammer TR, Safi E, Ficklscherer A, Horng A, Feist M, Feist-Pagenstert I, Jansson V, Pietschmann MF, Müller PE. Graft maturation of autologous chondrocyte implantation: magnetic resonance investigation with T2 mapping. Am J Sports Med. 2014;42(9):2199–204.

45. Vasiliadis HS, Danielson B, Ljungberg M, McKeon B, Lindahl A, Peterson L. Autologous chondrocyte implantation in cartilage lesions of the knee: long-term evaluation with magnetic resonance imaging and delayed gadolinium-enhanced magnetic resonance imaging technique. Am J Sports Med. 2010;38(5):943–9.

46. Roberts S, McCall IW, Darby AJ, Menage J, Evans H, Harrison PE, Richardson JB. Autologous chondrocyte implantation for cartilage repair: monitoring its success by magnetic resonance imaging and histology. Arthritis Res Ther. 2003;5(1):R60–73.

47. Mistry H, Connock M, Pink J, Shyangdan D, Clar C, Royle P, Court R, Biant LC, Metcalfe A, Waugh

N. Autologous chondrocyte implantation in the knee: systematic review and economic evaluation. Health Technol Assess. 2017;21(6):1–294.

48. Kraeutler MJ, Belk JW, Purcell JM, McCarty EC. Microfracture versus autologous chondrocyte implantation for articular cartilage lesions in the knee: a systematic review of 5-year outcomes. Am J Sports Med. 2018;46(4):995–9.

49. Aae TF, Randsborg PH, Lurås H, Årøen A, Lian ØB. Microfracture is more cost-effective than autologous chondrocyte implantation: a review of level 1 and level 2 studies with 5 year follow-up. Knee Surg Sports Traumatol Arthrosc. 2018;26(4):1044–52.

50. Niemeyer P, Albrecht D, Andereya S, Angele P, Ateschrang A, Aurich M, Baumann M, Bosch U, Erggelet C, Fickert S, Gebhard H, Gelse K, Günther D, Hoburg A, Kasten P, Kolombe T, Madry H, Marlovits S, Meenen NM, Müller PE, Nöth U, Petersen JP, Pietschmann M, Richter W, Rolauffs B, Rhunau K, Schewe B, Steinert A, Steinwachs MR, Welsch GH, Zinser W, Fritz J. Autologous chondrocyte implantation (ACI) for cartilage defects of the knee: a guideline by the working group "Clinical Tissue Regeneration" of the German Society of Orthopaedics and Trauma (DGOU). Knee. 2016;23(3):426–35.

第7章

基于干细胞的保关节治疗

Konrad Slynarski and Willem Cornelis de Jong

宋凯 译 蒋青 审校

7.1 概述

对于未穿透钙化带直至软骨下骨的软骨病变而言，基本不会发生自发性修复。如果软骨病变确实穿过钙化带并直至软骨下骨，循环系统将发挥作用，并启动一个完整的坏死-炎症-修复反应，通常导致修复组织大致为纤维软骨和透明软骨混合体[1]。少量证据表明，在发育阶段仍可能出现软骨的自发修复，并再生出新的透明关节软骨：在母羊子宫内人工造成的胎羊股骨关节软骨损伤大多可以自发修复[2]。有研究发现，成年兔也可能出现自发修复：人工造成的骨软骨病变可以再生出新的透明软骨，其中包含成软骨细胞、软骨细胞和糖胺聚糖[3]。然而，对于人类来说没有这样的报道。

长期以来，关节医学的终极目标一直是寻找一种治疗关节软骨病变的方法，可以使再生的软骨被重塑为具有天然透明软骨的解剖和生化特性，同时又能与周围的原始软骨完美结合。为了做到这一点，许多方法曾被尝试，其中细胞治疗是最常采用的治疗手段。

成软骨细胞和软骨细胞是产生软骨组织的细胞。但是，通过软骨活检分离得到的细胞数量不足以治疗关节软骨损伤。此外，对健康软骨进行活检会造成新的损伤。体外扩增可以弥补对细胞数量的需求，但细胞会去分化表现为成纤维细胞表型，并且这一问题难以避免或者逆转[4-5]。而干细胞因其能够分化为成软骨细胞或软骨细胞，可以作为解决这一问题的治疗手段。

7.2 干细胞

干细胞是未分化的细胞。当其分裂时，可以产生两个新的干细胞或一个新的干细胞和一个具有分化方向的细胞。干细胞分化方向的多少决定了它的分化潜能，据此可将其分为以下几类。全能干细胞可以分化出胚胎和胚胎外的所有组织；亚全能干细胞可以分化出胚胎的所有组织，但不能分化出胚胎外组织；多能干细胞可以分化为有限的几种细胞类型；而单能干细胞只能产生一种特定的细胞类型。由于干细胞在生理过程中能够起到补充细胞和组织更新的作用，因此其在再生医学包括软骨再生中具有良好的应用前景。

干细胞可以来源于多种组织，例如骨髓（最广泛使用）、脂肪组织（容易获得，可以取自髌下脂肪垫）、滑膜[6]、牙髓[7]和脐带血。分离得到的干细胞可以在体外培养扩增，并且建立备用的干细胞库。然而，诱导干细胞成为成软骨细胞或软骨细胞并非易事。

长久以来认为在成熟的生物体中存在具有干细胞特性的细胞群体，这些细胞具有自我修复和自我更新的能力，被称为间充质干细胞（mesenchymal stem cells，MSCs）[8]。根据这一假说，MSCs 可分化为终末期细胞类型，包括骨、软骨、肌肉、骨髓间充质、肌腱/韧带、脂肪、真皮和其他结缔组织[8-10]。这些细胞还分泌生物活性大分子，其既具有免疫调节作用，也可在组织损伤时建立再生微环境。根据目前关于间充质干细胞生理学的研究，这些细胞实际上是周细胞（血管周围细胞），在创伤或局部炎症的刺激下被激活，并利用各种类型的趋化因子修复损伤[12]。这些分泌的生物活性因子抑制局部炎症，抑制纤维化（抑制瘢痕形成）和凋亡，促进血管生成，并刺激组织固有修复或干细胞的有丝分裂和分化[13]。研究发现，局部损伤的情况下周细胞从其在血管的位置上释放出来，作为免疫调节和营养性 MSCs 发挥作用[14]。MSCs 的免疫调节作用主要是关闭了 T 细胞的免疫监视，并阻断了自身免疫反应。它的营养活性限制了损伤的范围，从而阻止了瘢痕的产生，使组织固有的祖细胞取代了衰老细胞。

7.3 干细胞的来源和治疗方式

以往骨髓是 MSCs 最常用的来源。但根据新的研究认为，MSCs 是在毛细血管上发现的周细胞，它们可以从几乎任何组织中获取。然而，考虑到易于采集、侵袭性小以及细胞数量多等因素，脂肪组织被认为是 MSCs 的最佳来源。研究表明，1 g 脂肪组织可以产生约 5000 个干细胞，比从等量的骨髓中获得的干细胞多 500 倍[15]。因此选择脂肪组织来源的干细胞这样一种天然的、容易获得的再生细胞，通过其发挥周细胞的作用，可以有效地促进组织再生与修复。这些细胞通过收集、浓缩，大量移植至受伤部位，刺激周围的组织愈合，从而实现组织再生。关于干细胞对关节软骨损伤愈合的影响，研究主要集中在膝关节[16-19]。根据文献报道，干细胞治疗一般采用两种治疗方式。一种方式是干细胞可以直接注射至关节腔内而无须事先处理局部损伤软骨（通常用于治疗系统性退行疾病）。另外一种方式是关节镜进行关节腔清理、处理软骨缺损后进行细胞移植，同时可使用组织黏合剂或载体[20]。Yong-Gon Koh 等人[21]治疗了一组 65 岁以上的患者，他们在关节镜下进行清理后，将从脂肪组织中提取的干细胞一次性注射入关节腔进行治疗。结果发现，所有的临床预后（KOOS，VAS）均有改善。根据 Kellgren-Lawrence 评分，在影像学评估中发现病变进展减缓。并且，在关节镜复查中发现软骨质量得到改善。

7.4 干细胞的作用机制

MSCs 可以对炎症和纤维化环境产生应答，同时也可调控疼痛相关通路。Kouroupis 等人研究了人髌下脂肪垫（infrapatellar fat pad，IFP）来源的 MSC（infrapatellar fat pad-derived MSC，IFP-MSC）对炎症和促纤维化环境的反应（分别使用 TNF-α/IFN γ 和 TNF-α/IFN γ/CTGF 处理细胞）[22]。处理过的细胞表现出了显著的表型变化，包括 CD10（为表面中性内肽酶，可以在多种细胞类型中表达，包括免疫系统和 MSC；具有酶活性可以中和各种信号物质，包括物质 P）表达的急剧增高，关键免疫调节因子表达的上调，以及分泌相关因子调控关键通路（IL10、TNF-α、MAPK、Ras 和 PI3K-Akt）。原始细胞和上述处理过的 MSCs 均能在体外引起物质 P（Substance P，SP）的降解，而后者的作用更强。同样，在急性滑膜炎的大鼠模型中发现，关节内给予 IFP-MSCs 可以引起局部 SP 减少。SP 由滑膜和髌下脂肪垫的感觉神经纤维分泌，参与疼痛相关通路以及局部炎症/免疫和纤维化过程。因为这些细胞能够同时抑制疼痛通路、调节免疫应答和炎症反应，所以可以作为治疗骨关节炎和其他炎症性关节疾病的选择。

在软骨发育形成过程中，中胚层或神经嵴来源的间充质细胞聚集在一起，然后产生最初的透明软骨细胞外基质。当软骨膜出现后，接着是进一步的间质生长和同位生长。这个胚胎学过程是一个三维的过程。在此过程中，大量的细胞-细胞接触、机械刺激、诱导分子、针对诱导因子不同的膜亲和力，形态发生因子浓度梯度等，一起协调参与了软骨组织的形态发生。针对参与体外干细胞分化成为软骨细胞的生物、化学和物理因素已经进行了大量研究。信号分子得到了广泛的关注，如 Sonic hedgehog（Shh）、骨形态发生蛋白（bone morphogenetic proteins，BMPs）和转化生长因子（transforming growth factor，TGF）-β。另外还有学者尝试放弃传统的平面培养 MSCs，尝试在缺氧条件下培养和 3D 结构中培养 MSCs。

7.5 干细胞与软骨细胞或软骨单位共培养

模拟干细胞成软骨微环境的一种方法是将干细胞与软骨细胞共培养。共培养为干细胞提供类似生理水平的多种生物化学和生物物理信号，同时共培养的软骨细胞可以给予反馈。这种方法至少可以部分模拟自然软骨生长过程中的细胞相互作用。

在过去的 15 年里，许多研究将不同来源的干细胞以及含有干细胞的细胞组分与软骨细胞共培养。以下是在未使用 TGF-β 或地塞米松的共培养条件下获得的结果。在体外支架材料中，将大鼠骨髓基质细胞与大鼠肋软骨细胞共培养 8 周（比例分别为 80% 和 20%），结果发现所再生组织中具有丰富的 II 型胶原、成熟的软骨陷窝和糖胺聚糖（glycosaminoglycan，GAG），其再生软骨水平接近于单纯软骨细胞培养所获得再生软骨的 70%～80%[23]。永生化人 MSCs 与永生化人软骨细胞共培养可上调参与软骨形成的 SOX9 和 COL2A1 的基因表达，但不上调参与骨形成的 RUNX2 基因表达。在干细胞单独培养中则没有观察到这种基因表达的改变[24]。人 MSCs 与人骨关节炎软骨细胞共培养可增加软骨蛋白聚糖和 II 型胶原的表达，减少Ⅰ型胶原的表达，并产生 GAGs，这些提示软骨分化的发生[25]。在裸鼠模型中，猪骨髓基质细胞（bone marrow stromal cells，BMSCs）与猪关节软骨细胞（70% BMSCs 和 30% 软骨细胞）共植入皮下 8 周后，产生的 GAGs 与单独植入关节软骨细胞所产生的量相同[26]。小鼠胚胎干细胞（80%）与原代牛关节软骨细胞（20%）体外共培养 4 周，产生的 GAG 水平为单独软骨细胞的 76%。这意味着在共培养组中，每个初始软骨细胞的 GAG 产量增加了 5 倍[27]。

虽然共培养方法最初旨在诱导干细胞分化为软骨细胞，但研究发现，随着共培养时间的推移，干细胞的数量会减少——有时会显著减少——而软骨细胞的数量则会增加[28-29]。加之研究发现在每初始软骨细胞播种百分比的糖胺聚糖生产方面，共培养优于软骨细胞单培养，因此有人提出干细胞可以为软骨细胞提供营养从而发挥作用。其中一种营养介质可能是成纤维细胞生长因子 -1[30]。两种细胞之间的直接细胞-细胞接触似乎是共培养诱导增强软骨形成的必要条件[31]。干细胞在共培养中的功能似乎更倾向于辅助性（帮助），而不是原发的（形成目标组织）。并且与在心脏损伤、脑损伤和半月板损伤修复中报道的作用一致，间充质干细胞主要参与了营养和免疫调节[13]。此外，尽管间充质干细胞在不同的培养条件下具有在体外分化为不同谱系的能力，但其在体内并未观察到出现分化。间充质干细胞实际上是血管周围细胞，它构成了毛细血管壁的重要部分[33]。当受伤时，这些细胞出现迁移以发挥提供营养和免疫调节的能力。因此，有人提出使用"医用信号细胞（medicinal signalling cell）"来代替"间充质干细胞（mesenchymal stem cell）"作为"MSCs"的全称[34]。

7.6　一期治疗

共培养方式已在多个共植入队列研究中应用于临床。这些研究通过快速分离软骨细胞和软骨单位实现了一期治疗的目的。在纳入了 40 例患者的一项研究中[35]，研究者将自体单核骨髓细胞与自体关节软骨细胞混合，并结合负重多孔支架治疗症状性膝关节局灶性软骨病变。支架是 3D 打印的多孔材料，具有良好的生物相容性和生物可降解性；是由聚对苯二甲酸乙二醇酯和聚对苯二甲酸丁二醇酯（PolyActive；PolyVation BV）形成的共聚物；并具有与天然关节软骨相似的机械性能。采用与自体软骨移植相似的方法，从股骨髁的低负重区域采集约 0.3 g 的软骨活检标本。然后，用相应器械在软骨病变处凿出圆形缺损，收集已病变处凿除的软骨，并将其填充至低负重区取软骨活检处。另外从同侧髂骨中抽取 14 mL 骨髓。技术人员在术中处理软骨块和骨髓，在大约 60 分钟内分离得到原代软骨细胞（primary chondrocytes，PCs）和单核细胞（mononucleated cells，MNCs）（CartiONE Cell Service；Cartilage Repair Systems，LLC）。对细胞进行清洗和计数，以确定是否有足够数量的细胞被提取，以满足（1）软骨缺损处细胞移植密度 30×10^6 个 /cm^3 和（2）最小的 PC：MNC 比例要求。所有分离得到的 PCs 都被使用，控制 MNC 的数量使 PC：MNC 比率不低于最小值。将细胞混合物植入支架中，用压配技术将支架置入缺损处，并通过缝合 2～5 针和纤维蛋白胶将支架与周围软骨固定。在细胞植入支架部分之前，先用纤维蛋白胶将支架下部填充并密封。术后采用标准的自体软骨移植康复方案。分别在患者出院后 3、6、12、24 个月进行磁共振成像检查。收集术前及手术后 3、6、12、18、24 个月关于疼痛、整体及膝关节相关生活质量、功能水平的患者自我报告。疼痛通过可视化模拟评分法（visual analog scale，VAS）予以评估，其余指标通过 KOOS 及 IKDC 评分进行评估。在术后 6 个月、12 个月或 24 个月对其中一些患者进行二次关节镜检查，术中根据 ICRS 评分标准评估修复组织的大体外观。患者术后 24 个月自我报告的症状、功能和生活质量评分，在临床和统计学上均有显著改善。所出现的不良事件在性质、发生率和严重程度方面与自体软骨移植和微骨折类似。其中关节痛 12 例（30%），关节积液 7 例（17.5%），关节肿胀 5 例（12.5%）。术后疼痛由手术过程引起，但与关节无关（如伤口疼痛）有 5 例。2 例患者（5%）报告手术后膝关节 ROM 下降。2 例患者发生关节僵直。一名患者因支架材料脱落，另一名患者因术后粘连导致分别在 4 个月和 20 个月时取出支架材料。磁共振成像显示，几乎所有患者从出院到 24 个月最后一次随访的所有时间点软骨病灶均被良好填充。磁共振图像由两位医师使用 MOCART 变量和评分进行独立评估。对于修复组织与周围软骨组织在边界区域的融合情况，第一位医师大部分评分为"完全"或"分界"；第二位医师大部分评分为"完全"。对于修复组织表面的评分，第一位医师主要评为"完整"或"损坏/50%的深度"；第二位医师大部分评为"完整"。对于修复组织的结构，第一位医师有从"同质"向"非同质"变化的倾向；在第二位医师的评估中，分数之间的比例是相当稳定的。两位医师通过观察 T2 压脂像都认为修复组织的信号在 24 个月后得到了改善。

进行了 31 例活检发现其中有 22 例观察到新生的透明软骨。通过 MOCART 对修复组织的结构评估、关节镜复查和活检标本的组织学评估都支持这些发现。损伤部位出现的持续填充表明再生组织的生成与支架材料的降解是同步的，这一过程主要发生在植入后的第一年内。

在一项纳入了 35 例患者的研究中，研究者将异体骨髓 MSCs 与自体关节软骨单位混合，并联合使用纤维蛋白胶治疗膝关节有症状的局灶性软骨损伤[36-37]。De Windt 等人使用原代自体软骨单位替代软骨细胞，使用体外培养的异体 MSCs 替代原代自体 MSCs。此外，他们所选用的细胞载体是纤维蛋白胶。在 De Windt 等人的研究中，软骨单位的面积密度在 14 万/cm² ~ 36 万个/cm²。软骨单位中软骨细胞周围细胞外基质的存在可能会增加治疗后的成软骨性，但这还需要更多的临床研究去证实。

这些治疗已经被证实是安全的，并且患者报告结果、修复组织的组织学和 MRI 结果方面均证实了其早期治疗的有效性。软骨细胞快速分离技术能够实现自体软骨细胞的一期植入，避免了在体外培养扩增或再分化。自体软骨细胞的快速分离技术以及软骨细胞与自体单核骨髓细胞结合的技术现已商品化并应用于临床。目前，在采集到软骨碎片后的 75 ~ 80 分钟内即可完成组织处理、细胞分离、计数和混合。尽管手术时间会受影响，但治疗费用低于二期的自体软骨移植，因此这种治疗方式具有经济学方面的优势。不过这也需要更多卫生经济学的相关研究。影响这种共植入治疗成功率的因素有很多，例如细胞播种的面积密度、MSC 来源、软骨细胞/软骨单位质量、软骨细胞/软骨百分比、细胞载体的性状、病变位置和大小，以及患者基本情况和康复计划。

采用骨髓单核细胞与软骨细胞共植入的治疗方法，可减低植入所需的细胞密度，并且共培养可以增强软骨形成潜能。抽取的骨髓细胞中的成体干细胞可能不会分化成新的软骨细胞，但对软骨细胞具有免疫抑制和营养作用，因此可增加再生潜能[36-37]。其他研究也证实，移植的干细胞主要是起支持调节作用，而不是直接分化成软骨细胞治疗软骨损伤。Zhao 等人研究了 MSCs 和软骨细胞共植入大鼠骨软骨缺损模型后的生存能力。GAGs 和胶原蛋白定量结果显示，MSCs 和软骨细胞共培养微球比 MSCs 或软骨细胞单独培养具有更多的 GAG 含量[38]。另外有研究证实，MSCs 与异体软骨共植入在软骨再生方面优于单纯 MSCs 移植，且临床效果更好[39]。在这项研究中，80 例患者接受了软骨修复手术和胫骨高位截骨，并被前瞻性随机分为两组：MSC 植入组（MSC组）和 MSC-异体软骨共植入组（MSC-AC 组）。两组患者在术后 12 个月后关节镜复查时发现软骨病变均有显著改善；然而，术后 27 个月关节镜复查发现只有 MSC-AC 组得到了进一步改善。

7.7 总结

尽管在过去 30 年来大多数使用 MSCs 促进软骨再生的研究主要关注组织工程方法，并认为是由 MSCs 直接分化形成新组织，但是我们仍然赞同这些治疗方法在临床应用中的巨大潜力。目前的研究证实了 MSCs 的营养支持作用更加重要，这将促使其在不久的将来更大规模地应用于临床。

参考文献

1. Mankin HJ. The response of articular cartilage to mechanical injury. J Bone Joint Surg Am. 1982;64(3):460–6.
2. Namba RS, Meuli M, Sullivan KM, Le AX, Adzick NS. Spontaneous repair of superficial defects in articular cartilage in a fetal lamb model. J Bone Joint Surg Am. 1998;80(1):4–10.
3. Shapiro F, Koide S, Glimcher MJ. Cell origin and differentiation in the repair of full-thickness defects of articular cartilage. J Bone Joint Surg Am. 1993;75(4):532–53.
4. Schulze-Tanzil G. Activation and dedifferentiation of chondrocytes: implications in cartilage injury and repair. Ann Anat. 2009;191:325–38.
5. Duan L, Ma B, Liang Y, Chen J, Zhu W, Li M, Wang D. Cytokine networking of chondrocyte dedifferentiation in vitro and its implications for cell-based cartilage therapy. Am J Transl Res. 2015;7(2):194–208.
6. De Bari C, Dell'Accio F, Tylzanowski P, Luyten FP. Multipotent mesenchymal stem cells from adult human synovial membrane. Arthritis Rheum. 2001;44(8):1928–42.

7. Kerkis I, Kerkis A, Dozortsev D, Stukart-Parsons GC, Massironi SMG, Pereira LV, Caplan AI, Cerruti HF. Isolation and characterization of a population of immature dental pulp stem cells expressing OCT-4 and other embryonic stem cell markers. Cells Tissues Organs. 2006;184(3-4):105–16.

8. Caplan A. Mesenchymal stem cells. J Orthop Res. 1991;9:641–50.

9. Caplan AI. Cell delivery and tissue regeneration. J Control Release. 1989;11:157–65.

10. Caplan AI. Review: mesenchymal stem cells: cell-based reconstructive therapy in orthopedics. Tissue Eng. 2005;11:1198–211.

11. Haynesworth SE, Baber MA, Caplan AI. Cytokine expression by human marrow-derived mesenchymal progenitor cells in vitro: effects of dexamethasone and IL-1 alpha. J Cell Physiol. 1996;166:585–92.

12. Caplan AI, Correa D. The MSC: an injury drugstore. Cell Stem Cell Perspect. 2011;9(1):11–5. https://doi.org/10.1016/j.stem.2011.06.008.

13. Caplan AI, Dennis JE. Mesenchymal stem cells as trophic mediators. J Cell Biochem. 2006;98(5):1076–84.

14. Caplan AI. All MSCs are pericytes? Cell Stem Cell. 2008;3(3):229–30.

15. Salem HK, Thiemermann C. Mesenchymal stromal cells: current understanding and clinical status. Stem Cells. 2010;28:585–6.

16. Filardo G, Madry H, Jelic M, Roffi A, Cucchiarini M, Kon E. Mesenchymal stem cells for the treatment of cartilage lesions: from preclinical findings to clinical application in orthopaedics. Knee Surg Sports Traumatol Arthrosc. 2013;21(8):1717–29. https://doi.org/10.1007/s00167-012-2329-3.

17. de Girolamo L, Kon E, Filardo G, Marmotti AG, Soler F, Peretti GM, Vannini F, Madry H, Chubinskaya S. Regenerative approaches for the treatment of early OA. Knee Surg Sports Traumatol Arthrosc. 2016;24(6):1826–35. https://doi.org/10.1007/s00167-016-4125-y.

18. Nakamura N, Miyama T, Engebretsen L, Yoshikawa H, Shino K. Evidence-based medicine series systematic review cell-based therapy in articular cartilage lesions of the knee. Arthroscopy. 2009;25(5):531–52. https://doi.org/10.1016/j.arthro.2009.02.007.

19. Koga H, Engebretsen L, Brinchmann JE, Muneta T, Sekiya I. Mesenchymal stem cell-based therapy for cartilage repair: a review. Knee Surg Sports Traumatol Arthrosc. 2009;17(11):1289–97. https://doi.org/10.1007/s00167-009-0782-4.

20. Kim YS, Kwon OR, Choi YJ, Suh DS, Heo DB, Koh YG. Comparative matched-pair analysis of the injection versus implantation of mesenchymal stem cells for knee osteoarthritis. Am J Sports Med. 2015;43:2738.

21. Koh YG, Choi YJ, Kwon SK, Kim YS, Yeo JE. Clinical results and second-look arthroscopic findings after treatment with adipose-derived stem cells for knee osteoarthritis. Knee Surg Sports Traumatol Arthrosc. 2015;23(5):1308–16. https://

doi.org/10.1007/s00167-013-2807-2.

22. Kouroupis D, Bowles A, Willman M, Orfei C, Colombini A, Best T, Kaplan L, Correa D. Infrapatellar fat pad-derived MSC response to inflammation and fibrosis induces an immunomodulatory phenotype involving CD10-mediated Substance P degradation. Sci Rep. 2019;9(1):10864. https://doi.org/10.1038/s41598-019-47391-2.

23. Miao C, Mu S, Duan P, Liang X, Yang B, Zhou G, Tang S. Effects of chondrogenic microenvironment on construction of cartilage tissues using marrow stromal cells in vitro. Artif Cells Blood Substit Immobil Biotechnol. 2009;37(5):214–21.

24. Chen WH, Lai MT, Wu ATH, Wu CC, Gelovani JG, Lin CT, Hung SC, Chiu WT, Deng WP. In vitro stage-specific chondrogenesis of mesenchymal stem cells committed to chondrocytes. Arthritis Rheum. 2009;60(2):450–9.

25. Aung A, Gupta G, Majid G, Varghese S. Osteoarthritic chondrocyte-secreted morphogens induce chondrogenic differentiation of human mesenchymal stem cells. Arthritis Rheum. 2011;63(1):148–58.

26. Liu X, Sun H, Yan D, Zhang L, Lv X, Liu T, Zhang W, Liu W, Cao Y, Zhou G. In vivo ectopic chondrogenesis of BMSCs directed by mature chondrocytes. Biomaterials. 2010;31(36):9406–14.

27. Hendriks JAA, Miclea RL, Schotel R, de Bruijn E, Moroni L, Karperien M, Riesle J, van Blitterswijk CA. Primary chondrocytes enhance cartilage tissue formation upon co-culture with a range of cell types. Soft Matter. 2010;6:5080–8.

28. Wu L, Leijten JCH, Georgi N, Post JN, van Blitterswijk CA, Karperien M. Trophic effects of mesenchymal stem cells increase chondrocyte proliferation and matrix formation. Tissue Eng Part A. 2011;17(9–10):1425–36.

29. Wu L, Prins HJ, Helder MN, van Blitterswijk CA, Karperien M. Trophic effects of mesenchymal stem cells in chondrocyte co-cultures are independent of culture conditions and cell sources. Tissue Eng Part A. 2012;18(15–16):1542–51.

30. Wu L, Leijten J, van Blitterswijk CA, Karperien M. Fibroblast growth factor-1 is a mesenchymal stromal cell-secreted factor stimulating proliferation of osteoarthritic chondrocytes in co-culture. Stem Cells Dev. 2013;22(17):2356–67.

31. De Windt TS, Saris DBF, Slaper-Cortenbach ICM, van Rijen MHP, Gawlitta D, Creemers LB, de Weger RA, Dhert WJA, Vonk LA. Direct cell-cell contact with chondrocytes is a key mechanism in multipotent mesenchymal stromal cell-mediated chondrogenesis. Tissue Eng Part A. 2015;21(19–20):2536–47.

32. Guimarães-Camboa N, Cattaneo P, Sun Y, Moore-Morris T, Gu Y, Dalton ND, Rockenstein E, Masliah E, Peterson KL, Stallcup WB, Chen J, Evans SM. Pericytes of multiple organs do not behave as mesenchymal stem cells in vivo. Cell Stem Cell. 2017;20(3):345–59.

33. Crisan M, Yap S, Casteilla L, Chen CW, Corselli

M, Park TS, Andriolo G, Sun B, Zheng B, Zhang L, Norotte C, Teng PN, Traas J, Schugar R, Deasy BM, Badylak S, Bühring HJ, Giacobino JP, Lazzari L, Huard J, Péault B. A perivascular origin for mesenchymal stem cells in multiple human organs. Cell Stem Cell. 2008;3(3):301–13.

34. Caplan AI. Mesenchymal stem cells: time to change the name! Stem Cells Transl Med. 2017;6(6):1445–51.

35. Słynarski K, de Jong WC, Snow M, Hendriks JAA, Wilson CE, Verdonk P. Single-stage autologous chondrocyte-based treatment for the repair of knee cartilage lesions: two-year follow-up of a prospective single-arm multicenter study. Am J Sports Med. 2020;48(6):1327–37. https://doi.org/10.1177/0363546520912444.

36. De Windt TS, Vonk LA, Slaper-Cortenbach ICM, van den Broek MPH, Nizak R, van Rijen MHP, de Weger RA, Dhert WJA, Saris DBF. Allogeneic mesenchymal stem cells stimulate cartilage regeneration and are safe for single-stage cartilage repair in humans upon mixture with recycled autologous chondrons. Stem Cells. 2017a;35(1):256–64.

37. De Windt TS, Vonk LA, Slaper-Cortenbach ICM, Nizak R, van Rijen MHP, Saris DBF. Allogeneic MSCs and recycled autologous chondrons mixed in a one-stage cartilage cell transplantation: a first-in-man trial in 35 patients. Stem Cells. 2017b;35(8):1984–93.

38. Zhao Z, Zhou X, Guan J, Wu M, Zhou J. Co-implantation of bone marrow mesenchymal stem cells and chondrocytes increase the viability of chondrocytes in rat osteo-chondral defects. Oncol Lett. 2018;15(5):7021–7. https://doi.org/10.3892/ol.2018.8195.

39. Kim YS, Chung PK, Suh DS, Heo DB, Tak DH, Koh YG. Implantation of mesenchymal stem cells in combination with allogenic cartilage improves cartilage regeneration and clinical outcomes in patients with concomitant high tibial osteotomy. Knee Surg Sports Traumatol Arthrosc. 2020;28(2):544–54. https://doi.org/10.1007/s00167-019-05729-3.

第8章

软骨病理学和修复：新鲜同种异体移植

Florian Gaul，Luís Eduardo Tírico，and William Bugbee

李祖希 译 李强强 审校

8.1 概述

　　膝关节软骨和骨软骨缺损是全世界骨科医生面临的常见问题。常见于年轻爱好运动的患者经历外伤后，或是临床诊断为剥脱性骨软骨炎（osteochondritis dissecans，OCD）的患者。如果不接受治疗，上述疾病会严重影响生活质量，还可能进展为早期的骨关节炎（osteoarthritis，OA）[1]。

　　上述疾病除了传统的姑息治疗外，生物修复技术受到越来越多的关注。其中一项技术是新鲜同种异体骨软骨移植（osteochondral allograft，OCA），该技术已被成功应用于多种临床疾病的治疗，包括关节软骨病变、损伤或缺失等。因为透明软骨是一种没有血管和神经的组织，无需血液供应或神经支配就可实现正常功能，所以透明软骨被认为是一种优越的移植物选择，此外，由于软骨细胞包埋于基质中，使其免受宿主的免疫监视，所以软骨具有相对的免疫豁免性。

　　同种异体骨软骨移植是一种具有完整结构和功能单元的移植技术，由包含活性软骨细胞的成熟透明软骨和非活性的软骨下骨组成，软骨下骨常作为支架，使得移植物能够通过爬行替代附着和固定到宿主上（类似其他类型的骨移植）。

　　研究表明，软骨细胞低温保存于含有人血清的培养基中，可存活数周，为外科医生提供了可接受的治疗窗口[2-8]。此外，目前的临床证据表明，与早期（少于 7 天）的移植组织植入相比，储存时间长达 28 天的 OCA 移植组织的临床效果并没有差异[9]。

　　OCA 的优点是能够一期治疗大而深的软骨病变，并且不存在供区损伤的问题。能够有效缓解患者的疼痛症状，持久改善患者的关节功能，推迟甚至免于关节置换治疗[10-11]。

8.2 适应证（表 8.1）

　　OCA 移植的主要适应证是介于 2～3 cm² 的症

表 8.1　膝关节 OCA 移植的适应证
初次治疗
全层软骨 / 软骨下缺损介于 2～3 cm²
局灶性病变 ICRS Ⅲ～Ⅳ级，软骨下骨损伤介于 6～10 mm
OCD
缺血性坏死
创伤性缺损
初次软骨修复技术失败后的补救方案
微骨折
OAT
ACI
OCA 移植

ACI 自体软骨细胞植入术，OAT 自体骨软骨移植，OCA 同种异体骨软骨移植，OCD 剥脱性骨软骨炎

状性全层软骨和软骨下骨缺损，或 ICRS Ⅲ～Ⅳ级的局灶性软骨病变合并 6～10 mm 的软骨下骨损伤（即 OCD、局灶性缺血性骨坏死、创伤性缺损）（图 8.1 和图 8.2）。此外，OCA 被当作其他软骨修复技术失败后的补救方案，如微骨折、自体骨软骨移植（osteochondral autograft transplantation，OAT）、自体软骨细胞植入（autologous chondrocyte implantation，ACI）或初次 OCA 移植失败。

　　OCA 移植最常用于治疗股骨缺损，但在特定

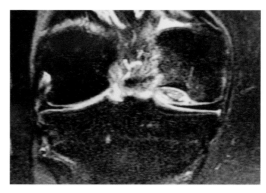

● 图 8.1　典型股骨内髁骨软骨炎病变接受同种异体骨软骨移植后的 MRI。

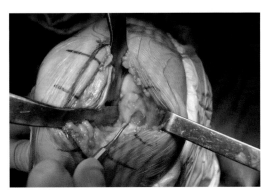

● **图 8.2** 术中图片显示病变较大且累及骨组织

的病例中也可用于治疗胫骨软骨缺损（整个胫骨和半月板表面可以移植），或者是股骨和胫骨的双极（"对吻"）损伤（疗效不如单极缺损[12-13]）。在复杂的局部解剖情况下，尤其是累及骨成分时，同种异体骨软骨移植通用于巨大的、复杂的或多个病变的治疗。

8.3 禁忌证

对于所有的骨软骨移植和软骨修复技术，绝对禁忌证是晚期的多间室 OA 和炎性关节病[14]。相对禁忌证包括吸烟、酗酒、未纠正的韧带不稳、未矫正的力线异常和肥胖（BMI > 30 kg/m²）。通常来说没有绝对的年龄限制，但 40 岁以上患者的预后较差[14-16]。

8.4 术前规划

除了详细的询问病史和准确的临床检查外，OCA 主要的计划步骤之一是确保供体与受体匹配，主要取决于大小。在目前的应用中，小块的新鲜同种异体骨软骨移植无需进行受体供体间的人类白细胞抗原（HLA）匹配或血型匹配，也无需使用免疫抑制剂。为了围手术期的准确规划，常规使用带放大比例尺的膝关节伸直位（负重）X 线正位片。根据放大比例测量出关节面正下方胫骨的内外尺寸。在组织库中对移植物供体进行测量，用卡尺直接测量供体胫骨平台的大小。如果差异在 ±2 mm 之间，则通常认为供体和受体匹配。为了评估其他疾病情况，需要进行一系列的 X 线检查（包括膝关节屈曲 45° 负重正位片、侧位片、髌骨轴位片和立位双下肢全长片）。此外，CT 和 MRI 有助于评估软骨的完整

性、骨受累程度以及合并的韧带和或半月板病变。

值得强调的是，在影像诊断中，关节病变的真实大小常常被低估（高达 60%）[17-18]。因此，如果能调取先前的手术图像会有帮助（即关节镜检查）。并且，解剖结构可能存在一定的变异性，任何术前影像均无法充分反映。尤其是病变股骨髁大、平且宽的患者，通常应使用较大的供体。外科医生有责任在术前检查移植物，确认移植物组织大小匹配且质量合格。

8.5 手术步骤

目前广泛用于制备和植入新鲜 OCA 的两种技术是压配销子技术（塞子技术）和壳移植技术。这两种方法各有优缺点。原则上销子或塞子技术的 OCA 适用于直径在 15 ~ 35 mm 的包容性病变，由于其自身的稳定性，通常不需要额外固定。采用商用的环形取芯系统即可完成圆柱形移植物的采集和制备。但该技术有其局限性，对于股骨后髁和胫骨平台病变不便于使用环形取芯系统，而更适合采用异体壳移植。此外，病变形状越呈卵圆形或越拉长，就需要舍弃掉越多的受体部位正常的软骨来容纳圆形塞子。如果是股骨髁的椭圆形病变，可以使用两个同种异体塞子填充缺损，通常需要在缺损中间进行植骨。

壳移植技术是一种徒手技术，通常适用于难以暴露及操作的、大而非包容的、且不对称的股骨病变。通常需使用生物可吸收钉或加压螺钉对移植物进行固定。这种手术技术舍弃的正常软骨较少。

尽管大多数病灶常首选同种异体骨软骨销子或塞子移植的方法，但如果病灶大小或位置无法正确放置同种异体骨软骨的移植器械，外科医生应随时准备进行壳移植。

8.6 手术技术

上述两种技术，患者均采取仰卧位，大腿近端绑止血带。采用固定架固定腿或脚于 70° 和 120° 的屈曲位。大多数股骨髁病变无需外翻髌骨。标准入路是正中入路，然后根据病变部位行外侧或内侧髌旁关节切开。当病变位置非常靠后或非常大时，可能需要分离半月板，保留半月板附着止点便于后期固定。切开关节囊后，仔细放置牵开器，调整膝关节以暴露股骨髁，直接显露病变部位。

8.6.1　销子技术（塞子技术）（图 8.3、8.4 和 8.5）

为制备和植入压配式的同种异体骨销，有多种商用系统可供使用，以治疗直径高达 35 mm 的病变，手术技术相似。先用探针检查病变，明确健康稳定软骨的分布，确定缺损的实际大小，这对于移植物的良好整合至关重要。然后将导针放入病变中心，垂直于关节面，并使用不同大小的塞子试模确定选用的移植物大小。如果病变介于两种大小之间，通常先选用较小者。扩孔钻钻孔后将塞子试模和套筒置入 5 ～ 6 mm 的理想深度，不能超过 10 mm。

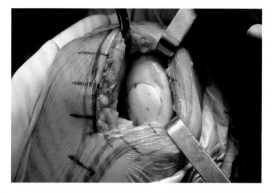

● **图 8.5**　植入同种异体移植物后。充分压配后无需额外固定。

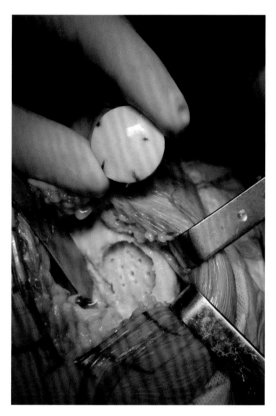

● **图 8.3**　术中病变如图 8.1 和 8.2 所示。准备工作完成后的受体部位和同种异体移植塞子如上图。

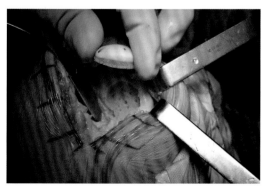

● **图 8.4**　同种异体移植物的侧视图。注意同种异体骨相对较薄的部分。

外科医生要注意防止不经意间扩孔太深，因为一旦软骨下骨板被去除，松质骨过软而缺乏对移植物的支撑性。

当病变深度超过 10 mm 时，采用刮匙刮除病变骨，直到留下出血的健康骨。钻孔产生的松质骨可以进行植骨，以修复较深的缺损或改善移植物的固定。可以取胫骨近端或髂嵴的自体骨进行植骨来修复大的囊性病变。此时可以移除导针，在四个象限（12、3、6 和 9 点钟位置）测量并记录受体部位的深度。

接下来，需确定移植物和受体部位的相对解剖位置。采用夹持器夹持移植物（或用持骨钳夹持）后，垂直于关节面置入圆锯导向器，并使用合适尺寸的管锯取出移植物。在从髁上取下塞子之前，应做好标记，以确保方向正确。接下来，需根据受体部位的深度测量结果，用锯子修剪掉多余的骨，手动调整同种异体骨移植物塞子的厚度。移植物应采用高压充分清洗，以去除所有骨髓成分[19]。为便于移植物的插入，使用稍大一号的塞子试模扩张受体部位。这样也可以防止植入移植物时关节面受到过度冲击，同时可以压缩软骨下骨以防止移植物下沉。用手适当旋转插入移植物，并轻轻地夯实到位，直到移植物完全固定。小范围地多次活动膝关节，使得移植物更好地贴合关节面。通常无需额外的固定，但是当移植物较大或连接处的边缘外露时，则可以使用可吸收钉进一步地固定。如果一个塞子不足以覆盖整个病变，则可以重复这个过程（"雪人技术"）。在这种情况下，应先用细克氏针暂时固定第一个移植物，以防止在准备第二个时发生错位。最后进行全范围的膝关节活动，以验证移植物的稳定性并排除潜在的撞击，然后关闭切口。

8.6.2　壳移植技术

壳移植技术使用的是相同的手术方法（如上所述），观察病变并用外科笔标记其尺寸。为了最大限度地减少对健康软骨的损伤，应建立几何形状的异体壳（即矩形或梯形），以简化移植过程。然后用15号手术刀在病灶边缘画出界限，用锋利的环形刮匙清除标记内的所有组织。使用锋利的刮匙、电动磨头将软骨下骨截去 4～5 mm 的深度。确保侧壁软骨的稳定性。测量缺损的最终尺寸（长度、宽度和深度等），或使用锡箔制作模板。在此基础上，用摆锯手工修出壳的基本形状，初始尺寸稍大几毫米。通过多次对比尝试，必要时也可以去除受体区多余的骨和软骨。广泛冲洗骨床后，最终将移植物植入关节面。移植物也应使用高压充分清洗以去除所有骨髓成分[19]。根据局部情况和稳定性，使用可吸收钉或加压螺钉固定移植物。全范围活动膝关节以验证移植物稳定性，然后关闭切口。

8.7　术后康复

根据移植物的大小、位置以及固定的稳定性，通常在术后 4～6 周内允许患者脚尖点地，关节可以自由活动以促进愈合过程和移植物的血管化。2～4 周后，开始进行自行车等闭环运动。对于髌股关节移植修复的患者，在术后前 4 周内，佩戴支具限制膝关节屈曲不超过 45°，可以在能忍受的范围内负重屈伸活动。第 2 个月至第 4 个月之间缓慢增加负重，直至完全负重（使用拐杖），通常在手术后 6～8 周内完成。移植物较大或复杂的患者在 8～12 周内仅允许部分负重。在第 3 个月到第 4 个月之间可以在无辅助下完全负重，恢复正常步态。如果同时进行其他外科治疗，术后护理必须进行相应的调整。

8.8　结果

最近的文献表明，膝关节 OCA 移植术后中长期的临床评分改善显著，预后良好，移植物存活率高[10, 20]。在目前最大的一项研究中，Sadr 等人报告了治疗股骨内髁和外髁 OCD 的经验[21]。对 135 例患者（149 侧膝）进行评估，术后平均随访 6.3年。大多数患者为男性（75.8%），手术时的中位年龄为 21 岁，82% 的患者在 OCA 移植术前接受过其

他手术干预，中位手术次数为 1 次（关节镜清理、骨髓刺激、游离体取出等）。病变部位的平均大小为 7.3 cm²（范围为 2.2～25 cm²）。病变的位置大多位于股骨髁（62% 内侧，29% 外侧），其次是滑车（6%）和髌骨（1%）。在所有接受手术的膝关节中，34 例（23%）需要再次手术，12 例（8%）被认为手术失败，平均失败时间为 6.1±1.3 年（7 例 OCA 移植翻修、3 例单髁置换术和 2 例全膝关节置换术）。5年时 OCA 的总生存率为 95%，10 年时为 93%。90%的患者表示疗效满意，主观膝关节功能得到改善。

在另一项大型研究中，Levy 等人评估了 129 名接受股骨髁骨软骨同种异体移植患者的疗效[22]。手术适应证包括 OCD（45%）、创伤性软骨损伤（22.5%）、退行性软骨损伤（15.5%）、缺血性骨坏死（14.7%）和骨软骨骨折（2.3%）。大多数患者都接受过其他手术治疗。队列的平均年龄为 33 岁，53% 的患者为男性。在平均随访 13.5 年后，作者报告的改良 Merle d'Aubigné-Postel 评分从术前的 12.1±2.1 分显著提高至术后 16.0±2.2 分，10 年时的移植物存活率为 82%（15 年时为 74%）。61 侧膝（47%）接受了再次手术，31 例（24%）被认为临床失败，平均 7.2 年。

在目前随访时间最长的研究中，Raz 等人报道了多伦多关于新鲜股骨髁骨软骨同种异体移植的经验[11]。共回顾了 58 侧膝关节，平均随访 21.8 年（15～22 年）。骨软骨病变的病因包括创伤性疾病（76%）和剥脱性骨软骨炎（24%）。36 例（62%）进行了矫正力线的截骨手术。其中 23 例（64%）行胫骨高位闭合楔形截骨术，13 例（36%）行股骨远端内翻闭合楔形截骨术。58 例中 13 例移植物失效，平均 11 年；3 名患者接受了移植物取出手术，9 名患者转为全膝关节置换术，1 名患者多次清创术后接受了膝上截肢。作者报告 10 年时移植物存活率为 91%。

此外一项包含 143 名患者（156 侧膝关节）的研究中，患者平均年龄为 29.6 岁，平均随访时间为 6 年，平均病变大小为 6.2 cm²（范围为 2.3～11.5 cm²），研究发现对于单独的膝关节股骨髁病变，其大小不影响 OCA 移植治疗的疗效[23]。罕有关于 OCA 移植治疗髌股关节病变的报道，最近的一项研究结果显示，与 OCA 移植治疗髌股关节病变与症状性股骨或胫骨病变相比，OCA 移植治疗髌股关节病变的临床改善程度低，再手术率高[10]。

大多数研究的关注点集中于单纯的骨软骨病变，

而往往患者存在明显的膝关节合并症，也需要接受治疗。

在最近的一项大型研究中，Frank 等人报告了 OCA 移植联合或不联合半月板同种异体移植（MAT）的结果[24]。作者发现两组患者手术失败率（OCA 联合 MAT 为 14%；单纯 OCA 无 MAT 为 14%）、再手术率（OCA 联合 MAT 为 34%，单纯 OCA 无 MAT 为 36%）、再手术时间（OCA 联合 MAT 为 2.2±2.4 年；单纯 OCA 无 MAT 为 3.4±2.7 年）以及最终随访时患者报告临床评分等方面均无显著差异。

此外两项最新研究中，我们发现既往存在前交叉韧带重建史不会影响 OCA 移植的效果，并且在筛选合适患者的情况下，OCA 联合胫骨高位截骨术也是安全有效的[25-26]。

8.9　恢复体育运动

过去几十年技术不断进步，且有更优质的移植物供体可供选择，OCA 移植已成为一种更常见的治疗方法，尤其是对于年轻爱好运动的骨软骨缺损患者。通常情况下，如果影像学显示移植物完全愈合并与周围组织融合，关节可全范围活动、股四头肌肌力理想、具备稳定性且没有积液，患者可以在术后 4 ~ 6 个月内恢复体育运动。在最近的一篇关于膝关节软骨损伤治疗后恢复体育运动的大型文献综述中，Krych 等人发现与 OAT（93%）、ACI（82%）和微骨折（58%）相比，OCA 移植具有第二高的恢复体育运动的比例（88%）[27]。在一项平均年龄为 35 岁、随访期为 47 个月纳入 2549 名患者的研究中，接受 OCA 移植的患者平均在 9.6±3.0 个月后恢复体育运动（OAT 为 5.2±1.8 个月，微骨折为 9.1±2.2 个月，ACI 为 11.8±3.8 个月）。

最近另一项针对 1117 名患者的系统性文献综述中，Campbell 等人报告了 OCA 移植术后的恢复体育运动的比例为 88%（OAT 为 89%，ACI 为 84%，微骨折为 75%）[28]。此外作者发现，年龄较小、术前症状持续时间较短、未接受过其他手术干预、参与更严格的康复计划、软骨缺损较小的运动员术后预后显著更好。

在我们的 OCA 数据库中，我们找出了 142 名患者（149 膝），他们是高强度竞争性运动员（45%）或者是训练有素且经常锻炼的人（55%），因为症状性骨软骨病变（无其他合并损伤）接受了 OCA 移植术[29]。该队列患者的平均年龄为 31.2 岁，58.4% 的患者为男性，手术指征包括剥脱性骨软骨炎（65%）、退行性软骨损伤（38%）、创伤性软骨损伤（29%）、缺血性坏死（6%）、骨折（6%）和骨关节炎（5%）。在平均 6 年的随访中，75.2% 患者在 OCA 术后恢复体育运动或娱乐活动。未能恢复体育运动的主要原因是膝关节相关问题和生活方式改变。未能恢复体育运动的患者通常移植物更大，且多为女性，在运动以外的活动中发生了膝关节损伤。然而在整个队列中，无论是否恢复体育运动，71% 的患者在 OCA 术后获得了"非常好"到"优秀"的膝关节功能，79% 的患者能够完成 IKDC 主观评估表上的高水平活动（中等、剧烈或非常剧烈的活动）。

8.10　并发症

总体来说，OCA 移植术后的并发症很少见。由移植物传播疾病的风险很低。Zou 等人估计，在美国，移植物传播乙型肝炎病毒的风险为 1/63 000，传播丙型肝炎病毒的风险为 1/103 000，传播人类免疫缺陷病毒（HIV）的风险为 1/493 000[30]。在过去 35 年中，我们完成了超过 1000 例移植物移植手术，尚未发生一例患者因同种异体移植而传播传染病。

术后感染也很少见，但与大多数手术一样，一旦发生感染会导致严重的问题。手术后几天到几周内随时可能发生感染，重要的是分辨出表面切口感染和需要二次手术的深部关节感染。除非移植物作为明确的感染源需及时取出，目前尚不清楚深部感染是否需要取出移植。幸运的是，由于患者年轻且相对健康，手术时间短，我们的经验表明手术部位感染很罕见。

另一个并发症是移植物失效，我们认为这是初次 OCA 移植术后需再次手术的指征，需要取出移植物。多数情况下是由于软骨下骨塌陷或骨-骨界面的不愈合导致的，可以通过一系列影像学检查评估移植物-宿主界面的可见性来诊断。

然而，我们注意到许多临床病例的 X 线片或高级影像学证据显示移植失败，但临床上患者几乎没有症状。在这些情况下，我们建议采取谨慎的方法密切随访，以确定是否发生临床失败，是否需要手术干预。

如果疑似存在延迟愈合，必须保持耐心，完全愈合或恢复可能需要较长的时间。减少活动、再次减少负重或使用支具有助于早期恢复。此外，密切的影像学随访检查对于追踪愈合过程非常重要。由于 MRI 存在广泛的异常信号，特别是在移植后的前 6 个月内，MRI 通常没有帮助。这些异常信号难以解释，即使是正常、功能良好的移植物也常常表现出异常信号。

当患者症状轻微，且判断进一步进展的风险较低时，可以采取继续观察来处理移植失败。进一步的治疗选择包括（关节镜下）清理术、取出移植物碎片、OCA 移植翻修或转为关节置换术。我们发现，与初次移植相比，OCA 翻修的效果并不差[31-32]。

8.11 结论

同种异体骨软骨移植是一种有效且重要的技术，因其可以修复软骨和骨的病变，可用于治疗各种膝关节疾病。新鲜同种异体移植物可以移植到膝关节的大多数部位，用途广泛。手术技术一般都很简单。临床结果的研究数据非常有利，大多数患者的生存率、患者满意度和临床改善情况都值得肯定。

参考文献

1. Heir S, Nerhus TK, Rotterud JH, et al. Focal cartilage defects in the knee impair quality of life as much as severe osteoarthritis: a comparison of knee injury and osteoarthritis outcome score in 4 patient categories scheduled for knee surgery. Am J Sports Med. 2010;38:231–7. https://doi.org/10.1177/0363546509352157.

2. Ball ST, Amiel D, Williams SK, et al. The effects of storage on fresh human osteochondral allografts. Clin Orthop Relat Res. 2004:246–52.

3. Czitrom AA, Keating S, Gross AE. The viability of articular cartilage in fresh osteochondral allografts after clinical transplantation. J Bone Joint Surg Am. 1990;72:574–81.

4. Pennock AT, Wagner F, Robertson CM, et al. Prolonged storage of osteochondral allografts: does the addition of fetal bovine serum improve chondrocyte viability? J Knee Surg. 2006;19:265–72.

5. Robertson CM, Allen RT, Pennock AT, Bugbee WD, Amiel D. Upregulation of apoptotic and matrix-related gene expression during fresh osteochondral allograft storage. Clin Orthop Relat Res. 2006;442:260–6.

6. Williams RJ III, Dreese JC, Chen CT. Chondrocyte survival and material properties of hypothermically stored cartilage: an evaluation of tissue used for osteochondral allograft transplantation. Am J Sports Med. 2004;32:132–9. https://doi.org/10.1177/0095399703258733.

7. Williams RJ III, Ranawat AS, Potter HG, Carter T, Warren RF. Fresh stored allografts for the treatment of osteochondral defects of the knee. J Bone Joint Surg Am. 2007;89:718–26. https://doi.org/10.2106/jbjs.f.00625.

8. Williams SK, Amiel D, Ball ST, et al. Prolonged storage effects on the articular cartilage of fresh human osteochondral allografts. J Bone Joint Surg Am. 2003;85-a:2111–20.

9. Schmidt KJ, Tirico LE, McCauley JC, Bugbee WD. Fresh osteochondral allograft transplantation: is graft storage time associated with clinical outcomes and graft survivorship? Am J Sports Med. 2017;45:2260–6. https://doi.org/10.1177/0363546517704846.

10. Assenmacher AT, Pareek A, Reardon PJ, et al. Long-term outcomes after osteochondral allograft: a systematic review at long-term follow-up of 12.3 years. Arthroscopy. 2016;32:2160–8. https://doi.org/10.1016/j.arthro.2016.04.020.

11. Raz G, Safir OA, Backstein DJ, Lee PT, Gross AE. Distal femoral fresh osteochondral allografts: follow-up at a mean of twenty-two years. J Bone Joint Surg Am. 2014;96:1101–7. https://doi.org/10.2106/jbjs.m.00769.

12. Bakay A, Csonge L, Papp G, Fekete L. Osteochondral resurfacing of the knee joint with allograft. Clinical analysis of 33 cases. Int Orthop. 1998;22:277–81.

13. Beaver RJ, Mahomed M, Backstein D, et al. Fresh osteochondral allografts for post-traumatic defects in the knee. A survivorship analysis. J Bone Joint Surg Br. 1992;74:105–10.

14. Chui K, Jeys L, Snow M. Knee salvage procedures: the indications, techniques and outcomes of large osteochondral allografts. World journal of orthopedics. 2015;6:340–50. https://doi.org/10.5312/wjo.v6.i3.340.

15. Behery O, Siston RA, Harris JD, Flanigan DC. Treatment of cartilage defects of the knee: expanding on the existing algorithm. Clin J Sport Med. 2014;24:21–30. https://doi.org/10.1097/jsm.0000000000000004.

16. Capeci CM, Turchiano M, Strauss EJ, Youm T. Osteochondral allografts: applications in treating articular cartilage defects in the knee. Bulletin of the Hospital for Joint Disease. 2013;71:60–7.

17. Campbell AB, Knopp MV, Kolovich GP, et al. Preoperative MRI underestimates articular cartilage defect size compared with findings at arthroscopic knee surgery. Am J Sports Med. 2013;41:590–5. https://doi.org/10.1177/0363546512472044.

18. Gomoll AH, Yoshioka H, Watanabe A, Dunn JC, Minas T. Preoperative measurement of cartilage defects by MRI underestimates lesion size. Cartilage. 2011;2:389–93. https://doi.org/10.1177/1947603510397534.

19. Sun Y, Jiang W, Cory E, et al. Pulsed lavage cleansing of osteochondral grafts depends on lavage duration, flow intensity, and graft storage condition. PLoS One. 2017;12:e0176934. https://doi.org/10.1371/journal.pone.0176934.

20. Pisanu G, Cottino U, Rosso F, et al. Large osteochondral allografts of the knee: surgical technique and indications. Joints. 2018;6:42–53. https://doi.org/10.1055/s-0038-1636925.

21. Sadr KN, Pulido PA, McCauley JC, Bugbee WD. Osteochondral allograft transplantation in patients with osteochondritis dissecans of the knee. Am J Sports Med. 2016;44:2870–5. https://doi.org/10.1177/0363546516657526.

22. Levy YD, Gortz S, Pulido PA, McCauley JC, Bugbee WD. Do fresh osteochondral allografts successfully treat femoral condyle lesions? Clin Orthop Relat Res. 2013;471:231–7. https://doi.org/10.1007/s11999-012-2556-4.

23. Tirico LEP, McCauley JC, Pulido PA, Bugbee WD. Lesion size does not predict outcomes in fresh osteochondral allograft transplantation. Am J Sports Med. 2018;46:900–7. https://doi.org/10.1177/0363546517746106.

24. Frank RM, Lee S, Cotter EJ, et al. Outcomes of osteochondral allograft transplantation with and without concomitant meniscus allograft transplantation: a comparative matched group analysis. Am J Sports Med. 2018;46:573–80. https://doi.org/10.1177/0363546517744202.

25. Hsu AC, Tirico LEP, Lin AG, Pulido PA, Bugbee WD. Osteochondral allograft transplantation and opening wedge tibial osteotomy: clinical results of a combined single procedure. Cartilage. 2018;9:248–54. https://doi.org/10.1177/1947603517710307.

26. Tirico LEP, McCauley JC, Pulido PA, Bugbee WD. Does anterior cruciate ligament reconstruction affect the outcome of osteochondral allograft transplantation? A matched cohort study with a mean follow-up of 6 years. Am J Sports Med. 2018;46:1836–43. https://doi.org/10.1177/0363546518767636.

27. Krych AJ, Pareek A, King AH, et al. Return to sport after the surgical management of articular cartilage lesions in the knee: a meta-analysis. Knee Surg Sports Traumatol Arthrosc. 2017;25:3186–96. https://doi.org/10.1007/s00167-016-4262-3.

28. Campbell AB, Pineda M, Harris JD, Flanigan DC. Return to sport after articular cartilage repair in athletes' knees: a systematic review. Arthroscopy. 2016;32:651–668.e651. https://doi.org/10.1016/j.arthro.2015.08.028.

29. Nielsen ES, McCauley JC, Pulido PA, Bugbee WD. Return to sport and recreational activity after osteochondral allograft transplantation in the knee. Am J Sports Med. 2017;45:1608–14. https://doi.org/10.1177/0363546517694857.

30. Zou S, Dodd RY, Stramer SL, Strong DM. Probability of viremia with HBV, HCV, HIV, and HTLV among tissue donors in the United States. N Engl J Med. 2004;351:751–9. https://doi.org/10.1056/NEJMoa032510.

31. Gaul F, Tirico LEP, McCauley JC, Bugbee WD. Long-term follow-up of revision osteochondral allograft transplantation of the ankle. Foot Ankle Int. 2018;39:522. https://doi.org/10.1177/1071100717750578.

32. Horton MT, Pulido PA, McCauley JC, Bugbee WD. Revision osteochondral allograft transplantations: do they work? Am J Sports Med. 2013;41:2507–11. https://doi.org/10.1177/0363546513500628.

第 9 章

合成及金属的膝关节微型植入物

Tim Spalding，Iswadi Damasena，and Leif Ryd

王渭君　译　陈东阳　审校

9.1　概述

对孤立的软骨和骨软骨损伤的治疗在临床上仍然是个挑战，提出的治疗流程亦多种多样[1]。软骨再生操作在年轻患者中效果最好，老年患者的进展性骨关节炎则可采用关节置换手术。但两者之间却存在一个"空缺"，即部分患者存在局灶性软骨缺损，但年龄过大不适合采用生物治疗，或是采用生物治疗失败，但若采用单间室或全部膝关节置换又过于年轻[2]。因此微型金属植入物被提出用于填补这个空缺。

在过去超过 15 年的时间里，该领域市场上有 3 种产品：HemiCAP/UniCAP（Arthrosurface Inc.，Franklin，Massachusetts，USA），Episealer（Episurf，Sweden），以及 BioPoly RS 膝关节系统（Schwartz Biomedical，Fort Wayne，USA）。HemiCAP 植入物在 2003 年开始使用，2006 年 UniCAP 被批准用于治疗更大的软骨损伤，膝关节的内、外侧间室均适用[3]。紧接着 BioPoly 和 Episealer 在 2013 年开始应用于临床。本章节对这三种产品进行综述，包括植入物介绍、植入手术技术、术后康复以及目前的临床结果。

9.2　适应证

微型金属和合成材料的植入物适用于治疗股骨内、外侧髁及滑车局灶性的软骨损伤。其目的是用植入物填补软骨缺损并与周围软骨表面相匹配，以分担膝关节的负荷。患者的情况非常重要，理想的适应证患者是存在明确的膝关节单间室疼痛、年龄通常在 40～65 岁、既往针对原发的软骨或骨软骨损伤保守治疗失败或是既往的生物学表面修复操作失败。病灶对侧的关节表面应当没有或是仅有轻微退变性改变［最多为国际软骨修复学会（International Cartilage Regeneration，ICRS）分级 2 级的部分厚度

软骨缺损］，并且在负重相 X 线片上测量关节间隙的高度正常。活动度伸直受限少于 5°，屈曲缺失不超过 10°。可接受不超过 5°的力线异常，若过大则需要通过截骨矫正。

对于半月板的状态，通常需要保留至少 50%，并且没有明显的外凸。不能有任何的骨性畸形、骨破坏或囊性变。手术前的 MRI 可诊断软骨损伤，并评估采用部分表面修复手术的可能性，以及用于测量软骨损伤面积和评估相应区域表面的状态。标准的前后位、侧位和站立位后前 45° Rosenberg 相的 X 线片上均需要显示无关节间隙的丢失。

患者的预期是需要考虑的重要因素，因为此类手术后通常建议不再进行对抗性活动和运动。大的体重指数（body mass index，BMI）和吸烟也是需要考虑的危险因素。此外，患者不应有明显的韧带松弛和影响骨质量的代谢性疾病。

9.3　Episealer 植入物（Episurf，Sweden）

Episealer（Episurf Medical，Stockholm，Sweden）是一个创新性植入物，基于患者的 MRI 设计出大小和形状均个体化的金属植入物，以填充关节表面的缺损（图 9.1 a，b）。该表面置换植入物家族包括 Episealer 髁单体（Condyle Solo，CE-marked，Class Ⅱb，2013 年），Episealer 滑车单体（Trochlea Solo，CE-marked，Class Ⅱb，2014 年）和 Episealer 股骨联体（Femur Twin，CE-marked，Class Ⅱb，2015 年）。

Episealer 定制的植入物尺寸（形状、直径和厚度）和关节表面弧度是通过创建损坏标记报告来实现的（图 9.2 a，b）。通过 MRI 制作一个复制患者膝关节的虚拟的 3D 模型来生成这份报告。进而可以进行术前计划，以及个性化定制植入物和手术工具。该工具包包含了磨锉、假体植入工具和个性化的 3D 打印截骨导板，以实现植入物精确地垂直植入和正确的植入深度。该系统需要特定的 MRI 序列，包括

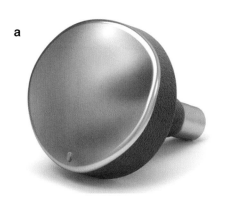
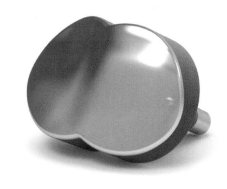

● **图 9.1**　（**a**）Episealer 单体植入物（reproduced with permission from Episurf），（**b**）Episealer 联体植入物（reproduced with permission from Episurf）。

一个 3D 体积序列。生产患者专用的植入物和器械大约需要 5 周时间。

该微型假体由钴铬合金制成。关节面的曲率则根据病变的股骨髁进行个性化定制（图 9.1a，b），使用基于 MRI 的 CAD/CAM 处理。假体表面抛光低至 Ra = 0.05 μm（优于行业标准 5 倍）。下表面为边缘暗切、底部平坦的设计，便于固定在软骨下骨上。表面采用双涂层设计，在一层钛之上涂上一层羟基磷灰石，两层厚度均为 60 μm。为了定位和固定，有一个宽 3 mm、长 15 mm 的立柱，将其植入一个较小的钻孔骨道，以获得即刻的界面固定（图 9.1a，b）。

在手术过程中，通过患者个体化的相应的工具套装来帮助术者正确放置植入物位置。根据 MR 图像制作患者个体化的导向器（epiguide）。该导向器与植入物和另外六种工具组成手术器械套装。这些工具分别是导向器（epiguide）、试模（epidummy）、钻头套筒（drilling socket）、可调节套筒（adjustment socket）、轴芯（epimandrel）、钻头（epidrill）和切割器（epicut）。最近，新版钻头有了新的切缘，且工具包中不再有切割器。

9.4　HemiCAP/UniCAP 系统（Arthrosurface，USA）

该系统于 2004 年推出，采用了全新的膝关节表面置换技术，有超过 6 种不同的植入物形状和 70 种不同的凸面形态。这是一个嵌入式的假体系统，能够保护周围的健康组织。该系统采用模块化的设计，手术中根据所测量的凸面形态，从清单中选择尽可能匹配的假体并植入。

股骨关节组件是由钴铬钼（CoCrMo）制作，并在植入界面采用钛浆喷涂。圆形的 HemiCAP 组件有两个直径：15 mm 和 20 mm（图 9.3）。假体有超过 16 种的凸起表面形态，以及对称和不对称的曲率，可以与手术时缺损部位的表面测量结果相匹配。将有喷砂处理的钛合金（Ti-6Al-4V）锥形螺钉立柱植入骨内，然后将假体通过莫氏锥度"压配"在螺钉上，令两个假体部件锁定，在浅层的骨床内提供植入物的稳定性。

UniCAP 植入物有两种长度（27 mm 或 40 mm），实质上是将两个圆形关节植入物联合固定在一个螺钉上，变成更长的植入物（图 9.4）。此外，该系统还可以通过在胫骨反向钻孔，将 20 mm 胫骨聚乙烯组件（UHMWPE）使用骨水泥固定、覆盖胫骨表面，用于治疗胫骨表面的软骨损伤。然而，许多医生选择不植入胫骨假体，部分原因是骨道准备和假体植入的技术困难。

与大多数新技术一样，恰当的手术适应证和手术技术与植入物本身对结果一样重要。假体需要放置在低于正常软骨面的位置，尽管这样违背了外科医生追求完美位置的直觉，术中即刻看起来假体是"不完美的"或不匹配的。然而，在负重时软骨会发生压缩变形，但金属则不会。而假体植入的目标是在负重情况下假体和周围软骨相匹配。在某种程度上，这与骨软骨（osteochondral，OC）移植术相反，OC 移植术的原则是让它稍微凸起，因为术后有一定的生物沉降。

作为设计的关键部分，术中需要仔细测量软骨缺损部分的形态，令植入物的曲面形态与关节表面形态相匹配。需要有完整的环形骨结构以确保假体的骨性稳定。通过有效的空心导向器和磨钻系统，将该系统中的定位螺钉严格地垂直于骨面。类似于其他植入物系统，将植入物放置在关节面以下（0.5 mm）是非常重要的，其目的是避免损伤对侧的关节面。

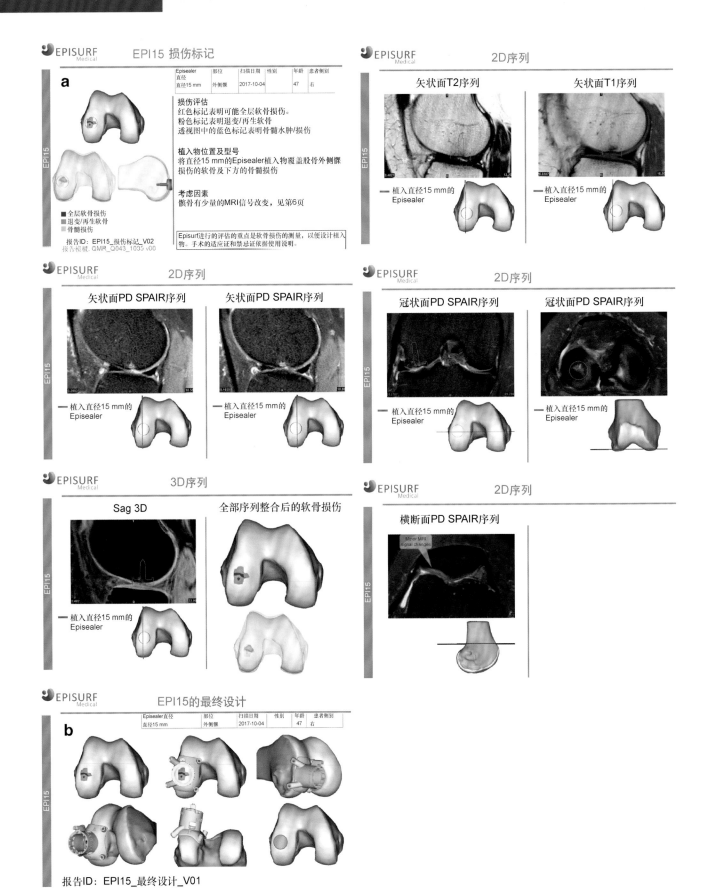

● **图9.2** （a）Episealer损伤标记报告显示了关节软骨损伤的区域（图片获Episurf授权转载），（b）Episealer设计报告包含了对应位置上的钻头导向器，需要获得医生的确认后再生产（图片获Episurf授权转载）。

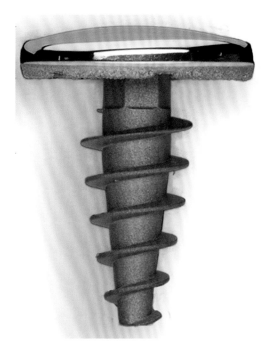

● 图 **9.3**　HemiCap 植入物（植入物图片获 Arthrosurface 授权使用）

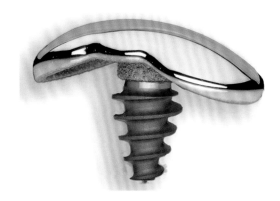

● 图 **9.4**　UniCap 植入物（植入物图片获 Arthrosurface 授权使用）

9.5　BioPoly（Schwartz Biomedical，USA）

BioPoly RS 部分膝关节表面置换系统的开发同样也是为了处理有症状的软骨损伤。BioPoly 是一

种生物合成植入物，是由超高分子量聚乙烯与透明质酸（一种亲水润滑分子）结合制成的微复合材料（图 9.5）。该产品在喷砂涂层的钛合金基板和杆上二次成型。植入物有三种尺寸（直径 15 mm 和 20 mm 的圆形，15 mm×24 mm 的跑道形）可供选择，与胫骨、半月板形成关节。术后康复和金属植入物一样，较生物组件快，并且其截骨量亦少于部分或全部膝关节置换。

9.6　微型植入物的基础科学

从基础科学的角度来看，金属植入物要想成功，需要应对三个挑战。首先植入物必须与骨组织结合，其次植入物对侧的软骨必须能够耐受坚硬的表面，第三则是周围的软骨必须对植入物反应良好。有数种方法可以获得植入物与骨组织的结合。使用聚甲基丙烯酸甲酯（PMA）进行骨水泥固定是一种由来已久的方式。HemiCAP 和 UniCAP 植入物系统目前使用螺钉固定[1]。钛已经被证明在种植牙中可以长期发挥作用，因为可获得"骨整合"[4]。最后，羟基磷灰石（hydroxyapatite，HA）亦已被证明能够以非常一致的方式导致骨长上[5]。

Episealer 植入物的特征是双涂层设计，在钛表面上附加了 HA 涂层。这个组合已经在绵羊身上进行了研究，结果显示 12 个月后骨与假体的接触率超过 90%[6]。在一项超过 24 个月的临床研究中，放射立体计量学分析（radiostereometric analysis，RSA）测量显示同样的双涂层没有任何的移动，表明假体与骨获得了可靠的结合[7]。

让软骨与坚硬的金属表面对合第一感觉可能是特别违和的。然而，这种磨损组合在全膝关节置换术中却很常见。在没有髌骨假体的膝关节置换术中，透明软骨与金属（铬钴）关节假体相挤压。瑞典膝关节注册中心的长期随访数据显示，不置换髌骨是一个

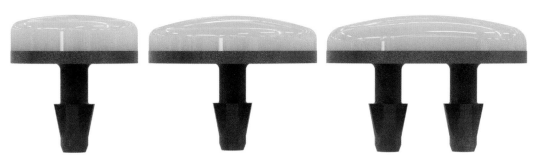

● 图 **9.5**　BioPoly 植入物（植入物图片获 Schwartz Biomedical 授权使用）

有效的选择[8]。在微型假体领域，对侧的软骨对假体的位置很敏感，假体必须反向下沉 0.5 ～ 1.0 mm，不能突出[9]。

周围软骨对微型植入物的反应毫无疑问是这类手术中的最关键部分，两者间交接部分的准备尤为重要。与其他治疗方式不同的是，坚硬的植入物会支撑软骨边缘，从而抵消进行性软骨丢失的"壶洞效应"。在绵羊模型中研究了软骨对 Episealer 植入物（钛表面 HA 涂层）双层涂层的反应，结果显示软骨与植入物紧密结合[6]。这些作者认为软骨和 HA 之间发生了"软骨整合"，一项对照研究进一步证实了该结果[10]。

9.7 手术技术

9.7.1 Episealer 技术

在专门的网络平台上传特定的 MR 检查（总扫描时间通常少于 20 分钟），包括诊断和 3D 序列，并由公司总部的软件工程师进行分析。通过这些图像可以生成一个 3D 图像和"损伤报告"，详细说明软骨损伤和骨髓损害的情况（图 9.2 a，b）。损伤报告会附上建议的植入物，并通过网络平台反馈给外科医生。在设计获得外科医生批准后，就可以制造个性化的植入物和引导器械并将其提供给医生。

手术中，根据软骨缺损的位置进行有限的关节切开，当然亦需要显露充分以保证导向器的准确定位，而 Epiguide 导向器系统基底周围的关节囊可以用牵开器牵开。手术台上必须将体位支架准确固定，以确保膝关节被放在所需的位置。在内侧，股内侧肌下方入路提供了良好的暴露，并且降低了经股直肌长切口所导致的并发症。在髌骨内侧缘作切口，并延伸到股内侧肌下方，进而切开关节囊。然后插入适当的牵开器将髌骨向外侧半脱位，再用第二个牵开器向内侧牵开关节囊。对于外侧入路，由于髌骨覆盖在股骨髁上，切口可能需要延长。内侧入路是显露滑车病变的理想入路，不论是股内侧肌下方或是经股直肌入路。

这些操作可以被分解为下述关键阶段：

1. 识别并标记出关节表面软骨异常的区域；

2. 根据术前规划准确放置导向器（图 9.6a），并使用工具中提供的 3 枚锐利的钉将其固定。通过导向器的袖套识别软骨异常的区域，并再次与术前计划进行对比。将该计划放在手术室醒目的位置会非常有帮助；

3. 在 0 点卡入钻头套筒，然后插入钻头并钻孔，直到金属接触到套筒边缘（图 9.6b）。其后移除导向套筒；

4. 将可调节的套筒置入 0 点（图 9.6c），再次使用钻头沿着导向器去除底部骨质（图 9.6d）。取出导向器，检查准备的骨床。通过吸引、冲洗来清理残留碎片。然后将与最终植入物匹配的试模植入以测试其深度（图 9.6e）；

5. 用消毒的记号笔在套筒的上缘做好标记，以确保植入物的准确放置；

6. 这一步时使用固定钉钝头端来探测试模的边缘。试模通常轻微凸出于软骨面，因此逐渐将可调套筒导向器旋转到一个新的点。每 2 mm 的标记代表再切深 0.2 mm，然后重新钻孔、打磨，再次使用试模检查。可以重复该步骤以获得精确的磨骨深度。

7. 可采用关节镜来检查导向器的情况，目标是导向器较关节软骨表面低 0.5 ～ 1 mm。然后将导向器取出，再次使用试模检查，清理关节表面突出的边缘。此时缺损处可以植入 Episealer 植入物，根据预先标记的关节的表面边界确定植入物的位置。这个标记很重要。

8. 手动安放植入物，然后使用植入器（图 9.6 f）轻轻敲击假体，直到假体刚好低于关节表面的边缘，和磨挫的时候一样的深度。再次探查确认假体边缘低于软骨缘。

9. 闭合切口时，内侧肌下方或是外侧的入路均直接缝合。根据手术医生的经验使用广泛的局部浸润麻醉进行镇痛。

9.7.1.1 Episealer 联体（Twin）的植入技术

Episealer 联体的植入需要增加少量额外的步骤以获得良好的假体位置，手术显露亦需要较植入 Episealer 单体更大一些（图 9.7 a ～ d）。

1. 导向器呈椭圆形（图 9.7a），有一个圆形的切割装置，磨钻时导向器需要随钻头旋转 180° 以获得椭圆形的骨床。磨钻的深度确定与单体一样；

2. 一个关键点是通过旋转导向器和可调节的钻头套筒来钻至表面区域。仔细操作确保两个部位的磨挫深度一致；

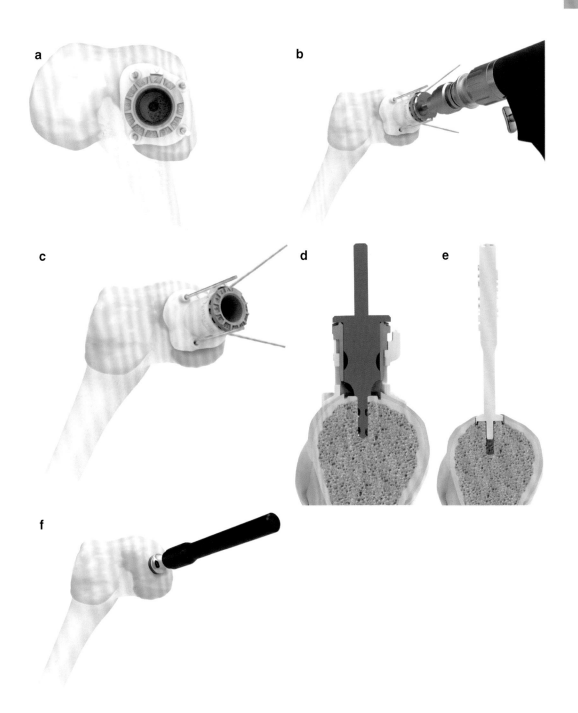

● **图 9.6**　Episealer 单体植入技术（所有图片均获 Episurf 授权转载使用）（**a**）根据术前计划固定导向器（**b**）放入钻头并钻至导向器环（**c**）放置可调节的钻孔套筒（**d**）钻头磨出骨槽（**e**）置入试模测试深度（**f**）植入并敲击植入物。

3. 因为试模周围空间变大，Episealer 联体植入物的观察变得容易。使用钝头导针检查界面以获得理想的植入物深度，较周围关节软骨低约 0.5 mm；

4. 无需进行旋转定位标记，因为植入物的形态可以明确地与关节表面形态匹配。将联体植入物敲击植入，高度必须恰好低于关节表面（图 9.7d）。去除关节表面边缘的凸起或纤维化，然后局部浸润麻醉后闭合切口。

9.7.2　HemiCAP 和 UniCAP 手术技术

在膝关节作一小的切口，显露受累的内侧或外侧间室以及病变的软骨。将膝关节放置在一个稳定的腿托上以获得良好的支撑，便于术者垂直进入手术区域。该技术包括以下详细的步骤。总体而言，将股骨钻导向器放在缺损的表面，与股骨髁有四个接触点，并建立与骨面垂直的导向针工作通道。通过特别的测量来确定要植入的具体假体型号。

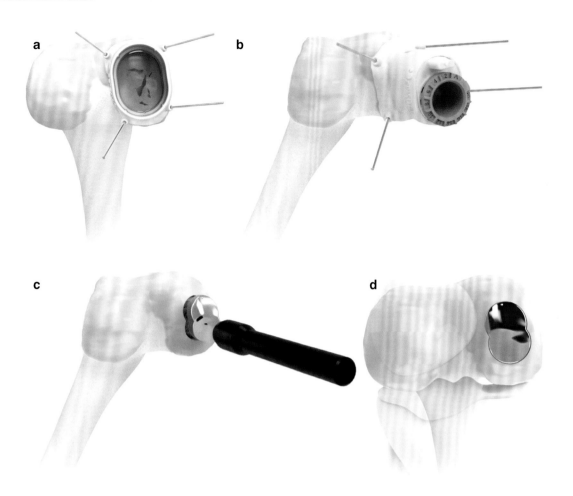

● 图 9.7 Episealer 联体植入技术（所有图片均获 Episurf 授权转载）（**a**）安置导向器（**b**）椭圆形导向器及磨钻系统（**c**）植入 Episealer 植入物（**d**）植入物最后观。

使用导向系统植入特定的固定螺钉组件，进而将 HemiCAP 植入物嵌在螺钉的莫氏锥度上。

图 9.8 展示的关键步骤如下：

1. 选用合适的钻头导向器，垂直关节表面放置并覆盖缺损（图 9.8a）。这是决定植入物的覆盖和轴线准确的关键步骤；

2. 将导针钻入至对应的标记部位；

3. 将空心钻头沿着导针钻入，使钻头的近端肩部与关节面齐平（图 9.8b）。在这一步使用冲洗很重要；

4. 然后将攻丝拧到标记的深度（图 9.8c）；

5. 用螺钉起子植入螺钉固定组件，至起子的标记线与邻近软骨表面的边缘平齐（图 9.8d）；

6. 拔出导针，将试模 Cap 连接到螺钉上来确认固定组件深度的准确性-试模 Cap 要略低于邻近的关节软骨表面（图 9.8e）。若需要可将螺钉进一步拧入。然后取出 Cap 试模；

7. 下一步是股骨表面准备。将中心柱重新插入

螺钉固定组件，然后把接触探针插入中心柱。通过旋转在四个特定的点来测量偏心距（图 9.8f），注意尺寸卡上合适的数字（导向器直径 15 mm 或 20 mm）；

8. 根据卡片上的信息选择合适的关节假体；

9. 用导针替代中心柱，然后用环锯在关节软骨上刻下标记；

10. 根据测量的偏心距（匹配颜色编码）选择准确的表面磨钻，钻至其与固定部件顶部相接触（图 9.8g）。一个有用的窍门是让磨钻在接触软骨前就开始工作，以避免损伤到关节软骨环；

11. 插入型号试模（图 9.8h），检查确认假体试模略低于周围软骨表面。亦可通过再次磨挫来调整。型号试模必须和表面磨挫的偏心距尺寸一致；

12. 最后，将关节组件紧紧地敲打到位，固定在骨组织上（图 9.8i）；

13. 在假体的下面使用骨水泥，将关节组件安装在植入物把持器上，并植入固定组件的锥度上。然

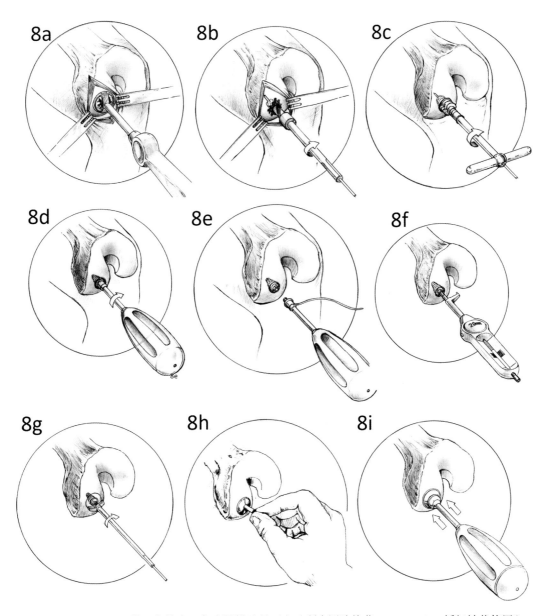

● **图 9.8**　HemiCap 植入物技术，各步骤描述见正文（所有图片均获 Arthrosurface 授权转载使用）

后将关节组件紧紧地敲击固定到螺钉固定组件的莫氏锥度上；

14. 冲洗关节，根据术者的习惯闭合切口。

对于 UniCAP 的操作，需要使用到不同的导板，其大小根据测量导向器来确定。该导板可以插入导丝以过度磨挫，便于将更大的假体放置在准确的深度和位置。

9.7.3　BioPoly 手术技术

BioPoly RS 部分膝关节表面置换植入物的手术技术包括准备一个特别的凹槽，其技术和小型金属植入物类似。采用操作简单、保留骨量的技术来建立相对周围解剖结构旋转和深度均正确的凹槽，然

后将 BioPoly 植入物压配植入。

关键步骤如图 9.9 所示：

1. 将试模放置在缺损表面适当的位置，确保获得足够的覆盖，确定植入物型号（图 9.9a）；

2. 将钻头导向器放置在关节软骨上（图 9.9b），对准缺损中心，将导针钻至刻度线。此步骤中让导针的轴线与关节面垂直至关重要，可在导针钻入前调整导向器以获得满意的导针方向；

3. 取出钻头导向器，将合适型号的导向套筒套在临时的导针上（图 9.9b）。将切割套管套在导向套筒上，并手动旋转以切割软骨（图 9.9c）；

4. 将磨钻套管套在导向套筒上，然后取出管内的导向套筒，进而将空心的磨钻头顺着临时的导针

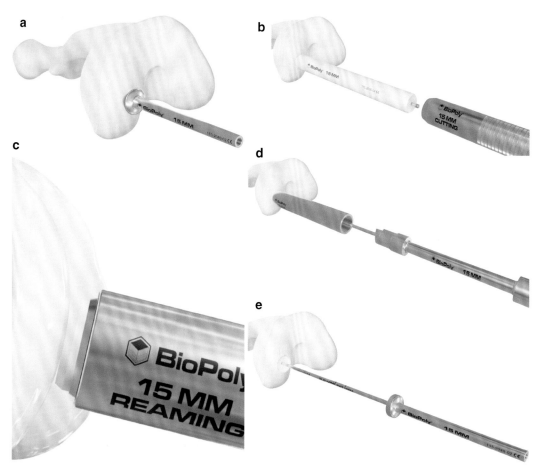

● **图 9.9**   BioPoly 植入技术（所有图片均获 Schwartz Biomedical 授权转载使用）。（a）使用型号导向器确定缺损的面积。（b）插入钻头导向器，标记关节软骨。（c）安装切割管套。（d）通过管套置入磨钻。（e）通过导针置入试模。

置入（图 9.9d）；

5. 边冲洗边将磨钻头钻至与磨钻套管顶部相接触；

6. 顺着临时的导针放置试模，检查确认其较关节软骨面低 0.5 mm（图 9.9e）；

7. 最后，去除试模和导针，把假体置于植入器远端，然后施加压力并轻轻敲击将假体植入骨内。

当使用 15 mm×24 mm 假体时，钻头导向器有 2 个钉孔，可以置入 2 枚临时导针（图 9.10），需要进行 2 次磨挫来获得与假体匹配的骨床形状。中间的软骨用刀片去除。

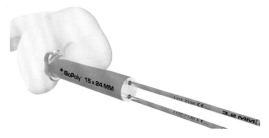

● **图 9.10**   准备 Biopoly 15 mm×24 mm 植入物的导针

9.8   术后护理和康复

所有股骨髁远端植入物的术后康复基本都是一样的，因为植入物在负重时均稳定。允许逐步恢复活动。在弃用拐杖之前，鼓励患者在可耐受范围内部分负重 6 周，以帮助骨骼长入。如果患者不能依从康复计划，则应将股骨假体使用骨水泥固定，以防止微动。

在屈曲范围允许的情况下尽早开始骑车练习，根据肿胀程度确定是否可以引入物理治疗和力量训练。当能够完全屈曲并且没有疼痛、肿胀时，开始恢复运动，但是避免对抗性跑步。康复总体所需的时间会有一些波动。由于该治疗创伤小，部分患者 10 ～ 12 周恢复良好，亦有部分患者需要花费 6 ～ 9 个月才能获得康复。

9.9   发表的临床结果

在假体放置准确情况下，金属假体的 2 年[11]、

5 年[12-13] 及 12 年[14] 临床结果均较好。然而，这些假体也不可避免地会有失败或翻修率，需要理解这些结果，才能更好地量化和优化手术指征。

HemiCAP 和 UniCAP 植入物　据生产公司资料（个人交流），全球已经植入大约 5 万套 HemiCAP® 和 UniCAP® 假体。Malahias 等[15] 进行了系统综合回顾分析，纳入 21 项初步研究中的 10 项，其中没有临床证据 I 级或 II 级的研究。回顾分析纳入了 334 例患者，平均年龄 43.5 岁，48% 为男性。4 篇文章报道了 HemiCAP 植入物的结果[12-13, 16-17]，另外 4 篇报道了 HemiCAP-Wave 对股骨滑车缺损表面置换的结果[18-21]，1 篇报道了两者的结果[19]，1 篇则报道了 UniCAP 植入物的结果[20]。总体上使用 UniCAP 植入物的临床结果劣于 HemiCAP 植入物。4 个研究统计分析了 X 线片上骨关节炎的变化，其中 3 个研究显示在末次随访时骨关节炎等级明显加重。疼痛的平均视觉模拟评分（Visual analog scale，VAS）从术前的 7.3 分改善到 2.4 分，美国膝关节协会评分（Knee Society Score，KSS）总分从术前平均 50.5 分改善到 89 分（在两个研究者使用），WOMAC 总分从 42 分提升到 86 分。本回顾研究未分析失败率，因此未能给出清晰的预期生存率。

该回顾研究注意到目前缺乏设计良好且有中长期随访的临床研究，并且已发表的研究中样本数量均较少[14]。此外，骨关节炎的进展似乎是该技术的一个主要缺陷。作者得出结论，股骨或髌股关节的部分表面置换在中年患者中可获得较好的短期效果，该技术填补了生物学治疗和关节置换术之间的空白。患者要知道该技术的失败率，或者说是翻修率，理解该技术是在为推迟关节置换手术的年龄争取时间。

对于股骨髁的损伤，Bollars 等[13] 报道了 18 例中年人平均随访 34 个月获得了满意的效果，Becher 等[12] 报道 21 例患者随访 5 年亦获得满意效果。Dhollander 等[17] 报道了 14 例患者平均随访 26.1 个月的结果，临床效果良好，但影像学上 HemiCAP 导致明显的骨关节炎改变。Pascual-Garrido 等[16] 比较了 32 例 HemiCAP 和 30 例生物学治疗的患者，发现两种方法所获得的临床改善并无明显差异。

Laursen[20] 完整地前瞻性研究了一组患者术后 3 个月、1 年、2 年的结果。评估方法包括影像学（Kellgren-Lawrence 系统）、KSS 主观及功能评分、疼痛的 VAS 评估。61 例股骨滑车、股骨髁软骨损伤的患者采用 HemiCAP® 植入物[22]，64 例全

层软骨缺损或早期骨关节炎的患者采用 UniCAP® 植入物[20]。该系列病例在后续报道了随访高达 10 年的临床及影像学结果（126 例患者年龄 35 ～ 65 岁，使用了 HemiCAP® 或 UniCAP® 表面置换微型假体。这些研究显示在 10 年以上的随访时两款假体的翻修率分别为 40% 和 60%[23-24]。作者指出，尽管失败率，或者更确切地说是翻修率看似很高，但这些患者比接受关节置换术的普通患者的年龄更小，并且有明显的症状。作者分析后总结认为股骨表面置换植入物可以作为有症状患者的临时乃至长期的治疗，因为患者即使是在术后很久仍然有明显的症状和功能的改善。

然而，值得注意的是在 Laursen 等的 UniCAP 系列研究中，胫骨侧未使用聚乙烯垫，并且研究未记录胫骨表面的状态。尽管相当部分患者功能良好，且对效果满意，这一观察发现可以解释高的翻修为关节置换的发生率，并有助于优化该手术的适应证。

最近，Nahas 等[25] 报道了 14 例采用 HemiCAP 植入平均随访 10 年的结果。植入时平均年龄 40 岁（28 ～ 49 岁），10 例位于内侧髁、2 例位于外侧髁、2 例为双侧髁。10 例患者接受评估，2 例翻修（1 例 TKR，1 例 UKR），因此 9.4 年的生存率为 80%。

BioPoly 植入物　Nathwani 等[26] 报道了 33 例患者因股骨髁局部软骨损伤采用 BioPoly 植入物的前瞻性研究结果。术后 6 个月、1 年、2 年记录效果，并与既往的微骨折治疗的效果进行对比。超过 50% 的患者既往软骨修复治疗失败。每个时间点所记录的膝关节损伤及关节炎（knee injury and osteoarthritis outcome score，KOOS）评分、VAS 疼痛评分、SF-36 生理部分的评分与术前相比均有明显的且有临床意义的改善（$p < 0.025$）。术后 2 年时 Tegner 活动评分较术前明显改善（$p < 0.025$）。年轻患者（≤ 40 岁）和年长患者（> 40 岁）之间效果无明显差异。与既往的微骨折数据相比，BioPoly RS 植入物患者的 KOOS 中生活质量和运动的评分明显较高。作者的结论是，无论年龄如何，患者的功能在手术后 2 年持续改善，并且优于微骨折治疗。当然长期的结果还需要随访。

Episealer 植入物　作为受控发布的产品，目前正在收集 Episealer 的数据，对决定其随访 2 年结果的因素进行全面分析。最近发表了对 80 例 ICRS 分级为 3 或 4 级的局灶性软骨病变患者的前瞻性研究[27]，术后随访 3 个月、1 年和 2 年的数据分析显

示，Episealer 的失败率低，临床评分良好。75 例患者在假体植入后至少 24 个月后进行评估：80 例患者中有 2 例患者接受翻修（2.5%），1 例拒绝参加，2 例未完成全部的所需数据，剩下的 75 例患者数据完整并进行分析。平均年龄 48 岁（27 ～ 69 岁），41% 为男性患者。48 例（64%）患者在 Episealer® 植入前有软骨修复失败操作。40 例患者采用 Episealer 髁单体植入物，25 例采用髁联体植入物，10 例滑车软骨缺损（采用 Episealer 髁联体或滑车单体植入物）。60 例植入于内侧髁，5 例在外侧髁。该完整的病例系列结果显示，在术后 1、2 年时 KOOS 评分的 5 个领域均明显改善（$p < 0.001 \sim 0.002$）。合计的 KOOS4 由术前的 35 分改善到术后 12 个月和 24 个月的 57 分和 59 分（$p < 0.05$）。这种改善超过了最小临床意义变化值（minimal clinically important difference，MCID），并且长期维持。软骨缺损的部位和软骨修复的病史并不明显影响治疗效果（$p > 0.05$），但亦有可能是由于病例数量较少，不足以检测出这些因素之间的差异。在讨论中作者指出，良好的结果可以归因于个性化的设计、特别定制和精确的植入引导器。24 个月时 2.5% 的低失败率表明微型金属植入物在治疗膝关节局灶性股骨软骨和骨软骨缺损方面具有明确的价值。

9.10   讨论

微型金属植入物是一种经过广泛测试的治疗特定软骨缺损的方法。从基础科学的角度来看，使用硬质金属植入物可能是有必要的，并且关节对植入物显示出良好的耐受性。需要精确的手术技术来确保植入物略低于关节软骨高度的理想位置。远期成功的关键是患者的适应证选择，包括良好的关节力线、局限性的病变而非进展性骨关节炎，半月板完整性，BMI 以及胫骨侧软骨损伤不超过 ICRS 2 级的损伤。需要强调和提醒的是，设计这些植入物的目的，是作为超出生物制剂治疗范围、但对于整个关节置换来说还为时过早的患者的一个过渡治疗。其结果不需要与部分或全部关节置换相比较，因为手术适应证有很大的不同。可能的理想患者应当是年龄介于 40 ～ 60 岁、活跃、不愿意或不能完成生物学治疗后漫长的康复计划、并且软骨损伤局限而非弥漫性。

HemiCAP 和 UniCAP 植入物的随访时间最长，其临床效果令人担忧，但这些长期随访的文章缺乏对胫骨表面良好的描述。BioPOLY 植入物和 Episealer 植入物的短期随访结果显示了令人鼓舞临床改善，且失败率低。

9.11   总结

严格的适应证非常重要，对于正确的病人，特别是那些之前软骨修复失败和面临关节软骨修复翻修的病人，这项手术可能是最佳的选择，能够在关节置换手术前争取到过渡的时间以及生活质量。然而，很显然仍然需要对特定患者群体使用前述的植入物结果进行更多的分析。

参考文献

1. Biant LC, McNicholas MJ, Sprowson AP, Spalding T. The surgical management of symptomatic articular cartilage defects of the knee: consensus statements from United Kingdom knee surgeons. Knee. 2015;22(5):446–9.
2. Li CS, Karlsson J, Winemaker M, Sancheti P, Bhandari M. Orthopedic surgeons feel that there is a treatment gap in management of early OA: international survey. Knee Surg Sports Traumatol Arthrosc. 2014;22:363–78.
3. Miniaci A. UniCAP as an alternative for unicompartmental arthritis. Clin Sports Med. 2014;33(1):57–65.
4. Adell R, Lekholm U, Rockler B, Branemark PI. A 15-year study of osseointegrated implants in the treatment of the edentulous jaw. Int J Oral Surg. 1981;10(6):387–416.
5. Soballe K. Hydroxyapatite ceramic coating for bone implant fixation. Mechanical and histological studies in dogs. Acta Orthop Scand. 1993;64(Suppl. 255):1–58.
6. Martinez-Carranza N, Berg HA, Lagerstedt AS, Nurmi-Sandh H, Schupbach P, Ryd L. Fixation of a double-coated titanium-hydroxiapatite focal knee resurfacing implant A 12-month study in sheep. Osteoarthr Cart. 2014;22(6):836–44.
7. Stålman A, Martinez-Carranza N, Roberts D, Högström M. A customized femoral resurfacing metal implant for focal chondral lesions. Short term results of the first 10 patients. Proc ICRS. 2016;2017:23–30.
8. Robertsson O, Ranstam J, Sundberg M, W-Dhal A, Lidgren L. The Swedish Knee Arthroplasty Register: a review. Bone Joint Res. 2014;3(7):217–22.
9. Martinez-Carranza N, Berg HE, Hultenby K, Nurmi-Sandh H, Ryd L, Lagerstedt AS. Focal knee resurfacing and effects of surgical precision on opposing cartilage. A pilot study on 12 sheep. Osteoarthr Cartil. 2013;21(5):739–45.

10. Schell H, Jung T, Ryd L, Duda G. On the attachment of cartilage to HA: signs of "chondrointegration". Studies on the Episealer mini-prosthesis in the sheep knee. In: Proceedings of the 17th congress of European Society of SportsTraumatology, Knee Surgery and Arthroscopy; 2016.

11. Stålman A, Sköldenberg O, Martinez-Carranza N, Roberts D, Högström M, Ryd L. No implant migration and good subjective outcome of a novel customized femoral resurfacing metal implant for focal chondral lesions. Knee Surg Sports Traumatol Arthrosc. 2018;26(7):2196–204.

12. Becher C, Kalbe C, Thermann H, Paessler HH, Laprell H, Kaiser T, et al. Minimum 5-year results of focal articular prosthetic resurfacing for the treatment of full-thickness articular cartilage defects in the knee. Arch Orthop Trauma Surg. 2011;131(8):1135–43.

13. Bollars P, Bosquet M, Vandekerckhove B, Hardeman F, Bellemans J. Prosthetic inlay resurfacing for the treatment of focal, full thickness cartilage defects of the femoral condyle: a bridge between biologics and conventional arthroplasty. Knee Surg Sports Traumatol Arthrosc. 2012;20(09):1753–9.

14. Becher C, Cantiller EB. Focal articular prosthetic resurfacing for the treatment of full-thickness articular cartilage defects in the knee: 12-year follow-up of two cases and review of the literature. Arch Orthop Trauma Surg. 2017;137(09):1307–17.

15. Malahias MA, Chytas D, Thorey F. The clinical outcome of the different HemiCAP and UniCAP knee implants: a systematic and comprehensive review. Orthop Rev. 2018;10(2):7531.

16. Pascual-Garrido C, Daley E, Verma NN, Cole BJ. A comparison of the outcomes for cartilage defects of the knee treated with biologic resurfacing versus focal metallic implants. Arthroscopy. 2017;33:364–73.

17. Dhollander AA, Almqvist KF, Moens K, et al. The use of a prosthetic inlay resurfacing as a salvage procedure for a failed cartilage repair. Knee Surg Sports Traumatol Arthrosc. 2015;23:2208–12.

18. Patel A, Haider Z, Anand A, Spicer D. Early results of patellofemoral inlay resurfacing arthroplasty using the HemiCap Wave prosthesis. J Orthop Surg. 2017;25(1):1–5.

19. Imhoff AB, Feucht MJ, Meidinger G, et al. Prospective evaluation of anatomic patellofemoral inlay resurfacing: clinical, radiographic, and sports-related results after 24 months. Knee Surg Sports Traumatol Arthrosc. 2015;23:1299–307.

20. Laursen JO. Treatment of full-thickness cartilage lesions and early OA using large condyle resurfacing prosthesis: UniCAP. Knee Surg Sports Traumatol Arthrosc. 2016;24(5):1695–701.

21. Feucht MJ, Cotic M, Beitzel K, et al. A matched-pair comparison of inlay and onlay trochlear designs for patellofemoral arthroplasty: no differences in clinical outcome but less progression of osteoarthritis with inlay designs. Knee Surg Sports Traumatol Arthrosc. 2017;25(09):2784–91.

22. Laursen JO, Lind M. Treatment of full-thickness femoral cartilage lesions using condyle resurfacing prosthesis. Knee Surg Sports Traumatol Arthrosc. 2017;25:746–51.

23. Laursen JO, Skjøt-Arkil H, Mogensen CB. Ten-year cohort study of 62 HemiCAP® patients showing initial high revision rates but good clinical outcomes and long-term survival after five years in "Treatment of full-thickness cartilage lesions and early OA in the knee using condylar resurfacing prosthesis in the middle-aged patient". PhD Thesis. University of Southern Denmark. 2019.

24. Laursen JO, Skjøt-Arkil H, Mogensen CB. UniCAP offers a long term treatment for middle-aged patients, who are not revised within the first nine years. Knee Surg Sports Traumatol Arthrosc. 2019;27(5):1693–7.

25. Nahas S, Monem M, Li L, Patel A, Parmar H. Ten-year average full follow-up and evaluation of a contoured focal resurface prosthesis (HemiCAP) in patients in the United Kingdom. J Knee Surg. 2019; https://doi.org/10.1055/s-0039-168892.

26. Nathwani D, McNicholas M, Hart A, Miles J, Bobic V, et al. Partial resurfacing of the knee with the biopoly implant: interim report at 2 years. JBJS Open Access. 2017;2(2) https://doi.org/10.2106/JBJS.OA.16.00011.

27. Holz J, Spalding T, Boutefnouchet T, et al. Patient-specific metal implants for focal chondral and osteochondral lesions in the knee; excellent clinical results at 2 years. Knee Surg Sports Traumatol Arthrosc. 2020. https://doi.org/10.1007/s00167-020-06289-7.

第 10 章

膝关节保护性康复

Karen Hambly，Jay Ebert，Barbara Wondrasch，and Holly Silvers-Granelli

熊筱璐 译 姚尧 艾冬梅 审校

10.1 背景介绍

10.1.1 膝关节保护性康复的原则

适当的机械负荷对维持膝关节的局部适应性及营养提供了必要的刺激[1]。膝关节外伤或手术改变了膝关节相关组织的生理承载能力，并打破了关节内稳态。膝关节保护性康复的目的是为关节愈合创造最佳的力学环境，以促进膝关节内稳态的恢复并重返理想的功能状态[2]。在一定时间内，机械负荷可以在没有超载或破坏组织结构的情况下作用于膝关节，且其频率及强度可以伴随着康复的进行而改变。因此，康复是一个循序渐进的过程，关节负荷的进阶反映了受累组织不同的生物愈合阶段和患者个体特征[1]。

10.1.1.1 康复过程概述

越来越多的膝关节保护性手术干预可用于骨软骨修复，所有这些都认为康复过程对于最终成功的治疗结果是至关重要的。

康复内容及其引入时间应根据以下因素进行**个性化设计**：

- 组织损伤的性质和程度（关节周围组织的位置、大小和性质）
- 外科手术（手术次数、类型和相关病理结果）
- 患者的个体特征［日常生活 / 运动需求、年龄、性别、症状及持续时间、体重指数（body mass index，BMI）和一般健康情况］

在不同患者之间，康复计划的内容和进阶时间点存在很大差异，但它们均遵循共同的原则。**康复过程**需要反映**组织愈合**的四个阶段（如下），各阶段时间上会存在一定重叠：

1. 炎症反应期
2. 增殖期

3. 重塑期
4. 成熟期

在这些愈合阶段中，组织的承载力发生变化，使得对负荷反应的控制和监测成为康复的一项核心原则。因此，通过应用全面的功能解剖学知识、生物力学原理和运动处方来选择运动，以控制作用于膝关节上的负荷，从而避免超负荷损伤[3]。康复训练的内容包括：恢复全范围 ROM、全承重（full weight bearing，FWB）、肌力、神经肌肉运动控制及重返活动。

10.1.2 术前康复管理（预康复）

尽管软骨修复后的术后康复的重要性已经获得广泛的认可[2, 4]，但术前康复的作用仍然被低估。

术前康复计划包括康复宣教和训练，使患者在心理和躯体上为手术和术后阶段做好准备[4-5]。多项纳入等待各类下肢手术的患者的研究表明，良好的术前功能可以积极影响术后结果、住院时间和总体健康水平，同时可以降低围手术期并发症的风险[6-7]。此外，一项评估积极康复计划对膝关节软骨缺损患者治疗效果的研究表明，术前康复可以改善膝关节功能，使 63% 的患者推迟手术时间[5]。

10.1.2.1 患者教育

了解软骨（或骨软骨）缺损的性质（大小、形状和缺损位置）和生物力学等知识有助于患者更好地理解术后早期禁忌的膝关节运动和负荷是如何影响软骨组织愈合的，这对术后康复至关重要[2, 4]。

术前应教授患者掌握不同负重（WB）模式下（按体重百分比）如何拄拐行走，使患者术后过渡更加平稳。此外，应向患者具体解释康复过程的不同阶段和负荷进阶，包括进阶标准、关节内稳态（控制疼痛和炎性渗出）的重要性和永久性超负荷的风险。

10.1.2.2　术前适应性训练

术前康复训练的内容应当侧重于改善膝关节周围肌群的肌力、增强神经肌肉控制能力、增加胫股关节（tibiofemoral joint，TFJ）和髌股关节（patellofemoral joint，PFJ）的活动度、减少膝关节疼痛和炎性渗出，从而实现膝关节的正常功能[5]。

股四头肌、腘绳肌和髋周肌群的肌力下降可能是膝关节退行性病变的重要因素，与膝关节骨性关节炎（knee osteoarthritis，KOA）的发病密切相关[8-9]，因此在康复各阶段中应当充分考虑。肌肉力量训练应根据疼痛和其他症状进行调整。膝关节肌力训练应包含单纯训练特定肌肉群的开链（opened kinetic chain，OKC）运动和协同训练多个肌群的闭链（closed kinetic chain，CKC）运动，并注重运动模式的正确性，保证运动质量，避免对膝关节有害的负荷模式发生。神经肌肉训练应该从静态、简单的训练动作开始，从双腿到单腿，从睁眼到闭眼，再到站立在不稳定的物体表面。为避免健侧肢本体感觉的下降，双腿应当同时进行锻炼。此外，应进一步关注核心和上肢肌群的训练，以辅助术后早期功能活动的完成，如床椅转移和拐杖辅助下步行。

为了进一步改善 TFJ 和 PFJ 的关节活动度，建议采用主动和被动方式。

- **被动治疗技术**：关节松动包括滑动技术和软组织松动，以提供正常的关节运动学，这对恢复关节软骨组织的正常生理负荷有着重要意义[10]。
- **主动活动训练**：在非负重（none weight bearing，NWB）条件下进行，强调软骨细胞、滑液分泌所需的机械刺激以及软骨组织的营养[11]。对于症状性软骨损伤，过度的剪切力可能会诱发关节炎性渗出和疼痛，因此建议患者在CKC 系统中进行主动活动训练。

10.1.3　术后康复管理

10.1.3.1　渐进性关节活动度训练

足够的关节活动度是日常生活的必要先决条件，包括日常生活活动（activities of daily living，ADL）和体育活动。软骨修复手术后尽早恢复 ROM 可预防粘连、缓解疼痛和促进关节运动正常化，这对关节软骨组织的生理负荷极为重要[12]。

研究表明，通过早期循环练习控制性的 ROM 恢复有利于膝关节功能，如果制动会导致愈合延迟，并对软骨组织的生理学特性产生不利影响。失去生理性的力学刺激而导致关节软骨的愈合延迟[13]。由于软骨细胞的营养主要来源于滑液，滑液的数量和质量在软骨代谢中起着重要作用。关节循环训练是侧重于改善关节稳态和刺激滑膜生成 / 滑液分泌的一种训练方法。然而，由于软骨组织在手术后的前 4 ~ 6 周易受损伤，因此应保护组织免受过度负荷，尤其需要避免剪切力与压缩力的联合作用。因此，在设计软骨修复后的康复训练时，全面掌握膝关节生物力学机制对于掌握施加在愈合软骨组织上的力至关重要。

TFJ 的屈伸运动包括由股骨和胫骨表面的滚动和滑动，及屈伸终末端的旋转运动。在垂直负重活动期间（如步行、站立和爬楼梯），TFJ 暴露于高强度的机械负荷之下[14]，因此术后早期应避免上述活动。然而，在非负重部分负重位置的 ROM 练习会对关节产生低至中等的负荷，因此推荐使用。PFJ 是由髌骨及其后方的股骨滑车组成的鞍关节。在较大的屈膝角度下，尤其是负重条件下 PFJ 内的负荷显著增加，将导致愈合中的软骨组织上的机械负荷增加。因此，对于组织愈合而言，推荐无负重或部分负重条件下进行 0° 到 90° 的膝关节 ROM 训练是安全[15-16]。

一般情况下，建议在 CKC 系统中进行主动或被动 ROM 训练，且应在无大负荷的情况下进行，以尽可能减少损伤部位所受的剪切力[4, 17]。此外，这些训练对患者来说是相对安全和容易的，推荐每天进行，并需持续较长的时间以获得理想的训练效果。几种可选的可能的训练方式有：连续被动运动（continuous passive motion，CPM）、足跟滑动、自行车和划船练习等。

10.1.3.2　渐进式负重训练

虽然术后康复有数个重要组成部分，但使得患者逐渐恢复到完全负重（FWB）步态是至关重要的，尤其与 TFJ 中的软骨治疗有关。临床上，部分类型手术后过度激进的方案可能会增加疼痛和炎症，同时有可能导致早期移植物的失败或组织退化，如自体软骨细胞植入（ACI）和微骨折治疗。但过于保守的方法无法为早期关节组织的增殖、随后的成熟和长期的耐久性提供最佳的机械刺激。

随着软骨修复手术技术的不断演变，加上目前临床方面对修复组织成熟阶段经验的丰富和更多的重视，现提出的负重训练方案已变得更加快速，且不会明显损害患者的预后。虽然软骨修复后需要一段时间的组织保护，但普遍认为微骨折、自体基质诱导软骨生成（matrix-induced autologous chondrocyte implantation，AMIC）和 ACI 等软骨组织修复手术后，早期原始修复组织需要渐进性的机械负荷刺激。例如，有研究表明 ACI 术后的组织修复的质量会受到术后初期机械负荷刺激的影响[18-19]。

在基础研究中，循环压缩负荷已被证实可以增强：

- 软骨形成
- 基质合成
- 基因表达

静态压缩负荷和制动已被证实会引发细胞分解反应[20-24]。

因此，不再提倡在软骨修复后进行关节制动和非负重训练，推荐早期术后即进行渐进式负重训练。传统骨膜覆盖的 ACI 术后最初提出早期进行 6 周的足趾触地式步行，术后 11 ～ 12 周恢复到全负重[25]，但第二代胶原覆盖的 ACI 技术则建议可早期进行负重训练[26]，而第 3 代基质诱导的 ACI 技术则被证实加速负重训练是安全的，即 6 ～ 8 周就可恢复到全负重[27-29]。

目前提倡对微骨折术后进行早期的组织保护，众多学者建议在 4 ～ 8 周恢复全负重[30]，但也有研究结果表明微骨折术后仍需 4 周的非负重（NWB）阶段[30]。就像 ACI 研究中负重加速的演变过程一样，支架增强微骨折技术也可能允许更快的康复过程[31]。自体和同种异体骨移植均被允许用来及时治疗软骨缺损性疾病[32]。然而，由于缺乏早期负重和组织修复理论的依据，相关研究仍然建议早期的非负重（NWB），及额外 2 ～ 3 周的部分负重（Partial weight bearing，PWB）[33]。

术后康复疗效将受多重因素影响，如患者一般情况、关节损伤位置及大小、手术的方式等，因此个体化负重和康复方案必不可少。不同的手术方式和研究（即随机研究或已发表的研究方案，作为特定手术的前瞻性评估的一部分）中负重时间线有所不同。然而，整个增殖阶段的早期组织保护要素仍然存在，随后随着组织的发育和成熟逐渐增加负荷，

一旦组织被认为能够更好地吸收高负荷并保护底层的骨骼，即可向高负荷（即慢跑、跳跃等）过渡。

10.1.3.3 肌力训练

渐进式肌力训练旨在辅助软骨修复术后患者恢复多种关节功能，具体方案取决于术前或术后的时间安排：

1. 手术前：改善术前存在的 ROM、神经肌肉控制、步态等其他生物力学异常

2. 术后早期阶段（0 ～ 6 周）：早期通过细胞和组织负荷以促进组织恢复，最大限度减少肌萎缩和肢体功能的丧失。

3. 术后 6 周至 3 ～ 6 个月：给予不同组织和膝关节分级负荷，结合力量训练，提高患者日常活动的能力，为后期进一步康复及重返运动做准备。

4. 术后 5 ～ 6 个月以后：更高强度的负重和专项运动的强化练习，以恢复最佳的下肢和躯干生物力学，从而改善运动能力并降低进一步受伤的风险。由于缺乏相关对照试验研究，以及因个性化训练需要更多的不一样的参数，导致目前尚不明确最佳的强化训练。尽管如此，在遵循上述大致原则的情况下，现有的临床工作已经表现出良好的治疗结果[4, 27, 34-36]。

软骨修复术后（微骨折、AMIC 或 ACI）后组织修复的质量取决于，或者部分由术后的机械负荷刺激的强度决定[18-19]。运动对关节软骨的有利影响及负荷的生理学效应为软骨修复术后运动康复提供了强有力的理论依据[4]。然而，选择合适的训练方式对于适应上述因素至关重要，既不影响早期组织修复的完整性，也不会发生部分膝关节条件不良患者在进行更高水平的力量训练时，膝关节（和肌肉骨骼系统）因负荷增加过快而导致膝关节进一步受伤的风险。

在考虑运动训练的进展和规定的锻炼方式（等长或等张、OKC 或 CKC 等）时，必须了解 TFJ 和 PFJ 的关节运动学。同时还需结合其他影响因素，包括组织愈合的阶段、损伤部分的大小和位置、病人体重、生理状况、运动协调性、既往活动情况以及治疗的依从性，同时还需密切监测患者是否出现超负荷训练的典型体征，如关节疼痛或积液等[4]。尤为重要的是，与急性 ACL 损伤后几乎立即进行 ACL 重建手术的患者不同，软骨缺损患者术前饱受长期症状的折磨。因此，这部分患者术前通常表现为严重的肌无力、较差神经肌肉控制能力和膝关节功能[5, 37]，这使得术后肌肉强化更加重要，以解决术后（以及术前已

经存在的）肌肉功能缺陷。在充分纳入上述因素后，治疗师制订个性化的康复训练计划，来帮助这部分患者改善身体功能，并最大限度地减少组织修复过程中的不利因素的影响。

总之，渐进式抗阻训练的强度应当与关节组织愈合的各阶段相适应，并同时在促进组织修复、恢复肌肉力量和改善关节功能等方面发挥重要的作用，以确保患者充分和不受限制地重返工作和 / 或体育活动。

10.1.3.4　神经肌肉再教育

神经肌肉再教育对软骨修复手术的恢复有着重要的意义。全身运动和力量训练已成软骨病变保守治疗以及术前和术后干预的金标准。这些干预措施已被证明可以减轻疼痛、关节腔积液和整体改善关节功能[38-39]。然而，单纯力量训练并不能充分解决受累关节的功能性不稳或神经肌肉性欠佳的问题[40]。实际上，神经肌肉训练已经成功地整合到损伤预防计划中，以减轻膝关节韧带和软骨结构损伤的风险[41-44]。

神经肌肉训练的主要目标是：

- 提高感觉运动皮质控制
- 改善运动的整体生物力学
- 获得充足的关节功能性稳定能力[45-46]

在神经肌肉控制缺陷的患者中，可能会出现关节动力学和运动学改变、关节松弛或不稳、本体感觉减退，及疼痛步态[47-48]。在康复期间，应增加能模拟日常生活和运动需求的功能性锻炼。康复训练应在不同膝关节角度、不同的平面上进行，以进一步强化相关运动链的本体感觉。运动治疗的定性评价是至关重要的，为获得最佳功能，应该更加注重最优的运动表现技巧，而不是运动重复的次数。进阶至神经肌肉训练的应以定性为基础的，并且在进一步进阶之前，需要保证患者能够达到上阶段的功能性治疗目标，且关节未出现不良反应。

康复治疗过程中，需要持续解决任何潜在病理性关节运动学、可测得的力量失衡和本体感觉缺陷[49-50]。如果在评估以及康复过程中发现膝关节出现动态活动下膝外翻、髋关节内旋或内收或外侧间室负荷过大，那恢复臀肌、髋关节后侧和髋外侧肌群肌力和神经肌肉控制的功能锻炼至关重要[51]。在解决肌肉力量和力量不足的问题的同时，需要同步解决运动感觉和本体感觉的缺陷[2, 5]。最重要的是，神经肌

肉训练必须高度个体化，综合考虑患者一般情况、既往史、软骨病变的大小和位置、合并症和具体康复目标。此阶段应密切监测患者的自我报告的疼痛和结果评分，以及相关不良事件。

根据患者的需求和目标，进行适当的生物力学评估，如六分钟步行、动态平衡、单腿下蹲和单腿跳跃试验，这些试验可以定性和定量阐述与疼痛相关的关节功能缺陷，同时应该纳入功能和残疾水平以充分评估神经肌肉控制的改善情况[37]。另外，上述试验可以帮助康复医生确定患者恢复特定活动的身体和心理准备程度，同时在整个康复阶段监测功能的改善情况[37, 52]。

10.1.3.5　治疗性运动和重返活动

在软骨修复手术之后，不同患者通常会以不同的速度完成康复过程，这取决于**多种因素**，包括：

- 年龄
- 性别
- 种族
- 先前的功能水平
- 系统性疾病
- 外伤史
- BMI
- 病变部位和损伤程度
- 合并损伤[53-55]

上述因素与关节软骨修复术后的结局有着直接相关性。在病人术后制定康复训练计划前，关键需关注患者的年龄、先前运动水平以及 BMI[39, 56-57]。随着年纪的增长，代谢活性和基质合成的下降是显著的，因为分化软骨细胞在细胞增殖过程中有困难，并且基本上无法迁移到细胞外基质中的病变部位[58]。由于 BMI 的增加可能导致髌膝骨性关节炎、软骨负荷和软骨体积损失的风险增加[59-60]，所以针对 BMI 大于 30 kg/m^2 的患者，往往需要调整运动治疗方案的强度。有对抗性运动参与史及损伤史可能会增加软骨退行性变的发生率，这种退行性变是由于膝关节暴露于与急停、减速和旋转运动相关的重复关节载荷而导致的高强度生物力学载荷[61]。研究显示，在统计学意义上，ACL 或半月板损伤病史增加了患者发生关节软骨损伤的可能性[62-63]。

因此，在制订运动处方时需要考虑患者病变部位及损伤程度。如果治疗过程中，患者的 BMI 升

高，还必须增加减重方案[59, 64]。专项训练选择必须由医生确定，以避免对关节软骨修复部位产生过度负荷。此外，康复的功能性进阶必须结合患者既往功能及体适能水平、功能目标和对运动负荷的个体反应。在合适的康复阶段，纳入步行训练方案是评估下肢功能恢复的一种简单、经济有效的方法，因为健康或已愈合的膝关节软骨被认为能够适应递增式生物力学负荷[65]。通过步态训练，康复医生可以轻松地评估和监控步行速度、距离和生物力学运动表现，同时患者也可以自行训练。在术后阶段，还可以选择性地使用椭圆机和固定自行车以增加患者耐力和有氧能力。渐进抗阻训练已被证明，当负荷适时，可以减轻疼痛、减少关节负荷、增加关节活动度、恢复关节功能以及维持软骨健康[66]。此外，拉伸训练的纳入同样重要，其可以减少由于适应性肌肉软组织短缩对关节软骨产生的过度负荷。建议肌力训练内容应该包含在矢状面、冠状面、水平面三个运动平面的动作：下蹲（正确运动模式，无膝关节过度前移、膝外翻，并根据病变部位选择不同的活动角度），伸膝、髋外展，伸髋、髋外旋和提踵。拉伸训练涉及的肌群包括但不限于腘绳肌、股四头肌、髋屈肌、髋外旋肌和腓肠肌/比目鱼肌等，每天至少进行一次，每次每个动作维持 30 ～ 60 秒。

另外，心理因素将直接影响受伤后重返运动的速度，同样的，还会间接影响软骨修复后康复的速度和运动型活动。这些**心理因素**包括：

- 害怕再受伤
- 运动恐惧症
- 缺乏信心
- 焦虑
- 是否能够兑现此前许下的与功能相关的承诺
- 患者无法控制结果[67]

受伤后，除了日常生活活动功能及运动功能受损以外，患者通常还会受到一系列心理反应的影响，包括压力、犹豫、自卑、抑郁、对再次受伤的恐惧和焦虑[68-70]。以上述心理反应通常在受伤和/或手术后随即产生，随着康复的进行而逐渐消退[71]。然而，这些因素可能会持续存在，甚至会加重，因为在康复的后期不可避免需要讨论恢复先前的活动水平的话题[72-73]。如果这些心理顾虑得不到解决，那么整个康复过程可能会明显延长，最终可能会影响成功重返活动。

10.2　康复结局测量

临床实践指南建议使用经验证有效的患者报告的临床结局（patient reported outcome，PRO）、一般健康问卷和活动量表[37]。膝关节软骨修复术后康复结局测量的标准仍然低于单纯手术的结局测量标准[74]，因此需要对康复结局测量的内容进行标准化。康复结局测量应从首次评估时开始作为基线数据，并在恢复活动过程中确定不同阶段的评价时间点[74]。

推荐的**躯体损伤的评估方法**包括：

- 关节肿胀评估，改良冲击测试
- 膝关节主动关节活动度
- 股四头肌最大自主等长或等速肌力测试
- 关节间隙有无压痛[37]

目前尚无专门**基于软骨性能的身体功能测试方法**，但建议可使用：

- 30 秒坐站试验
- 上下楼梯
- 计时起立-行走测试
- 早期康复阶段可使用 6 分钟步行测试[37]
- 康复后期重返运动时推荐使用单腿跳测试[37]

患者报告的临床结局评价量表（Patient-reported Outcome Measure，PROMs）通常用于衡量一个人的健康状况，并作为临床试验的主要终点。可分为基于特定躯体部位、疾病、人群的 PROMs 或通用 PROMs。

目前研究中推荐用于评估**软骨修复**的**膝关节特定 PROMs** 包括[75]：

- **国际膝关节文献委员会膝关节评估表（the International Knee Documentation Committee Knee Evaluation Form，IKDC）**[76]
- **膝关节损伤和骨关节炎评分量表（Knee Injury and Osteoarthritis Outcome Score，KOOS）**[77]

目前尚无针对关节软骨缺损的特定 PROM。通用的 PROMs 不可直接用于康复评定，但可以用于健康相关的生活质量和健康经济学的评价和分析。

健康调查量表 -36 和 -12（SF-36、SF-12），以及 EuroQol 健康质量量表（如欧洲五维生存质量量表，即 EQ-5D）常被作为通用 PROMs 用于软骨损伤修复研究。

术前 PROMs 已被证明能够为 ACI 手术后的整体功能水平提供准确的预期[78]。然而，膝关节软骨修复手术后康复报告结果仍然低于手术报告的标准[74]，并且软骨修复人群的验证最小临床重要差异（MCID）阈值是有限的。软骨修复研究中经常使用Marx 或 Tegner 等活动评价量表，但通常没有根据年龄或性别进行校正，且缺少软骨修复手术患者的标准数据的对照[79]。

对于许多患者来说，软骨修复手术后的康复过程是一个漫长且富有情绪变化的过程[80]。术后康复的心理反应有可能影响功能康复的结果。因此，考虑心理社会方面的专项结果测量也十分重要，尤其是对于那些康复过程中突然的变化。目前，自我效能信念已被发现影响关节手术后的康复结果：

- 康复自我效能量表是专为接受下肢骨科手术的患者设计[81]
- 膝关节自我效能量表衡量目前和未来膝关节功能的自我效能感[82]。
- Tampa 运动恐惧症量表[83]可以用来量化对运动和再损伤的恐惧，以及它们与康复后较差的膝关节相关生活质量的关系[84]。

10.3　总结

膝关节保护性康复的目的是为关节损伤愈合反应提供一个良好的机械环境，这将促进的恢复关节内稳态和重返最佳功能。这是一个循序渐进的过程，负荷进阶反映了受影响组织的生理愈合阶段和患者的个性化特征。应用生物力学和运动处方的原则是康复计划个性化的核心内容。

参考文献

1. Mithoefer K, Hambly K, Logerstedt D, Ricci M, Silvers H, Della VS. Current concepts for rehabilitation and return to sport after knee articular cartilage repair in the athlete. J Orthop Sports Phys Ther. 2012;42(3):254–73.
2. Hambly K, Bobic V, Wondrasch B, Van Assche D, Marlovits S. Autologous chondrocyte implantation postoperative care and rehabilitation: science and practice. Am J Sports Med. 2006;34(6):1020–38.
3. van Rossom S, Smith CR, Thelen DG, Vanwanseele B, Van Assche D, Jonkers I. Knee joint loading in healthy adults during functional exercises: implications for rehabilitation guidelines. J Orthop Sports Phys Ther. 2018;48(3):162–73.
4. Edwards PK, Ackland T, Ebert JR. Clinical rehabilitation guidelines for matrix-induced autologous chondrocyte implantation on the tibiofemoral joint. J Orthop Sports Phys Ther. 2014;44(2):102–19.
5. Wondrasch B, Aroen A, Rotterud JH, Hoysveen T, Bolstad K, Risberg MA. The feasibility of a 3 month active rehabilitation program for patients with knee full-thickness articular cartilage lesions: the Oslo CARE study. J Orthop Sports Phys Ther. 2013;43(5):310–24.
6. Topp R, Swank AM, Quesada PM, Nyland J, Malkani A. The effect of prehabilitation exercise on strength and functioning after total knee arthroplasty. PM R. 2009;1(8):729–35.
7. Santa Mina D, Scheede-Bergdahl C, Gillis C, Carli F. Optimization of surgical outcomes with prehabilitation. Appl Physiol Nutr Metab. 2015;40(9):966–9.
8. Costa RA, Oliveira LM, Watanabe SH, Jones A, Natour J. Isokinetic assessment of the hip muscles in patients with osteoarthritis of the knee. Clinics. 2010;65(12):1253–9.
9. Hinman RS, Hunt MA, Creaby MW, Wrigley TV, McManus FJ, Bennell KL. Hip muscle weakness in individuals with medial knee osteoarthritis. Arthritis Care Res. 2010;62(8):1190–3.
10. Beumer L, Wong J, Warden SJ, Kemp JL, Foster P, Crossley KM. Effects of exercise and manual therapy on pain associated with hip osteoarthritis: a systematic review and meta-analysis. Br J Sports Med. 2016;50(8):458–63.
11. Alford JW, Cole BJ. Cartilage restoration, Part 1: Basic science, historical perspective, patient evaluation, and treatment options. Am J Sports Med. 2005;33(2):295–306.
12. Williams JM, Moran M, Thonar EJ, Salter RB. Continuous passive motion stimulates repair of rabbit knee articular cartilage after matrix proteoglycan loss. Clin Orthop. 1994;304:252–62.
13. Buckwalter JA. Effects of early motion on healing of musculoskeletal tissues. Hand Clin. 1996;12(1):13–24.
14. McGinty G, Irrgang JJ, Pezzullo D. Biomechanical considerations for rehabilitation of the knee. Clin Biomech. 2000;15(3):160–6.
15. Grelsamer RP, Weinstein C. Applied biomechanics of the patella. Clin Orthop. 2001;389:9–14.
16. Wallace DA, Salem GJ, Salinas R, Powers CM. Patellofemoral joint kinetics while squatting with and without an external load. J Orthop Sports Phys Ther. 2002;32(4):141–8.
17. Fitzgerald GK, Axe MJ, Snyder-Mackler L. Proposed practice guidelines for nonoperative anterior cruciate ligament rehabilitation of physically active individuals. J Orthop Sports Phys Ther. 2000;30(4):194–203.
18. Khan KM, Scott A. Mechanotherapy: how physical

therapists' prescription of exercise promotes tissue repair. Br J Sports Med. 2009;43(4):247–52.

19. Carter DR, Beaupre GS, Wong M, Smith RL, Andriacchi TP, Schurman DJ. The mechanobiology of articular cartilage development and degeneration. Clin Orthop. 2004;(427 Suppl):S69–77.

20. Elder SH, Goldstein SA, Kimura JH, Soslowsky LJ, Spengler DM. Chondrocyte differentiation is modulated by frequency and duration of cyclic compressive loading. Ann Biomed Eng. 2001;29(6):476–82.

21. Quinn TM, Grodzinsky AJ, Buschmann MD, Kim YJ, Hunziker EB. Mechanical compression alters proteoglycan deposition and matrix deformation around individual cells in cartilage explants. J Cell Sci. 1998;111(Pt 5):573–83.

22. Sah RL, Kim YJ, Doong JY, Grodzinsky AJ, Plaas AH, Sandy JD. Biosynthetic response of cartilage explants to dynamic compression. J Orthop Res. 1989;7(5):619–36.

23. Ragan PM, Chin VI, Hung HH, Masuda K, Thonar EJ, Arner EC, et al. Chondrocyte extracellular matrix synthesis and turnover are influenced by static compression in a new alginate disk culture system. Arch Biochem Biophys. 2000;383(2):256–64.

24. Grumbles RM, Howell DS, Howard GA, Roos BA, Setton LA, Mow VC, et al. Cartilage metalloproteases in disuse atrophy. J Rheumatol Suppl. 1995;43:146–8.

25. Minas T, Peterson L. Advanced techniques in autologous chondrocyte transplantation. Clin Sports Med. 1999;18(1):13–44, v–vi.

26. Robertson WB, Fick D, Wood DJ, Linklater JM, Zheng MH, Ackland TR. MRI and clinical evaluation of collagen-covered autologous chondrocyte implantation (CACI) at two years. Knee. 2007;14(2):117–27.

27. Ebert JR, Fallon M, Zheng MH, Wood DJ, Ackland TR. A randomized trial comparing accelerated and traditional approaches to postoperative weightbearing rehabilitation after matrix-induced autologous chondrocyte implantation: findings at 5 years. Am J Sports Med. 2012;40(7):1527–37.

28. Edwards PK, Ackland TR, Ebert JR. Accelerated weightbearing rehabilitation after matrix-induced autologous chondrocyte implantation in the tibiofemoral joint: early clinical and radiological outcomes. Am J Sports Med. 2013;41:2314. https://doi.org/10.1177/0363546513495637.

29. Wondrasch B, Zak L, Welsch GH, Marlovits S. Effect of accelerated weightbearing after matrix-associated autologous chondrocyte implantation on the femoral condyle on radiographic and clinical outcome after 2 years: a prospective, randomized controlled pilot study. Am J Sports Med. 2009;37(Suppl 1):88S–96S.

30. Negrin L, Kutscha-Lissberg F, Gartlehner G, Vecsei V. Clinical outcome after microfracture of the knee: a meta-analysis of before/after-data of controlled studies. Int Orthop. 2012;36(1):43–50.

31. Erggelet C, Vavken P. Microfracture for the treatment of cartilage defects in the knee joint - a golden standard? J Clin Orthop Trauma. 2016;7(3):145–52.

32. Camp CL, Stuart MJ, Krych AJ. Current concepts of articular cartilage restoration techniques in the knee. Sports Health. 2014;6(3):265–73.

33. Hangody L, Fules P. Autologous osteochondral mosaicplasty for the treatment of full-thickness defects of weight-bearing joints: ten years of experimental and clinical experience. J Bone Joint Surg Am. 2003;85(90002):25–32.

34. Van Assche D, Caspel DV, Staes F, Saris DB, Bellemans J, Vanlauwe J, et al. Implementing one standardized rehabilitation protocol following autologous chondrocyte implantation or microfracture in the knee results in comparable physical therapy management. Physiother Theory Pract. 2011;27(2):125–36.

35. Della Villa S, Kon E, Filardo G, Ricci M, Vincentelli F, Delcogliano M, et al. Does intensive rehabilitation permit early return to sport without compromising the clinical outcome after arthroscopic autologous chondrocyte implantation in highly competitive athletes? Am J Sports Med. 2010;38(1):68–77.

36. Tyler TF, Lung JY. Rehabilitation following osteochondral injury to the knee. Curr Rev Musculoskelet Med. 2012;5:72.

37. Logerstedt DS, Scalzitti DA, Bennell KL, Hinman RS, Silvers-Granelli H, Ebert J, et al. Knee pain and mobility impairments: meniscal and articular cartilage lesions revision 2018. J Orthop Sports Phys Ther. 2018;48(2):A1–A50.

38. Beaufils P, Hulet C, Dhenain M, Nizard R, Nourissat G, Pujol N. Clinical practice guidelines for the management of meniscal lesions and isolated lesions of the anterior cruciate ligament of the knee in adults. Orthop Traumatol Surg Res. 2009;95(6):437–42.

39. Zhang W, Moskowitz RW, Nuki G, Abramson S, Altman RD, Arden N, et al. OARSI recommendations for the management of hip and knee osteoarthritis, part I: critical appraisal of existing treatment guidelines and systematic review of current research evidence. Osteoarthr Cartil. 2007;15(9):981–1000.

40. Fitzgerald GK, Piva SR, Irrgang JJ. Reports of joint instability in knee osteoarthritis: its prevalence and relationship to physical function. Arthritis Rheum. 2004;51(6):941–6.

41. Mandelbaum BR, Silvers HJ, Watanabe DS, Knarr JF, Thomas SD, Griffin LY, et al. Effectiveness of a neuromuscular and proprioceptive training program in preventing anterior cruciate ligament injuries in female athletes. Am J Sports Med. 2005;33:1003.

42. Myer GD, Ford KR, Palumbo JP, Hewett TE. Neuromuscular training improves performance and lower-extremity biomechanics in female athletes. J Strength Cond Res. 2005;19(1):51–60.

43. Noyes FR, Barber-Westin SD, Smith ST, Campbell T, Garrison TT. A training program to improve neuromuscular and performance indices in female high school basketball players. J Strength Cond Res. 2012;26(3):709–19.

44. Silvers-Granelli HJ, Bizzini M, Arundale A, Mandelbaum BR, Snyder-Mackler L. Higher com-

pliance to a neuromuscular injury prevention program improves overall injury rate in male football players. Knee Surg Sports Traumatol Arthrosc. 2018;26:1975–83.

45. Hewett TE, Myer GD, Ford KR, Heidt RS Jr, Colosimo AJ, McLean SG, et al. Biomechanical measures of neuromuscular control and valgus loading of the knee predict anterior cruciate ligament injury risk in female athletes: a prospective study. Am J Sports Med. 2005;33(4):492–501.

46. Lindblom H, Walden M, Carlfjord S, Hagglund M. Implementation of a neuromuscular training programme in female adolescent football: 3-year follow-up study after a randomised controlled trial. Br J Sports Med. 2014;48(19):1425–30.

47. Madhavan S, Shields RK. Neuromuscular responses in individuals with anterior cruciate ligament repair. Clin Neurophysiol. 2011;122(5):997–1004.

48. Olson TJ, Chebny C, Willson JD, Kernozek TW, Straker JS. Comparison of 2D and 3D kinematic changes during a single leg step down following neuromuscular training. Phys Ther Sport. 2011;12(2):93–9.

49. Thorlund JB, Aagaard P, Roos EM. Thigh muscle strength, functional capacity, and self-reported function in patients at high risk of knee osteoarthritis compared with controls. Arthritis Care Res. 2010;62(9):1244–51.

50. Thorlund JB, Aagaard P, Roos EM. Muscle strength and functional performance in patients at high risk of knee osteoarthritis: a follow-up study. Knee Surg Sports Traumatol Arthrosc. 2012;20(6):1110–7.

51. Myer GD, Ford KR, Di Stasi SL, Foss KD, Micheli LJ, Hewett TE. High knee abduction moments are common risk factors for patellofemoral pain (PFP) and anterior cruciate ligament (ACL) injury in girls: is PFP itself a predictor for subsequent ACL injury? Br J Sports Med. 2015;49(2):118–22.

52. Cacolice PA, Carcia CR, Scibek JS, Phelps AL. The use of functional tests to predict sagittal plane knee kinematics in NCAA-D1 female athletes. Int J Sports Phys Ther. 2015;10(4):493–504.

53. Chan CX, Wong KL, Toh SJ, Krishna L. Chinese ethnicity is associated with concomitant cartilage injuries in anterior cruciate ligament tears. Orthop J Sports Med. 2018;6(1):2325967117750083.

54. Jimenez G, Cobo-Molinos J, Antich C, Lopez-Ruiz E. Osteoarthritis: trauma vs disease. Adv Exp Med Biol. 2018;1059:63–83.

55. Neumann J, Hofmann FC, Heilmeier U, Ashmeik W, Tang K, Gersing AS, et al. Type 2 diabetes patients have accelerated cartilage matrix degeneration compared to diabetes free controls: data from the Osteoarthritis Initiative. Osteoarthr Cartil. 2018;26(6):751–61.

56. Janakiramanan N, Teichtahl AJ, Wluka AE, Ding C, Jones G, Davis SR, et al. Static knee alignment is associated with the risk of unicompartmental knee cartilage defects. J Orthop Res. 2008;26(2):225–30.

57. Rosenberger P, Dhabhar F, Epel E, Jokl P, Ickovics J. Sex differences in factors influencing recovery from arthroscopic knee surgery. Clin Orthop Relat Res. 2010;468(12):3399–405.

58. Hambly K, Silvers-Granelli H, Steinwachs M. Rehabilitation after articular cartilage repair of the knee in the football (soccer) player. Cartilage. 2012;3(S):50S–6S.

59. Hangaard S, Gudbergsen H, Skougaard M, Bliddal H, Nybing JD, Tiderius CJ, et al. Point of no return for improvement of cartilage quality indicated by dGEMRIC before and after weight loss in patients with knee osteoarthritis: a cohort study. Acta Radiol. 2018;59(3):336–40.

60. Gersing AS, Schwaiger BJ, Nevitt MC, Joseph GB, Chanchek N, Guimaraes JB, et al. Is weight loss associated with less progression of changes in knee articular cartilage among obese and overweight patients as assessed with MR imaging over 48 months? Data from the Osteoarthritis Initiative. Radiology. 2017;284(2):508–20.

61. Fernandes GS, Parekh SM, Moses J, Fuller C, Scammell B, Batt ME, et al. Prevalence of knee pain, radiographic osteoarthritis and arthroplasty in retired professional footballers compared with men in the general population: a cross-sectional study. Br J Sports Med. 2018;52:678.

62. Frobell RB, Le Graverand MP, Buck R, Roos EM, Roos HP, Tamez-Pena J, et al. The acutely ACL injured knee assessed by MRI: changes in joint fluid, bone marrow lesions, and cartilage during the first year. Osteoarthr Cartil. 2009;17(2):161–7.

63. Reinke EK, Spindler KP, Lorring D, Jones MH, Schmitz L, Flanigan DC, et al. Hop tests correlate with IKDC and KOOS at minimum of 2 years after primary ACL reconstruction. Knee Surg Sports Traumatol Arthrosc. 2011;19(11):1806–16.

64. Hussain SM, Tan MC, Stathakopoulos K, Cicuttini FM, Wang Y, Chou L, et al. How are obesity and body composition related to patellar cartilage? A systematic review. J Rheumatol. 2017;44(7):1071–82.

65. Harkey MS, Blackburn JT, Davis H, Sierra-Arevalo L, Nissman D, Pietrosimone B. The association between habitual walking speed and medial femoral cartilage deformation following 30minutes of walking. Gait Posture. 2018;59:128–33.

66. Hernandez-Molina G, Reichenbach S, Zhang B, Lavalley M, Felson DT. Effect of therapeutic exercise for hip osteoarthritis pain: results of a meta-analysis. Arthritis Rheum. 2008;59(9):1221–8.

67. Ardern CL, Taylor NF, Feller JA, Webster KE. Fear of re-injury in people who have returned to sport following anterior cruciate ligament reconstruction surgery. J Sci Med Sport. 2012;15(6):488–95.

68. Ardern CL, Taylor NF, Feller JA, Whitehead TS, Webster KE. Psychological responses matter in returning to preinjury level of sport after anterior cruciate ligament reconstruction surgery. Am J Sports Med. 2013;41(7):1549–58.

69. Hsu CJ, George SZ, Chmielewski TL. Association of quadriceps strength and psychosocial fac-

tors with single-leg hop performance in patients with meniscectomy. Orthop J Sports Med. 2016;4(12):2325967116676078.

70. Hsu CJ, Meierbachtol A, George SZ, Chmielewski TL. Fear of reinjury in athletes. Sports Health. 2017;9(2):162–7.

71. Rosenthal BD, Boody BS, Hsu WK. Return to play for athletes. Neurosurg Clin N Am. 2017;28(1):163–71.

72. Chmielewski TLZG, Lentz TA, et al. Longitudinal changes in psychosocial factors and their association with knee pain and function after anterior cruciate ligament reconstruction. Phys Ther. 2011;91:1355–66.

73. Christino MA, Fantry AJ, Vopat BG. Psychological aspects of recovery following anterior cruciate ligament reconstruction. J Am Acad Orthop Surg. 2015;23(8):501–9.

74. Bright P, Hambly K. A systematic review of reporting of rehabilitation in articular-cartilage-repair studies of third-generation autologous chondrocyte implantation in the knee. J Sport Rehabil. 2014;23(3):182–91.

75. Roos EM, Engelhart L, Ranstam J, Anderson AF, Irrgang JJ, Marx RG, et al. ICRS recommendation document: patient-reported outcome instruments for use in patients with articular cartilage defects. Cartilage. 2011;2(2):122–36.

76. Irrgang JJ, Anderson AF, Boland AL, Harner CD, Kurosaka M, Neyret P, et al. Development and validation of the International Knee Documentation Committee subjective knee form. Am J Sports Med. 2001;29(5):600–13.

77. Roos EM, Roos HP, Lohmander LS, Ekdahl C, Beynnon BD. Knee Injury and Osteoarthritis Outcome Score (KOOS)--development of a self-administered outcome measure. J Orthop Sports Phys Ther. 1998;28(2):88–96.

78. Howard JS, Lattermann C. Use of preoperative patient reported outcome scores to predict outcome following autologous chondrocyte implantation. Orthop J Sports Med. 2014;2(2 Suppl):2325967114S00050.

79. Hambly K. The use of the Tegner Activity Scale for articular cartilage repair of the knee: a systematic review. Knee Surg Sports Traumatol Arthrosc. 2011;19(4):604–14.

80. Toonstra JL, Howell D, English RA, Lattermann C, Mattacola CG. Patient experiences of recovery after autologous chondrocyte implantation: a qualitative study. J Athl Train. 2016;51:1028.

81. Waldrop D, Lightsey O, Ethington C, Woemmel C, Coke A. Self-efficacy, optimism, health competence and recovery from orthopaedic surgery. J Couns Psychol. 2001;48:233–8.

82. Thomee P, Wahrborg P, Borjesson M, Thomee R, Eriksson BI, Karlsson J. A new instrument for measuring self-efficacy in patients with an anterior cruciate ligament injury. Scand J Med Sci Sports. 2006;16(3):181–7.

83. Miller R, Kori S, Todd D. The Tampa Scale. In: Book M, editor. Serial; 1991. Unpublished Report.

84. Kvist J, Ek A, Sporrstedt K, Good L. Fear of re-injury: a hindrance for returning to sports after anterior cruciate ligament reconstruction. Knee Surg Sports Traumatol Arthrosc. 2005;13(5):393–7.

第 11 章

半月板解剖

Urszula Zdanowicz

孙明辉 译 周盛 审校

11.1 内侧半月板

基于解剖形态的差异，Śmigielski 等人[1] 在其研究中将内侧半月板划分为五个解剖区：前根（1 区）、前内侧区（2a 与 2b 区）、内侧区（3 区）、后侧区（4 区）与后根（5 区）（图 11.1）。

11.1.1 1 区 前根

内侧半月板前根中心位于胫骨内侧髁间嵴顶点的前方（平均距离 27.5 mm）、胫骨内侧髁软骨面前外侧（平均 7.6 mm），紧邻 ACL（anterior cruciate ligament）边缘的前部（平均 9.2 mm）[2]。

Berlet 等人[3] 将内侧半月板前根位置分为四种类型。在最常见的 I 型中，前根位于胫骨平台的髁间平坦区域。其余类型中，前根位置沿胫骨平台下行，直到 Ⅳ 型。在该型中没有观察到牢固的骨性附着[4]。

11.1.2 2 区 前内侧区

前内侧区可被横韧带进一步分为两个亚区：2a 和 2b[1]。在第 2 区，内侧半月板通过冠状韧带（亦称板胫韧带）与胫骨相连，其上缘松散附着于滑膜组织。

11.1.3 3 区 内侧区

内侧区位于内侧副韧带（medial collateral ligament, MCL）水平。在此水平，半月板边缘（上缘、下缘）及外侧部分均附着于 MCL 深层（亦常视为关节囊的强化）[1, 5]（图 11.2 与图 11.3）。

11.1.4 4 区 后区

在后区，内侧半月板经冠状韧带（板胫韧带）固着于胫骨。相反，其上缘游离，无任何附着物[1, 6]（图 11.4），这在半月板缝合时甚为重要。

11.1.5 5 区 后根

内侧半月板后根附着于后交叉韧带胫骨止点的前内侧、外侧半月板后根止点的后方以及胫骨内侧髁间嵴顶点的后方[7]（图 11.5）。参考关节镜下的解剖标志，其最显著实用的可信距离如下[7]：

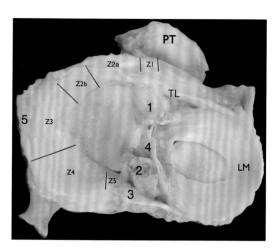

● **图 11.1** 右膝关节解剖。图示为内侧半月板的五个分区（Z1；Z2a, b；Z3；Z4；Z5）。（1）前交叉韧带；（2）后交叉韧带；（3）后板股韧带（Wrisberg 韧带）；（4）前板股韧带（Humphrey 韧带）；（5）内侧副韧带；LM：lateral meniscus 外侧半月板，TL：transverse ligament 横韧带，PT：patellar tendon 髌腱。

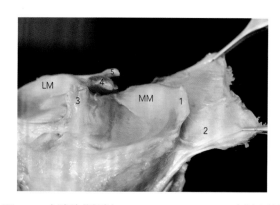

● **图 11.2** 右膝关节解剖。MM：medial meniscus 内侧半月板，LM：lateral meniscus 外侧半月板；（1）内侧副韧带（MCL）深层；注意其与内侧半月板 3 区的连接相当牢固；（2）MCL 浅层；（3）ACL；（4）PCL；（5）后板股韧带。

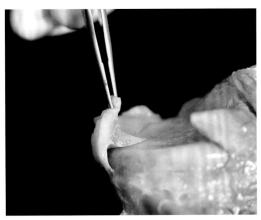

● 图 11.3　局部解剖。内侧半月板 3 区的横切面，位于 MCL 水平。注意半月板附着于 MCL 深层的形态。

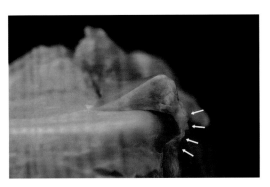

● 图 11.4　局部解剖。图示为内侧半月板后角（4 区）的横切面。白色箭头标记为冠状韧带（板胫韧带）。注意该区域半月板上缘未有任何附着物。

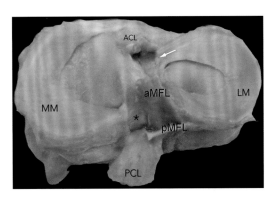

● 图 11.5　右膝关节解剖。注意：内侧半月板后根止点（*）位于后交叉韧带（posterior cruciate ligament，PCL）胫骨止点的前内侧。同时可见外侧半月板前根插入前交叉韧带（anterior cruciate ligament，ACL）胫骨止点下方的状态（白色箭头标记）。MM：medial meniscus 内侧半月板，LM：lateral meniscus 外侧半月板，aMFL：anterior menisco-femoral ligament 前板股韧带（Humphrey 韧带），pMFL：posterior menisco-femoral ligament 后板股韧带（Wrisberg 韧带）。

1. 与胫骨内侧髁间嵴的距离，在其后侧 9.6 mm，外侧 0.7 mm 处；

2. 胫骨平台内侧关节软骨拐点，内侧半月板后

根止点中心位于其外侧 3.5 mm 处；

3. PCL 胫骨止点的最近端，直线距离后根止点中心内侧 8.2 mm。

11.1.6　男女差异

Vrancken 等人[8]对内侧半月板进行了三维分析。他描述了两种不同的半月板形状，主要在于高度差异。他还指出，男女之间半月板的主要区别在于其尺寸。然而，半月板形状的差异是否会影响其功能，仍有待进一步研究。

11.2　外侧半月板

11.2.1　前根

外侧半月板前根插入前交叉韧带胫骨止点的下方，位于胫骨外侧髁间嵴顶点的前内侧[2, 9]。外侧半月板前、后角的外部纤维与前交叉韧带"C"形胫骨止点相融合。"C"形的中心位于外侧半月板前根宽泛的骨性止点处[9]（图 11.5）。

11.2.2　前角

在前角区，外侧半月板凭借极为菲薄的冠状韧带（板胫韧带）松弛附着于胫骨上，这使其具有很大的活动度。

11.2.3　腘肌腱裂孔区

腘肌腱裂孔区是膝关节内最复杂且最引人关注的区域之一。

进化发育解剖学是了解后外侧角结构的复杂形态及其与外侧半月板关系的关键。三亿六千万年前的脊椎动物直至人类的胚胎发育时期，腓骨与股骨之间相关节。然而，随着脊椎动物膝关节的进化，腓骨与附着的关节囊外侧部分向远端移行，形成了腘肌腱裂孔与关节内腘肌腱。在早期的进化过程中，即腓骨仍与股骨相关节时期，腘肌腱近端附着于腓骨头。在腓骨向远端移行的过程中，腘肌腱获得了新的股骨附着点，同时保留着原有的腓骨附着点[10-11]。

板腓韧带是连接外侧半月板后下缘与腓骨头的厚实纤维束（图 11.6），它在一定程度上是冠状韧带（板胫韧带）的强化结构。但是，冠状韧带仅附着于胫骨外侧髁近端的关节缘下方，而板腓韧带远端附

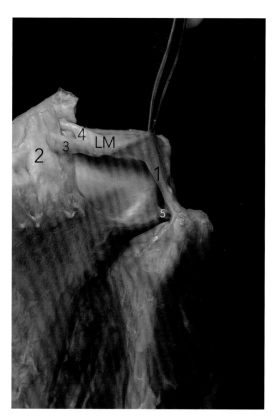

● 图 11.6　右膝关节解剖，后视图。LM：lateral meniscus 外侧半月板。（1）板腓韧带；（2）后交叉韧带；（3）后板股韧带；（4）前板股韧带；（5）近端胫腓关节上关节囊

着于腓骨头[12-13]。该韧带相对较大，常被低估，目前认为它是维持外侧半月板位置的结构，对其生物力学具有很大影响，或与外侧半月板撕裂有关。

根据 Kimura 等人[14]的研究，在腘肌腱裂孔水平，板胫（冠状）韧带可能存在两种类型：Ⅰ型（21%），冠状韧带覆盖半月板下整个腘肌腱；Ⅱ型（79%），冠状韧带存在缺损，其间可见腘肌腱。Kimura 还识别出板股冠状韧带，今人称为半月板腘肌上纤维束。他当时并未辨认出板腓韧带。

11.2.4　板股韧带

外侧半月板前角与髁间区连接有两条韧带：**前板股韧带**（亦称 **Humphrey** 韧带）（anterior menisco-femoral ligament，aMFL）与**后板股韧带**（**Wrisberg** 韧带）（posterior menisco-femoral，pMFL）。Humphrey 韧带近端止点位于 PCL 股骨止点远端边缘与髁关节软骨边缘之间。后板股韧带止点较 aMFL 更为靠后，位于 PCL 止点的近端边缘[15]。

Kato 等人[16]在其研究中测量了这些韧带的平均宽度。此项研究中，Humphrey 韧带的平均宽度为 8.7 mm，Wrisberg 韧带为 6.8 mm，而 PCL 为 13.3 mm，

这些韧带的粗大显而易见。

在不同研究中，板股韧带的出现概率有所差异。双韧带同时出现的平均概率为 31.8%；92% 的病例至少存在其一，仅有 aMFL 的占 21.7%，仅有 pMFL 的占 38.4%[15]。根据 Parsons[17]的研究，板股韧带的存在和功能与膝关节的旋转运动密切相关。其对人类及其他哺乳动物的膝关节解剖进行了对比研究。在较低等的猴子（如恒河猴）中，膝关节的旋转比人类大——外侧半月板的后部与胫骨不相连，但与股骨相连（通过斜形韧带，走行于后交叉韧带的后方）。另外，在无膝关节旋转的哺乳动物（如果蝠）中，所有的板股韧带、半月板甚至腘肌均缺失。根据 Heller 与 Langman 的理论，膝关节在屈曲内旋时，板股韧带将后角向内侧与前方牵拉，而腘肌通过**半月板腘肌纤维束**起相应的拮抗作用[15, 18]。

11.2.5　后根

后根止点位于胫骨外侧髁间嵴顶点的后内侧。参考关节镜下的解剖标志，其最佳可信距离为[7]：

1. 胫骨外侧髁间嵴顶点后侧 1.5 mm，内侧 4.2 mm；
2. 胫骨平台外侧关节软骨缘内侧 4.3 mm；
3. 直线距离 PCL 胫骨止点的最近边缘 12.7 mm。

致谢：本人感谢 Marek Tramś 博士于解剖方面的帮助，感谢 Maciej Śmiarowski 博士提供的精彩图片，一并感谢医学教育中心（www.cem-med.pl）的支持。

参考文献

1. Smigielski R, Becker R, Zdanowicz U, Ciszek B. Medial meniscus anatomy-from basic science to treatment. Knee Surg Sports Traumatol Arthrosc. 2015;23:8–14.
2. LaPrade CM, Ellman MB, Rasmussen MT, James EW, Wijdicks CA, Engebretsen L, LaPrade RF. Anatomy of the anterior root attachments of the medial and lateral menisci: a quantitative analysis. Am J Sports Med. 2014;42:2386–92.
3. Berlet GC, Fowler PJ. The anterior horn of the medical meniscus. An anatomic study of its insertion. Am J Sports Med. 1998;26:540–3.
4. Hatayama K, Higuchi H, Kimura M, Takeda M, Ono H, Watanabe H, Takagishi K. Histologic changes after meniscal repair using radiofrequency energy in rabbits. Arthroscopy. 2007;23:299–304.
5. Wymenga AB, Kats JJ, Kooloos J, Hillen B. Surgical anatomy of the medial collateral ligament and the posteromedial capsule of the knee. Knee Surg Sports

Traumatol Arthrosc. 2006;14:229–34.

6. Fenn S, Datir A, Saifuddin A. Synovial recesses of the knee: MR imaging review of anatomical and pathological features. Skeletal Radiol. 2009;38:317–28.

7. Johannsen AM, Civitarese DM, Padalecki JR, Goldsmith MT, Wijdicks CA, LaPrade RF. Qualitative and quantitative anatomic analysis of the posterior root attachments of the medial and lateral menisci. Am J Sports Med. 2012;40:2342–7.

8. Vrancken ACT, Crijns SPM, Ploegmakers MJM, O'Kane C, van Tienen TG, Janssen D, Buma P, Verdonschot N. 3D geometry analysis of the medial meniscus - a statistical shape modeling approach. J Anat. 2014;225:395–402.

9. Siebold R, Schuhmacher P, Fernandez F, Śmigielski R, Fink C, Brehmer A, Kirsch J. Flat midsubstance of the anterior cruciate ligament with tibial "C"-shaped insertion site. Knee Surg Sports Traumatol Arthrosc. 2015;23:3136–42.

10. Covey DC. Injuries of the posterolateral corner of the knee: the journal of bone and joint surgery-american volume. 2001;83(1):106–18. https://doi.org/10.2106/00004623-200101000-00015.

11. Haines RW. The tetrapod knee joint. J Anat. 1942;76:270–301.

12. Natsis K, Paraskevas G, Anastasopoulos N, Papamitsou T, Sioga A. Meniscofibular ligament: morphology and functional significance of a rela-tively unknown anatomical structure. Anat Res Int. 2012;2012:214784.

13. Zdanowicz UE, Ciszkowska-Łysoń B, Krajewski P, Ciszek B, Badylak SF. Menisco-fibular ligament — an overview: cadaveric dissection, clinical and MRI diagnosis, arthroscopic visualization and treatment. Folia morphologica. Ahead of print. 2020. https://doi.org/10.5603/FM.a2020.0127.

14. Kimura M, Shirakura K, Hasegawa A, Kobayashi Y, Udagawa E. Anatomy and pathophysiology of the popliteal tendon area in the lateral meniscus: 1. Arthroscopic and anatomical investigation. Arthroscopy. 1992;8:419–23.

15. Gupte CM, Bull AM, Thomas RD, Amis AA. A review of the function and biomechanics of the meniscofemoral ligaments. Arthroscopy. 2003;19:161–71.

16. Kato T, Śmigielski R, Ge Y, Zdanowicz U, Ciszek B, Ochi M. Posterior cruciate ligament is twisted and flat structure: new prospective on anatomical morphology. Knee Surg Sports Traumatol Arthrosc. 2018;26:31–9.

17. Parsons FG. The joints of mammals compared with those of man: a course of lectures delivered at the Royal College of Surgeons of England. J Anat Physiol. 1899;34:41–68.

18. Heller L, Langman J. The menisco-femoral ligaments of the human knee. J Bone Joint Surg (Br). 1964;46:307–13.

第 12 章

半月板病理与修复的新概念

R. Kyle Martin，Devin Leland，and Aaron J. Krych

孙明辉 译 周盛 审校

12.1 概述

内外侧半月板是膝关节的重要结构，既往认为其并无功能且可弃除。半月板损伤部分与次全切除术曾被广泛应用于对撕裂的处理。如此治疗是有鉴于这些损伤的愈合潜力，因为半月板的血供欠佳。目前人们认识到半月板有助于健康膝关节的负荷分布、稳定性与关节炎的预防，切除该结构的重要部分会造成相关影响，故而关注焦点已转移到对半月板的保留。半月板修复技术的进步与辅助生物疗法的引入改善了其愈合潜力与临床结果。在本章中，我们将概述临床常见的半月板撕裂类型，并讨论半月板修复的适应证、技术与相关结果。

12.2 半月板病理学

12.2.1 典型的半月板损伤及愈合潜力

目前已制订出诸多半月板损伤的分类系统，并取得了不同程度的成功。总体来说，半月板撕裂可根据其损伤机制（创伤性或退行性）、血供情况、伴随损伤或撕裂形态来进行描述。所有分类系统均将影响半月板愈合潜力的因素纳入了考虑范畴。

外伤性半月板撕裂通常涉及急性损伤，患者能够回忆病史，并可能伴有合并伤。相反，退行性半月板撕裂继发于伴有骨性关节炎改变的膝关节反复运动。外伤性半月板损伤可考虑手术治疗，而退变性半月板撕裂的标准处理为非手术治疗，取决于患者症状与临床表现。

半月板的中三分之二部分是无血管和非细胞性的，这显著限制了此处半月板的愈合潜力[1]。相反，半月板外三分之一部分的血运可通过其周围毛细血管丛提供，被视为可促进愈合[2]。一些研究支持此观点[3-4]，认为撕裂部与半月板外缘的相近程度是预测半月板愈合的最佳指标[5]。尽管半月板中

部的血供欠佳，但 Noyes 与 Barber-Westin 证实对半月板无血管区行撕裂修复仍可缓解症状[6-8]。

人们发现，膝关节伴有合并伤会影响半月板修复的愈合率。Cannon 与 Vittori 报道称，患者在半月板修复的同时行前交叉韧带（anterior cruciate ligament，ACL）重建，其愈合率为 91%，而在稳定的膝关节条件下，单纯行半月板修复的愈合率仅为 50%[9]。膝关节稳定性的改善为半月板愈合提供了最佳环境，在隧道钻孔过程中，生长因子与多能干细胞的释放被视为对修复部位起到了生物学促进作用。反之，若半月板修复时遗漏或忽略对膝关节不稳的处理，则持续的失稳对半月板愈合将产生不利影响[10-12]。

典型的半月板撕裂形态描述如下：

- 垂直撕裂 / 纵行撕裂
- 放射状撕裂、斜行撕裂 / 瓣状撕裂
- 水平撕裂

其中，垂直纵行撕裂具有最佳的愈合潜力[13-14]。亦有例外，当纵行撕裂自前向后延伸，使半月板碎块自行翻转，亦称半月板桶柄样撕裂，这种桶柄样构型会降低半月板修复的愈合率[9]。

放射状撕裂、斜行撕裂 / 瓣状撕裂与水平撕裂均会或多或少累及半月板中央无血管部分，限制了其愈合潜力。此外，水平撕裂是老年患者中最常见的半月板退行性病变。

近来，国际关节镜、膝关节外科及骨科运动医学协会（the International Society of Arthroscopy，Knee Surgery，and Orthopaedic Sports Medicine，ISAKOS）提出了一项半月板撕裂综合分型系统，力图将半月板损伤的报告标准化，提高研究的一致性。该分型分为：

- 撕裂深度
- 边缘宽度
- 位置、撕裂类型
- 组织质量

该分型已被证实具有充分的评估者间信度[15]。

12.2.2 半月板根部损伤

半月板根部损伤的定义为半月板从胫骨止点分离或在距该止点 1 cm 以内的放射状撕裂[16]。半月板根部止点对半月板功能起着至关重要的作用。有报道称该结构的损伤与半月板缺损的状况不相上下[17-20]。若不及时治疗，由于半月板挤压外凸与抗环向应力的丧失，该损伤会导致骨性关节炎的迅速进展[21]。LaPrade 等人制订了一项半月板根部撕裂的分型系统，指出大多数损伤涉及后根止点，尤其是 2 型。外侧半月板后根损伤最常伴有前交叉韧带（anterior cruciate ligament，ACL）撕裂，而内侧半月板后根损伤患者则更多伴有关节软骨缺损[22]。建议在关节镜检查时仔细探查半月板后根，并对其撕裂保持高度怀疑性，因为术前 MRI 对其漏诊率很高[23]。

12.2.3 Ramp 损伤

"Ramp" 损伤是指内侧半月板后角在半月板-关节囊结合部的外围附着处的损伤。

该损伤最常见于 ACL 撕裂者，据报道其发生率为 9%～17%[24-26]。磁共振成像（magnetic resonance imaging，MRI）对识别 Ramp 损伤的敏感性较低，可能与成像过程中膝关节伸直位时损伤复位有关[24, 26]。一项研究显示，72% 该类患者的 MRI 可见胫骨平台后内侧存在骨挫伤相关征象，提示可能存在 Ramp 损伤[26]。

该损伤也很难在关节镜检查中发现。一些作者建议使用后内侧辅助入路进行常规评估[27]。其他报道称，在膝关节屈曲 30° 位下，将镜头经前外侧入路穿过髁间窝，可获得充分的视野显露[26]。从生物力学角度看，目前证实在 ACL 缺损的膝关节中，如果在 ACL 重建时不进行修复，Ramp 损伤会增加胫骨前移和外旋，从而增加 ACL 移植物的张力[28-30]。

12.2.4 盘状半月板

盘状半月板是一种先天性变异，导致半月板形态异常，人群占比为 0.4%～16.6%[31-32]。该异常在亚洲人中最常见，15%～25% 的病例为双侧[33-35]。盘状形态最常累及外侧半月板，而内侧盘状半月板则很罕见[36-37]。形态的异常导致半月板损伤和不稳定的风险增加[38]，可表现为膝关节疼痛或机械症状。在年少儿童中，主要表现为膝关节自发弹响或爆裂声，而年长儿童和成人更容易出现盘状半月板撕裂[39-40]。

Watanabe 所描述的分型系统目前仍最为常用[41]。

12.3 半月板修复

12.3.1 典型的半月板损伤

12.3.1.1 适应证

实验室生物力学检测提示应始终对半月板进行修复，然而这并未考虑上述关于其愈合潜力的挑战。半月板修复失败可导致持续性疼痛与预后评分降低，而再次手术则使患者面临额外的手术风险与并发症可能。因此，手术指征应围绕影响半月板愈合的相关因素，包括撕裂的形态、位置、敏感度以及是否伴有合并伤。半月板愈合的定义不明确，临床评估、影像学检查与二次关节镜观察对判断愈合的量标各异，这增加了决策过程的复杂性[5]。

患者相关因素亦或在很大程度上影响决定是否需行半月板撕裂的修复。半月板修复后，由于康复方案通常会对负重与活动范围有数周或数月的限制，患者必须接受术后漫长的恢复期。这对于那些希望在术后能即刻返回体能工作的人来说可能并不可取，诸如体力劳动者或职业运动员。然而，短期康复必须与膝关节的长期功能相适衡。近来，加速康复方案日益发展并取得了较好的成果，使得一些患者可以更早地实现功能活动与负重[42-43]。然而，总体来讲，对于不愿遵守既定术后制动方案的患者，应告诫其存在远期行半月板部分切除术的相关风险，可建议考虑初次部分切除而非修复[44-46]。吸烟也被证明会降低半月板修复的愈合率，如患者需进行修复，应鼓励其戒烟[47]。

12.3.1.2 技术

半月板修复最常使用关节镜技术：

- 由内向外
- 由外向内
- 全内技术

修复技术的选择取决于撕裂的类型与位置。某些撕裂可能需要结合应用其一或所有技术。

由外向内技术最常用于前角或半月板中部的撕裂，但由于针道不够理想，对后三分之一的撕裂适用范围有限[48]。半月板后方撕裂需行由内向外或全内半月板修复技术（图 12.1）。

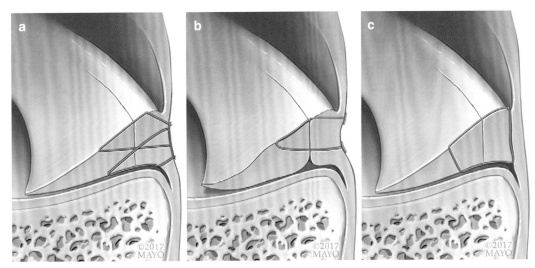

● **图 12.1** 图示为采用由内向外技术在关节囊上打结修复半月板垂直纵行撕裂的缝合结构（**a**），全内锚定结构（**b**），全内打结技术（**c**）。©2017 MAYO（With permissions from Mayo Foundation for Medical Education and Research. All rights reserved）

由内向外缝合的费用较低，对于需要多处缝合的大型撕裂尤为有效。全内缝合通常采用预制滑结的锚定装置或自回收过线器联合关节内打结的方法。全内缝合无需额外的皮肤切口，装置的改进提高了使用的便捷性。两种技术具有相似的适应证与结果。

一般来说，在生物力学上，半月板垂直褥式缝合优于水平缝合。垂直纵行撕裂最好使用间断垂直褥式缝合，间距 3～5 mm[50]。在修复半月板水平撕裂时，可通过垂直缝合进行环束加压来保留上下双层结构（图 12.2）。为收拢半月板放射状撕裂，可采用自回收过线器行垂直全内缝合。对于半月板放射裂[51]，也有人介绍经胫骨隧道采用交叉牵引缝合的解剖式半月板修复技术。图 12.3 显示了半月板放射裂的不同修复技术。

12.3.1.3 结果

半月板修复的结果因撕裂形态、尺寸及修复技术等因素而异。纵行撕裂具有极好的愈合能力，尤其是急性外周撕裂者。最近的一项研究评估了 80 例半月板纵行撕裂患者，报道显示术后平均 51.2 个月的愈合率为 85%[47]。

半月板水平撕裂通常考虑非手术治疗或半月板部分切除术，因为对比于垂直纵行撕裂，其愈合潜力相对有限。在较年轻患者中，半月板水平撕裂应与 50 岁以上关节炎相关的退行性撕裂相鉴别，修复术可提供良好的结果与不错的愈合率。系统回顾性

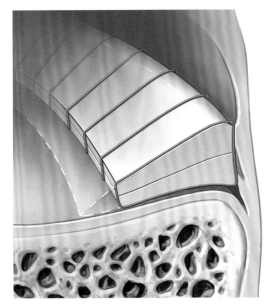

● **图 12.2** 图示为关节镜下打结修复半月板水平撕裂，采用自取回式过线器行多道全内环束加压缝合 ©2017 MAYO。（With permissions from Mayo Foundation for Medical Education and Research. All rights reserved）

报告显示，此类撕裂的总体愈合率在 78.6%，作者主张针对该类患者行手术修复[52]。与通过水平缝合固定于半月板边缘或关节囊上的全内修复相比，前述的全内修复技术治疗半月板放射状撕裂移位更少，失效载荷更高，刚度更强[53]。对比于由内而外修复技术，经胫骨技术治疗放射性撕裂也显示具有更小的裂隙与更高的失效载荷[51]。此外，采用由内向外技术修复垂直纵行撕裂的临床结果也与之相似[54]。

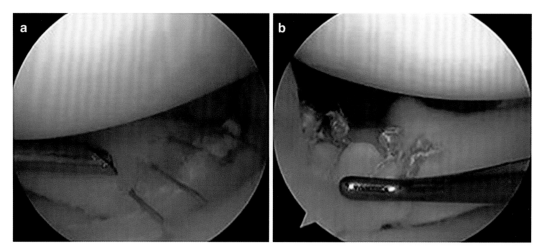

● **图 12.3**　半月板放射状撕裂修复技术。采用由内向外水平褥式缝合右膝内侧半月板撕裂的关节镜下图像（**a**）。采用全内打结技术修复右膝内侧半月板撕裂的关节镜下图像（**b**）。

12.3.2　半月板根部损伤

12.3.2.1　适应证

对于活动水平适度、关节软骨完整、相对急性损伤的年轻（＜ 50 岁）患者，一般主张对其行半月板根部修复。有症状的慢性半月板根部损伤也可考虑手术修复，然而其半月板组织的完整程度可能使之并不适合。拟行膝关节韧带重建合并有半月板外凸征象的患者也是很好的适应人群。禁忌证包括Outerbridge 分级 ≥ 3 级的骨关节炎改变、关节间隙狭窄、力线对位不良以及患者具有妨碍择期手术的合并症[55-57]。

12.3.2.2　技术

关节镜下半月板后根修复分两种技术：

- 经骨缝合修复
- 缝合锚钉修复

文献描述了几种不同的经骨修复技术，包括单通道与双通道方案，或使用逆行扩髓装置建立骨道[55, 58-62]。现可选择多种半月板根部定位导向器或标准的 ACL 胫骨定位导向器来协助创建隧道。

通常采用过线器将缝线穿过半月板根部，再从胫骨隧道取回。同时，文献描述并比较了半月板根部的各种缝合方式。迄今为止，在各项比较研究中，简易系带（行李带）[63]、锁定环[64]、双锁定环[65]与改进的 Kessler 缝合法表现最好[66]，可通过将缝线系在骨桥、钮扣或垫圈及螺钉上，或在胫骨内用锚钉来实现固定。

缝合锚钉修复技术是通过后内侧辅助入路将一个或多个缝合锚钉植入半月板根部足印区附近，然后将缝线穿过根部，从前内侧入路打滑结。该技术避免了在合并韧带重建时发生隧道冲突以及由于胫骨隧道磨损导致缝线断裂的风险[55]。

12.3.2.3　结果

总体来说，半月板后根修复术的结果良好[19, 67-71]。Chung 等人报道了 91 例内侧半月板后根修复患者，平均随访 7 年，末次随访时 Lysholm 评分显著改善，仅有 1 例患者转为关节置换术[68]。其报告显示，5 年 Kaplan-Meier 生存率为 99%，8 年生存率为 92%。然而，并非所有研究的预期结果都一致。Kaplan 等人回顾性研究了 18 例接受内侧半月板后根修复的患者，尽管观察到临床结果有所改善，但在平均 2 年的随访中，他们还注意到 MRI 上的外凸增加与退变进展。造成结果差异的原因可能是多因素的，但取决于患者选择时其膝关节是否力线良好、稳定，有无软骨磨损。

12.3.3　Ramp 损伤

12.3.3.1　适应证

Ramp 损伤修复的手术指征仍具争议。一些作者认为，此类损伤良好的血供与稳定性使之无需手术修复，尤其是在 ACL 重建时发现者[25]。一些研究支持这一观点，表明在不修复 Ramp 损伤的情况下行 ACL 重建具有良好的效果[72-74]。然而，持续存在的旋转松弛与胫股接触压力的增加仍然是面临的问题。一些作者建议行 Ramp 损伤修复以恢复正常的运动学[28, 30, 75-76]。对于慢性前交叉韧带缺损的膝关节而言，人们较少存在争议，主张在 ACL 重建的同时行半月板 Ramp 损伤的修复[27]。

12.3.3.2 技术

Ramp 损伤修复可采用由内向外[77]、全内[28]与经后内侧入路缝合钩[78]技术。由内而外技术需作一开放入路来显示出针，预防膝关节后方神经血管损伤。通过穿引数道缝线，可获得一个牢固的修复结构[79]。全内缝合系统提供了一种相对安全的选项，无需作额外切口（图 12.4）[80]。

缝合钩技术包括创建后内侧入路，通过弯形缝合钩将缝线穿过 Ramp 损伤区，然后回取缝线末端，在半月板后部打一滑结。根据需要，可重复多次，直到半月板复位、稳定[78]。缝合钩修复采用了类似肩关节 Bankart 损伤修复的技术动作，初级外科医生或不做肩部稳定手术的人可能会发现它比其他修复方法在技术水平上要求更高[80]。

12.3.3.3 结果

Ramp 损伤修复后长期结果的研究报道数量有限。尽管如此，上述讨论的 Ramp 损伤修复技术显示其愈合率与临床结果良好[78, 80-81]。Li 等人随访了 23 例全内缝合固定 Ramp 损伤的患者，平均随访 14 个月，Lysholm 评分由 64.4±4.52 改善为 91.2±

4.60[80]。Thaunat 等人报道了 132 例患者采用缝合钩技术行 Ramp 损伤修复的结果，至少随访 2 年，累计生存率为 93.2%，半月板中部撕裂的生存率为 87.8%[78]。

12.3.4 盘状半月板

12.3.4.1 适应证

因其他病因经 MRI 或关节镜检查发现盘状半月板的患者，若无症状或症状轻微，可行临床随访。所有出现盘状半月板相关症状的患者，包括：

- 疼痛
- 弹响
- 爆裂声
- 伸直受限

有上述症状的患者应考虑手术治疗。

12.3.4.2 技术

历史上，人们对盘状半月板行次全或全切除术，但这导致了早期退行性变的高发生率[82-84]。目前盘状半月板的治疗公认遵循两个主要原则：

- 半月板碟形术
- 稳定术

在关节镜碟形术中，使用刨削器与篮钳切除部分半月板，塑造形状正常的半月板。该手术既要重

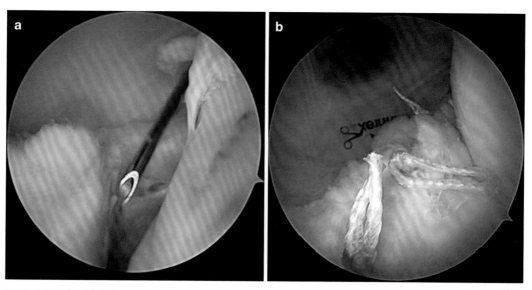

● **图 12.4** 经髁间窝观察后内侧间室，显示存在 Ramp 损伤（针头探查）（**a**），随后经套管采用半月板套索缝合钩，穿 2-0 缝线行垂直褥式缝合修复（**b**）。

建适宜的半月板宽度，也要实现正常的三角楔形与较薄的中央区。避免切除太多的半月板组织，应注意保留 6 ～ 8 mm 足够的半月板边缘[85]。随后评估半月板稳定性，运用前述的标准半月板修复技术使撕裂处或先天不稳者实现稳定。

12.3.4.3　结果

盘状半月板碟形化与失稳损伤的稳定手术效果良好，而半月板大部切除术的结果较差[86-88]。碟形术后，如发现半月板不稳定，可继续进行修复术，其结果类似于单独行碟形术的稳定盘状半月板[40]。一项Ⅳ级研究调查了盘状半月板术后患者报告的测量指标，发现年龄是与效果相关的唯一确定变量，年轻者的结果更好[89]。

12.3.5　生物促进技术

为促进半月板撕裂的愈合反应，目前已开发出几种增强技术，并作为研究重点仍在探索。包含如下：

- 机械刺激
- 髓腔开放术
- 纤维蛋白凝块
- 富血小板血浆（PRP）
- 干细胞治疗[90]。

两种常用的机械刺激方法是刮擦邻近滑膜与钻孔术（在少血管区与富血管区之间建立通道）[90]。人们认为刮擦滑膜可诱导白细胞介素 -1-α、增殖细胞核抗原、转化生长因子 β1 与血小板源性生长因子增加，促进血管新生[91]。＞90% 钻孔术者的临床效果可达良好与优异；然而，其益处必须与医源性破坏半月板周边纤维的潜在负面影响相权衡[92]。

同时进行半月板修复与前交叉韧带重建可提高愈合率。目前认为 ACL 隧道钻孔为半月板愈合创造了有利的生物学环境。为了模拟隧道钻孔的效果，通常会在单独行半月板修复术时增加髓腔开放操作（图 12.5）。加入这种快速操作后的愈合率与半月板修复合并 ACL 重建的愈合率相似[93]。

应用纤维蛋白凝块、PRP 注射与干细胞治疗的研究方兴未艾，基于目前的证据，其有效性尚不明确。纤维蛋白凝块在临床上已证明有效，然而其与单独行半月板修复的效果孰优孰劣，需要进一步比较研究来确认和量化[90, 94-96]。行 PRP 注射的半月板修复与未行注射者的再手术率相似[97-98]。然而，在一项 24 个月的随访研究中，PRP 注射组的疼痛与功能评分实现改善[98]。注射间充质干细胞促进半月板修复的早期结果显示其具有前景，但仍需进一步研究来更好地评定此类促进策略的作用[99]。

12.3.6　术后康复

目前对于半月板修复后的最佳术后康复方案尚未达成共识。生物力学测试发现，在生理负荷下，撕裂类型影响半月板修复端的受力。例如，纵行撕裂在负荷下可复位并被压缩，而放射状撕裂会趋于离散[100-101]。半月板后根修复在负重时同样会受到较大的张力[102]。上述加速康复方案对半月板纵行撕裂效果良好[42-43]，然而其在放射状撕裂或后根修复中的作用尚未确定。

此外，半月板撕裂通常是复合的，涉及多种撕裂类型。鉴于此类原因，应考虑制定一项标准化的康复方案。必要时可纳入患者个性化方案，并与患者及治疗师沟通，监察术后护理。半月板及半月板后根修复的术后康复方案示例见表 12.1。

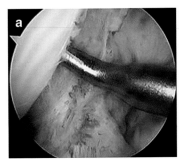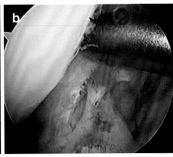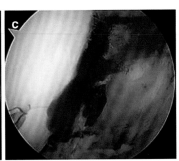

● 图 12.5　关节镜图像显示髓腔开孔操作。在股骨髁间窝内将骨锥抵于皮质上（ a ）；敲击骨锤，骨锥穿入外皮质（ b ）；移除骨锥，髓腔物质随之释放（ c ）。

表 12.1　半月板及半月板后根修复的术后康复方案示例

方案	活动范围（range of motion，ROM）	负重（weight bearing，WB）	备注
加速康复[42]	第 1～2 周：0～90° 第 3～6 周：全范围活动	第 1～2 周：趾触负重 第 3～4 周：随耐受程度逐渐 过渡到完全负重	无支具 第 8 周允许跑步 第 16 周允许接触性运动
负重限制[14]	第 3～4 周：0～90°	第 3～4 周：拄拐部分负重	术后 16 周内禁止下蹲或旋转 根据临床进展，16～24 周允许体育运动 常用于单纯行半月板撕裂修复者（即：桶柄样撕裂）
活动限制[108]	第 1～4 周：0～60° 第 5～6 周：0～90° 6 周后：全范围活动	第 1～4 周：拄拐完全负重 第 6 周：完全负重	术后 6 周内：应用活动限制性支具 第 1～4 周：限于完全伸直位负重 第 1～6 周：被动全范围活动，等长闭链练习 6 周后：疼痛适应下负重，全范围活动
双项限制[109]	第 1～2 周：0～60° 第 4 周：0～90° 第 6 周：0～120° 第 8 周：全范围活动	第 1～4 周：拄拐部分负重 第 5 周：随耐受程度渐进负重	术后 6 周内：应用膝关节伸直位支具 常用于复杂半月板撕裂的修复（即：根部或放射状撕裂）

12.3.7　半月板修复术的翻修

文献显示，半月板修复的平均失败率为 15%（范围 0～43.5%）[103]。某些患者可考虑行半月板翻修术，结果证明良好。34 例患者在翻修后进行了回顾性研究，平均随访 72 个月，在末次随访中 79% 的患者无疼痛、机械症状或再次翻修[104]。作者认为年轻是半月板翻修失败的独立危险因素。另一项研究发现退行性变是翻修失败的潜在危险因素[105]。

12.3.8　半月板缺损

半月板撕裂或半月板修复失败，如判断为不可修复，应行半月板部分切除术，尽量保留半月板组织[106]。受累间室出现疼痛的患者可考虑行半月板异体移植术。禁忌证包括关节炎、未矫正的力线对位不良或韧带失稳[107]。

12.4　结论

半月板保留对于维持健康、功能良好的膝关节至关重要，此观点日益受到认同，增进了人们对其病理的理解，扩大了手术适应证，持续改进了修复技术，改善了患者的预后。长期结果的标准化报告将有助于进一步遴选最优手术技术，更好地评定生物促进方案的作用。因此，外科医生在治疗半月板病变时，必须对半月板修复指征与技术相关的文献保持深入了解。

参考文献

1. Makris EA, Hadidi P, Athanasiou KA. The knee meniscus: structure-function, pathophysiology, current repair techniques, and prospects for regeneration. Biomaterials. 2011;32:7411–31.
2. Arnoczky SP, Warren RF. Microvasculature of the human meniscus. Am J Sports Med. 1982;10:90–5.
3. Arnoczky SP, Warren RF. The microvasculature of the meniscus and its response to injury. An experimental study in the dog. Am J Sports Med. 1983;11:131–41.
4. Grant JA, Wilde J, Miller BS, Bedi A. Comparison of inside-out and all-inside techniques for the repair of isolated meniscal tears: a systematic review. Am J Sports Med. 2012;40:459–68.
5. Scott GA, Jolly BL, Henning CE. Combined posterior incision and arthroscopic intra-articular repair of the meniscus. An examination of factors affecting healing. J Bone Joint Surg Am. 1986;68:847–61.
6. Noyes FR, Barber-Westin SD. Arthroscopic repair of meniscus tears extending into the avascular zone with or without anterior cruciate ligament reconstruction in patients 40 years of age and older. Arthroscopy. 2000;16:822–9.
7. Noyes FR, Barber-Westin SD. Arthroscopic repair of meniscal tears extending into the avascular zone in patients younger than twenty years of age. Am J

Sports Med. 2002;30:589–600.

8. Barber-Westin SD, Noyes FR. Clinical healing rates of meniscus repairs of tears in the central-third (red-white) zone. Arthroscopy. 2014;30:134–46.

9. Cannon WD, Vittori JM. The incidence of healing in arthroscopic meniscal repairs in anterior cruciate ligament-reconstructed knees versus stable knees. Am J Sports Med. 1992;20:176–81.

10. Warren RF. Meniscectomy and repair in the anterior cruciate ligament-deficient patient. Clin Orthop Relat Res. 1990:55–63.

11. DeHaven KE, Lohrer WA, Lovelock JE. Long-term results of open meniscal repair. Am J Sports Med. 1995;23:524–30.

12. Morgan CD, Wojtys EM, Casscells CD, Casscells SW. Arthroscopic meniscal repair evaluated by second-look arthroscopy. Am J Sports Med. 1991;19:632–7; discussion 637–638.

13. Krych AJ, Pitts RT, Dajani KA, Stuart MJ, Levy BA, Dahm DL. Surgical repair of meniscal tears with concomitant anterior cruciate ligament reconstruction in patients 18 years and younger. Am J Sports Med. 2010;38:976–82.

14. Krych AJ, McIntosh AL, Voll AE, Stuart MJ, Dahm DL. Arthroscopic repair of isolated meniscal tears in patients 18 years and younger. Am J Sports Med. 2008;36:1283–9.

15. Anderson AF, Irrgang JJ, Dunn W, et al. Interobserver reliability of the International Society of Arthroscopy, Knee Surgery and Orthopaedic Sports Medicine (ISAKOS) classification of meniscal tears. Am J Sports Med. 2011;39:926–32.

16. LaPrade CM, James EW, Cram TR, Feagin JA, Engebretsen L, LaPrade RF. Meniscal root tears: a classification system based on tear morphology. Am J Sports Med. 2015;43:363–9.

17. Allaire R, Muriuki M, Gilbertson L, Harner CD. Biomechanical consequences of a tear of the posterior root of the medial meniscus. Similar to total meniscectomy. J Bone Joint Surg Am. 2008;90:1922–31.

18. Padalecki JR, Jansson KS, Smith SD, Dornan GJ, Pierce CM, Wijdicks CA, Laprade RF. Biomechanical consequences of a complete radial tear adjacent to the medial meniscus posterior root attachment site: in situ pull-out repair restores derangement of joint mechanics. Am J Sports Med. 2014;42:699–707.

19. LaPrade CM, Jansson KS, Dornan G, Smith SD, Wijdicks CA, LaPrade RF. Altered tibiofemoral contact mechanics due to lateral meniscus posterior horn root avulsions and radial tears can be restored with in situ pull-out suture repairs. J Bone Joint Surg. 2014;96:471–9.

20. Steineman BD, LaPrade RF, Santangelo KS, Warner BT, Goodrich LR, Haut Donahue TL. Early osteoarthritis after untreated anterior meniscal root tears: an in vivo animal study. Orthop J Sports Med. 2017;5:232596711770245.

21. Krych AJ, Reardon PJ, Johnson NR, Mohan R, Peter L, Levy BA, Stuart MJ. Non-operative management of medial meniscus posterior horn root tears is associated with worsening arthritis and poor clinical outcome at 5-year follow-up. Knee Surg Sports Traumatol Arthrosc. 2017;25:383–9.

22. Matheny LM, Ockuly AC, Steadman JR, LaPrade RF. Posterior meniscus root tears: associated pathologies to assist as diagnostic tools. Knee Surg Sports Traumatol Arthrosc. 2015;23:3127–31.

23. Krych AJ, Wu IT, Desai VS, Murthy NS, Collins MS, Saris DBF, Levy BA, Stuart MJ. High rate of missed lateral meniscus posterior root tears on preoperative magnetic resonance imaging. Orthop J Sports Med. 2018;6:2325967118765722.

24. Bollen SR. Posteromedial meniscocapsular injury associated with rupture of the anterior cruciate ligament: a previously unrecognised association. J Bone Joint Surg (Br). 2010;92:222–3.

25. Liu X, Feng H, Zhang H, Hong L, Wang XS, Zhang J. Arthroscopic prevalence of ramp lesion in 868 patients with anterior cruciate ligament injury. Am J Sports Med. 2011;39:832–7.

26. DePhillipo NN, Cinque ME, Chahla J, Geeslin AG, Engebretsen L, LaPrade RF. Incidence and detection of meniscal ramp lesions on magnetic resonance imaging in patients with anterior cruciate ligament reconstruction. Am J Sports Med. 2017;45:2233–7.

27. Sonnery-Cottet B, Conteduca J, Thaunat M, Gunepin FX, Seil R. Hidden lesions of the posterior horn of the medial meniscus: a systematic arthroscopic exploration of the concealed portion of the knee. Am J Sports Med. 2014;42:921–6.

28. Stephen JM, Halewood C, Kittl C, Bollen SR, Williams A, Amis AA. Posteromedial meniscocapsular lesions increase tibiofemoral joint laxity with anterior cruciate ligament deficiency, and their repair reduces laxity. Am J Sports Med. 2016;44:400–8.

29. Peltier A, Lording T, Maubisson L, Ballis R, Neyret P, Lustig S. The role of the meniscotibial ligament in posteromedial rotational knee stability. Knee Surg Sports Traumatol Arthrosc. 2015;23:2967–73.

30. DePhillipo NN, Moatshe G, Brady A, Chahla J, Aman ZS, Dornan GJ, Nakama GY, Engebretsen L, LaPrade RF. Effect of meniscocapsular and meniscotibial lesions in ACL-deficient and ACL-reconstructed knees: a biomechanical study. Am J Sports Med. 2018;46:2422.

31. Albertsson M, Gillquist J. Discoid lateral menisci: a report of 29 cases. Arthroscopy. 1988;4:211–4.

32. Ikeuchi H. Arthroscopic treatment of the discoid lateral meniscus. Technique and long-term results. Clin Orthop Relat Res. 1982:19–28.

33. Aichroth PM, Patel DV, Marx CL. Congenital discoid lateral meniscus in children. A follow-up study and evolution of management. J Bone Joint Surg (Br). 1991;73:932–6.

34. Rao SK, Sripathi Rao P. Clinical, radiologic and arthroscopic assessment and treatment of bilateral

discoid lateral meniscus. Knee Surg Sports Traumatol Arthrosc. 2007;15:597–601.

35. Klingele KE, Kocher MS, Hresko MT, Gerbino P, Micheli LJ. Discoid lateral meniscus: prevalence of peripheral rim instability. J Pediatr Orthop. 2004;24:79–82.

36. Kini SG, Walker P, Bruce W. Bilateral symptomatic discoid medial meniscus of the knee: a case report and review of literature. Arch Trauma Res. 2015;4:e27115.

37. Song IS, Kim JB, Lee JK, Park B-S. Discoid medial meniscus tear, with a literature review of treatments. Knee Surg Relat Res. 2017;29:237–42.

38. Rohren EM, Kosarek FJ, Helms CA. Discoid lateral meniscus and the frequency of meniscal tears. Skelet Radiol. 2001;30:316–20.

39. Andrish JT. Meniscal injuries in children and adolescents: diagnosis and management. J Am Acad Orthop Surg. 1996;4:231–7.

40. Carter CW, Hoellwarth J, Weiss JM. Clinical outcomes as a function of meniscal stability in the discoid meniscus: a preliminary report. J Pediatr Orthop. 2012;32:9–14.

41. Watanabe M, Takeda S, Ikeuchi H. Atlas of arthroscopy. 3rd ed. Berlin, Tokyo: Igaku-Shoin, Springer; 1979.

42. Lind M, Nielsen T, Faunø P, Lund B, Christiansen SE. Free rehabilitation is safe after isolated meniscus repair: a prospective randomized trial comparing free with restricted rehabilitation regimens. Am J Sports Med. 2013;41:2753–8.

43. Perkins B, Gronbeck KR, Yue RA, Tompkins MA. Similar failure rate in immediate post-operative weight bearing versus protected weight bearing following meniscal repair on peripheral, vertical meniscal tears. Knee Surg Sports Traumatol Arthrosc. 2018;26:2245–50.

44. Paxton ES, Stock MV, Brophy RH. Meniscal repair versus partial meniscectomy: a systematic review comparing reoperation rates and clinical outcomes. Arthroscopy. 2011;27:1275–88.

45. Nepple JJ, Dunn WR, Wright RW. Meniscal repair outcomes at greater than five years: a systematic literature review and meta-analysis. J Bone Joint Surg Am. 2012;94:2222–7.

46. Lutz C, Dalmay F, Ehkirch FP, et al. Meniscectomy versus meniscal repair: 10 years radiological and clinical results in vertical lesions in stable knee. Orthop Traumatol Surg Res. 2015;101:S327–31.

47. Uzun E, Misir A, Kizkapan TB, Ozcamdalli M, Akkurt S, Guney A. Factors affecting the outcomes of arthroscopically repaired traumatic vertical longitudinal medial meniscal tears. Orthop J Sports Med. 2017;5:2325967117712448.

48. Cho J-H. A modified outside-in suture technique for repair of the middle segment of the meniscus using a spinal needle. Knee Surg Relat Res. 2014;26:43–7.

49. Fillingham YA, Riboh JC, Erickson BJ, Bach BR, Yanke AB. Inside-out versus all-inside repair of iso-

lated meniscal tears: an updated systematic review. Am J Sports Med. 2017;45:234–42.

50. Rankin CC, Lintner DM, Noble PC, Paravic V, Greer E. A biomechanical analysis of meniscal repair techniques. Am J Sports Med. 2002;30:492–7.

51. Bhatia S, Civitarese DM, Turnbull TL, LaPrade CM, Nitri M, Wijdicks CA, LaPrade RF. A novel repair method for radial tears of the medial meniscus: biomechanical comparison of transtibial 2-tunnel and double horizontal mattress suture techniques under cyclic loading. Am J Sports Med. 2016;44:639–45.

52. Kurzweil PR, Lynch NM, Coleman S, Kearney B. Repair of horizontal meniscus tears: a systematic review. Arthroscopy. 2014;30:1513–9.

53. Beamer BS, Masoudi A, Walley KC, et al. Analysis of a new all-inside versus inside-out technique for repairing radial meniscal tears. Arthroscopy. 2015;31:293–8.

54. Cinque ME, Geeslin AG, Chahla J, Dornan GJ, LaPrade RF. Two-tunnel transtibial repair of radial meniscus tears produces comparable results to inside-out repair of vertical meniscus tears. Am J Sports Med. 2017;45:2253–9.

55. Bhatia S, LaPrade CM, Ellman MB, LaPrade RF. Meniscal root tears: significance, diagnosis, and treatment. Am J Sports Med. 2014;42:3016–30.

56. Moon H-K, Koh Y-G, Kim Y-C, Park Y-S, Jo S-B, Kwon S-K. Prognostic factors of arthroscopic pull-out repair for a posterior root tear of the medial meniscus. Am J Sports Med. 2012;40:1138–43.

57. LaPrade RF, LaPrade CM, James EW. Recent advances in posterior meniscal root repair techniques. J Am Acad Orthop Surg. 2015;23:71–6.

58. Raustol OA, Poelstra KA, Chhabra A, Diduch DR. The meniscal ossicle revisited: etiology and an arthroscopic technique for treatment. Arthroscopy. 2006;22:687.e1–3.

59. Kim Y-M, Rhee K-J, Lee J-K, Hwang D-S, Yang J-Y, Kim S-J. Arthroscopic pullout repair of a complete radial tear of the tibial attachment site of the medial meniscus posterior horn. Arthroscopy. 2006;22:795. e1–4.

60. Marzo JM, Kumar BA. Primary repair of medial meniscal avulsions: 2 case studies. Am J Sports Med. 2007;35:1380–3.

61. Nicholas SJ, Golant A, Schachter AK, Lee SJ. A new surgical technique for arthroscopic repair of the meniscus root tear. Knee Surg Sports Traumatol Arthrosc. 2009;17:1433–6.

62. Ahn JH, Wang JH, Lim HC, Bae JH, Park JS, Yoo JC, Shyam AK. Double transosseous pull out suture technique for transection of posterior horn of medial meniscus. Arch Orthop Trauma Surg. 2009;129:387–92.

63. Krych AJ, Johnson NR, Wu IT, Smith PA, Stuart MJ. A simple cinch is superior to a locking loop for meniscus root repair: a human biomechanical comparison of suture constructs in a transtibial pull-

out model. Knee Surg Sports Traumatol Arthrosc. 2018;26:2239–44.

64. Mitchell R, Pitts R, Kim Y-M, Matava MJ. Medial meniscal root avulsion: a biomechanical comparison of 4 different repair constructs. Arthroscopy. 2016;32:111–9.

65. Anz AW, Branch EA, Saliman JD. Biomechanical comparison of arthroscopic repair constructs for meniscal root tears. Am J Sports Med. 2014;42:2699–706.

66. Kopf S, Colvin AC, Muriuki M, Zhang X, Harner CD. Meniscal root suturing techniques: implications for root fixation. Am J Sports Med. 2011;39:2141–6.

67. LaPrade RF, Matheny LM, Moulton SG, James EW, Dean CS. Posterior meniscal root repairs: outcomes of an anatomic transtibial pull-out technique. Am J Sports Med. 2017;45:884–91.

68. Chung KS, Noh JM, Ha JK, Ra HJ, Park SB, Kim HK, Kim JG. Survivorship analysis and clinical outcomes of transtibial pullout repair for medial meniscus posterior root tears: a 5- to 10-year follow-up study. Arthroscopy. 2018;34:530–5.

69. Ahn JH, Lee YS, Chang J-Y, Chang MJ, Eun SS, Kim SM. Arthroscopic all inside repair of the lateral meniscus root tear. Knee. 2009;16:77–80.

70. Anderson L, Watts M, Shapter O, Logan M, Risebury M, Duffy D, Myers P. Repair of radial tears and posterior horn detachments of the lateral meniscus: minimum 2-year follow-up. Arthroscopy. 2010;26:1625–32.

71. Pan F, Hua S, Ma Z. Surgical treatment of combined posterior root tears of the lateral meniscus and ACL tears. Med Sci Monit. 2015;21:1345–9.

72. Duchman KR, Westermann RW, Spindler KP, Reinke EK, Huston LJ, Amendola A, MOON Knee Group, Wolf BR. The fate of meniscus tears left in situ at the time of anterior cruciate ligament reconstruction: a 6-year follow-up study from the MOON cohort. Am J Sports Med. 2015;43:2688–95.

73. Pujol N, Beaufils P. Healing results of meniscal tears left in situ during anterior cruciate ligament reconstruction: a review of clinical studies. Knee Surg Sports Traumatol Arthrosc. 2009;17:396–401.

74. Shelbourne KD, Rask BP. The sequelae of salvaged nondegenerative peripheral vertical medial meniscus tears with anterior cruciate ligament reconstruction. Arthroscopy. 2001;17:270–4.

75. Muriuki MG, Tuason DA, Tucker BG, Harner CD. Changes in tibiofemoral contact mechanics following radial split and vertical tears of the medial meniscus an in vitro investigation of the efficacy of arthroscopic repair. J Bone Joint Surg Am. 2011;93:1089–95.

76. Papageorgiou CD, Gil JE, Kanamori A, Fenwick JA, Woo SL, Fu FH. The biomechanical interdependence between the anterior cruciate ligament replacement graft and the medial meniscus. Am J Sports Med. 2001;29:226–31.

77. DePhillipo NN, Cinque ME, Kennedy NI, Chahla J, Geeslin AG, Moatshe G, Engebretsen L, LaPrade RF. Inside-out repair of meniscal ramp lesions. Arthrosc Tech. 2017;6:e1315–20.

78. Thaunat M, Jan N, Fayard JM, Kajetanek C, Murphy CG, Pupim B, Gardon R, Sonnery-Cottet B. Repair of meniscal ramp lesions through a posteromedial portal during anterior cruciate ligament reconstruction: outcome study with a minimum 2-year follow-up. Arthroscopy. 2016;32:2269–77.

79. Chahla J, Dean CS, Moatshe G, Mitchell JJ, Cram TR, Yacuzzi C, LaPrade RF. Meniscal ramp lesions: anatomy, incidence, diagnosis, and treatment. Orthop J Sports Med. 2016;4:2325967116657815.

80. Li W-P, Chen Z, Song B, Yang R, Tan W. The FasT-fix repair technique for ramp lesion of the medial meniscus. Knee Surg Relat Res. 2015;27:56–60.

81. Ahn JH, Lee YS, Yoo JC, Chang MJ, Koh KH, Kim MH. Clinical and second-look arthroscopic evaluation of repaired medial meniscus in anterior cruciate ligament-reconstructed knees. Am J Sports Med. 2010;38:472–7.

82. Washington ER, Root L, Liener UC. Discoid lateral meniscus in children. Long-term follow-up after excision. J Bone Joint Surg Am. 1995;77:1357–61.

83. Räber DA, Friederich NF, Hefti F. Discoid lateral meniscus in children. Long-term follow-up after total meniscectomy. J Bone Joint Surg Am. 1998;80:1579–86.

84. Manzione M, Pizzutillo PD, Peoples AB, Schweizer PA. Meniscectomy in children: a long-term follow-up study. Am J Sports Med. 1983;11:111–5.

85. Hayashi LK, Yamaga H, Ida K, Miura T. Arthroscopic meniscectomy for discoid lateral meniscus in children. J Bone Joint Surg Am. 1988;70:1495–500.

86. Oğüt T, Kesmezacar H, Akgün I, Cansü E. Arthroscopic meniscectomy for discoid lateral meniscus in children and adolescents: 4.5 year follow-up. J Pediatr Orthop B. 2003;12:390–7.

87. Good CR, Green DW, Griffith MH, Valen AW, Widmann RF, Rodeo SA. Arthroscopic treatment of symptomatic discoid meniscus in children: classification, technique, and results. Arthroscopy. 2007;23:157–63.

88. Ahn JH, Kim K-I, Wang JH, Jeon JW, Cho YC, Lee SH. Long-term results of arthroscopic reshaping for symptomatic discoid lateral meniscus in children. Arthroscopy. 2015;31:867–73.

89. Kose O, Celiktas M, Egerci OF, Guler F, Ozyurek S, Sarpel Y. Prognostic factors affecting the outcome of arthroscopic saucerization in discoid lateral meniscus: a retrospective analysis of 48 cases. Musculoskelet Surg. 2015;99:165–70.

90. Woodmass JM, LaPrade RF, Sgaglione NA, Nakamura N, Krych AJ. Meniscal repair: reconsidering indications, techniques, and biologic augmentation. J Bone Joint Surg Am. 2017;99:1222–31.

91. Ochi M, Uchio Y, Okuda K, Shu N, Yamaguchi H, Sakai Y. Expression of cytokines after meniscal rasping to promote meniscal healing. Arthroscopy.

2001;17:724–31.

92. Fox JM, Rintz KG, Ferkel RD. Trephination of incomplete meniscal tears. Arthroscopy. 1993;9:451–5.

93. Dean CS, Chahla J, Matheny LM, Mitchell JJ, LaPrade RF. Outcomes after biologically augmented isolated meniscal repair with marrow venting are comparable with those after meniscal repair with concomitant anterior cruciate ligament reconstruction. Am J Sports Med. 2017;45:1341–8.

94. Ra HJ, Ha JK, Jang SH, Lee DW, Kim JG. Arthroscopic inside-out repair of complete radial tears of the meniscus with a fibrin clot. Knee Surg Sports Traumatol Arthrosc. 2013;21:2126–30.

95. Jang SH, Ha JK, Lee DW, Kim JG. Fibrin clot delivery system for meniscal repair. Knee Surg Relat Res. 2011;23:180–3.

96. Henning CE, Lynch MA, Yearout KM, Vequist SW, Stallbaumer RJ, Decker KA. Arthroscopic meniscal repair using an exogenous fibrin clot. Clin Orthop Relat Res. 1990:64–72.

97. Griffin JW, Hadeed MM, Werner BC, Diduch DR, Carson EW, Miller MD. Platelet-rich plasma in meniscal repair: does augmentation improve surgical outcomes? Clin Orthop Relat Res. 2015;473:1665–72.

98. Pujol N, Salle De Chou E, Boisrenoult P, Beaufils P. Platelet-rich plasma for open meniscal repair in young patients: any benefit? Knee Surg Sports Traumatol Arthrosc. 2015;23:51–8.

99. Piontek T, Ciemniewska-Gorzela K, Naczk J, Jakob R, Szulc A, Grygorowicz M, Slomczykowski M. Complex meniscus tears treated with collagen matrix wrapping and bone marrow blood injection: a 2-year clinical follow-up. Cartilage. 2016;7:123–39.

100. Richards DP, Barber FA, Herbert MA. Compressive loads in longitudinal lateral meniscus tears: a biomechanical study in porcine knees. Arthroscopy. 2005;21:1452–6.

101. Gao J, Wei X, Messner K. Healing of the anterior attachment of the rabbit meniscus to bone. Clin Orthop Relat Res. 1998:246–58.

102. Stärke C, Kopf S, Lippisch R, Lohmann CH, Becker R. Tensile forces on repaired medial meniscal root tears. Arthroscopy. 2013;29:205–12.

103. Lozano J, Ma CB, Cannon WD. All-inside meniscus repair: a systematic review. Clin Orthop Relat Res. 2007;455:134–41.

104. Krych AJ, Reardon P, Sousa P, Levy BA, Dahm DL, Stuart MJ. Clinical outcomes after revision meniscus repair. Arthroscopy. 2016;32:1831–7.

105. Imade S, Kumahashi N, Kuwata S, Kadowaki M, Ito S, Uchio Y. Clinical outcomes of revision meniscal repair: a case series. Am J Sports Med. 2014;42:350–7.

106. Hede A, Larsen E, Sandberg H. Partial versus total meniscectomy. A prospective, randomised study with long-term follow-up. J Bone Joint Surg (Br). 1992;74:118–21.

107. Noyes FR, Barber-Westin SD. Long-term survivorship and function of meniscus transplantation. Am J Sports Med. 2016;44:2330–8.

108. Stein T, Mehling AP, Welsch F, von Eisenhart-Rothe R, Jäger A. Long-term outcome after arthroscopic meniscal repair versus arthroscopic partial meniscectomy for traumatic meniscal tears. Am J Sports Med. 2010;38:1542–8.

109. Ahn J-H, Kwon O-J, Nam T-S. Arthroscopic repair of horizontal meniscal cleavage tears with marrow-stimulating technique. Arthroscopy. 2015;31:92–8.

第 13 章

半月板同种异体移植

Davide Reale and Peter Verdonk

周盛 译　孙明辉 审校

13.1　概述

内、外侧半月板均为位于膝关节内、外侧间室"C"形的纤维软骨结构。内侧半月板大约覆盖胫骨平台的三分之一，其根附着体的间距大于外侧半月板。相比之下，外侧半月板更呈半圆形，覆盖超过 50% 的胫骨外侧关节面[1]。外侧半月板的前角和后角更接近前交叉韧带（anterior cruciate ligament，ACL）的附着点[2-3]。此外，外侧半月板后角在髁间区域与胫骨相连，并通过 Humphrey（后交叉韧带的前方）和 Wrisberg 韧带（PCL 的后方）与股内侧髁相连[4-5]。尽管有这些附着物，外侧半月板比内侧半月板更灵活[1]。外侧半月板的根部附着体靠的非常近，形成半圆形，这与内侧半月板的月牙形不同；这一特点在可能的移植技术中扮演着重要的角色。

尽管半月板曾经被认为是关节内肌肉的残留，但是众所周知他们在膝关节复杂的生物力学和稳态中发挥着重要的作用。半月板因其在减震、载荷分配[6-8]、关节润滑[9]、本体感受[10]、增加关节一致性[4] 和稳定性[4, 11-12] 等方面的关键作用而得到公认。内侧半月板还提供膝关节前后方向的二次约束，而外侧半月板对旋转控制很重要[13-14]。在负重的膝关节中，外侧半月板和内侧半月板分别传递 70% 和 50% 的负荷[15]。

不幸的是，半月板撕裂是关节内膝关节损伤最常见的类型，每年每 10 万人中有 60 ～ 70 人发生半月板撕裂[11, 16]。虽然半月板切除术是治疗疼痛半月板撕裂的经典方法，但近年来治疗已从切除转为半月板修复手术。这反映了广泛流传的观念，即保留半月板组织是保持关节完整性的关键[17-18]。事实上，半月板组织的缺失导致胫股关节软骨表面的一致性降低，导致关节内接触面积减少，负载压力增加（有些半月板切除后高达 235%）[19-20]。半月板切除术后膝关节内关节的接触应力的增加导致关节软骨"超负荷"，继而导致早期关节软骨退变。

完整的环状结构对半月板的正常功能至关重要；因此，半月板的任何损伤都会导致结构完整性和功能的丧失，从而导致膝关节软骨承载面负荷的改变[21]。即使没有半月板或半月板组织损失，如放射状或根部撕裂，也会出现这种情况，所以引入"功能性半月板损失"的概念是很重要的。

尽管有这些考虑，半月板切除术仍然是经常进行的，而且在半月板撕裂无法修复或之前修复失败的情况下，它往往是不可避免的。

半月板异体移植（meniscal allograft transplantation，MAT）自 20 世纪 80 年代开始发展，旨在限制甚至防止半月板丢失的负面影响。它是"半月板切除术后综合征"患者疼痛的一种可能的治疗选择，并已被证明提供可预测的症状缓解和恢复运动活动，具有良好的长期生存，并且随着手术指征和技术的发展，长期效果也在不断改善。然而，MAT 的操作方式仍然存在显著差异，因此，在结果和移植物存活方面仍有优化机会。

13.2　半月板切除术后膝关节的评价

详细的病史、完整的体格检查和额外的影像学检查（X 线片和 MRI）在评估和处理功能性半月板丢失后疼痛的膝关节是必不可少的。

病史记录应侧重于确定患者的年龄、疼痛、肿胀、运动丧失、不稳定和机械症状的特征。关于疼痛的位置，应主要集中于半月板缺损的关节线。

应对膝关节进行详细的体检，特别注意膝关节的轴向排列、有无积液、韧带的稳定性和活动范围（range of motion，ROM）和屈伸挛缩的检测。在站立位置和步态中应评估冠状面对齐情况。

膝关节放射学评估应包括完全伸展下的负重前后位（antero-posterior，AP）视图、30°或 45°屈位的后前视图（Rosenberg 视图）和膝关节轮廓，侧位和全长双侧负重机械轴视图，以确定股骨髁变窄或变平时的对齐和关节间隙变化[22-23]。MRI 代表评价半月板切除术后疼痛和伴随的韧带病理的金标准。它也可以用来评估存在软骨下硬化、骨水肿、髁方正、骨赘和软骨丢失，所有这些都被认为是半月板缺损的后遗症[24]。

13.3　适应证

成功的半月板移植取决于严格选择理想的候选者。对于症状性半月板缺陷的膝关节，只有在尝试了所有非手术治疗后才应考虑手术治疗。当保守治疗不能缓解症状或出现关节间隙狭窄时，应考虑半月板移植。

在 2016 年，国际半月板重建专家论坛（the International Meniscus Reconstruction Expert Forum，IMREF）上，由 21 个该领域的国际外科医生组成的专家，建立了异体半月板移植的主要标志是在半月板缺失的膝关节出现单髁疼痛的患者（或进行过全部或次全的"功能"半月板切除术）。症状可能包括与运动相关的疼痛、持续疼痛、肿胀和／或僵硬[25]。

半月板移植通常在年龄小于 50 ～ 55 岁的"年轻"患者中进行，但也偶尔在老年人中进行[26]。

膝关节应稳定，对齐正常，关节面完整（Ⅰ级或Ⅱ级）。任何Ⅲ级或Ⅳ级病变都应该是局灶性的，需要同时治疗。

半月板移植的禁忌证包括弥漫性关节炎改变，股骨髁或胫骨平台变方或变平，受累区明显骨赘形成，未经治疗的膝关节不稳，炎症性关节炎，滑膜疾病，既往关节感染，骨骼不成熟或明显肥胖（表13.1）。软骨缺损、内翻／外翻畸形和韧带不稳虽然

表 13.1	半月板异体移植的适应证和禁忌证
适应证	禁忌证
年龄 < 50 ～ 55 岁	年龄 > 55 岁
持续的单髁室疼痛	膝关节不稳
既往半月板全切或次全切	普遍／四级退行性间室软骨改变
Outerbridge grade < 3 的关节改变	有明显的放射学改变，如股骨髁变平和骨赘形成
正确的力线	内翻或外翻
没有韧带松弛	滑膜疾病 炎症性关节炎 肥胖

不是绝对的禁忌，但都需要考虑并行或分期治疗，以确保所有关节病理都得到解决[27]。

13.4　移植物类型

移植体保存技术的选择对移植体的预后和存活率具有潜在的重要影响。此外，还存在疾病传播和宿主免疫反应的潜在风险[28]。

目前，保存同种异体移植物的方法主要有四种：新鲜活性移植物、新鲜冷冻移植物、冷冻保存移植物和冻干移植物。在这些选择中，新鲜冷冻移植物是最常用的。

新鲜活性同种异体移植可能是理想的移植类型，因为新鲜组织含有大量可存活的软骨细胞。一些研究表明，这些细胞可以改善细胞外基质的维护和移植后同种异体移植物的机械完整性[12, 29-30]。维持半月板组织细胞活力的基本原理是基于关节软骨的发现，在移植后，显示了不可存活关节软骨的材料特性的变化[31-32]。另外，获取和移植的时机可能是具有挑战性的[33]。新鲜同种异体移植物可在 4℃无菌组织培养基中保存 7 天而不丧失活力[34]。然而，在临床实践中，新鲜移植的可用性是有限的，而供体和受者半月板大小难以匹配可能会进一步限制这种类型的移植的适用性。此外，因为在移植物移植之前，血清学检测可能不完整，而且软骨细胞保存策略也阻止了灭菌，新鲜的可存活的移植物与疾病传播的更高风险有关[35]。

非辐照深度冷冻或新鲜冷冻是骨科最常用的保存方法之一，可在 −80℃下保存 5 年。该方法技术简单，免疫原性最低。半月板是在无菌条件下获取的，将其放入含有抗生素的生理溶液中，然后快速冷冻[35]。虽然供体纤维软骨细胞可能在冷冻过程中被破坏，但假设相同的过程导致组织相容性抗原变性，从而降低新鲜冷冻半月板的免疫原性[36]。另一个优点是半月板异体移植的机械性能的维持[37]。

可以说，细胞活力在半月板同种异体移植物中的作用尚不清楚，迄今为止，没有研究表明两种存储方法之间有明显的优势。低温保存和冻干移植的临床结果都较差。

冻干或冷冻干燥，即在真空和冷冻条件下干燥组织，可能是最方便的储存方法，但由于半月板力学性能的一些变化和移植物尺寸的减少，不再推荐使用[36]。

低温保存是将半月板在－196℃深度冷冻，并加入低温保护剂、培养基和防腐剂。理论上，低温保存可以保存细胞膜的完整性和供体软骨细胞的活力[38]。然而，活细胞的百分比随贮存时间的延长而降低[39]。此外，不能应用影响细胞活力的二次灭菌技术，这可能增加疾病从供体传播的风险。虽然低温保存比新鲜冷冻技术可以延长同种异体移植的保存时间，但它是一项要求更高、难度更大、成本更高的技术。

13.5 同种异体移植物定型

MAT 将与半月板大小匹配的原始组织替换为受体所需的组织，因此准确和可重复的尺寸定型方法对半月板移植的整体成功至关重要[13,40]。

已经提出了几种评估受者半月板测量的方法，但目前尚不清楚哪种方法是最准确或最可靠的。

Pollard 等人[41]提出的从标准 AP 和侧位膝关节 X 线片测量半月板的方法是应用最广泛的。根据这种方法，内侧半月板和外侧半月板的冠状宽度大致等于 AP 片上各自从胫骨粗隆到胫骨腔室周围的距离。通过确定胫骨平台的大小，在侧位 X 线片上测量半月板的长度，在胫骨粗隆上方的前表面与胫骨平台后缘相切的平行线之间的关节线水平处画一条线。内侧半月板相当于胫骨平台矢状面测量值的80%，外侧半月板相当于70%。需要校正放大倍数的校准器来正确计算尺寸。然而，这些预测标准的测量误差显示 SDs 范围在 7.4% ～ 8.4%，显示在测量外侧半月板时不太准确。为了克服这个问题，Yoon 等人[42]提出了一种基于数学模型的改进方法，以提高精度。

最初使用 MRI 的研究报告了关于准确测量半月板尺寸的误差，可能是因为测量是在横切面上进行的。在这个平面上进行的测量将严重依赖于使切面完全平行于半月板的横平面，这可能很难实现[9]。最近一些使用 MRI 的研究试图基于特定的半月板测量来建立更精确的几何尺寸[43]。Prodromos 等人[9]在对侧未受影响膝关节使用了 MRI。他们发现，97%对侧的半月板的结果在矢状面和额面的测量在 3 毫米内。他们得出结论，人类膝关节半月板在大小上是双侧对称的，直接 MRI 测量对侧完整半月板比间接测量其所在胫骨平台的大小更能预测实际半月板的大小。Yoon 等人[42]也得出了类似的结果，根据

MRI 右半月板和左半月板的测量值没有差异。因此，对侧未受影响膝关节的 MRI 检查，虽然费用昂贵，但在确定所需的尺寸时可能是有用的。

其他作者认为人体测量数据可以代替 MRI 来确定半月板的尺寸。Van Thiel 等人提出了一个多元回归公式，利用人体测量数据（性别、体重和身高）确定半月板的长度和宽度[44]。

13.6 手术技术

半月板异体移植物移植可以采用开放或关节镜辅助技术，或这些技术的结合，采用小关节切开术插入移植物，关节镜准备和固定。与开放技术相比，关节镜手术的优点包括降低发病率，不破坏副韧带和早期康复。另外，关节镜辅助技术植入半月板异体移植物的技术要求更高。因此，将其应用到临床实践中还需考虑相当长的学习曲线。

用于固定 MAT 的三种主要固定方法是仅经骨缝固定、骨栓固定和锁孔技术。第一种方法是仅通过身体和半月板角使用缝线固定软组织移植物，而半月板根部使用经胫骨缝合技术固定，类似于根部损伤修复。骨栓和锁孔技术是不同类型的骨固定技术。双塞技术包括将附着在同种异体骨上的半月板角固定在胫骨上，并对同种异体骨的周围边缘进行包膜固定。在锁孔或骨桥技术，移植物包括一个共同的骨桥连接前和后角。然后将这个骨桥插入受者胫骨上一个类似形状的槽中。由于两个角之间的距离只有 1 厘米或更小，因此建议在植入外侧半月板时也使用这种技术[45]。这两种骨技术都需要在患膝关节内准备骨床，以便插入骨栓或骨桥[46]。

关于内侧半月板，我们更倾向于使用软组织而非骨塞固定半月板根，因为最近的生物力学研究发现添加骨塞没有任何优势[47-48]。采用软组织固定的移植物活检发现细胞活力和胶原组织明显提高[49]。这可能与添加骨塞引起的更高的免疫宿主反应有关[50]。

手术是在全身或局部麻醉和适当的预防性抗生素下进行的。患者仰卧于手术台上，用大腿止血带、单大腿侧支架和脚踏板支撑成膝盖90°。

在麻醉前，确认异体半月板是正确的一侧和肢体，并将其解冻至室温。

半月板的上表面被标记以帮助定位。对于内侧半月板，在从后到前的周长的 40% 处标记一个点。在这些点上，2 号不可吸收缝线被放置成斜的垂直

床垫。这是中间牵引缝合。

半月板被从平台上切下来。使用改良的连续缝合将 2 号 Ultrabraid（S&N，Massachusetts，USA）缝线置入前、后根，沿着半月板至少通过缝合三次，然后再返回，以确保良好的把持力。重要的是要确保缝线出现在半月板根脚印的下方。然后用万古霉素浸湿的纱布包裹准备好的移植物（图 13.1）。

接下来进行标准的诊断性关节镜检查，记录关节表面的状态并治疗任何合并症。

评估和准备宿主半月板时，使用关节镜下的切除剩余的半月板组织，留下 1～2 mm 的原来的半月板组织周围血管边缘，以支持异体半月板移植。通过斯蒂德曼锥（Steadman awl，通常用于进行微骨折）多次穿过剩余的半月板边缘在外围形成出血床。

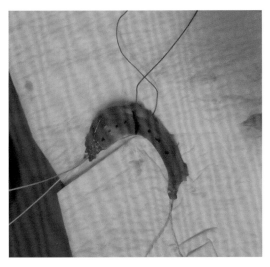

● 图 13.1　内侧半月板同种异体移植物。半月板的上表面被标记以帮助定位。

半月板根部在膝关节的附着点的隧道位置是使用刨刀确定的。对于内侧半月板，后角止点正好位于胫骨内侧棘的后方，前角止点位于前交叉韧带止点的前内侧，位于胫骨平台的上表面。

在移植半月板胫骨的对面近端做一个 2 cm 垂直皮肤切口。这是骨隧道的起点。根据以往的瘢痕或个人偏好，移植物可以从膝关节同侧植入。工作入路是通过将相关的纵向关节镜入路延长到 2 cm 来创建的。半月板同种异体移植钻头引导瞄准器通过入路指向后角插入点。然后将钻头导向套筒插入柄中，并通过准备好的切口将其放置在胫骨上。后角缝合通道用长 2.4 mm 直径的针钻孔，肉眼观察到尖端穿过骨头。用 4.5 mm 或者 6 mm 的钻沿着导线扩孔（图 13.2a）。将导丝取下，将钻头留在原地。一根 2/0 Prolene 通过缝合器穿过钻头，使用缝合机械手通过操作入口取回（图 13.2b）。取出钻头，缝合留在原位。缝合线的游离端然后穿过环并夹紧，使其悬挂在没有支撑的地方。

半月板移植钻孔瞄准器通过工作入路重新引入，前角的隧道以相同的步骤顺序在附着足印的中心钻出。缝合端通过工作入路取出，夹住并挂在膝盖的另一侧。如果认为移植物的尺寸可能很小，则可以在植入半月板后钻入前隧道，以便将前角固定在最佳位置。相反，如果移植物比理想的更大，则前隧道可以钻到 6 mm；外周固定后，前角轻微拉入隧道。

下一阶段是插入两祥进行中间牵引和固定缝合。用 18 号针定位正确的插入点。对于内侧半月板，它是从后角插入点半月板周长的 40% 处。使用预装 1 号 PDS 环的 18 号针，从外到内，在半月板床的上

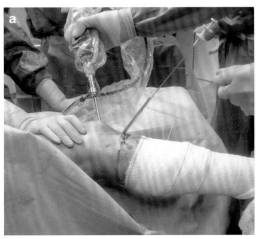
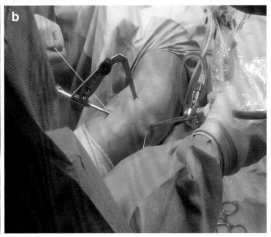

● 图 13.2　骨隧道创建。（a）钻头引导瞄准器通过工作入路插入，并分别位于后角和前角插入点。（b）一个 2/0 Prolene 的环通过缝合器上的钻头，然后使用缝合机械手通过操作入口取出。

部和下部放置两个缝合线环。每个回路都是通过工作入口收集并夹在一边。

现在所有通过的缝线都已经到位，移植物可以经工作入路进入膝关节（图13.3a）。助手将移植物保持在工作入路附近的正确方向。从后角缝合线开始，然后前面的，所有的半月板缝合线使用预先放置的梭状缝合线环被拉到位。通过牵引后侧和中侧牵引缝线，将移植物通过工作入路送入膝关节（图13.3b）。然后用单结和夹子将前角和后角缝合线暂时固定在骨桥上。关节镜下检查移植物以评估移植物的大小和位置。

采用全内、里外、外内复合缝合技术固定移植物。关节镜最初在同侧腔室，第一个全内半月板修复装置使用槽式插管通过对侧腔室引入。中间缝线上保持张力，后三分之一固定在准备好的半月板边缘；在上面和下面的表面插入缝合线形成堆叠垂直褥式。推荐缝合两次。

半月板移植物的中部和前部三分之一被插入的由内而外的垂直褥缝线固定，最好在体内和前部三分之一内至少有三个褥。如果前面1~2厘米缝合不充分，就需要用针从外到内缝合放置。由内而外的缝合线最初直接穿过皮肤。一旦固定完成，在缝线之间做一个2厘米长的皮肤纵向切口，可以看到并使用关节镜钩取出。

在缝合时，评估半月板在膝关节中的位置是很重要的。缝线应该打结。一般情况下，先将囊缝扎紧，然后在骨桥上的强张力下将前根和后根缝扎紧。

关于外侧半月板异体移植，骨槽技术是最常用

的，并显示了良好的效果[51-52]。然而，这在技术上要求很高，需要完美大小的移植物。

手术是在全身或局部麻醉和适当的预防性抗生素下进行的。患者使用大腿止血带、单大腿侧支架和支撑膝盖90°的脚踏板仰卧于手术台上。

在麻醉前，确认异体半月板是和肢体在正确的一侧，并将其解冻至室温。测量异体半月板以确保其与胫骨平台的测量相匹配。用摆动锯切胫骨骨块，宽度为10 mm，同时保留半月板根部附件。切口深度为8 mm，并与胫骨吻合。

半月板的上表面被标记以帮助定位，在外侧半月板的情况下，腘肌腱裂孔最前面的边缘也被标记。在这些点上2号不可吸收的缝线作为斜的垂直褥式放置。这是中间牵引缝合。2号Ultrabraid（S&N，Massachusetts，USA）分别在骨桥中部和靠近前根的部分进行缝合。然后用万古霉素浸湿的纱布包裹准备好的移植物（图13.4）。

采用标准的关节镜诊断程序，记录关节表面的状态并处理任何合并症。关节镜4.5刨刀插入膝关节，清除残存的半月板组织至出血边缘1~2 mm。残存的半月板边缘不应完全去除，防止径向移位，并将支持半月板异体移植[53]。

其次，在膝关节屈曲位做经髌的切口。肌腱与它的纤维在胫骨结节的水平线上分开，显露胫骨平台的前缘（图13.5a）。两个半月板根附件应该通过关节镜确定。在关节镜下刨刀和刮匙的帮助下，在前交叉韧带（anterior cruciate ligament，ACL）胫骨附着体外侧与根部对齐的软骨下骨水平上创建一个

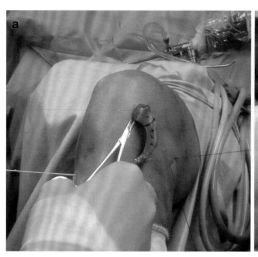 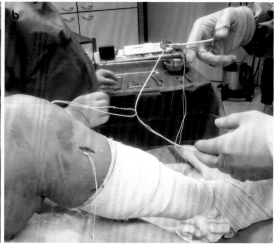

● **图13.3** 将同种异体移植物植入膝关节。（**a**）通过缝合线允许移植物通过工作入路进入膝关节。（**b**）通过牵拉后和正中牵引缝线，移植物通过工作入路进入膝关节。

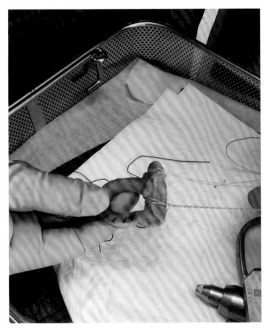

● 图 13.4　外侧半月板异体骨桥移植

质。在确定正确的导丝位置后，使用直径 8 mm 的核心铰刀在不破坏后皮质的情况下创建胫骨槽（图13.5b）。钩导轨和手柄已脱离并拆卸。4.5 mm 的刨刀和磨钻组合使用，以清除槽后方的任何残余，而不损害后壁。校准后的槽锉在直接可视化下插入，用于最终的槽制备。校正确定最终骨槽长度，测量移植物并相应地截断，优先切除任何多余的后骨。评估槽的入口，并清除阻塞的软组织以确保清晰的入口。

临时软骨槽。

　　钩状槽引导通过关节切开术插入。导向器应在前根和后根的解剖位置接触软骨下板。如果操作正确，将引导针平行于半月板根，与其斜坡相匹配，插入距软骨下骨 8 mm 的深度处。直视下，手柄/夹紧装置在其蜗轮上前进，直到齿啮合胫骨前皮

　　在移植半月板对面胫骨近端做一个 2 cm 垂直皮肤切口。这是骨隧道的起点。半月板同种异体移植钻头瞄准器引导通过经髌入路插入，并定位于骨槽的后中部角。然后将钻头导向套筒插入柄中，并通过准备好的切口将其放置在胫骨上。后角缝合通道用直径 2.4 mm 的长钉钻孔，可以看到尖部穿过骨头。导丝通过稍大的 4.5 mm 钻头。将导丝取下，将钻头留在原地。一个 2/0 Prolene 的环通过 4.5 mm 的钻头缝合，并且用缝合操纵器通过入路取回。取出4.5 毫米的钻头，缝合线留在原位。缝合线的游离端穿过环并夹紧，使其悬挂在没有支撑的地方。半月板移植钻孔瞄准器经髌骨通道重新引入，以相同的步骤顺序，在靠近半月板前附着处钻出用于前引导缝线的隧道。缝合端通过工作入路取出，夹住并挂

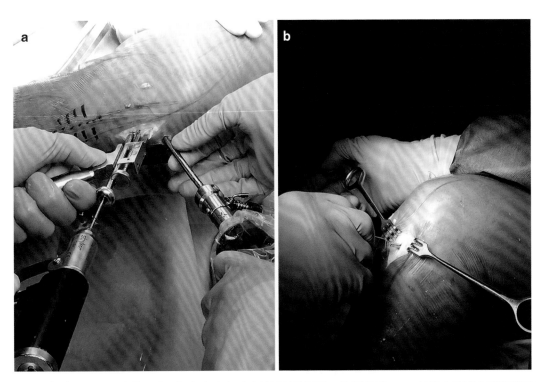

● 图 13.5　胫骨槽创建。（a）经髌骨入路。（b）在确定正确的导丝位置后，使用直径 8 mm 的核心铰刀在不破坏后皮质的情况下创建胫骨槽。

在膝关节的另一侧。下一阶段是插入两袢进行中间牵引和固定缝合。用 18 号针定位正确的插入点。对于外侧半月板，这个点正好在腘肌腱的前面。一个预装 1 号 PDS 的 18 号针，从外到内，在半月板床的上部和下部放置两圈缝合线。每个回路都是通过工作入路收集并夹在一边（图 13.6a）。

现在，将骨桥放入锁孔状槽中，在关节切开术的牵引下，通过引导缝线穿过关节囊和胫骨隧道，手动将同种异体移植物复位到髁下（图 13.6b）。

采用全内、里外、外内复合缝合技术固定移植物。关节镜最初在同侧腔室，第一个全内半月板修复装置使用槽式插管通过对侧腔室引入。中间缝线上保持张力，后三分之一用全内缝合固定在准备好的半月板边缘；在上面和下面的表面插入缝合线形成堆叠垂直褥式。推荐缝合两次。

半月板移植物的中部和前部三分之一被插入的由内而外的垂直褥缝线固定，最好在体内和前部三分之一内至少有三个袢。如果前面 1 ～ 2 cm 缝合不充分，就需要用针从外到内缝合放置。由内而外的缝合线最初直接穿过皮肤。一旦固定完成，在缝线之间做一个 2 cm 长的皮肤纵向切口，可以看到并使用关节镜钩取出。

在缝合时，评估半月板在膝关节中的位置是很重要的（图 13.7）。缝线应该打结。

13.7   康复

术后将膝关节置于固定支架中。开始接触负重 3 周，以最大限度地减少初始阶段对移植物施加的环向应力。然后逐渐增加承重，直到开始完全承重 6 周。第一个 3 ～ 6 个月的步行和站立活动中使用卸荷器支撑。在 6 个月的时间内避免下蹲及过度屈曲负荷。术后可立即开始等长四头肌和直腿抬高练习，6 周后开始封闭链式练习。3 个月后可以开始骑自行车锻炼。应该避免跑步 9 ～ 12 个月，届时需进行 MRI 扫描以评估移植物完整性。

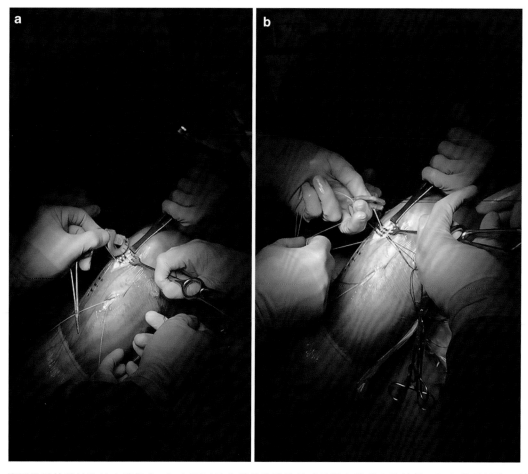

● **图 13.6**   将同种异体移植物植入膝关节。（**a**）通过缝合线使移植物通过髌股入路进入膝关节。（**b**）将骨桥放入锁孔状槽中，在关节切开术的牵引下，通过引导缝线穿过关节囊和胫骨隧道，手动将同种异体移植物复位到髁下。

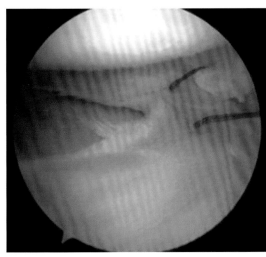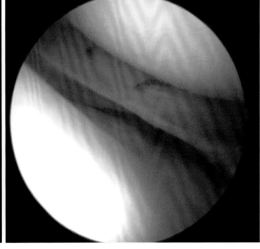

● **图 13.7**　最后关节镜下观察混合固定技术

13.8　结果

文献中关于 MAT 手术的大部分数据显示总体上是积极的结果。在手术后的最新随访中，PROMs 显著增加，评估显示临床结果满意[26, 28, 54]。

Lysholm 膝关节评分量表、国际膝关节文献委员会主观膝关节评估表、Tegner 活动评分（Tegner activity score，TAS）、视觉模拟量表和膝关节损伤和骨关节炎预后评分（knee injury and osteoarthritis outcome score，KOOS）是评价半月板异体移植术后预后最常用的 PROMs。一项对 2015 年发表的 35 项研究的系统回顾显示，Lysholm 平均评分从 55.7 提高到 81.3，IKDC 主观评分从 47.8 提高到 70，Tegner 评分从 3.1 到 4.7[26]。用于评估 MAT 术后临床结果的其他措施包括简短表格（SF-12 及 SF-36）、改良的 Cincinnati 得分、Western Ontario 和 McMaster 大学骨关节炎指数和医院特殊手术膝关节评分。Young 等人在最近的一篇综述中指出，使用这些 PROMs 也显示了在中长期随访中临床结果的持续改善[28]。在最近的其他系统综述中也发现了类似的结果[55-56]。

MAT 后恢复体育活动是一个有争议的话题，一些研究建议终身限制。然而，通常允许在 6～12 个月后完全恢复运动[26]。在最近的一篇评论中，Samitier 等人展示了在短期至中期随访中，MAT 是如何使许 75%～85% 的患者恢复至相同竞技水平的竞争，但研究数量和样本量有很大的限制。此外，竞技体育的成绩非常有限[54]。

相对有限的研究集中于 MAT 后的放射学结果。关节狭窄是评估骨关节炎变化发展时最常见的影像

学结果。最近对 16 项研究的系统回顾显示，在 4.5 年的随访期内，加权平均缩小了 0.03 mm[57]。基于这些有限的结果，现有数据已经证明 MAT 具有软骨保护作用。

尽管在测量时间和方法上有很大的差异，MRI 经常描述半月板同种异体移植物移植后的移植物挤压。许多研究都在寻找临床评分和挤压量之间的相关性，但大多数研究都没有发现相关性[57]。此外，半月板异体移植物挤压已被描述为独立于外科固定技术[56]。

在文献中，不同的报告病例系列中的并发症和失败率在是不同的，对于失败或成功的标准没有共识。最常见的失败定义是转向关节置换术或同种异体移植物切除。Smith 等人报道 4.8 年的病例系列平均失败率为 10.9%[26]。最常见的并发症是同种异体移植物的再撕裂；其他并发症包括滑膜炎或积液和浅表感染。

参考文献

1. Clark CR, Ogden JA. Development of the menisci of the human knee joint. Morphological changes and their potential role in childhood meniscal injury. J Bone Joint Surg Am. 1983;65(4):538–47.

2. Johnson DL, Swenson TM, Livesay GA, Aizawa H, Fu FH, Harner CD. Insertion-site anatomy of the human menisci: gross, arthroscopic, and topographical anatomy as a basis for meniscal transplantation. Arthroscopy. 1995;11(4):386–94.

3. Nikolic DK. Lateral meniscal tears and their evolution in acute injuries of the anterior cruciate ligament of the knee. Arthroscopic analysis. Knee Surg Sports

Traumatol Arthrosc. 1998;6(1):26–30.

4. Heller L, Langman J. The menisco-femoral ligaments of the human knee. J Bone Joint Surg. 1964;46:307–13.

5. LaPrade RF, Ly TV, Wentorf FA, Engebretsen L. The posterolateral attachments of the knee: a qualitative and quantitative morphologic analysis of the fibular collateral ligament, popliteus tendon, popliteofibular ligament, and lateral gastrocnemius tendon. Am J Sports Med. 2003;31(6):854–60.

6. Ahmed AM, Burke DL. In-vitro measurement of static pressure distribution in synovial joints-part I: tibial surface of the knee. J Biomech Eng. 1983;105(3):216–25.

7. Fairbank TJ. Knee joint changes after meniscectomy. J Bone Joint Surg. 1948;30B(4):664–70.

8. Walker PS, Erkman MJ. The role of the menisci in force transmission across the knee. Clin Orthop Relat Res. 1975;109:184–92.

9. Prodromos CC, Joyce BT, Keller BL, Murphy BJ, Shi K. Magnetic resonance imaging measurement of the contralateral normal meniscus is a more accurate method of determining meniscal allograft size than radiographic measurement of the recipient tibial plateau. Arthroscopy. 2007;23:1174–9.

10. Assimakopoulos AP, Katonis PG, Agapitos MV, Exarchou EI. The innervation of the human meniscus. Clin Orthop Relat Res. 1992;275:232–6.

11. Hede A, Jensen DB, Blyme P, Sonne-Holm S. Epidemiology of meniscal lesions in the knee. 1,215 open operations in Copenhagen. Acta Orthop Scand. 1990;61(5):435–7.

12. Siegel MG, Roberts CS. Meniscal allografts. Clin Sports Med. 1993;12:59–80.

13. Lee SR, Kim JG, Nam SW. The tips and pitfalls of meniscus allograft transplantation. Knee Surg Relat Res. 2012;24:137–45.

14. Levy IM, Torzilli PA, Gould JD, Warren RF. The effect of lateral meniscectomy on motion of the knee. J Bone Joint Surg Am. 1989;71(3):401–6.

15. Seedholm B, Dowson D, Wright V. Functions of the menisci: a preliminary study. J Bone Joint Surg (Br). 1974;56(B):381–2.

16. Nielsen AB, Yde J. Epidemiology of acute knee injuries: a prospective hospital investigation. Am J Sports Med. 1991;25(1):7–12.

17. Annandale T. Excision of the internal semilunar cartilage, resulting in perfect restoration of the joint-movements. Br Med J. 1889;1(1467):291–2.

18. Englund M, Roemer FW, Hayashi D, Crema MD, Guermazi A. Meniscus pathology, osteoarthritis and the treatment controversy. Nat Rev Rheumatol. 2012;8(7):412–9. https://doi.org/10.1038/nrrheum.2012.69.

19. Baratz ME, Fu FH, Mengato R. Meniscal tears: the effect of meniscectomy and of repair on intraarticular contact areas and stress in the human knee. A preliminary report. Am J Sports Med. 1986;14:270–5.

20. Lee SJ, Aadalen KJ, Malaviya P, et al. Tibiofemoral contact mechanics after serial medial meniscectomies in the human cadaveric knee. Am J Sports Med. 2006;34:1334–44.

21. Ode GE, Van Thiel GS, McArthur SA, et al. Effects of serial sectioning and repair of radial tears in the lateral meniscus. Am J Sports Med. 2012;40(8):1863–70.

22. Covall DJ, Wasilewski SA. Roentgenographic changes after arthroscopic meniscectomy: five-years follow-up in patients more than 45 years old. Arthroscopy. 1992;8(2):242–6.

23. Shelbourne KD, Dickens JF. Joint space narrowing after partial medial meniscectomy in the anterior cruciate ligament-intact knee. J Am Acad Orthop Surg. 2007;15(9):519–24.

24. Drobnic M, Ercin E, Gamelas J, Papacostas ET, Slynarski K, Zdanowicz U, Spalding T, Verdonk P. Treatment options for the symptomatic post-meniscectomy knee. Knee Surg Sports Traumatol Arthrosc. 2019;27:1817. https://doi.org/10.1007/s00167-019-05424-3.

25. Getgood A, LaPrade RF, Verdonk P, Gersoff W, Cole B, Spalding T, IMREF Group. International Meniscus Reconstruction Experts Forum (IMREF) 2015 consensus statement on the practice of meniscal allograft transplantation. Am J Sports Med. 2017;45(5):1195–205.

26. Smith NA, MacKay N, Costa M, Spalding T. Meniscal allograft transplantation in a symptomatic meniscal deficient knee: a systematic review. Knee Surg Sports Traumatol Arthrosc. 2015;23(1):270–9. https://doi.org/10.1007/s00167-014-3310-0.

27. Lee AS, Kang RW, Kroin E, Verma NN, Cole BJ. Allograft meniscus transplantation. Sports Med Arthrosc Rev. 2012;20:106–14.

28. Young J, Tudor F, Mahmoud A, Meyers P. Meniscal transplantation: procedures, outcomes and rehabilitation. Orthop Res Rev. 2017;15(9):35–43.

29. Arnoczky SP, Milachowski KA. Meniscal allografts: where do we stand? In: Ewing JW, editor. Articular cartilage and knee joint function: basic science and arthroscopy. New York, NY: Raven; 1990. p. 129–36.

30. Verdonk R, van Daele P, Claus B, et al. Viable meniscus transplantation [in German]. Orthopade. 1994;23(29):153–9.

31. Black J, Shadle CA, Parsons JR, Brighton CT. Articular cartilage preservation and storage. II. Mechanical indentation of viable, stored articular cartilage. Arthritis Rheum. 1979;22:1102–8.

32. Brighton CT, Shadle CA, Jimenez SA, Irwin JT, Lane JM, Lipton M. Articular cartilage preservation and storage. I. Application of tissue culture techniques to the storage of viable articular cartilage. Arthritis Rheum. 1979;22:1093–101.

33. Verdonk PC, Demurie A, Almqvist KF, Veyes EM, Verbruggen G, Verdonk R. transplantation of viable meniscal allograft: survivorship analysis and clinical outcome of one hundred cases. J Bone Joint Surg Am. 2005;87(4):715–24.

34. Garrett JC. Meniscal transplantation. In: Aichroth PC,

Canon WD, Patel DV, editors. Knee surgery: current practice. New York, NY: Raven; 1992. p. 95–103.

35. Rijik PC. Meniscal allograft transplantation, part I: background, results, graft selection and preservation, and surgical considerations. Arthroscopy. 2004;20(7):728–43.

36. Binnet MS, Akan B, Kaya A. Lyophilised medial meniscus transplantation in ACL-deficient knees. A 19-years follow-up. Knee Surg Sports Traumatol Arthrosc. 2012;20(1):109–13.

37. Sekiya JK, Ellingson CI. Meniscal allograft transplantation. J Am Acad Orthop Surg. 2006;14(3):164–74.

38. Kuhn JE, Wojtis EM. Allograft meniscal transplantation. Clin Sports Med. 1996;15:537–56.

39. Arnoczky SP, McDevitt CA, Schmidt MB, Mow VC, Warren RF. The effect of cryopreservation in canine menisci. A biochemical morphologic and biochemical evaluation. J Orthop Res. 1988;6:1–12.

40. Berhouet J, Marty F, Rosset P, Favard L. Evaluation of direct anatomical, indirect radiographic and photographic methods in 10 cadaver knee. Orthop Traumatol Surg Res. 2013;99:291–7.

41. Pollard ME, Kang Q, Berg EE. Radiographic sizing for meniscal transplantation. Arthroscopy. 1995;11(6):684–7.

42. Yoon JR, Jeong HI, Seo MJ, et al. The use of contralateral knee magnetic resonance imaging to predict meniscal size during meniscal allograft transplantation. Arthroscopy. 2014;30(10):1287–93.

43. Haut TL, Hull ML, Howell SM. Use of roentgenography and magnetic resonance imaging to predict meniscal geometry determined with a three-dimensional coordinate digitizing system. J Orthop Res. 2000;18(2):228–37.

44. Van Thiel GS, Verma N, Yanke A, Basu S, Farr J, Cole B. Meniscal allograft size can be predicted by height, weight, and gender. Arthroscopy. 2009;25(7):722–7.

45. Cole BJ, Carter TR, Rodeo SA. Allograft meniscal transplantation. Background, techniques and results. J Bone Joint Surg Am. 2002;84:1236–50.

46. Verdonk R. Alternative treatment for meniscal injuries. J Bone Joint Surg Am. 1997;79:866–73.

47. Hunt SS, et al. Bone plug versus suture fixation of the posterior horn in medial meniscal allograft transplantation: a biomechanical study. Bull NYU Hosp Jt Dis. 2008;66(1):22–6.

48. McDermott ID, et al. The effects of lateral meniscal allograft transplantation techniques on tibiofemoral contact pressure. Knee Surg Sports Traumatol Arthrosc. 2008;16(6):553–60.

49. Rodeo SA, et al. Histological analysis of human meniscal allografts. A preliminary report. J Bone Joint Surg. 2000;82-A(8):1071–82.

50. Von Lewinski G, et al. The influence of nonanatomical insertion and incongruence of meniscal transplants on the articular cartilage in an ovine model. Am J Sports Med. 2008;36(5):841–50.

51. Rodeo SA. Meniscal allografts-Where do we stand? Am J Sports Med. 2001;29:246–61.

52. Sekiya JK, West RV, Groff YJ, Irrgang JJ, Fu FH, Harner CD. Clinical outcomes following isolated lateral meniscal allograft transplantation. Arthroscopy. 2006;22:771–80.

53. Chahla J, Olivetto J, Dean CS, Serra Cruz R, LaPrade RF. Lateral meniscal allograft transplantation: the bone trough technique. Arthrosc Tech. 2016;5(2):e371–7.

54. Samitier G, Alentorn-Geli E, Taylor DC, Rill B, Lock T, Moutzouros V, Kolowich P. Meniscal allograft transplantation. Part 2: systematic review of transplant timing, outcomes, return to competition, associated procedures, and prevention of osteoarthritis. Knee Surg Sports Traumatol Arthrosc. 2015;23(1):323–33.

55. Rosso F, Bisicchia S, Bonasia DE, Amendola A. Meniscal allograft transplantation: a systematic review. Am J Sports Med. 2014;43(4):998–1007.

56. Verdonk R, Volpi P, Verdonk P, Van der Bracht H, Van Laer M, Alqvist KF, Vander Eecken S, Prospero E, Quaglia A. Indications and limits of meniscal allografts. Injury. 2013;44(Suppl 1):S21–7.

57. Smith NA, Parkinson B, Hutchinson CE, Costa ML, Spalding T. Is meniscal allograft transplantation chondroprotective? A systematic review of radiological outcomes. Knee Surg Sports Traumatol Arthrosc. 2015;24(9):2923–35.

第 14 章

生物材料在半月板修复中的应用

Tomasz Piontek，Kinga Ciemniewska-Gorzela， and Paweł Bąowski

徐兴全 译 王渭君 审校

14.1 概述

位于血供差或者无血供区域（红-白区和白-白区）的半月板损伤的治疗通常是需要进行半月板部分或者全部切除术。虽然半月板切除术是一种简单且快速的手术方式，并且具有良好的短期临床疗效，其长期效果却不尽如人意。现在普遍认为外科医生应尽可能保留半月板组织，因为无论是全部还是部分的半月板切除都和骨关节炎的早期发生相关。为了保护膝关节功能，目前对于半月板撕裂的治疗建议是，在任何可能的情况下，尽量采用半月板修复术而不是半月板切除术。在现有的半月板修复的方法中，依然缺乏理想的解决方案[1-7]。

为了提高半月板修复的可能性和愈合率，目前提出了生物增强技术和半月板组织工程策略。临床前期和临床研究表明，引入血液中的细胞元素、骨髓以及相关的生长因子，有望提高半月板修复效果[8-16]。

组织黏合剂在取代或加强缝合线和缝合钉方面具有很大的潜力。许多新开发的黏合剂材料已经被开发出来，它们在各种应用中具有良好的预后。然而它们中的大多数还没有充分的证据证明能够被用于半月板修复。尽管如此，化学交联的黏合剂似乎是最通用的，因为这些黏合剂是基于现有天然的或合成的聚合物，可以很容易地被修饰。它们的特性可以通过仔细的分子设计和化学功能化来调整，使其适合于预期的应用。需要定义标准化的生物力学和生物学相关模型，用于比较各种现有的和研制出的组织黏合剂，并解决它们对半月板撕裂修复的适用性。在临床实践中，最成功的治疗方式仍然是使用缝合线。尽管如此，对合适的半月板黏合剂的需求仍然是巨大的。这样的黏合剂材料应该容易应用于半月板撕裂处，与半月板组织紧密结合，将撕裂区域固定在一起，从而促进其愈合，并最终能够逐渐降解为无毒产物[17-18]。

生物材料在半月板修复中发挥重要作用的下一个领域是使用 3D 打印的支架进行部分或者全部的半月板替代。这个研究领域的主要目标之一是研究合成能够尽可能地仿真模拟天然半月板细胞外基质的生物材料或制剂。在过去的几年里，人们对不同生物材料的特性和生物学行为进行了探索，并尝试了几种加工途径，以获得有利于细胞黏附、长入、增殖和分化的生物材料结构。已经被研究的作为半月板替代物或者支架的修复材料可以分为两大类：可吸收聚合物和非吸收聚合物。生物力学特性和天然组织相似的非可吸收聚合物通常被用作永久性植入物。天然的或者合成的可吸收聚合物通常被用作半月板再生支架，随着支架的逐步降解，再生出新的半月板组织[19-20]。

应用于半月板组织工程的生物材料见图 14.1。

14.2 在半月板修复临床实践中应用的生物材料

14.2.1 使用纤维蛋白/血凝块加强半月板修复[21-25]

14.2.1.1 适应证

- 退变性半月板水平分层撕裂且膝关节稳定的年轻患者（**图 14.2 和图 14.3a**）
- 孤立的、有疼痛症状的半月板Ⅱ度水平撕裂（半月板内部损伤）
- 外侧半月板后外侧角部位损伤
- 半月板完全放射状撕裂

14.2.1.2 手术技术

技巧 1
纤维蛋白凝块的制备方法 1
一旦需要修复半月板撕裂，采集患者血液并使用级联自体血小板离心装置（Cascade Medical Enterprises，20 Greenup Court，Wayne Nu，USA）进行一系列离心。

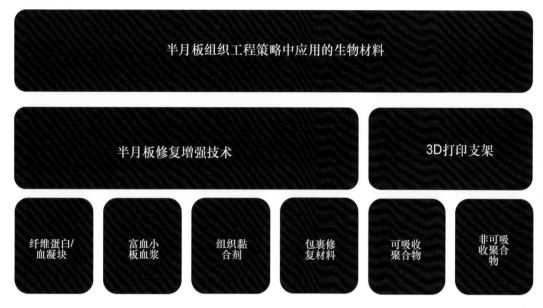

● 图 14.1　已经在半月板组织工程中应用的生物材料

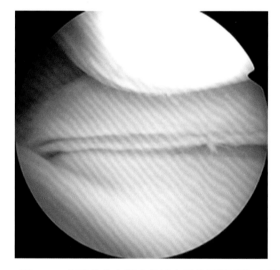

● 图 14.2　右膝关节内侧半月板水平分层撕裂镜下观

第一次离心 6 分钟，从血细胞中分离出 PRP，然后把 PRP 转移到另外一个试管中再次离心 15 ～ 20 分钟以形成纤维蛋白凝块。离心时间越长，形成的纤维蛋白凝块就越稳定、硬度越高。在关节镜行半月板修复手术时，无菌状态下取出纤维蛋白凝块放在手术区域备用。

　　使用不同颜色的可吸收、多股纤维缝线，例如染色和未染色的 0 号薇乔缝线（Ethicon，Somerville，NJ，USA）使用锁边缝合的方式仔细的穿过纤维蛋白凝块的两端。

将纤维蛋白凝块移植至半月板损伤处

　　在处理血标本的时候，可以同时处理半月板撕裂。使用 18 号脊髓穿刺针穿过覆盖后内侧角的皮肤。针尖指向撕裂的前部，从撕裂的上、下叶之间进入膝关节。一旦穿刺针充分进入撕裂的前部，将 0 号单股缝线（Prolene，Ethicon）穿过穿刺针并使用关节镜抓线器抓住。将针从关节里面退出后再将缝线从前内侧通道拉出以防止缝线被针尖切割。使用相同的方法对撕裂的后半部分引入第二针单股缝线。

　　处理半月板组织以创建足够的面积以利于愈合。使用半月板刨刀清理常见于撕裂处的退变组织。清理两针缝合线之间的半月板退变组织，直到损伤的半月板基底部出现新鲜出血点。

　　然后准备将富含血小板的纤维蛋白凝块植入半月板撕裂的顶端。首先在前内侧关节镜入路插入直径 5.0 mm 的套管，再将穿过半月板的单股纤维缝合线从套管中拉出关节腔。每根单股缝合线的尾端与穿过血栓两端的缝合线中的一根固定在一起。单纤维缝合线将被用作引线，将富血小板的纤维蛋白凝块拉入半月板损伤的中心。通过牵拉保留在膝关节后内侧皮肤处的线头将每根单纤维线依次拉出膝关节。这样便将纤维蛋白凝块的两端逐步拉入半月板损伤处。在多纤维缝线穿过半月板并从膝关节后内侧穿出膝关节后，对两根线施加张力，移植物进一步嵌入撕裂的两个瓣之间（图 14.3b）。

　　此时即可对半月板进行缝合。使用可以自动穿过缝合线（2-0 FiberWire，Arthrex）的半月板缝合

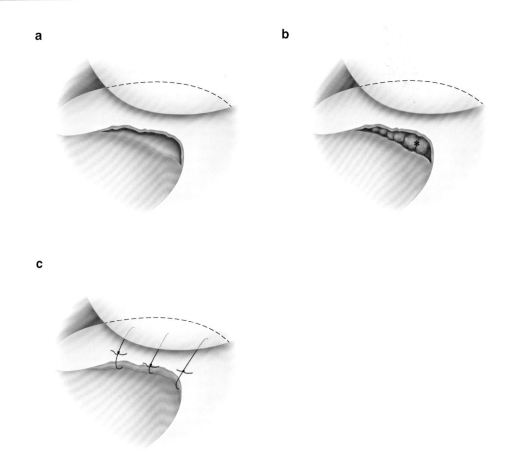

a   b

c

● **图 14.3** 右膝内侧半月板关节镜下示意图。（**a**）内侧半月板水平状撕裂。（**b**）纤维蛋白凝块（＊）位于水平状撕裂的半月板内。（**c**）半月板裂口缝合（MFC，股骨内侧髁）。

装置（Knee Scorpion，Arthrex，Naples，FL）将半月板撕裂的上下瓣缝合在一起，缝合的位置为撕裂的中点，离撕裂的中心边缘 2～3 mm。在半月板的上表面进行打结。可以在缝合的第一针的前后进行额外的缝合，直至把纤维蛋白块紧紧地包裹在半月板内部并且把撕裂的边缘聚合在一起（图 14.3c）。最后将露出膝关节后内侧表面的多纤维缝线剪断。

技巧 2

纤维蛋白凝块的制备方法 2

使用无菌玻璃注射器从患者手臂抽取约 25 ml 血液。然后，使用直径约 4 mm 的不锈钢搅拌棒持续搅拌玻璃注射器中的血液 10 分钟。这样，在搅拌棒上就形成了长度约 60 mm、管状的、弹性纤维蛋白凝块。使用 Adson 钳小心地将该管状纤维蛋白凝块取下并切成合适的长度，使其略长于所需要的移植长度。纤维蛋白凝块的壁厚具有个体差异性，壁太薄的凝块比较脆以至于不能包裹半月板碎片。此时就需要制作双层的管状凝块。用骨钳将半月板碎片塞入管状的纤维蛋白凝块中，并使用 4-0 可吸收

缝线将两端扎紧。最终形成的移植物外形类似于糖果（**图 14.4**）。使用由内而外的半月板缝合装置，例如具有直的针-线系统的 Henning 半月板缝合套装（Stryker，Kalamazoo，MI）进行缝合，缝合编织需要从移植物的开口端开始。

将纤维蛋白凝块移植至半月板损伤处

在膝外侧拟修复区域的皮肤做一切口，分离浅筋膜和髂胫束，以便稍后取出缝线。髌旁外下入路置入关节镜，并于标准内侧入路处置入大的圆柱形的套管以方便进行由内向外的半月板缝合。将标准的移植物通过关节镜套管置入半月板缺损区域，在

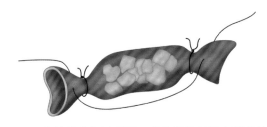

● **图 14.4** 移植物准备示意图。半月板碎片置入管状的纤维蛋白凝块中。

半月板缺损的两侧水平穿入缝线，并通过外侧切口固定至外侧关节囊。采用全内半月板缝合装置（FAST-FIX；Smith & Nephew Endoscopy，Andover，MA，USA）垂直缝合固定移植物，确定半月板移植物的位置后（**图 14.5**），逐层缝合髂胫束、浅筋膜及软组织。

纤维蛋白凝块的制备方法 3

病人麻醉状态下，抽取 30 ml 静脉血，无菌条件下转移至 50 ml 不锈钢碗中。然后使用磨玻璃注射器柄（来自常规脊髓穿刺包）进行缓慢搅拌，直至产生纤维蛋白凝块。使用这种方法只需花费几分钟即可在磨玻璃圆柱上产生纤维蛋白凝块，待纤维蛋白凝块形成后，小心将其取出并置于 4/4 纱布上。

将纤维蛋白凝块移植至半月板损伤处

更换关节镜通道，使用抓线器将 0 号 PDS 线从观察通道送入关节腔，这样有利于减少引导的缝线和环形缝合的缝线缠绕。再次从最初的观察通道置入关节镜观察，将通用的 7 mm 关节镜套管置入工作通道，保留通道上的阀门在原位置。使用可自动抓获缝线的一次性过线器（Ceterix，Fremont，CA，USA）将 2-0 UHMPE 缝线从该工作通道送入关节腔，并在撕裂的区域自半月板的下方向上环绕缝合在一起。缝线经同一通道取出。考虑到该装置的全内缝合和自捕获功能，可以在半月板关节囊交界处，甚至可以在腘肌腱裂孔处使用该缝线，而不缝合到腘肌腱，这一点是有区别于许多全内半月板修复装置的。在缝合半月板前角之前，可以用这种方式缝合多针，每针间距 5 mm。半月板前角不适宜采用这种全内缝合方式，可使用一个 18 号的脊髓穿刺针采

用从由外向内技术缝合半月板前角。将穿刺针在半月板红区穿过半月板前角的上表面，自下表面穿出，使用 0 号 PDS 将 2-0 的缝线牵引到半月板的胫骨侧下表面，经工作通道使用无创的抓钳将上表面的导引线末端牵出关节，然后在关节镜下打结，环绕缝合半月板。

纤维蛋白凝块的缝合固定

接下来，通过工作套管取出之前放置的穿过撕裂中间区域的 0 号 PDS 缝合线，此时从套管上取下液体阀门，这样就没有阻碍纤维蛋白凝块转运的障碍了。然后使用大小合适的小孔直 Keeth 针将 0 号 PDS 穿过凝块。然后在 PDS 中系两个堆叠的结，即有效地创建了一个桑椹结。通过牵拉 0 号 PDS 缝线，将凝块由外向内通过关节镜套管引入关节内并定位在半月板水平撕裂处，如果需要的话，可以使用无创的环钳调整位置。当纤维蛋白凝块被完全送到半月板缺损处后，再通过在半月板上和下端预留的缝合线将纤维蛋白凝块连续捆扎缝合。最后，取出牵引的 PDS。这个步骤可以在缝合前或缝合后进行，但建议至少有一根缝线打结后再取出 PDS 缝线，以帮助维持凝块。打结时要非常小心，确保打结位于半月板胫骨侧，并尽可能位于外周区域。最后根据需要对凝块进行最后的调整，每根缝线都单独捆扎，并进行探查。

而对于后内侧角以及前外侧角的治疗，Laidlaw 和 Gwathmey[24] 详细描述了另外两种治疗技术。

术后康复

术后，所有单纯半月板撕裂的患者需避免负重 4 ～ 6 周。物理治疗强调早期股四头肌锻炼和前 2

a   b

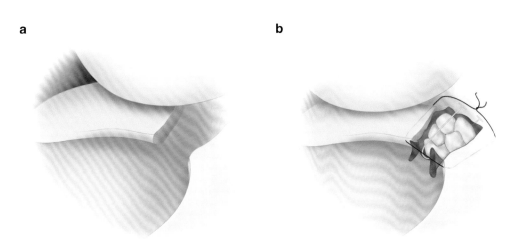

● **图 14.5** 关节镜下外侧半月板缺损示意图。（**a**）大的放射状缺损从外侧半月板中部延伸至后角，并伴有退变性撕裂瓣。（**b**）移植物植入半月板缺损的示意图。

周内膝关节从 0° 到 90° 的逐渐屈曲，其后持续增加。术后六周时开始负重。此时患者可以开始使用低阻力设置的固定自行车，给予 25% 体重的压力，让膝关节屈曲最大至 70°。从术后 12 周开始，允许所有低对抗性膝关节运动的增加。手术后 4 个月内，建议患者避免深蹲、交叉腿坐姿，以及进行任何繁重的举重或蹲坐活动。4 个月后，允许完全屈曲、下蹲，并恢复日常活动或运动。

预期效果

鉴于生物制剂的愈合特性，早期的结果是比较确切的；但是，还需要更多的研究以及长期随访。

基于技术的差异以及统计的病例数的不同，完全愈合率为 70% ～ 100%。

14.2.2 富血小板血浆增强半月板修复[26-27]

14.2.2.1 适应证

- **技术 1**
  - 有症状的半月板水平撕裂（Ⅱ级或Ⅲ级）
  - 年轻患者～ 40 岁以下
- **技术 2**
  Cooper2 区不稳定的完全垂直纵向撕裂

14.2.2.2 技术

技巧 1

建立前内侧和前外侧入路，并进行关节镜探查。检查是否存在半月板Ⅲ度撕裂。如果发现Ⅲ度半月板损伤，使用刨削器或篮钳去除不稳定的半月板碎片和纤维组织。内侧半月板撕裂可采用后内侧入路修复，外侧半月板损伤则采用后外侧微创切开入路修复。在半月板的上方打开关节囊，在半月板-滑膜交界处垂直分离，以便建立进入半月板水平裂口的通道。使用锉刀或者刮匙新鲜化半月板损伤，并使用 0 号 PDS（Ethicon，Somerville，NJ，USA）纵行缝合半月板（图 14.1）以闭合半月板分层，然后缝合关节囊。使用 GPS® Ⅲ 系统（Biomet，Warsaw，Indiana，USA）制备 5 ml PRP，并在缝合切口前直接注射到修复的病变处，最后缝合切口，不放置引流管。

技巧 2

PRP 制备过程包括术前抽取 120 ml 静脉血，使用冷冻离心机分两步离心。将患者贫血小板血浆（L-PRP）和 120 mm 氯酸钙以 5：1 的比例进行钙化

获得自体凝血酶。离心以激活凝血酶，使用 9：1 比例的 PRP/激活剂诱导凝胶形成。该方法可用于分离富含白细胞和血小板的血浆（L-PRP）。

采用标准程序进行半月板修复（锉削、复位和固定）。使用 FAST-FIX 装置（Smith and Nephew，Cordova，TN，USA）通过全内技术缝合半月板。对于撕裂从后角延伸至 2b 区（中体部）的患者，使用普理灵缝合线材料通过由外而内的技术进行额外的缝合（Prolene，Ethicon，Somerville，NJ，USA）。由外而内技术主要用于中间体部的缝合。所有缝线均斜置并且间隔 5 mm。手术团队用 20 mM CaCl$_2$（Teva，Basel，Israel）和 25-IU/ml 自体凝血酶混合激活 PRP。这种双激活系统可消除献血袋（pre-donation blood bag）中柠檬酸盐的抗凝作用。然后用双腔注射器将 PRP 注射到半月板修复部位。关节镜下确定注射针的定位。并可在修复部位周围观察到 PRP 凝块形成。术后膝关节不放置引流管。

术后康复

术后 1 周，开始 0 ～ 90° 的被动运动；前 4 周允许部分负重，使用铰链式膝关节支具并锁定在完全伸直位。手术 3 个月后允许慢跑；术后 6 ～ 7 个月允许旋转运动。

预期效果

水平撕裂的整体失败率为 12%，垂直撕裂为 15%。

对于年轻人的中期随访，无论是半月板修复还是 PRP 增强都是有效的。尽管结果鼓舞人心，目前对于该技术的应用仍不能做出正式推荐，还需要在纳入大样本人群的长期随访研究中进一步评估。

14.2.3 包裹技术增强半月板修复[28-29]

14.2.3.1 适应证

- 全层合并长度大于 20 mm 的半月板撕裂（图 14.6）
- 水平和放射状撕裂
- 撕裂位置距离半月板关节囊交界处超过 6 mm，包括无血管区
- 退行性半月板和非退行性半月板损伤均可（如：水平和放射状撕裂，包括白-白区和红-白区，以及广泛的桶柄型撕裂）
- 前交叉韧带功能缺失在同一时期进行稳定手术治疗

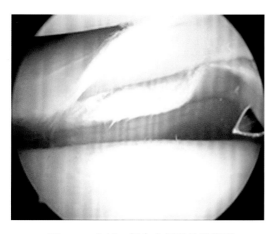

● 图 14.6　全层、复合内侧半月板撕裂。

14.2.3.2　技术

膝关节镜检查评估其他病变，如韧带或软骨病变损伤。所有软骨和韧带损伤均在手术中同时进行修复。评估半月板损伤的范围和类型，以确定半月板损伤是否符合治疗操作的纳入标准。

根据半月板损伤的位置，采用半月板固定装置（FAST-chondroo-gide FIX，Smith & Nephew，Andover，MA，USA）缝合固定，或者采用由外向内的 Prolene 缝线（Ethicon，Somerville，NJ，USA）缝合，或者采用由内向外的 Arthrex Protector 半月板缝合。将半月板损伤缝合至稳定。

制备的基质膜的大小通常为 30 mm×20 mm，将不可吸收的缝合线环（Ethibond，Ethicon，Inc.）穿过基质的两侧表面。然后将基质膜插入塞药器中。通过关节镜观察入路，在撕裂半月板的前缘处用特殊的缝合梭（Accupass，Smith & Nephew，Andover，MA，USA）将线袢穿过半月板后角和体部。

将牵引基质膜的 2 号爱惜邦缝合线穿过半月板后角和病变的前部。然后将带有胶原基质膜的给药

器引入膝关节。将基质膜光滑的表面朝向胫骨和股骨的软骨表面，多孔的部分朝向半月板表面。

在确保基质膜从胫骨侧黏附到半月板后，用关节镜下简单的打结缝线将其固定到半月板上。这时，半月板两侧被胶原基质膜包裹，并且基质膜稳定地固定在半月板上。此外，使用 1 ～ 4 个（平均 3 个，取决于撕裂的范围）FAST-FIX 缝线器缝合半月板，并用基质膜包裹，以更好地固定半月板撕裂，并增加半月板和基质膜之间的紧密度。

图 14.7 所示用胶原基质包裹半月板并缝合的病例，图 14.8 为示意图。

从膝关节手术侧的胫骨近端骨骺或经前内侧入路从股骨髁内侧抽取骨髓。抽取约 5 ml 骨髓液。抽取的骨髓在关节镜直视且"无水"的条件下被注入基质和半月板之间（图 14.8b）。闭合切口，不放置引流，结束手术。不需要使用膝关节外固定支具。

术后康复

患者从术后第 1 天开始拐杖保护下足趾触地负重和膝关节活动范围锻炼，持续至术后 4 周。在接下来的 2 ～ 4 周内，患者可以部分负重行走。鼓励患者在 12 周后恢复日常活动。术后 6 个月可以进行

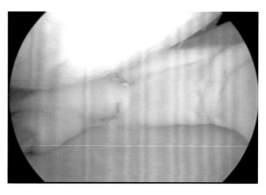

● 图 14.7　使用胶原蛋白基质包裹半月板及缝线放置的案例。

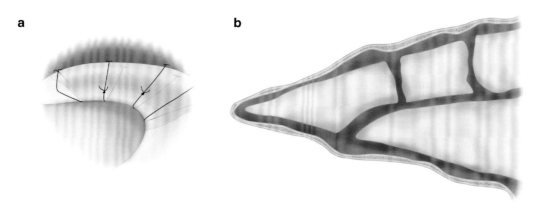

● 图 14.8　半月板包裹以及缝线位置的示意图（a）。骨髓抽取物注射进胶原蛋白基质和半月板之间（b）。

体育活动。

预期效果

随访 2 年的成功率约为 95%。更简单的外科手术技术仍在发展中，需要在基础临床实践中进一步研究确认该技术的有效性。

14.2.4 CMI：胶原半月板移植[30-33]

可吸收胶原半月板支架由加工过的牛跟腱组织制成，从牛跟腱组织中提取 I 型胶原纤维，然后使用戊二醛交联，形成基质样支架材料。由此产生的支架是一个可弯曲的圆盘状，可以修剪和成形，以适应半月板缺损。

14.2.4.1 适应证

- 不可修复的急性半月板撕裂，需要进行部分半月板切除术或慢性半月板组织缺损（创伤或退行性）面积大于 25%
- 半月板前后根部完整
- 受累半月板的整个周缘有完整的环形结构（1 毫米或更宽）
- 前交叉韧带功能缺失在同期手术时一并处理。
- 患者年龄在 15 ~ 60 岁

14.2.4.2 技术

通过标准的关节镜入路进行诊断性关节镜检查并确认诊断的准确性。然后将 CMI 浸入生理盐水中。部分切除内侧半月板，并在白-红区或红-红区域留下稳定的外缘（图 14.9）。采用由内至外或由外至内技术对半月板外缘进行钻孔，直至半月板底部

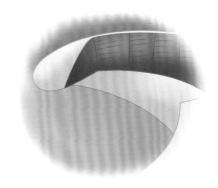

● 图 14.9 作内侧半月板成形，在红-白区或者红-红区留下稳定的外缘。

出现零星的出血点。

通过前内侧入路置入量尺，测量缺损大小。从氢化 CMI 上修剪下所需尺寸的移植物。使用由内向外的技术将一个由线圈尺寸为 0 USP 制成的临时把持环放置于内侧半月板中间部区域。使用配备的透明塑料套管传送 CMI，以利于操作。将塑料套管插入前内侧入路，这样容易将 CMI 移植到关节腔内。将 CMI 从透明塑料套管推入关节，并通过之前所定位的缝线环。使用探针调整 CMI 的位置，并小心收紧其周围的缝线环。通过这种方式，移植物可以固定在靠近半月板外缘的正确位置。缝线圈只需要小心地稍微收紧即可；否则线圈会切割 CMI 的软组织，破坏 CMI。然后采用由内向外技术，使用不可吸收缝线对 CMI 进行最终缝合固定。缝合线可以以 U 形水平或者垂直放置。U 形线圈的间距控制在接近 5 mm（图 14.10）。在内侧关节线的远端做一个大约 2 cm 长的皮肤横切口，并分离皮下组织至关节囊。这样做的目的是防止在缝线打结时损伤隐神经及其髌下

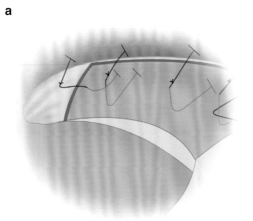

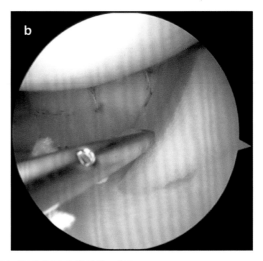

● 图 14.10 将 CMI 用线圈固定的示意图及关节镜下图。

分支。在关节镜直视下将 U 形线圈直接打结至关节囊上。将内侧皮肤切口向后延伸，以固定后角区域的 CMI。然后将皮下组织与关节囊分离并插入无菌半月板牵开器。该半月板牵开器在用于由内到外的技术时，缝合针在从后关节囊穿出时转向前内侧方向，从而避免损伤腘窝的神经血管结构。每对线圈都在关节囊外使用小夹子固定。在定位所有线圈后，可以在关节镜下通过牵拉线圈来确定 CMI 是否与半月板的外侧缘匹配。缝线打结时，关节镜下有必要确保避免因缝线太紧导致缝线切入 CMI 组织。此时只需要仔细、小心地牵拉线圈，即可达到较好的匹配效果。使用尺寸为 3-0 USP 的可吸收线进行皮下缝合，使用不可吸收缝线进行皮肤间断闭合。最后使用无菌敷料和弹性加压绷带包扎。

术后康复

在术后 4 周内，使用限制型膝关节支具，并将活动度控制在伸展 / 屈曲为 0/0/60°，然后第 5～6 周，将支具活动度限制在 0/0/90°。

从术后第一天开始，在允许的活动范围内开始连续被动运动（CPM）。同时积极进行辅助理疗。手术侧肢体在最初的 6 周内不允许负重。6 周后逐渐增加承重，并且这个逐渐增加负重的时间超过 2 周，直至达到完全承重。在完全负重前使用低分子肝素预防下肢深静脉血栓。术后第 3 个月开始可以骑自行车。术后 6 个月后可以进行全面体育运动。

预期效果

在至少 10 年的随访中，CMI 在疼痛缓解、活动水平、一般健康和影像学结果方面的改善状况已被证实。根据现有的结果，87% 的患者受益于这种支架植入。

14.2.5　Actifit：聚氨酯（PU）（Orteq Ltd，London，UK）[34-35]

聚氨酯是由二异氰酸酯或聚合异氰酸酯（硬段）与多元醇（软段）在适当的催化剂和添加剂的作用下反应形成的聚合物。

14.2.5.1　适应证

- 18～50 岁骨骼发育成熟的患者。
- 部分病变，边缘稳定（NB intact popliteal bridge in the lateral indication）。
- 半月板前后角都稳定。
- 膝关节稳定、力线良好。

- ICRS 分级＜3 级。
- 患者理解康复锻炼的重要性，并且能够坚持按照康复计划进行锻炼。

14.2.5.2　技巧

通过关节镜手术植入支架材料。在准备好移植物的位置，并制作出无退变组织的全层半月板缺损后，将半月板前后缘附着点修剪成方形，以便于支架材料的精准嵌入。测量制备的半月板缺损的大小，据此修剪聚氨脂支架。将植入物插入缺损处，用全内的方式缝合固定在半月板残端处（不可吸收的 ULTRABRAID 0 型线，和聚丙交酯生物可吸收 ULTRA FASTFIX 植入物，Smith & Nephew，Andover，Massachusetts）。每间隔 5 mm 进行垂直或者斜形缝合一针，水平缝只用于前后缝合连接。

术后康复

手术后，立即应用膝关节支具并完全伸直位锁定。患者连续佩戴支具 4 周，但每天取下 4 次，以进行持续被动运动（CPM）：前 2 周允许 CPM 从 0°到 60°，然后增加到屈曲 90°，再过 2 周，允许完全被动运动。头 2 周内不允许负重行走，只允许使用拐杖的情况下步行。然后，允许逐步承重到完全负重。早期允许进行等长运动。肌肉主动收缩锻炼和神经肌肉电刺激可在患者出院时开始。术后第 4 周开始弹性阻力及等张力量锻炼。该康复方案可根据并行的其他手术以及术后恢复情况进行个体化调整。术后 6 个月，如果无症状并已经恢复神经肌肉的良好控制，患者可以恢复完全不受限制的活动。通常在 9 个月后才允许恢复全面的、对抗性的活动。

预期效果

根据目前的文献，术后 24 个月患者报告的预后评分有显著改善。Leroy 的 [34] 研究报告的失败率为 23%，Dhollander 等 [36] 研究报道的失败率为 38%。在选择治疗方案之前，我们应该考虑到这一点。

14.3　在半月板修复临床前研究中应用的生物材料

14.3.1　组织黏合剂增强半月板修复

组织黏合剂是治疗半月板撕裂的一种有吸引力的生物材料。它们已经在临床实践中被用于各种用途。氰基丙烯酸酯在临床上用于黏合皮肤撕裂伤，纤维蛋白胶用于修补肺瘘和心血管缺损，组织谷氨酸用于腹部成形术。然而，由于这些材料有细胞毒性或者机械和黏附性能不足，不适合用于半月板撕裂的修复。因此，开发强度高、无毒、可生物降解、快速固化的新型组织黏合剂越来越受到人们的关注。需要进一步的研究来证实这些生物材料与细胞和组织的体外、体内的生物相容性。

14.3.2　不可吸收及可吸收聚合物

在临床前期研究中，许多作者展示过合成和天然的聚合物。例如：聚对苯二甲酸乙二醇酯（PET）、聚四氟乙烯对苯二甲酸乙二醇酯（PTFE）、聚碳酸酯聚氨酯（PCU）、聚乙烯醇水凝胶（PVA-H）、聚（a-羟基酸）（PHAs）、蚕丝和明胶等，都作为一种潜在的半月板替代物/支架应用在半月板组织工程的动物模型上，在临床前阶段有较好的结果。对于合成的不可吸收材料，最重要的方面是植入物具有生物相容性、本质上的稳定性和安全性，并能模仿天然半月板的生物力学特性。对于合成的可吸收材料，重要的是了解组织长入和材料降解情况。

参考文献

1. Paxton EP, Stock MV, Brophy RH. Meniscal repair versus partial meniscectomy: a systematic review comparing reoperation rates and clinical outcomes. Arthroscopy. 2011;27:1275–88.
2. Rangger C, Klestil T, Gloetzer W, Kemmler G, Benedetto KP. Osteoarthritis after arthroscopic partial meniscectomy. Am J Sports Med. 1995;23:240–4.
3. Anetzberger H, Mayer A, Glaser C, Lorenz S, Birkenmaier C, Muller-Gerbl M. Meniscectomy leads to early changes in the mineralization distribution of subchondral bone plate. Knee Surg Sports Traumatol Arthrosc. 2014;22:112–9.
4. Chatain F, Robinson AH, Adeleine P, Chambat P, Neyret P. The natural history of the knee following arthroscopic medial meniscectomy. Knee Surg Sports Traumatol Arthrosc. 2001;9:15–8.
5. Hede A, Larsen E, Sandberg H. The long term outcome of open total and partial meniscectomy related to the quantity and site of the meniscus removed. Int Orthop. 1992;16:122–5.
6. Verdonk R, Madry H, Shabshin N, Dirisamer F, Peretti GM, Pujol N, Spalding T, Verdonk P, Seil R, Condello V, Di Matteo B, Zellner J, Angele P. The role of meniscal tissue in joint protection in early osteoarthritis. Knee Surg Sports Traumatol Arthrosc. 2016;24:1763. https://doi.org/10.1007/s00167-016-4069-2.
7. Lee D-Y, Park Y-J, Kim H-J, Nam D-C, Park J-S, Song S-Y, Kang D-G. Arthroscopic meniscal surgery versus conservative management in patients aged 40 years and older: a meta-analysis. Arch Orthop Trauma Surg. 2018;138:1731. https://doi.org/10.1007/s00402-018-2991-0.
8. Chen M, Guo W, Gao S, Hao C, Shen S, Zhang Z, Wang Z, Wang Z, Xu L, Jing X, Zhang X, Yuan Z, Wang M, Zhang Y, Peng J, Wang A, Wang Y, Sui X, Liu S, Guo Q. Biochemical stimulus-based strategies for meniscus tissue engineering and regeneration. Biomed Res Int. 2018;2018:8472309. https://doi.org/10.1155/2018/8472309. 15 pages.
9. Kim S-H, An Y-H, Kim HD, Kim K, Lee S-H, Yim H-G, Kim B-G, Hwang NS. Enzyme - mediated tissue adhesive hydrogels for meniscus repair. Int J Biol Macromol. 2018;110:479. https://doi.org/10.1016/j.ijbiomac.2017.12.053.
10. Pillai MM, Gopinathan J, Selvakumar R, Bhattacharyya A. Human knee meniscus regeneration strategies: a review on recent advances. Curr Osteopor Rep. 2018;16:224. https://doi.org/10.1007/s11914-018-0436-x.
11. Zhang Z, Guo W, Gao S, Chen M, Li X, Zhang X, Jing X, Wang M, Zhang Y, Shen S, Wang Z, Sun B, Chai Y, Zhou C, Liu S, Guo Q. Native tissue-based strategies for meniscus repair and regeneration. Cell Tissue Res. 2018;37:337. https://doi.org/10.1007/s00441-017-2778-6.
12. Zadeh LG, Chevrier A, Farr J, Rodeo SR, Buschmann MD. Augmentation techniques for meniscus repair. J Knee Surg. 2018;31:99–116.
13. Bilgen B, Jayasuriya CT, Owens BD. Current concepts in meniscus tissue engineering and repair. Adv Healthcare Mater. 2018;2018:1701407. https://doi.org/10.1002/adhm.201701407.
14. Mauck RL, Burdick JA. From repair to regeneration: biomaterials to reprogram the meniscus wound microenvironment. Ann Biomed Eng. 2015;43(3):529–42. https://doi.org/10.1007/s10439-015-1249-z.
15. Jülke H, Mainil-Varlet P, Jakob RP, Brehm W, Schäfer B, Nesic D. The role of cells in meniscal guided tissue regeneration: a proof of concept study in a goat model. Cartilage. 2015;6(1):20–9.
16. Qu F, Lin J-MG, Esterhai JL, Fisher MB, Mauck RL. Biomaterial-mediated delivery of degradative enzymes to improve meniscus integration and repair. Acta Biomater. 2013;9:6393–402.
17. Bochynska AI, Hannink G, Grijpma DW, Buma P. Tissue adhesives for meniscus tear repair: an overview of current advances and prospects for future clinical solutions. J Mater Sci Mater Med. 2016;27:85.
18. Kean CO, Brown RJ, Chapman J. The role of biomaterials in the treatment of meniscal tears. PeerJ. 2017;5:e4076. https://doi.org/10.7717/peerj.4076.
19. Koch M, Achatz FP, Lang S, Pfeifer CG, Pattappa G, Kujat R, Nerlich M, Angele P, Zellner J. Tissue engineering of large full-size meniscus defects by a polyurethane scaffold: accelerated regeneration by mesenchymal stromal cells.

Stem Cells Int. 2018;2018:8207071. https://doi.org/10.1155/2018/8207071. 11 pages.

20. Chen Y, Chen J, Zhang Z, Lou K, Zhang Q, Wang S, Ni J, Liu W, Fan S, Lin X. Current advances in the development of natural meniscus scaffolds: innovative approaches to decellularization and recellularization. Cell Tissue Res. 2017;370:41–52. https://doi.org/10.1007/s00441-017-2605-0.

21. Kowalski C, Gallo RA. Platelet-rich fibrin clote augmented repair of horizontal cleavage meniscal tear. Arthrosc Tech. 2017;6(5):e2047–51.

22. Kamimura T, Kimura M. Repair of a chronic large meniscal defect with implantation of autogenous meniscal fragments using a tubular-shaped fibrin clot. Arthrosc Tech. 2018;7(3):e257–63.

23. Ra HJ, Ha JK, Jang SH, Lee DW, Kim JG. Arthroscopic inside-out repair of complete radial tears of the meniscus with a fibrin clot. Knee Surg Sports Traumatol Arthrosc. 2013;21:2126. https://doi.org/10.1007/s00167-012-2191-3.

24. Laidlaw MS, Gwathmey FW. Circumferential suture repair of isolated horizontal meniscal tears augmented with fibrin clot. Arthrosc Tech. 2017;6(5):e1567–72.

25. van Trommel MF, Simonian PT, Potter HG, Wickiewicz TL. Arthroscopic meniscal repair with fibrin clot of complete radial tears of the lateral meniscus in the avascular zone. Arthroscopy. 1998;14(4):360–5.

26. Pujol N, De Chou ES, Boisrenoult P, Beaufils P. Platelet-rich plasma for open meniscal repair in young patients: any benefit? Knee Surg Sports Traumatol Arthrosc. 2015;23:51–8. https://doi.org/10.1007/s00167-014-3417-3.

27. Kaminski R, Kulinski K, Kozar-Kaminska K, Wielgus M, Langner M, Wasko MK, Kowalczewski J, Pomianowski S. A prospective, randomized, double-blind, parallel-group, placebo-controlled study evaluating meniscal healing, clinical outcomes, and safety in patients undergoing meniscal repair of unstable, complete vertical meniscal tears (bucket handle) augmented with platelet-rich plasma. Biomed Res Int. 2018;2018:9315815. https://doi.org/10.1155/2018/9315815. 9 pages.

28. Piontek T, Ciemniewska-Gorzela K, Szulc A, Słomczykowski M, Jakob RP. All-arthroscopic technique of biological meniscal tear therapy with collagen matrix. Polish Orthop Traumatol. 2012;77:39–45.

29. Piontek T, Ciemniewska-Gorzela K, Naczk J, Jakob R, Szulc A, Grygorowicz M, Slomczykowski M. Complex meniscus tears treated with collagen matrix wrapping and bone marrow blood injection: a 2-year clinical follow-up. Cartilage. 2016;7(2):123–39.

30. Rodkey WG, Steadman JR, Li ST. A clinical study of collagen meniscus implants to restore the injured meniscus. Clin Orthop. 1999;367(Suppl):S281–92.

31. Linke RD, Ulmer M, Imhoff AB. Replacement of the meniscus with a collagen implant (CMI). Eur J Trauma Emerg Surg. 2007;33:435–40.

32. Linke RD, Ulmer M, Imhoff AB. Replacement of the meniscus with a collagen implant (CMI). Oper Orthop Traumatol. 2006;18:453–62.

33. Zaffagnini S, Muccioli GMM, Lopomo N, Bruni D, Giordano G, Ravazzolo G, Molinari M, Marcacci M. Prospective long-term outcomes of the medial collagen meniscus implant versus partial medial meniscectomy: a minimum 10-year follow-up study. Am J Sports Med. 2011;39:977.

34. Leroy A, Beaufils P, Faivre B, Steltzlen C, Boisrenoult P, Pujol N. Actifit® polyurethane meniscal scaffold: MRI and functional outcomes after a minimum follow-up of 5 years. Orthop Traumatol Surg Res. 2017;103:609. https://doi.org/10.1016/j.otsr.2017.02.012.

35. Schüttler KF, Haberhauer F, Gesslein M, Heyse TJ, Figie J, Lorbach O, Efe T, Roessler PP. Midterm follow-up after implantation of a polyurethane meniscal scaffold for segmental medial meniscus loss: maintenance of good clinical and MRI outcome. Knee Surg Sports Traumatol Arthrosc. 2016;24:1478. https://doi.org/10.1007/s00167-015-3759-5.

36. Dhollander A, Verdonk P, Verdonk R. Treatment of painful, irreparable partial meniscal defects with a polyurethane scaffold: midterm clinical outcomes and survival analysis. Am J Sports Med. 2016;44(10):2615–21.

第 15 章

缝合带强化的前后交叉韧带内部加固技术

Graeme P. Hopper and Gordon M. Mackay

李强强　译　陈东阳　审校

15.1　概述

内部加固涉及使用缝合带加固韧带并且充当辅助稳定装置以加强韧带的修复。该方法通过保护韧带和允许早期活动以促进自然愈合进程。此外，不使用自体移植物可以避免取腱的并发症。缝合带是 FiberTape®（Arthrex），这是一种超高强度的 2 mm 宽的条带，由长链超高分子聚乙烯（ultra-high molecular weight polyethylene，UHMWPE）材料构成，可作为内部加固材料。

笔者首次在一篇综述中描述了内部加固的概念及其各种用途[1]，同时报道了使用内部加固技术修复 ACL 的早期临床结果。该技术已被应用于内外踝韧带、联合复合体、所有膝关节周围的韧带和肘关节的尺侧韧带的修复[2-9]。另外，内部加固的理念也被应用于修复肩锁关节、髌腱和跟腱[10-13]。这一章主要介绍前后交叉韧带的内部加固。

15.2　前交叉韧带的内部加固术

前交叉韧带（anterior cruciate ligament，ACL）是膝关节的主要稳定装置之一，主要限制胫骨前移[14]。ACL 断裂常见于年轻患者。使用自体腘绳肌腱和髌腱作为移植物重建 ACL 是目前的金标准手术方案。然而只有 63% ~ 65% 的患者能够恢复到伤前运动水平，术后 10 年患者的移植物失败率达到 10.3%[15]。此外，重建 ACL 并不能防止患者发生创伤性骨关节炎[16-19]。因此初次 ACL 修复术重新获得关注。

初次 ACL 修复术是 20 世纪七八十年代的金标准方案[20-22]。但在中期随访时失败发生率高[23-25]。因此，在 20 世纪 90 年代，ACL 重建术逐渐成为金标准[26-27]。尽管如此，随着关节镜器械、缝合材料、影像学以及康复理论的进步，理论上初次 ACL 修复术的临床预后能得以提升。

内部加固的 ACL 修补术使用 FiberTape®（Arthrex）桥接韧带，并在股骨端采用纽扣钢板（Retrobutton® 或者 TightRopeRT®，Arthrex）固定而在胫骨端采用无结骨锚钉固定。采用一个带结缝合线（FiberLink®，Arthrex）将 ACL 残端远端固定到股骨止点处。ACL 的内部加固充当二级稳定装置，可以在韧带愈合过程中保护韧带和允许早期活动以促进韧带的自然愈合。此外，无需取腱可以避免肌肉萎缩，加速康复。不仅如此，ACL 的本体感觉得以保留。

15.2.1　外科技术

采用标准前外侧和前内侧入路，手术套管（Arthrex）置于前内侧通路。探查 ACL 以评估进行初次 ACL 修复术的可行性。ACL 近端撕裂采用内部加固法，回缩的中段和远端撕裂不适合修补。既往笔者通常选择 ACL 重建手术，不过现在笔者偏向联合使用 ACL 重建法和内部加固法[28]。

ACL 残端保留完整，常规胫骨 ACL 导向器放在 ACL 足印区的中心。在鹅足上方切一个小切口，然后在胫骨侧钻取 3.5 mm 的骨隧道，随后将钻头更换为 FiberStick™（Arthrex）；然后通过内侧通道用抓结器将 FiberWire 结从 FiberStick™ 中取出。FiberLink® 在 Scorpion™ 穿结器辅助下穿过 ACL 残端的中部并从内侧通道回缩，在 ACL 残端远端形成一个套索样结构（图 15.1）。如果操作者担心远端抓持力不够的话，可以再使用一个 FiberLink®。

然后找到股骨侧止点，进行微骨折操作，再在股骨钻取 3.5 mm 的隧道。随后 FiberLink® 缝线和 FiberWire 缝线穿过股骨侧隧道，股骨侧纽扣钢板（Retrobutton® 或者 TightRope RT®，Arthrex）从胫骨隧道，穿过 ACL 中心，到达股骨隧道。将该纽扣钢板翻转置于股骨皮质上，然后拉紧两条张力线推动 FiberTape® 向前。使用两端带 4.75 mm SwiveLock® 的 FiberTape® 将缝合带固定在紧靠远端胫骨隧道的下方的位置。在置入前，标记 FiberTape® 然后重新定位以避免过度拉紧（图 15.2）。最后，轻轻拉紧

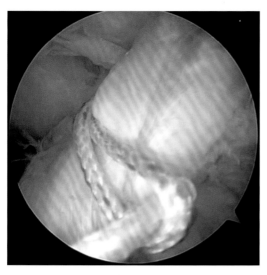

● 图 15.1　FiberLink® 在 ACL 残端远端形成套索

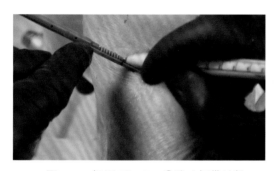

● 图 15.2　标记 FiberTape® 防止韧带过紧

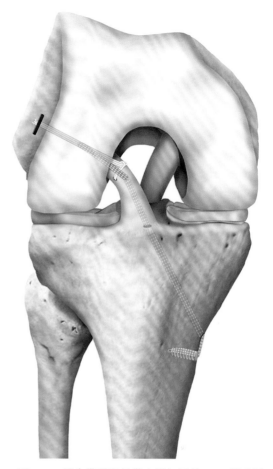

● 图 15.3　缝合带增强的带内部加固的 ACL 模式图

ACL，并使用束带将韧带残端靠近股骨足印区；然后维持 ACL 适当的张力后将 FiberLink® 系在股骨纽扣钢板上（图 15.3）。

15.2.2　康复

允许患者术后一周挂拐进行完全负重锻炼，物理治疗侧重于早期的关节活动度锻炼、肌肉力量控制和功能恢复。早期康复锻炼需在有效止痛消肿下进行。大部分患者术后 5 个月左右能够进行旋转运动。

15.2.3　预期结果和讨论

ACL 修补术失败率较高，因此 ACL 重建术在 20 世纪 90 年代逐渐成为 ACL 损伤修复的金标准[23-25]。随着 ACL 重建术效果的提升和关节镜技术的进步，初次 ACL 修补手术越来越受到限制[26-27]。但这并不意味着 ACL 重建术没有任何问题，比如本体感觉丢失、取腱相关并发症、创伤后关节炎和移植物失败等。这些弊端加上关节镜器械和缝合材料的进步

以及对 ACL 愈合更深入的理解，使得 ACL 修补术重新获得关注。

内部加固的 ACL 修补术保留了 ACL 内部的本体感觉，这对患者术后恢复是至关重要的，重建手术的患者因为丢失这些本体感觉而对运动缺乏足够信心[29-31]。不仅如此，超过 50% 接受 ACL 重建术的患者无法恢复伤前运动水平，缺少本体感觉和对膝关节运动缺乏信心被认为是主要原因[32]。

内部加固的 ACL 修补术不需要自体移植物。ACL 重建手术的取腱操作会带来取腱处的并发症，比如腘绳肌腱取腱会导致屈膝无力；髌腱取腱后会引起膝前痛[33-35]。不仅如此，Kowalk 等人[36] 报道了髌腱作为移植物尽管能够维持膝关节的稳定性，但会导致膝关节力量减弱和术后工作量降低。

有证据表明 ACL 重建术不能防止远期关节炎的发生。Ajuied 的一项系统综述纳入了 9 项研究，共分析了 596 例 ACL 损伤的病人，结果表明 20% 的患者的膝关节在伤后 10 年发生中至重度的影像学改变。此外，他们发现保守治疗的患者更早发生膝关

节炎；不过接受 ACL 重建术的患者中仍然有 23% 会发生中至重度的骨关节炎。另外，近期 Poehing-Monaghan 等人[37] 纳入 10 项研究分析比较髌腱和腘绳肌腱用于 ACL 重建手术的临床疗效，发现有不少研究表明使用髌腱移植物的患者发生骨关节炎的比例更高。其中一项由 Leys 等人[38] 开展的研究显示用腘绳肌腱重建 ACL 的患者中，有 69% 的病人在术后 15 年被影像学证实存在骨关节炎表现。因此我们猜想内部加固的 ACL 修复术能够减少自体移植物相关的并发症、保留本体感觉且拥有更小的骨隧道，但远期随访的结果仍待研究。

20 世纪七八十年代，初次 ACL 损伤修复术较高的失败率（＞50%）成为该方法逐渐落后于 ACL 重建术的原因之一[23-25]。不过 ACL 重建术在年轻患者中也有着很高的失败率，特别是使用自体腘绳肌腱和异体肌腱的患者[39-41]。内部加固的 ACL 修复术加强了韧带并充当二级稳定装置，这允许患者进行早期康复运动。该方法理论上能够降低既往术式相关的高失败率（＞50%）、疼痛以及僵硬。以前的病人会有一个大的关节周围切口，术后需严格制动，相反的是，如今的微创关节镜技术允许患者术后早期进行康复锻炼。此外，内部加固 ACL 手术的骨隧道比使用腘绳肌腱或髌腱重建 ACL 的骨隧道更小。因此，任何经过该种方法的病人在经历翻修手术时仍然可以选择使用自体肌腱移植物进行 ACL 重建手术[41]。

15.2.4　结论

笔者所在单位接受该手术的患者的临床疗效均很满意。但远期临床效果仍待研究。

15.3　后交叉韧带的内部加固术

15.3.1　概述

后交叉韧带（posterior cruciate ligament，PCL）是限制胫骨后移的主要结构，同时也是维持膝关节稳定性的重要结构之一[42]。PCL 起自股骨内侧髁，止于胫骨髁间嵴后方[43]。PCL 由两束组成：前外侧束和后内侧束[44]。PCL 损伤构成膝关节周围韧带损伤的 20%。最常见的损伤机制是屈膝时胫骨遭受前方直接的作用力，常见于摩托车事故和足球运动[46]。不过单纯 PCL 损伤比较少见，多见于膝关

节多发伤中合并有 PCL 损伤[44]。

文献报道 PCL 损伤的病人罹患骨关节炎的概率更大[47]。因此手术的主要目的是尽可能恢复韧带稳定性。手术适应证包括三度 PCL 撕裂、有症状的慢性撕裂和合并有膝关节其他韧带损伤的 PCL 撕裂。文献报道了多种手术方式，但最佳的手术方式仍未有定论。

15.3.2　手术技术

使用标准前内侧和前外侧入路联合后内侧入路。第一步是牵拉 PCL 探查其胫骨止点。保留 PCL 残端，将 PCL 和后方其他结构先推向后方来进行安全充分的暴露。然后在胫骨近端做一个小切口，使用标准 PCL 导向器钻取 3.5 mm 的骨隧道。钻头在直视下往前推进以避免可能的并发症。在胫骨前方皮质进行攻丝，然后钻头更换为 FiberStick™（Arthrex）。FiberWire®（Arthrex）从 FiberStick™ 上牵出，然后从前内侧出口穿出。

确认 PCL 在股骨侧的止点并用电刀标记，保证引导针的位置准确。铰孔方便股骨纽扣钢板（装载有 FiberTape® 的 Retrobutton® 或者 TightRope RT®，Arthrex）从前外侧入口直接通过隧道（图 15.4）。然后屈膝 90°，用 4.75 mm 的 SwiveLock（Arthrex）将缝合带固定在胫骨隧道远端 1 cm 处，此时助手需前移胫骨使 PCL 保持足够的张力。在置入隧道前，需标记以显示 PCL 的解剖长度。保险起见，膝关节应在标记前在放松状态下进行全范围活动以防止过紧导致不能完全伸膝。固定缝合带对于维持 PCL 的解剖长度很重要（图 15.5）。

15.3.3　康复

术后一周患者拄拐进行完全负重锻炼。与其他手术方式相比，该手术引起疼痛和肿胀较轻，有助于早期加速康复，重点是早期关节活动度和功能恢复。大部分患者术后 5～6 个月可以恢复神经肌肉功能并进行旋转运动。

15.3.4　预期结果和讨论

文献报道了多种修复 PCL 损伤的方法[9, 42-43, 48-49]，但没有哪种方式明显优于其他方法。PCL 修复术曾经流行过，但现在 PCL 重建术被更多人接受。

早年 PCL 修复术是开放手术，临床结果不一[20-52]。Hughston 等人[52] 分析了 29 例 PCL 修补术的患者，

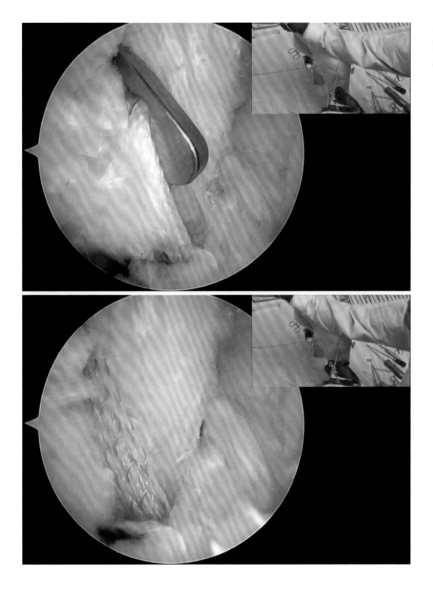

● **图 15.4**　股骨纽扣钢板（带 FiberTape® 的 Retrobutton® 或者 TihgtRope RT®，Arthrex）直接从前入路穿过骨隧道

发现 65% 的患者主观上对手术效果满意。不过 Strand 等人[51] 研究了 32 例 PCL 修复术的患者资料，发现超过一半的患者存在术后膝关节后方不稳。此外，Pournaras 等人[50] 分析了 20 例接受 PCL 修复术的患者，发现所有患者都存在术后关节后方不稳。近年来，关节镜下 PCL 修复术逐渐兴起。Wheatley 等人[53] 对接受修复术的 PCL 撕裂患者进行平均 51 个月的随访，结果表明患者自诉功能评分满意。DiFelice 等人[49] 报道该技术在 3 例患者中存在不稳定性。他们使用缝合锚线修复 PCL 软组织剥脱损伤，术后 64 个月的随访结果显示效果满意。此外，Van Der List 等人[9] 描述了一种跟笔者类似的技术，使用内部加固加强的 PCL 修复术。不过目前还没有关节镜下 PCL 修复术的临床结果。

PCL 重建手术被更多医生接受；因此它的临床效果已有文献报道。Chahla 等人[42] 在一项系统综述与荟萃分析中分析了 11 项研究中的 441 例患者，比较单束和双束 PCL 重建术的临床疗效。他们的结果表明双束重建 PCL 能够显著提高膝关节后方稳定性和 IKDC 评分。Belk 等人[43] 在另一项系统综述与荟萃分析中纳入了 5 项研究，涉及 132 例患者，比较使用自体肌腱和异体肌腱的临床效果。结果表明两种手术方式都提升了患者预后且组间并没有差异。另一项来自 Buono 等人[54] 的研究综述了 34 项研究，目的是比较 PCL 重建术和 PCL 加强手术的临床效果，结果表明两组患者的结果没有差异。PCL 增强操作包括 PCL 残端增强支架技术和异体跟腱进行双束增强技术[55-56]。

内部加固的 PCL 修复术加强了韧带并且充当二级稳定装置。这样可以在韧带愈合过程中保护韧带并允许早期康复锻炼。此外，避免取腱相关的并发症可以减少肌肉萎缩以达到加速康复的目的。另外，

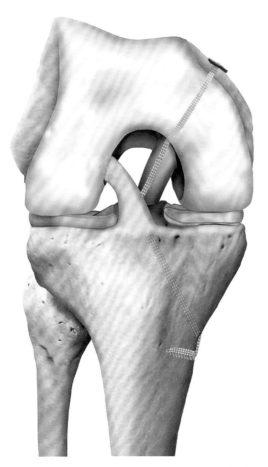

● 图 15.5　缝合带增强的带内部加固的 PCL 模式图

PCL 的本体感觉得以保留，为早期加速康复和未来重返运动提供帮助。

15.3.5　结论

笔者发现内部加固的 PCL 修复术具有良好的临床效果，但是整体的临床预后仍待研究。

参考文献

1. Mackay GM, Blyth MJ, Anthony I, Hopper GP, Ribbans WJ. A review of ligament augmentation with the InternalBrace™: the surgical principle is described for the lateral ankle ligament and ACL repair in particular, and a comprehensive review of other surgical applications and techniques is presented. Surg Technol Int. 2015;26:239.
2. Regauer M, Mackay G, Lange M, Kammerlander C, Syndesmotic BW. World J Orthop. 2017;8(4):301.
3. Urch E, DeGiacomo A, Photopoulos CD, Limpisvasti O, ElAttrache NS. Ulnar collateral ligament repair with suture bridge augmentation. Arthrosc Tech. 2018;7(3):e219.
4. Trofa DP, Lombardi JM, Noticewala MS, Ahmad CS. Ulnar collateral ligament repair with suture augmentation. Arthrosc Tech. 2018;7(1):e53.
5. Coetzee JC, Ellington JK, Ronan JA, Stone RM. Functional results of open Broström ankle ligament repair augmented with a suture tape. Foot Ankle Int. 2018;39(3):304.
6. Acevedo J, Vora A. Anatomical reconstruction of the spring ligament complex: "internal brace" augmentation. Foot Ankle Spec. 2013;6(6):441.
7. Lubowitz JH, MacKay G, Gilmer B. Knee medial collateral ligament and posteromedial corner anatomic repair with internal bracing. Arthrosc Tech. 2014;3(4):e505.
8. Hirahara AM, Mackay G, Andersen WJ. Ultrasound-guided suture tape augmentation and stabilization of the medial collateral ligament. Arthrosc Tech. 2018;7(3):e205.
9. van der List JP, DiFelice GS. Arthroscopic primary posterior cruciate ligament repair with suture augmentation. Arthrosc Tech. 2017;6(5):e1685.
10. Hopper GP, Mackay GM. Achilles tendon repair using the InternalBrace principle. Surg Technol Int. 2017;30:325.
11. Byrne PA, Hopper GP, Wilson WT, Mackay GM. Knotless repair of achilles tendon rupture in an elite athlete: return to competition in 18 weeks. J Foot Ankle Surg. 2017;56(1):121.
12. Sanchez G, Ferrari MB, Sanchez A, Moatshe G, Chahla J, DePhillipo N, Provencher MT. Proximal patellar tendon repair: internal brace technique with unicortical buttons and suture tape. Arthrosc Tech. 2017;6(2):e491.
13. Byrne PA, Hopper GP, Wilson WT, Mackay GM. Acromioclavicular joint stabilisation using the internal brace principle. Surg Technol Int. 2018;33:294–8.
14. Butler DL, Noyes FR, Grood ES. Ligamentous restraints to anterior-posterior drawer in the human knee. A biomechanical study. J Bone Joint Surg Am. 1980;62(2):259.
15. Anderson MJ, Browning WM, Urband CE, Kluczynski MA, Bisson LJ. A systematic summary of systematic reviews on the topic of the anterior cruciate ligament. Orthop J Sports Med. 2016;4(3):2325967116634074.
16. Lohmander LS, Ostenberg A, Englund M, Roos H. High prevalence of knee osteoarthritis, pain, and functional limitations in female soccer players twelve years after anterior cruciate ligament injury. Arthritis Rheum. 2004;50(10):3145.
17. Leiter JR, Gourlay R, McRae S, de Korompay N, MacDonald PB. Long-term follow-up of ACL reconstruction with hamstring autograft. Knee Surg Sports Traumatol Arthrosc. 2014;22(5):1061.
18. von Porat A, Roos EM, Roos H. High prevalence of osteoarthritis 14 years after an anterior cruciate ligament tear in male soccer players: a study of radiographic and patient relevant outcomes. Ann Rheum Dis. 2004;63(3):269.
19. Ajuied A, Wong F, Smith C, Norris M, Earnshaw P,

Back D, Davies A. Anterior cruciate ligament injury and radiologic progression of knee osteoarthritis: a systematic review and meta-analysis. Am J Sports Med. 2014;42(9):2242.

20. England RL. Repair of the ligaments about the knee. Orthop Clin North Am. 1976;7(1):195.

21. Weaver JK, Derkash RS, Freeman JR, Kirk RE, Oden RR, Matyas J. Primary knee ligament repair—revisited. Clin Orthop Relat Res. 1985;199:185.

22. Sherman MF, Bonamo JR. Primary repair of the anterior cruciate ligament. Clin Sports Med. 1988;7(4):739.

23. Feagin JA, Curl WW. Isolated tear of the anterior cruciate ligament: 5-year follow-up study. Am J Sports Med. 1976;4(3):95.

24. Lysholm J, Gillquist J, Liljedahl SO. Long-term results after early treatment of knee injuries. Acta Orthop Scand. 1982;53(1):109.

25. Engebretsen L, Benum P, Sundalsvoll S. Primary suture of the anterior cruciate ligament. A 6-year follow-up of 74 cases. Acta Orthop Scand. 1989;60(5):561.

26. Engebretsen L, Benum P, Fasting O, Mølster A, Strand T. A prospective, randomized study of three surgical techniques for treatment of acute ruptures of the anterior cruciate ligament. Am J Sports Med. 1990;18(6):585.

27. Andersson C, Odensten M, Gillquist J. Knee function after surgical or nonsurgical treatment of acute rupture of the anterior cruciate ligament: a randomized study with a long-term follow-up period. Clin Orthop Relat Res. 1991;264:255.

28. Smith PA, Bley JA. Allograft anterior cruciate ligament reconstruction utilizing internal brace augmentation. Arthrosc Tech. 2016;5(5):e1143.

29. Barrett DS. Proprioception and function after anterior cruciate reconstruction. J Bone Joint Surg Br. 1991;73(5):833.

30. Co FH, Skinner HB, Cannon WD. Effect of reconstruction of the anterior cruciate ligament on proprioception of the knee and the heel strike transient. J Orthop Res. 1993;11(5):696.

31. Fridén T, Roberts D, Ageberg E, Waldén M, Zätterström R. Review of knee proprioception and the relation to extremity function after an anterior cruciate ligament rupture. J Orthop Sports Phys Ther. 2001;31(10):567.

32. Ardern CL, Taylor NF, Feller JA, Webster KE. Return-to-sport outcomes at 2 to 7 years after anterior cruciate ligament reconstruction surgery. Am J Sports Med. 2012;40(1):41.

33. Setuain I, Izquierdo M, Idoate F, Bikandi E, Gorostiaga EM, Aagaard P, Cadore EL, Alfaro-Adrián J. Differential effects of 2 rehabilitation programs following anterior cruciate ligament reconstruction. J Sport Rehabil. 2017;26(6):544.

34. Konrath JM, Vertullo CJ, Kennedy BA, Bush HS, Barrett RS, Lloyd DG. Morphologic characteristics and strength of the hamstring muscles remain altered at 2 years after use of a hamstring tendon graft in anterior cruciate ligament reconstruction. Am J Sports Med. 2016;44(10):2589.

35. Xie X, Xiao Z, Li Q, Zhu B, Chen J, Chen H, Yang F, Chen Y, Lai Q, Liu X. Increased incidence of osteoarthritis of knee joint after ACL reconstruction with bone-patellar tendon-bone autografts than hamstring autografts: a meta-analysis of 1,443 patients at a minimum of 5 years. Eur J Orthop Surg Traumatol. 2015;25(1):149.

36. Kowalk DL, Duncan JA, McCue FC, Vaughan CL. Anterior cruciate ligament reconstruction and joint dynamics during stair climbing. Med Sci Sports Exerc. 1997;29(11):1406.

37. Poehling-Monaghan KL, Salem H, Ross KE, Secrist E, Ciccotti MC, Tjoumakaris F, Ciccotti MG, Freedman KB. Long-term outcomes in anterior cruciate ligament reconstruction: a systematic review of patellar tendon versus hamstring autografts. Orthop J Sports Med. 2017;5(6):2325967117709735.

38. Leys T, Salmon L, Waller A, Linklater J, Pinczewski L. Clinical results and risk factors for reinjury 15 years after anterior cruciate ligament reconstruction: a prospective study of hamstring and patellar tendon grafts. Am J Sports Med. 2012;40(3):595.

39. Gifstad T, Foss OA, Engebretsen L, Lind M, Forssblad M, Albrektsen G, Drogset JO. Lower risk of revision with patellar tendon autografts compared with hamstring autografts: a registry study based on 45,998 primary ACL reconstructions in Scandinavia. Am J Sports Med. 2014;42(10):2319.

40. Persson A, Fjeldsgaard K, Gjertsen JE, Kjellsen AB, Engebretsen L, Hole RM, Fevang JM. Increased risk of revision with hamstring tendon grafts compared with patellar tendon grafts after anterior cruciate ligament reconstruction: a study of 12,643 patients from the Norwegian Cruciate Ligament Registry, 2004–2012. Am J Sports Med. 2014;42(2):285.

41. Lind M, Menhert F, Pedersen AB. Incidence and outcome after revision anterior cruciate ligament reconstruction: results from the Danish registry for knee ligament reconstructions. Am J Sports Med. 2012;40(7):1551.

42. Chahla J, Moatshe G, Cinque ME, Dornan GJ, Mitchell JJ, Ridley TJ, LaPrade RF. Single-bundle and double-bundle posterior cruciate ligament reconstructions: a systematic review and meta-analysis of 441 patients at a minimum 2 years' follow-up. Arthroscopy. 2017;33(11):2066.

43. Belk JW, Kraeutler MJ, Purcell JM, McCarty EC. Autograft versus allograft for posterior cruciate ligament reconstruction: an updated systematic review and meta-analysis. Am J Sports Med. 2017;46(7):1752–7.

44. LaPrade CM, Civitarese DM, Rasmussen MT, LaPrade RF. Emerging updates on the posterior cruciate ligament: a review of the current literature. Am J Sports Med. 2015;43(12):3077.

45. Smith C, Ajuied A, Wong F, Norris M, Back D, Davies A. The use of the ligament augmentation and

reconstruction system (LARS) for posterior cruciate reconstruction. Arthroscopy. 2014;30(1):111.

46. Kannus P, Bergfeld J, Järvinen M, Johnson RJ, Pope M, Renström P, Yasuda K. Injuries to the posterior cruciate ligament of the knee. Sports Med. 1991;12(2):110.

47. Van de Velde SK, Bingham JT, Gill TJ, Li G. Analysis of tibiofemoral cartilage deformation in the posterior cruciate ligament-deficient knee. J Bone Joint Surg Am. 2009;91(1):167.

48. Lee DY, Park YJ. Single-bundle versus double-bundle posterior cruciate ligament reconstruction: a meta-analysis of randomized controlled trials. Knee Surg Relat Res. 2017;29(4):246.

49. Difelice GS, Lissy M, Haynes P. Surgical technique: when to arthroscopically repair the torn posterior cruciate ligament. Clin Orthop Relat Res. 2012;470(3):861.

50. Pournaras J, Symeonides PP. The results of surgical repair of acute tears of the posterior cruciate ligament. Clin Orthop Relat Res. 1991;267:103.

51. Strand T, Mølster AO, Engesaeter LB, Raugstad TS, Alho A. Primary repair in posterior cruciate ligament injuries. Acta Orthop Scand. 1984;55(5):545.

52. Hughston JC, Bowden JA, Andrews JR, Norwood LA. Acute tears of the posterior cruciate ligament. Results of operative treatment. J Bone Joint Surg Am. 1980;62(3):438.

53. Wheatley WB, Martinez AE, Sacks T, Schurhoff MR, Uribe JW, Hechtman KS, Zvijac JE. Arthroscopic posterior cruciate ligament repair. Arthroscopy. 2002;18(7):695.

54. Del Buono A, Radmilovic J, Gargano G, Gatto S, Maffulli N. Augmentation or reconstruction of PCL? A quantitative review. Knee Surg Sports Traumatol Arthrosc. 2013;21(5):1050.

55. Yoon KH, Bae DK, Song SJ, Lim CT. Arthroscopic double-bundle augmentation of posterior cruciate ligament using split Achilles allograft. Arthroscopy. 2005;21(12):1436.

56. Jung YB, Jung HJ, Song KS, Kim JY, Lee HJ, Lee JS. Remnant posterior cruciate ligament-augmenting stent procedure for injuries in the acute or subacute stage. Arthroscopy. 2010;26(2):223.

第 16 章

前交叉韧带重建术

John Dabis and Adrian Wilson

李强强　译　陈东阳　审校

16.1　概述

16.1.1　解剖

　　掌握前交叉韧带（anterior cruciate ligament，ACL）的解剖对于解剖重建 ACL 至关重要。有学者认为 ACL 胫骨止点呈椭圆形，前内侧束止于胫骨髁间嵴前方偏内，后外侧束止于胫骨髁间嵴后外侧足印区，紧邻外侧半月板后根的前方。Siebold 等[1] 对新鲜冰冻尸体和福尔马林处理的尸体的膝关节样本进行 ACL 体部和胫骨止点的解剖学研究，发现 ACL 胫骨止点呈 "C" 字形，沿胫骨髁间嵴内侧到外侧半月板前根的前方。C 形中央区没有 ACL 纤维附着且无 ACL 后外侧束的胫骨止点。外侧半月板前后角的外侧纤维与 "C" 字形的 ACL 止点纤维融合。ACL 与外侧半月板形成了一个环状结构。ACL 的胫骨止点分为直接和间接止点。直接止点呈细长的 "C" 字形，而间接止点的纤维起自 ACL 体部，呈扇形在横韧带下方广泛穿行，止于胫骨平台的前缘。直接止点与间接止点共同组成 "鸭足样" 类骨质 ACL 足印区。Smigielski 等人[2] 分析了 ACL 自股骨止点到体部的大体观，发现几乎所有尸体膝关节样本的 ACL 从股骨止点到体部的韧带都呈缎带样结构。ACL 股骨侧止点与股骨髁后方的皮质相连续。该研究证实了早年 Mochizuki 等人[3] 的研究，Mochizuki 等人发现 ACL 体部呈 "千层面样" 的扁平结构。和胫骨侧止点一样，ACL 通过致密的胶原纤维与股骨相连，在交接处形成纤维软骨界面。该止点位于股骨髁间嵴外侧与股骨软骨缘前方 7 ～ 10 mm 的一个洼处。间接止点由韧带主体部分呈扇形展开止于股骨外侧髁后方。

16.1.2　生物力学

　　牵拉 ACL 产生的载荷-伸长曲线代表 ACL 的结构特性。ACL 内的纤维在应力开始时呈非线性表现。卷曲的纤维在早期被拉伸，应力降低的同时应变增加。而后应力与应变呈线性变化，线性区域下的面积代表能量大小。曲线下降代表线性区域的结束，同时也代表弹性模量。因为韧带的弹性模量通常很小，所以曲线下降是因为随着应变的增加，韧带内纤维逐渐发生断裂。韧带的结构还包含黏弹性，如蠕变和应力松弛特性。前者的定义是，在持续不断的应力下有时间依赖性的形变。后者的定义是，在持续不断的应变下有时间依赖性的应力降低。ACL 是限制胫骨前移的主要装置。由于 ACL 中各个纤维和纤维束复杂的动态性和几何形状，因此不存在真正的等距运动。ACL 的另外一个作用是限制胫骨的内旋，这一作用在伸膝时最为明显。在冠状面上，ACL 前内侧束在髁间偏垂直走形，正因为它靠近垂直旋转轴，因此前内侧束几乎没有限制旋转的能力。而后外侧束有着更平行的走行，所以离旋转轴更远。Taylor 等人运用基于体表标记的动作捕捉技术、磁共振成像和双平面透视技术，研究正常步态过程中 ACL 的长度和相对形变。结果发现 ACL 的长度和膝关节屈曲角度呈负相关。最大应变水平对应膝关节屈曲角度最小的时候；而膝关节伸直时的相对应变水平则处于最低值[4]。

16.1.3　手术技巧

16.1.3.1　手术时机

　　ACL 重建手术的时机选择仍有争议[5]。持续的关节不稳和延迟重建会增加软骨和半月板的损伤[6-7]。

　　多项研究旨在确定最佳干预时间窗口，其中一部分研究认为干预时间应短于 6 周，而有些研究则认为应长于 12 个月；仍未达成共识。Shelbourne 等人建议手术应最少延迟 3 周以降低关节纤维化的发生。最近有研究表明早期手术和延期手术患者的临床疗效并无差异[8]。Mok 等人研究了手术时机与 ACL 重建手术时发现关节内损伤的发生率之间的相关性，他们回顾分析了 650 例 ACL 重建手术的患者资料，单因素和多因素逻辑回归分析发现 39.7% 的患者合并有内侧半月板损伤，并且半月板的损伤率与伤后时间显著相关（伤后时间＞ 12 个月与＜ 3 个月比较）[9]。

16.1.3.2 移植物选择

移植物选择可分为以下 3 大类：

- 自体肌腱。
- 异体肌腱。
- 合成肌腱。

最常见的移植物是自体腘绳肌腱（hamstring tendon，HT）和骨-髌腱-骨（bone-patellar tendon-bone，BPTB）。用于 ACL 重建的移植物应重建肌腱的解剖特性和生物力学特性，保证安全固定，提供快速的生物愈合以及减少供腱处的合并症[10]。BPTB 在过去很长一段时间里被认为是 ACL 移植物选择的金标准。后来为了减少供腱相关的并发症，腘绳肌腱逐渐兴起。文献报道完整的 ACL 的极限抗拉强度（ultimate tensile load，UTL）是 2160 N。双股半腱肌腱和股薄肌腱（UTL 4090 N）拥有比 BPTB（UTL 2977 N）更强的力学强度。

以下方法可以形成单束四股腘绳肌腱自体移植物

- 将半腱肌和股薄肌编成双股
- 将半腱肌编成四股

准备移植物时应注意，如果移植物的直径小于 8 mm，那么移植物翻修的风险会增加[11-12]。不过将完整长度的腘绳肌腱编成 5 股或者 6 股可以提供直径不小于 8 mm 的移植物[13]。

取下腘绳肌腱后，半腱肌和股薄肌可以留在止点处。半腱肌和股薄肌在高强度的 #2 缝合线下反折成为双股。高强度缝线能够保持肌腱张力。然后用尺子从止点处量取 8 cm 的移植物，并将高强度缝线移到此处。然后用弯止血钳将止点处腘绳肌腱基底部锚定到腘绳肌上以保证肌腱长 8 cm。无论腘绳肌腱远端是单股还是双股，用弯镊夹持，用高强度缝线将它缝合包裹在半腱肌和股薄肌。然后在移植物的两端用 2-0 不可吸收缝线缝合。这样可将移植物加强 6 倍。不过将准备好的移植物放入悬吊固定装置的最佳方法仍不明确。

既往认为股四头肌腱（quadriceps tendon，QT）自体移植物的生物力学特性比天然 ACL 差，并且与高发生率的膝关节旋转松弛和股四头肌无力有关。QT 自体移植物已被证明具有比 BPTB 自体移植物更大的横截面积（91.2±10 mm^2 vs 48.4±8 mm^2）和更高的极限载荷（2186.9±758 N vs 1580±479 N）。QT 自体移植物非常通用，可以根据不同的长度、宽度和厚度进行取腱，并且可以在有或没有骨块的情况下使用。MRI 可以用来评估肌腱的厚度。QT 取腱安全可靠，较少出现供体部位的并发症。研究表明 QT 自体移植物在术后膝关节稳定性、活动范围和功能方面优于 BPTB。最近的几项研究比较了 HT 和 QT 在临床疗效方面的差异。Cavaignac 等人回顾分析并综述了 QT 和 HT 移植物在临床疗效方面的差异：

- 两组再手术率无明显差异。
- QT 组的功能评分（包括 Lysholm、KOOS 症状评分和 KOOS 运动评分）优于 HT 组。
- QT 组左右膝关节稳定性差异（基于 KT-1000 结果）明显优于 HT 组（1.1±0.9 mm vs 3.1± 1.3 mm）[14]。

Runer 等人[15]在术后的 2 年随访中发现患者报告的结果指标没有明显差异，表明在初次 ACL 重建手术时，QT 是 HT 可靠的移植物替代品。

16.1.3.3 技巧

ACL 单束重建

隧道的最佳位置仍有争议。在过去的几十年中，ACL 重建手术不断发展，经胫骨进行股骨隧道钻孔越来越少见，经外侧采用"由外向内"技术和经内侧入路进行股骨隧道的准备逐渐兴起。在经胫骨进行股骨隧道的定位时，由于股骨隧道口的位置由胫骨隧道决定，因此会导致肌腱走向比较垂直。尽管早期临床结果良好，但该技术并非解剖定位。股骨隧道准备的另外一种方法是前内侧（anteromedial，AM）入路钻孔，准备独立的股骨隧道。它需要术者对股骨外髁内侧面的骨性标志物非常熟悉，包括髁间嵴和分叉嵴。目前对于 ACL 股骨侧足印区的解剖重建利用辅助内侧入路，暴露视野的同时方便股骨隧道的准备。虽然可视化程度提高了，但是在膝关节过度屈曲时可能出现过度拥挤的问题。跨外侧技术可以避免这个问题，因为准备股骨隧道是在膝关节屈曲 90° 时完成的。与传统技术相比，经外侧技术的隧道入口更低且更中心，并且所有股骨隧道准备的操作都可以通过经外侧入路进行。经外侧入路还具有其他优点，比如能够将股骨隧道置于解剖位置，同时避免了辅助内侧入路的弊端。该技术可以用于标准腘绳肌肌腱的手术，其中半腱肌和股薄肌腱被做成四股腘绳肌腱。或者可以用半腱肌腱进行"全内"ACL 重建[16]。股薄肌腱可以保留下来用作二次固定或者二次手术的移植物。

- 病人采取仰卧位，屈膝 90°。
- 使用侧面支撑和脚蹬。
- 使用大腿止血带。
- 使用改进的前外侧入路。
- 取下单束半腱肌腱后，在两个可调节的皮质悬吊装置（TightRope RT，Arthrex）上用四倍 HT 制作 Graftlink。
- 用弯射频探头清理股骨外侧髁的内壁以保留分叉嵴和髁间嵴，这样可以保留足印区以及标记股骨位置。
- 股骨和胫骨的隧道是由逆行的"由外向内"方法；股骨引导器通过调整后的前外侧入路置入并且定位在预先标记的股骨解剖止点上。
- 膝关节屈曲 90°，通过"由外向内"方法用 FlipCutter 预先钻取一个 3.5 mm 的股骨定位孔。股骨反向钻孔深度为 20 mm。
- 含有强伸缩性带线结的硬塑料管通过股骨隧道进入膝关节。
- 胫骨隧道用同样的方法制备。制备 35 mm 的胫骨隧道窝。
- 26 ～ 27 cm 的半腱肌腱比较理想；将肌腱反折 2 次加强 4 倍后，移植肌腱的长度控制在 68 ～ 70 mm。
- 通过前内侧入路同时抓取两个隧道内缝线的尾部，避免软组织桥接。
- 在隧道口外制作牵引线结。GraftLink 进入股骨侧隧道，翻转纽扣钢板置于股骨外侧髁皮质上。
- 胫骨皮质悬吊装置从胫骨隧道内通过，然后纽扣钢板被翻转。反复屈伸膝关节，同时调整线结确定移植物最终的张力。

ACL 双束重建

尽管传统重建方法的短期临床疗效令人满意，但存在提前发生退行性关节病等远期问题。最主要的原因可能是不能充分恢复膝关节正常的运动学特性。相较于传统手术，经胫骨钻孔将移植物置于非解剖位置是一次进步，将移植物置于自然足印区的解剖重建技术是再一次进步。发明双束 ACL 重建技术是为了更好地解剖重建 ACL 的前外侧束和后内侧束。目的是独立重建双束以恢复膝关节的生物力学[17-18]。每束韧带有不同的止点和张力模式。双束重建比单束重建更接近原生的 ACL。前外侧束的直径通常在 6 ～ 7 mm，后内侧束在 5 ～ 6 mm。因此膝关节的尺寸可能是影响单束或者双束重建的最重要的因素。ACL 双束重建涉及 4 个隧道和两个肌腱移植物，技术上具有挑战性，而且可能增加并发症的发生率，同时对临床结果也没有额外的好处[19-20]。基于这些原因，双束重建逐渐不流行，不过最近有远期随访结果表明双束重建的移植物失败率更低[21-22]。

双束重建据称适合高水平运动员和需要做旋转运动的人群。对于 ACL 断裂合并半月板损伤的患者，双束重建比单束重建能够更好地恢复患者在轴移试验时的膝关节运动学[23]。股骨隧道的定位可以用特殊的定位器或者徒手操作。

- 前内侧束和后外侧束的骨隧道位置可以用尖钻标记。保持定位点间的距离对于保留两个隧道间的骨桥结构至关重要。
- 透视技术可以避免不正确的定位；导航针放置在标记前内侧的位置并在膝关节屈曲 120° 时穿过股骨髁。
- 建立 25 ～ 35 mm 深的隧道，直径同肌腱移植物。
- 后外侧股骨隧道在膝关节屈曲 90° ～ 130° 时以同样的方式建立。
- 两束移植物都从远端向近端牵引至股骨隧道内。
- 后外侧束移植物先通过隧道。胫骨隧道借助定位器完成。
- 首先准备前内侧骨隧道，位置选在 ACL 足印区的前内侧。
- 后外侧骨隧道位置在胫骨足印区的后外侧，近期有研究表明胫骨止点准确来说是在 ACL 足印区的后内侧。
- 胫骨定位器的角度都是 55°。
- 后外侧胫骨隧道的位置比常规胫骨隧道位置更偏内。
- 两个隧道之间预留 1 ～ 2 cm 的骨桥。

16.1.4 前外侧复合体重建

虽然单束或双束重建技术能够很好地开展，但是膝关节旋转松弛问题可能持续存在。ACL 的倾斜方向接近于膝关节旋转中心，所以依靠 ACL 的杠杆臂来控制旋转比较有限。膝关节外的手术操作被认为比关节内重建术可更好地控制旋转[24-25]。ACL 重建术联合前外侧复合体（anterolateral complex reconstruction，ALC）重建术比单纯 ACL 重建术能更好地降低内侧半月板的损伤率[26]。Slocum 和 Larson 首次报道了旋转不稳在 ACL 功能缺失中的重要作用[27]。处理前外侧关节外不稳的方法很多。Lemaire 是最早报道利用髂胫束的一束进行操作的方法[28]。髂胫束的一束在近端被分离并保留在 Gerdy's 结节。该束肌腱在穿过外侧髁近端后侧的骨隧道前，行走在 LCL 的下方。移植物继续在 LCL 下方穿行，直到被缝合固定在 Gerdy's 结节处的第二骨隧道。Macintosh 描述了类似的操作；但并不使用骨隧道。ITB 条带在 LCL 下方穿过并在 LCL 的起点下方通过骨膜下隧道，在股外侧肌间隔的附着点下方打结。Macintosh 也报道了一种关节内联合关节外的重建方法，该方法将 ITB 移植物穿过外侧股骨髁的顶部后方进入关节内。

更多基于解剖学的前外侧韧带（anterolateral ligament，ALL）重建使用股薄肌腱来重建前外侧韧带复合体。文献报道了几种处理 ALL 问题的方法[29]。腘绳肌腱移植物可以通过两个胫骨隧道被塑形成三角形来模拟 ALL 宽大的结构，也可以进行单束重建[30-31]。ALL 重建前进行等距测试是必不可少的，这样可以避免外侧间室过度紧缩。目的是进行生理性非等距的 ALL 移植物重建手术。缝合等距测试正常的结果应该是伸膝时紧张，屈膝时松弛。股骨侧隧道位于股骨外髁的后方近端。

2017 年 10 月，ALC 共识小组针对以下几个目标进行了讨论，包括：就 ALC 结构的解剖术语达成共识，就膝关节关键结构的运动学作用提出地位陈述，特别是涉及前外侧旋转松弛与 ACL 缺失的情况，并就 ACL 缺失的膝关节何时采取前外侧手术提供临床指导。ALC 手术的适应证包括 ACL 翻修手术、轴移试验强阳性、广泛的韧带松弛和膝反屈以及需要恢复旋转运动的年轻患者[32]。一项正在开展的多中心随机临床研究比较了合并移植物高失败风险的病人在 ACL 重建时进行或者不进行关节外肌腱固定术

的临床效果。结果虽尚未公布，但骨科领域特别是需要处理这类复杂损伤的同仁对结果比较期待。

16.1.4.1 结局

Claes 等人[33]进行一项荟萃分析来评估自体肌腱 ACL 重建手术的长期临床效果。基于 IKDC 影像学分期系统定义骨关节炎。纳入的多项研究报道了半月板切除亚组患者的终末随访结果；因此针对这一部分患者进行了独立的影像学分析来评估半月板切除对骨关节炎发生的影响。荟萃分析共筛选了 211 篇文章，最终纳入了 5 个前瞻性研究和 11 个回顾性研究，共 1554 例患者符合纳入标准。总的骨关节炎发生率是 27.9%。亚组分析的结果表明未接受半月板切除手术患者的 OA（例如 IKDC 分级为 C 或者 D）发生率为 16.4%，接受过半月板切除手术患者的 OA 发生率却高达 50.4%。结果表明 ACL 重建术后的 OA 发生率显著低于普遍认可的水平。

16.1.4.2 康复

术后即刻和早期的康复重点是镇痛、消炎、恢复关节活动度和神经肌肉控制。既往认为 ACL 重建术后佩戴支具能够改善预后，包括改善伸直、减轻疼痛、减少移植物的应力以及保护膝关节过度发力。现有的证据驳斥了上述理论。一项基于 12 项证据等级为 1 级的随机对照研究的系统综述表明，佩戴支具并没有在疼痛缓解、恢复关节活动度和移植物稳定性等方面存在优势[34]。重建术后前两周应包含以下内容：

- 伸膝肌肉锻炼。
- 等距闭链锻炼可以避免移植物张力过大。

闭链运动同时保持远端固定可以提供腘绳肌和股四头肌的共同收缩来引起关节内收缩。

术后 2 周进行无负重开链运动是安全的。ACL 重建术后的开链运动对于提升股四头肌肌力是有效的。

为防止屈曲畸形，早期活动强调以完全伸直为重点的主、被动关节活动度锻炼。在愈合进程中，恢复完全负重对于营养软骨和促进胶原蛋白重组很关键。术后的前 4 周，建议健侧腿先上楼梯，患侧腿在下方，以避免移植物过载荷。

康复中间阶段应关注下肢肌肉力量的恢复以完成日常生活。鼓励患者进行手法治疗和髌骨活动。在这个阶段进一步强调进行闭锁式动力链练习以增

加关节的稳定性。腿部推举可以保证移植物负荷较低的同时强化小腿肌肉。另一个例子是双腿深蹲和单腿深蹲。在进行单腿深蹲前应先进行双腿深蹲优化练习。神经肌肉锻炼对于避免异常的膝关节横向移动很重要。静态平衡练习例如在平坦平面上单腿或双腿站立，然后逐渐发展到不平坦的平面上。进行动态平衡练习有助于在落地时保持膝关节稳定。

康复后期的重点是恢复关节的动态稳定性以满足低水平和高水平运动的运动模式。增加阻力的增强式训练也在这个阶段进行。重点是运动专项训练。

参考文献

1. Siebold R, Schuhmacher P, Fernandez F, Smigielski R, Fink C, Brehmer A, Kirsch J. Flat midsubstance of the anterior cruciate ligament with tibial "C"-shaped insertion site. Knee Surg Sports Traumatol Arthrosc. 2015;23(11):3136–42.

2. Śmigielski R, Zdanowicz U, Drwięga M, Ciszek B, Ciszkowska-Łysoń B, Siebold R. Ribbon like appearance of the midsubstance fibres of the anterior cruciate ligament close to its femoral insertion site: a cadaveric study including 111 knees. Knee Surg Sports Traumatol Arthrosc. 2015;23(11):3143–50.

3. Mochizuki T, Fujishiro H, Nimura A, Mahakkanukrauh P, Yasuda K, Muneta T, Akita K. Anatomic and histologic analysis of the mid-substance and fan-like extension fibres of the anterior cruciate ligament during knee motion, with special reference to the femoral attachment. Knee Surg Sports Traumatol Arthrosc. 2014;22(2):336–44.

4. Taylor KA, Cutcliffe HC, Queen RM, Utturkar GM, Spritzer CE, Garrett WE, DeFrate LE. In vivo measurement of ACL length and relative strain during walking. J Biomech. 2013;46(3):478–83.

5. Smith TO, Davies L, Hing CB. Early versus delayed surgery for anterior cruciate ligament reconstruction: a systematic review and meta-analysis. Knee Surg Sports Traumatol Arthrosc. 2010;18(3):304–11.

6. Manandhar RR, Chandrashekhar K, Kumaraswamy V, Sahanand S, Rajan D. Functional outcome of an early anterior cruciate ligament reconstruction in comparison to delayed: are we waiting in vain? J Clin Orthop Trauma. 2018;9(2):163–6.

7. Kay J, Memon M, Shah A, Yen YM, Samuelsson K, Peterson D, Simunovic N, Flageole H, Ayeni OR. Earlier anterior cruciate ligament reconstruction is associated with a decreased risk of medial meniscal and articular cartilage damage in children and adolescents: a systematic review and meta-analysis. Knee Surg Sports Traumatol Arthrosc. 2018;26(12):3738–53.

8. Kwok CS, Harrison T, Servant C. The optimal timing for anterior cruciate ligament reconstruction with respect to the risk of postoperative stiffness. Arthroscopy. 2013;29(3):556–65.

9. Mok YR, Wong KL, Panjwani T, Chan CX, Toh SJ, Krishna L. Anterior cruciate ligament reconstruction performed within 12 months of the index injury is associated with a lower rate of medial meniscus tears. Knee Surg Sports Traumatol Arthrosc. 2019;27:117–23.

10. Lord BR, El-Daou H, Sabnis BM, Gupte CM, Wilson AM, Amis AA. Biomechanical comparison of graft structures in anterior cruciate ligament reconstruction. Knee Surg Sports Traumatol Arthrosc. 2017;25(2):559–68.

11. Magnussen RA, Lawrence JT, West RL, Toth AP, Taylor DC, Garrett WE. Graft size and patient age are predictors of early revision after anterior cruciate ligament reconstruction with hamstring autograft. Arthroscopy. 2012;28(4):526–31.

12. Conte EJ, Hyatt AE, Gatt CJ Jr, Dhawan A. Hamstring autograft size can be predicted and is a potential risk factor for anterior cruciate ligament reconstruction failure. Arthroscopy. 2014;30(7):882–90.

13. Tutkus V, Kluonaitis K, Silove S, Tutkuviene J. ACL reconstruction using 5- or 6-strand hamstring autograft provides graft's diameter bigger than 8 mm. Knee Surg Sports Traumatol Arthrosc. 2018;26(5):1349–56.

14. Cavaignac E, Coulin B, Tscholl P, Nik Mohd Fatmy N, Duthon V, Menetrey J. Is quadriceps tendon autograft a better choice than hamstring autograft for anterior cruciate ligament reconstruction? a comparative study with a mean follow-up of 3.6 years. Am J Sports Med. 2017;45(6):1326–32.

15. Runer A, Wierer G, Herbst E, Hepperger C, Herbort M, Gföller P, Hoser C, Fink C. There is no difference between quadriceps- and hamstring tendon autografts in primary anterior cruciate ligament reconstruction: a 2-year patient-reported outcome study. Knee Surg Sports Traumatol Arthrosc. 2018;26(2):605–14.

16. Wilson AJ, Yasen SK, Nancoo T, Stannard R, Smith JO, Logan JS. Anatomic all-inside anterior cruciate ligament reconstruction using the translateral technique. Arthrosc Tech. 2013;2(2):e99–e104.

17. Maeyama A, Hoshino Y, Kato Y, Debandi A, Lertwanich P, Wang JH, Smolinski P, Fu FH. Anatomic double bundle ACL reconstruction outperforms any types of single bundle ACL reconstructions in controlling dynamic rotational laxity. Knee Surg Sports Traumatol Arthrosc. 2018;26(5):1414–9.

18. Svantesson E, Sundemo D, Hamrin Senorski E, Alentorn-Geli E, Musahl V, Fu FH, Desai N, Stålman A, Samuelsson K. Double-bundle anterior cruciate ligament reconstruction is superior to single-bundle reconstruction in terms of revision frequency: a study of 22,460 patients from the Swedish National Knee Ligament Register. Knee Surg Sports Traumatol Arthrosc. 2017;25(12):3884–91.

19. Aga C, Risberg MA, Fagerland MW, Johansen S, Trøan, Heir S, Engebretsen L. No difference in the

KOOS quality of life subscore between anatomic double-bundle and anatomic single-bundle anterior cruciate ligament reconstruction of the knee: a prospective randomized controlled trial with 2 years' follow-up. Am J Sports Med. 2018;46(10):2341–54.

20. El-Sherief FAH, Aldahshan WA, Wahd YE, Abdelaziz AM, Soliman HAG, Hassan TG, Elbehairy HF, Awadallah AH. Double-bundle anterior cruciate ligament reconstruction is better than single-bundle reconstruction in terms of objective assessment but not in terms of subjective score. Knee Surg Sports Traumatol Arthrosc. 2018;26(8):2395–400.

21. Järvelä T. Double-bundle versus single-bundle anterior cruciate ligament reconstruction: a prospective, randomize clinical study. Knee Surg Sports Traumatol Arthrosc. 2007;15(5):500–7.

22. Järvelä S, Kiekara T, Suomalainen P, Järvelä T. Double-bundle versus single-bundle anterior cruciate ligament reconstruction: a prospective randomized study with 10-year results. Am J Sports Med. 2017;45(11):2578–85.

23. Musahl V, Bedi A, Citak M, O'Loughlin P, Choi D, Pearle AD. Effect of single-bundle and double-bundle anterior cruciate ligament reconstructions on pivot-shift kinematics in anterior cruciate ligament- and meniscus-deficient knees. Am J Sports Med. 2011;39(2):289–95.

24. Kittl C, Inderhaug E, Williams A, Amis AA. Biomechanics of the anterolateral structures of the knee. Clin Sports Med. 2018;37(1):21–31.

25. Mathew M, Dhollander A, Getgood A. Anterolateral ligament reconstruction or extra-articular tenodesis: why and when? Clin Sports Med. 2018;37(1):75–86.

26. Sonnery-Cottet B, Saithna A, Blakeney WG, Ouanezar H, Borade A, Daggett M, Thaunat M, Fayard JM, Delaloye JR. Anterolateral ligament reconstruction protects the repaired medial meniscus: a comparative study of 383 anterior cruciate ligament reconstructions from the SANTI Study Group with a minimum follow-up of 2 years. Am J Sports Med. 2018;46(8):1819–26.

27. Slocum DB, Larson RL. Rotatory instability of the knee: its pathogenesis and a clinical test to demonstrate its presence. Clin Orthop Relat Res. 2007;454:5–13.

28. Lemaire M. Chronic knee instability. Technics and results of ligament plasty in sports injuries. J Chir (Paris). 1975;110(4):281–94. (French).

29. Claes S, Vereecke E, Maes M, Victor J, Verdonk P, Bellemans J. Anatomy of the anterolateral ligament of the knee. J Anat. 2013;223(4):321–8.

30. Sonnery-Cottet B, Thaunat M, Freychet B, Pupim BH, Murphy CG, Claes S. Outcome of a combined anterior cruciate ligament and anterolateral ligament reconstruction technique with a minimum 2-year follow-up. Am J Sports Med. 2015;43(7):1598–605.

31. Smith JO, Yasen SK, Lord B, Wilson AJ. Combined anterolateral ligament and anatomic anterior cruciate ligament reconstruction of the knee. Knee Surg Sports Traumatol Arthrosc. 2015;23(11):3151–6.

32. Getgood A, Brown C, Lording T, Amis A, Claes S, Geeslin A, Musahl V, ALC Consensus Group. The anterolateral complex of the knee: results from the International ALC Consensus Group Meeting. Knee Surg Sports Traumatol Arthrosc. 2018;27(1):166–76.

33. Claes S, Hermie L, Verdonk R, Bellemans J, Verdonk P. Is osteoarthritis an inevitable consequence of anterior cruciate ligament reconstruction? A meta-analysis. Knee Surg Sports Traumatol Arthrosc. 2013;21(9):1967–76.

34. Wright RW, Fetzer GB. Bracing after ACL reconstruction: a systematic review. Clin Orthop Relat Res. 2007;455:162–8. Review.

第 17 章

保留前交叉韧带：关节镜下一期修复近端撕裂

Jelle P. van der List, Anne Jonkergouw, and Gregory S. DiFelice

张雨 译 陈东阳 审校

17.1 概述

前交叉韧带（anterior cruciate ligament，ACL）损伤是一种相对常见的疾病，其发病率在美国每年预计超过 20 万例[1-3]。由于希望保持活跃的生活方式或参加体育运动，年轻和运动量较大的人群以手术治疗为主。当前，手术治疗 ACL 损伤的金标准是前交叉韧带重建术，将天然的组织移除，应用自体或异体移植物组织替代，尝试再生新的天然 ACL。

在过去的十年里，ACL 的保留成为一个新的关注热点（主要是一期修复），将撕裂的韧带保留，而不是移除和替换。这种治疗有几个优点：保留了天然生物构成和本体感觉；具有更低发病率；长期随访中，膝关节功能在短期内获得更好的恢复。在本书的这一章，我们将讨论①回顾一期修复治疗的起源；②当前修复的基本原理；③患者选择；④手术技术；⑤康复；⑥现代一期 ACL 修复的效果。最后，我们将讨论 ACL 一期修复未来的临床和研究方向。

17.2 一期修复的起源

第一次记载的外科治疗 ACL 损伤发生在 120 多年前，Mayo Robson 一期修复了近端撕裂的 ACL，将后交叉韧带（posterior cruciate ligament，PCL）缝合固定到股骨髁止点处，6 年随访的结果良好[4]。在 20 世纪，一期修复的概念 Palmar[5-6] 和 O'donoghue[7] 进一步发展，他们都认为，与当时保守治疗的金标准相比，进行早期开放修补能够获得更好的治疗效果。

开放一期修复成为 20 世纪 70 年代主要的手术治疗方式，一些作者报告了这种技术的非常好的短期（2 年）效果[9-11]。然而在 1976 年，Feagin 和 Curl 首次报道了开放一期修复不良的中期（5 年）随访结果[12]。随后的几年里，其他人也注意到较长时间的随访而出现的这种不良结果[13-15]。作为一个结果，

几个前瞻性试验对开放一期修复、重建和保守治疗进行比较[16-21]，发现一期修复的结果是不稳定的，不能推荐为 ACL 损伤的常规手术治疗。这些发现和研究最终导致了 20 世纪 90 年代早期放弃了开放一期修复技术，治疗的金标准变成了对所有患者进行 ACL 重建，今天仍然是这样[22]。

17.3 当前修复的基本原理

对历史局限性和一些现代技术发展的认识，得出了对 ACL 一期修复的风险和受益的不同评价内容。我们将首先讨论传统开放修复的局限性，在历史文献中的不良结果不再是限制现代手术治疗的问题。然后，我们将讨论在特定的临床情景下，一期修复相对于当前 ACL 重建这一金标准的优势，并讨论为什么 ACL 保留和一期修复在当前 ACL 损伤治疗方法中具有一席之地。

17.3.1 传统开放修复的局限性

在批判性地回顾开放一期修复的历史文献时，很明显存在一些偏见，这些偏见可能在当今对一期修复的发展发挥作用。首先，也是最重要的，前面提到的在开放修复时期的研究中未考虑到 ACL 撕裂的位置。1991 年，当 Sherman 等人为了了解在某种程度上被认为是里程碑式的 Feagin 的论文中[15]，开放手术在中期随访时结果恶化的原因，他们注意到近端撕脱（Ⅰ型）的病人，其韧带组织质量良好，随访结果的恶化程度比体部撕裂且组织质量差的患者更少。最近，我们小组对开放一期修复的历史文章按撕裂位置分类进行了一个系统性综述：在近端撕裂进行一期修复研究中，确实发现了更好的结果，在全部或体部撕裂的研究中得到了相反的结果[23]。两种撕裂位置临床结果的不同，可能是因为近端 ACL 撕裂可以重新连接到股骨止点处，并被观察到与内侧副韧带有类似的愈合能力[24]，然而体部撕裂

被观察到由于纤维蛋白凝块被关节液[25]冲走而无法愈合。回顾这些研究，对于近端撕脱性撕裂并具有良好的组织质量的ACL损伤，具有足够的长度能够附着到股骨足迹，进行一期修复是有临床意义的。

其次，过去的一期修复是通过关节切开术进行的，而现代膝关节韧带手术已经常规使用关节镜手术。许多患者抱怨开放一期修复手术后（和开放重建术后）出现膝关节僵硬，关节切开术可一定程度上解释这一现象[26-28]。随着现代关节镜手术的普及，这种不良的术后并发症的发病率也明显降低，因此关节镜下一期修复术可以减少僵硬和膝盖疼痛，获得更好的治疗效果。

再次，过去大部分的研究在ACL手术治疗后需要长期的关节制动，石膏固定长达6周[15, 19, 29-31]，这种治疗一直持续到Shelbourne等人在20世纪90年代早期的开创性工作为止[22, 33]。长时间关节制动会导致活动范围（range of motion，ROM）减小，功能下降和疼痛[34-35]，而早期进行关节活动范围的训练能够获得更好的效果。

当考虑到这些问题，现代一期修复工作与过去不良结果不同的原因，在很大程度上能够用现代技术和科学发展来解释：对有近端撕裂，使用关节镜技术和早期运动康复技术，可以获得良好的治疗效果。在我们看来，这改变了当前的金标准，从"一刀切"的重建手术到个体化方案，保留韧带在很大程度上取决于患者损伤的特点，如撕裂类型和损伤ACL的组织质量。

17.3.2　保留ACL的优势

相对于ACL重建术，一期修复保留ACL有几个（理论上的）优势。首先，天然韧带和膝关节的生物功能得以保留，当修复ACL时，保留的一些神经纤维有助于保护关节的本体感觉[36-38]。据报道，ACL重建术后关节意识［由遗忘关节评分（Forgotten Joint Score，FJS）评估］相对较高，提示患者在ACL重建[39]后意识到他们的膝关节。该评分的设计者假设去除残余本体感觉将降低了这个分数，期望ACL保留手术[39]后患者的关节意识较低。我们注意到，在我们的队列中，与ACL重建术后患者相比，一期修复后确实有患者术侧膝的日常意识明显降低。

其次，由于不需要获取移植物和不需要钻道，关节镜下ACL一期修复的翻修率比重建显著降低。许多使用髌腱重建ACL的患者术后主诉膝前疼痛及跪地疼痛，而使用腘绳肌腱重建的患者术后腘绳肌力量下降[40-41]。据说，交叉韧带重建的患者中其对侧ACL损伤或ACL翻修的发生较为常见，他们通常描述ACL重建是他们生命中最糟糕的经历。关节镜下一期修复术与重建术是截然不同，手术的并发症与关节镜半月板切除术相似，患者仅使用止痛药即可。因此，患者通常会更容易康复，几天更快通过康复阶段，这将在本章后面讨论。

再次，一些研究评估了ACL重建后骨关节炎的发生率，一个14年的随访报道了非常高发生率（高达78%）[42-46]，可能的原因是ACL重建术不能恢复自身的运动学机制，也是一种相对有创的手术，可导致明显的二次创伤[47-49]。一些长期的实验研究表明，与重建手术相比，一期修复可以降低骨关节炎的发生率[50-51]，尽管当前需要比较长期的研究来证实这些发现。

最后，如果患者经历再次损伤，一期ACL修复失败，由于没有任何移植物被损害，也没有钻过骨隧道，在后期的治疗选择中，进行ACL重建手术没有任何阻碍。此外，ACL修复失败后重建ACL类似于初次重建。这与ACL重建术后翻修手术非常不同，那将充满了困难，由于早先存在的硬件，骨隧道的位置错误，以及最佳移植通常已经被使用了。毫无疑问，翻修重建手术的结果与一期重建的结果相比较是较差的[52-54]。

17.4　患者的选择

从前面提到的过去在研究中，一期ACL修复术具有一定的适应症。在本节中，我们将讨论撕裂类型和组织质量，这是筛选一期修复患者的特征，潜在候选人的范围，进行手术的时机，和预测其他进行一期修复病人的可能性特征。

17.4.1　撕裂的类型和组织质量

最近，我们团队根据ACL的不同撕裂类型开发了一个分类系统[55]，根据撕裂部位分为5种撕裂类型：近端撕脱型撕裂（撕裂部位在韧带近端总长度的10%），近端撕裂型（撕裂部位在韧带近端总长度的10%～25%），体部撕裂型（韧带中段25%～75%），远端撕裂型（韧带远端75%～90%），远端撕脱型撕裂（韧带远端10%）（表17.1）。这些撕裂类型对应着不同的韧带保留技术。应用MRI进行评

表 17.1	前交叉韧带撕裂类型与不同年龄组 MRI 上不同撕裂类型的发生率						
撕裂类型	内容	撕裂部位, %	撕裂类型在不同年龄段中的发生率				
			<11 岁[58], %	11～14 岁[58], %	15～17 岁[58], %	18～35 岁[57], %	>35 岁[57], %
Ⅰ型	近端撕脱	>90	7	32	14	8	23
Ⅱ型	近端	75～90	0	16	25	25	30
Ⅲ型	中间体部	25～75	0	32	57	60	45
Ⅳ型	远端	10～25	0	4	1	1	1
Ⅴ型	远端（骨性）撕脱	<10	93	16	2	6	1

MRI，核磁共振成像

价，该分类系统在组间和组内的可信度均很好，达到 0.670（95% 置信区间分别为 0.505～0.836 和 0.741～0.934）。在本章我们主要讨论近端撕脱型撕裂（1 型）和近端撕裂型（2 型），因为这两种类型可修复的可能性最高（这将在 17.4.2 章节中进一步讨论）。这些撕裂类型中的韧带通常有足够的长度，可以重新靠近股骨髁内侧壁止点处。远端撕脱型撕裂也可以修复，但是不在本章的讨论范围之内，因为该类型是非常罕见的（成人中占 3%），儿童相对更常见（尤其是 11 岁以下）[57-59]（表 17.1）。

在之前的一项研究中，基于 353 个急性（<1 个月）完全离断的 ACL 撕裂的成年患者的 MRI 结果，我们对这些撕裂类型的发生率进行评估[57]（表 17.1）。我们注意到在 43% 的近端 1/4 段撕裂的患者中，有 16% 的为近端撕脱型撕裂，27% 的为近端撕裂型，大多数（52%）患者为中间体部撕裂，只有少数人为远端撕裂（1%）或远端撕脱型撕裂（3%）。另外，没有发现有股骨骨性撕脱型撕裂，而大部分骨性撕脱型撕裂发生在远端（为 2.5%）。我们团队还对儿童和青少年患者进行了评估，并注意到几乎所有的儿童患者（92%）（<11 岁年龄）有骨性撕脱型撕裂，11～13 岁的患者中有 32% 的为近端撕脱型撕裂，16% 的为近端撕裂型，32% 为中间体部撕裂，而青春期的患者（14～17 岁）与成年患者[58]的撕裂类型分布相似（表 17.1）。

组织质量尚未得到广泛地研究和分类，但经常被作为一个因素去判断能否进行缝合。在一个先前的 MRI 研究中[60]，我们根据术前 MRI 图像中纤维的走形，T1 和 T2 的信号强度，评估组织质量为"良好""一般"或者"差"，但没有评估组间和组内这一分类的可靠性。

17.4.2　一期修复的损伤率

在最近的一项研究中，我们团队基于术前的 MRI 撕裂分型，对一期修复再损伤的发生率进行评估[60]。我们发现 90% 的 Ⅰ 型撕裂，46% 的 Ⅱ 型撕裂，和 14% 的 Ⅲ 型撕裂，在 3 个月内均可进行修复手术。当把这些数字和与以往报道的不同撕裂类型的发病率综合起来计算，约占全部的 34% 的急性（<1 个月）ACL 撕裂可行修复手术。如果可能的话（根据术中探查撕裂的类型和组织质量评估），高年资的术者会使用一期修复的方法保留 ACL，否则进行 ACL 重建。事实上，当使用这种保留方法时，380 例患者中最后只有 44% 进行 ACL 修复术。这种差异可能用这一事实能够解释，那些所谓具有潜在修复可能的患者，通常是高年资术者根据他在 ACL 保留方面的经验来定义的。

17.4.3　治疗时机

一期修复通常是在相对急性期的情况下进行，因为这时通常有更好的组织质量，一些作者已经描述了在几周后韧带会发生挛缩[7-8, 61-63]。然而，在近端撕裂的大多数情况下，韧带重新连接到 PCL 或附着点，而不是被重新吸收（64-66）。高年资术者甚至可以一期修复一个 11 岁的慢性近端撕裂的 ACL，并与后交叉韧带已经有瘢痕粘连了。考虑到韧带可以保持其长度到几年，ACL 从 PCL 上剥离，然后再次附着到股骨足印区，2 年的随访结果良好[67]。

在高年资术者回顾系列病例时（约 200 例完全性 ACL 撕裂的修复），手术时间范围从 4 天到 13 年。在当前提交的这项研究中，我们团队评估了术中一期修复（成功）的可能性，截至 4 周的研究发现，手术应该进行在损伤的 4 周内进行，才会增加一期修复成功的机会。这个数据节点应该是有一定波动范围的，因为这并不意味着4周后ACL就无法修复，而是说如果病人在受伤后的第一个月内就能够获得修复手术治疗，他可以获得明显更好的修复治疗效果。

17.4.4 患者特征

一般来说，所有年龄和活动水平的患者都能够在关节镜下进行ACL一期修复术。最近，人们注意到35岁以上患者近端撕裂修复的可能性有所增加[57]。尽管对我们来说原因尚不清楚，这也许可以部分地解释为一些老年患者韧带的近端有黏液样变性，这导致了近端部分韧带和其他部分相比较弱，撕裂的可能性更大。一个原因可能是由于ACL近端的血供减少导致的韧带较弱，但这还没有被广泛的研究[68]。到目前为止，在修复可能性和性别、损伤机制、或伴随损伤之间还没有发现明确的相关性。

17.5 手术技术

17.5.1 手术准备

患者取仰卧位，消毒、铺巾。使用标准的膝关节镜和肩关节镜设备。建立膝关节前内侧和前外侧入路，探查膝关节。用探针检查韧带，评估韧带撕裂的类型和组织的质量（图17.1）。如果韧带的近端有足够的长度可以重新贴附在股骨髁足印处（可以用钳子来完成这一操作）和很好的组织质量，就可以决定修复ACL。一个可塑形的保护套管（Arthrex，Naples，

FL）通过前内侧入路放入，作为缝合通道，缝线管理，进行修复。

17.5.2 缝合韧带

确定ACL的前内侧（AM）束和后外侧（PL）束。使用2号FiberWire缝线尽量从远端向近端缝合前内侧束，使用Scorpion过线器（Arthrex，Naples，FL）交替进行Bunnell型交锁模式缝合（图17.2）。如果可能的话，希望最后一次穿出能够通过撕脱的断端并朝向股骨外髁内壁方向（图17.3）。在前内侧通道上方用大头定位建立另一个通道，将抓持器插入并抓住韧带残端使韧带保持一定的张力，利于缝合器和缝线通过组织。该通道也可以在缝合后帮助管理缝线，使视野清晰，同时避免损伤。相同的方法使用2号TigerWire缝合后外侧束（图17.4）。动

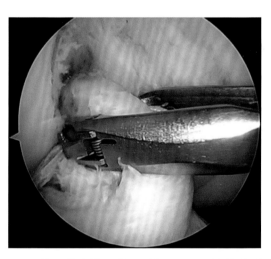

● **图17.2** 使用缝合器过线，2号FiberWire缝线穿过ACL的前内侧束。

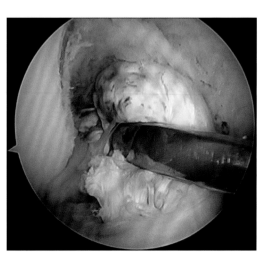

● **图17.1** 这是一个篮球运动受伤后23天进行的手术。术中可见ACL为撕脱型撕裂。

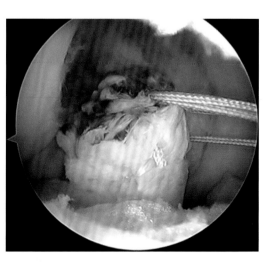

● **图17.3** 缝线经过前内侧束，最后从撕脱端出来朝向股骨外髁内侧壁方向。

作轻柔，小心地牵引前内侧束上的缝线有助于看清楚后外侧束，便于缝合。注意不要横切之前通过的缝合线，因此，当感受到阻力时，缝合器方向应该重新定位。后外侧束的缝线也是通过附加通道进行管理（图 17.5）。牵引两处缝线可以清除看到股骨端的足印，现在可以安全地进行小的清理成型术切口成形术以改善视野，并使关节腔适当地渗血，以达到最佳愈合环境。

17.5.3　韧带固定

膝关节屈曲 90°，在股骨足印区内前内侧束的位置通过打孔、敲击或钻孔（仅在骨密度非常高）的方法制造一个 4.5 mm×20 mm 孔。前内侧束 FiberWire 缝线穿过 4.75 mm 的 Vented BioComposite SwiveLock 缝合锚钉（Arthrex，Naples，FL）的钉孔，从缝线

通道进入关节腔内。膝关节屈曲 90°，将第一个缝合锚钉朝向股外髁内壁足印区置入，收紧缝线并拧入锚钉，将前内侧束保持张力固定在足印区，注意确保没有可见的间隙（图 17.6）。同样的方法将后外侧束固定在后外侧足印区（图 17.7），并将韧带在 TigerWire 缝线的牵引下固定在孔道里，这时要保持膝关节屈曲 115°，以确保最佳入路角度到达股骨后外侧足迹区，同时避免后髁穿孔。应该注意到，收紧和固定韧带的顺序将根据不同的情况而变化。

一旦锚钉完全部拧入，与股骨足印齐平，不受力的缝线将被使用开放式的线剪（Arthrex，Naples，FL）剪断。当组织质量足够好的时候，使用 Scorpion 将后外侧锚钉的缝线从外到内侧通过前交叉韧带，然

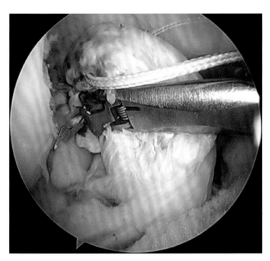

● 图 17.4　2 号 TigerWire 缝线穿过 ACL 后外侧束。

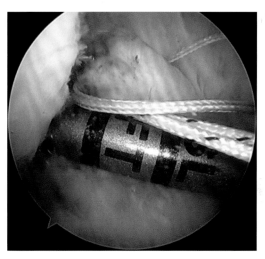

● 图 17.6　在后外侧足印上穿孔，并将缝线从内侧入路进行锚定。

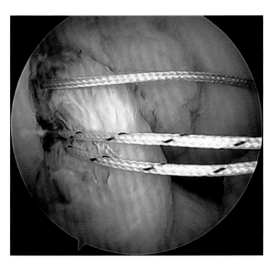

● 图 17.5　两根缝线分别已穿过前内侧束和后外侧束，并从韧带撕裂部位穿出，朝向股骨足印方向牵引。

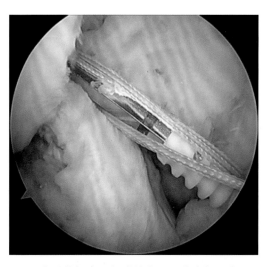

● 图 17.7　在后外侧束重新附着在股骨前内侧足印上后，在股骨足印前内侧区域穿孔，使用 BioComposite SwiveLock 缝合锚钉置入股骨足印区，同时收紧前内侧束张力。

后使用一个推结器和交替打结绑紧。这在足印处提供一个压缩力以达到韧带与股骨密切接触。到这里，缝合修复已经完成，使用探针测试韧带的刚度，并通过移动整个膝关节活动范围测试影响（图 17.8）。进行 Lachman 检查确认前向松弛消除。

17.5.4 Internal Brace 加强固定

对于再撕裂风险较高的患者（例如，高度松弛患者，膝外翻，年轻（女性）患者，组织质量欠佳），可以很容易地增加一个 Internal Brace(Arthrex，Naples，FL ）在修复结构上来，也是为了保护这些修复的韧带，可明显减少再撕裂率。手术过程中，前内侧缝合锚钉预先使用 FiberTape（Arthrex，Naples，FL）附加载荷，来增加内部缝合强度。FiberTape 将被沿着韧带的前三分之一向下引导。来为了实现这一点，ACL 导向常常用来帮助从前内侧胫骨皮质到胫骨前内侧 ACL 足印，向上钻孔。然后用一个 Straight MicroSutureLasso（Arthrex，Naples，FL）被用来从膝盖处钻孔退出 FiberTape（图 17.9），然后使用 4.75 mm BioComposite SwiveLock 固定在胫骨前内侧皮质。在固定膝关节之前，在纤维胶带上施加多次循环张力。注意在接近完全伸直位时保持 Internal Brace 有张力，来避免张力缺失，同时 SwiveLock 应该与前内侧皮质齐平，以避免撞击。增强修复就完成了（图 17.10）。

17.6 术后康复

康复的主要初期目标是防止水肿和早日恢复关

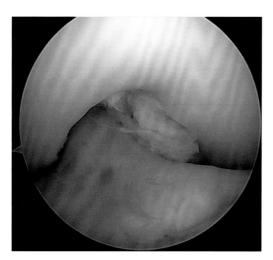

● **图 17.8** 当膝关节完全伸直时，可以注意到前交叉韧带未发生撞击。

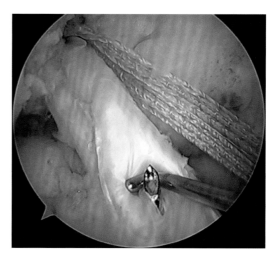

● **图 17.9** 使用直的 MicroSutureLasso 钻头引导镍钛金属丝用于取出在前内侧缝合锚上预加载的 InternalBrace（不同的病人）。

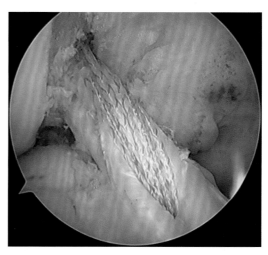

● **图 17.10** 这个 InternalBrace 是沿 ACL 进行紧张固定在胫骨前内侧皮质上的。

节活动范围。手术后第 1 天就开始做关节活动范围的训练，尽管前几周在步行时需要佩戴支具，并且直到股四头肌完全恢复了对关节的控制强度。高年资术者倾向于术后放置引流，将关节内积血排除来减少疼痛，改善活动范围，防止反应性股四头肌肌肉萎缩，并在 1 周内拔除。正式的物理治疗从第一周开始，主要包括控制肿胀，关节活动度，恢复股四头肌的控制能力。ACL 一期修复后的康复过程通常比在重建之后更加容易，通常会使那些没有经验的医生感到震惊。病人进步很快，一般来说，一个月后普通的强度和标准的康复计划可以开始。

在之前发表的一项研究中，我们团队比较了关节镜下 ACL 一期修复和 ACL 重建术后不同阶段的恢复情况[69]。我们注意到，向对于重建术，一期修复的患者在术后 1 周时活动度更大，术后 1 个月和 3 个月更快地恢复全部的活动度。此外，与 ACL 重建相比，一期修复 ACL 术后的并发症非常少，这可能是由手术时间短，创伤小的缘故[69]。

17.7　一期修复 ACL 的结果

当前，我们团队第一个研究并报告了关节镜下一期修复 ACL 近端撕裂的结果[70]。在前 11 例患者的队列研究中，获得了出色的结果，仅有 1 例失败（9%），在平均 3.5 年的短期随访中，得到了较高的功能评分（表 17.1）。不久之后，Achtnich 等对 20 例修复病人和 20 个重建病人的结果进行比较，ACL 修复有 15% 的失败率和良好的功能，这一结果与 ACL 重建没有显著差异[71]。Smith 等[72] 和 Bigoni 等[73] 报道了关节镜一期修复治疗一小数量（分别为 3 例和 5 例）近端撕裂的儿童患者，获得了良好结果的。最近，我们对接受 ACL 一期修复的 56 名患者进行短期的随访[74]，结果失败率为 10.7%，再次手术率为 7.1%，其余获得了良好的功能（表 17.2）。

正如我们已经在一期修复前期结果的章节中讨论过的，中期结果是至关重要的，因为在前期随访 5 年左右的研究中，开放性一期修复的结果糟糕。我们团队最近发表了关于 11 例患者的中期研究结果，没有发现糟糕的结果，大部分获得了良好的功能，仅有 1 例（9%）失败，1 例再次手术（9%）[75-76]。Hoffmann 等人最近的一项研究，也报道了良好中期结果，这些结果和结论一期修复是治疗近端 ACL 撕裂的一种很好的方法，尽管有较高的失败率（25%）（他们中的部分是由于伴随性损伤或疾病所致，如髌骨肌腱撕裂和类风湿性关节炎）[77]。前期研究的糟糕中期随访结果和当前研究中良好的中期随访结果之间的差异，可能是由于对患者适应症的选择所致（例如，近端撕裂和良好组织质量，而不是全部撕裂）和当前的手术方法（例如，关节镜而不是关节切开术）和康复（即，关注早期关节活动度而不是长时间的关节固定）。

17.8　未来的趋势

未来对关节镜下一期修复的研究应首先通过大

样本量队列研究进行评估，包括失败率，恢复运动的比率，哪些病人从手术中获益，哪些病人有更高的修复失败风险。此外，需要更多的更大规模的队列研究对中期和长期结果进行评估，取得成果是否能维持更长时间。这些研究对检测骨关节炎的发病率也很重要，有建议认为采用这种损伤性较小、结构保留更多的手术治疗方法，骨关节炎的发病率更低。另外，也需要一些研究来评估膝关节其他韧带的一期修复治疗效果，如 PCL[78-79]，MCL[80]，LCL 或多韧带受伤[81]。

最终，需要更高水平的（前瞻性）研究证据来减少文献中潜在的偏倚。最后一步是，设计一种随机临床试验，将近端撕裂患者随机分为关节镜下 ACL 一期修复和当前的 ACL 金标准重建手术。

另外一个研究重点是添加生物增强在修复结构中的潜在作用。这在骨科研究领域的新时期中，具有潜在提高机体韧带愈合的潜能。最后，潜在的附加方法，能够解决前外侧韧带（ALL）联合前交叉韧带损伤的修复结果，改善伴有高危因素的 ACL 近端撕裂患者的修复预后。

17.9　结论

开放性一期修复的前期结果令人失望，部分原因是病人的选择不合适，相对创伤较大，长时间的术后关节固定。然而，随着当前的优化，在患者适应症的选择（即，仅治疗近端撕裂）、创伤较小的手术（即，关节镜）和现代康复（即，关注早期关节活动度）技术的进步，一期修复可以有更好的结果，我们期待着这一技术的应用。ACL 一期修复具有保存天然生物结构的优势，不需要获取移植物或钻骨隧道，不会破坏未来重建手术所需的任何组织结构。

最近的研究都仔细地评估了关节镜一期修复 ACL 的病人适应证、术后康复和近期疗效，已注意到，一期修复后有获得更快的康复和更少不良结果，良好的短期随访结果类似于 ACL 重建。未来需要更大样本的研究来评估一期修复在特定的患者群体中（例如，年轻人患者、高水平运动员）的结果、更大样本量的中期队列随访结果和长期随访中骨关节炎的发生率。最终，关于近端 ACL 撕裂的随机对照研究，对关节镜一期修复与 ACL 重建的方法进行比较是有必要的。

表 17.2 关节镜下前交叉韧带近端撕裂一期修复的近期研究结果

作者	技术	时间（年）	病人数	年龄（岁）	随访（年）	失败率,%	再手术率,%	KT-1000	IKDC 主观评分				IKDC subj	Lysholm 评分	Mod, Cinc	SANE 评分	KOOS 评分
									A, %	B, %	C, %	D, %					
DiFelice et al.[70]	2 SA	2015	11	37	3.5	9	0	88%	82	9	9	0	86.4	93.2	91.5	91.5	
DiFelice and Van der List[76]	2 SA	2018	11	37	6.0	9	9		82	9	9	0	92.3	96.0	95.4	95.4	
Jonkergouw et al.[74]	2 SA ± IB	2018	56	33	3.2	11	7		73	15	12		90.0	94.2	89.7	89.7	
Achtnich et al.[71]	1 SA	2016	20	30	2.3	15	5	2 mm	65	20	15	0					
Hoffmann et al.[77]	1 SA	2017	11	43	6.6	18	0	82%	73	9	18	0	87.3	85.3			
Nyland et al.[82]	? + IB	2018	30	27	3.0	11	0										94.7
Bigoni et al.[73]	1 SA	2017	5	9	3.6	0	0		0	100	0	0		93.6			
Smith et al.[72]	TOT + IB	2016	5	6`	1.6	0	0							100			95.5
Anthony and Mackay[83]	TOT + IB	2016	68	34	1.6	2	4										80.4

参考文献

1. Lyman S, Koulouvaris P, Sherman S, Do H, Mandl LA, Marx RG. Epidemiology of anterior cruciate ligament reconstruction: trends, readmissions, and subsequent knee surgery. J Bone Joint Surg Am. 2009;91(10):2321–8.

2. Sanders TL, Maradit Kremers H, Bryan AJ, Larson DR, Dahm DL, Levy BA, Stuart MJ, Krych AJ. Incidence of anterior cruciate ligament tears and reconstruction: a 21-year population-based study. Am J Sports Med. 2016;44(6):1502–7.

3. Gianotti SM, Marshall SW, Hume PA, Bunt L. Incidence of anterior cruciate ligament injury and other knee ligament injuries: a national population-based study. J Sci Med Sport. 2009;12(6):622–7.

4. Robson AW. VI. Ruptured crucial ligaments and their repair by operation. Ann Surg. 1903;37(5):716–8.

5. Palmer I. On the injuries to the ligaments of the knee joint. Acta Orthop Scand. 1938;53:17.

6. Palmer I. On the injuries to the ligaments of the knee joint: a clinical study. Clin Orthop Relat Res. 2007;454:17–22.

7. O'Donoghue DH. Surgical treatment of fresh injuries to the major ligaments of the knee. J Bone Joint Surg Am. 1950;32A(4):721–38.

8. O'Donoghue DH. An analysis of end results of surgical treatment of major injuries to the ligaments of the knee. J Bone Joint Surg Am. 1955;37(1):1–13.

9. Liljedahl SO, Lindvall N, Wetterfors J. Early diagnosis and treatment of acute ruptures of the anterior cruciate ligament; a clinical and arthrographic study of forty-eight cases. J Bone Joint Surg Am. 1965;47(8):1503–13.

10. Feagin JA, Abbott HG, Rokous JR. The isolated tear of the anterior cruciate ligament. J Bone Joint Surg Am. 1972;54(6):1340–1.

11. England RL. Repair of the ligaments about the knee. Orthop Clin North Am. 1976;7(1):195–204.

12. Feagin JA Jr, Curl WW. Isolated tear of the anterior cruciate ligament: 5-year follow-up study. Am J Sports Med. 1976;4(3):95–100.

13. Straub T, Hunter RE. Acute anterior cruciate ligament repair. Clin Orthop Relat Res. 1988;227:238–50.

14. Kaplan N, Wickiewicz TL, Warren RF. Primary surgical treatment of anterior cruciate ligament ruptures. A long-term follow-up study. Am J Sports Med. 1990;18(4):354–8.

15. Sherman MF, Lieber L, Bonamo JR, Podesta L, Reiter I. The long-term follow-up of primary anterior cruciate ligament repair. Defining a rationale for augmentation. Am J Sports Med. 1991;19(3):243–55.

16. Odensten M, Hamberg P, Nordin M, Lysholm J, Gillquist J. Surgical or conservative treatment of the acutely torn anterior cruciate ligament. A randomized study with short-term follow-up observations. Clin Orthop Relat Res. 1985;198:87–93.

17. Harilainen A, Myllynen P. Treatment of fresh tears of the anterior cruciate ligament. A comparison of primary suture and augmentation with carbon fibre. Injury. 1987;18(6):396–400.

18. Andersson C, Odensten M, Good L, Gillquist J. Surgical or non-surgical treatment of acute rupture of the anterior cruciate ligament. A randomized study with long-term follow-up. J Bone Joint Surg Am. 1989;71(7):965–74.

19. Engebretsen L, Benum P, Fasting O, Molster A, Strand T. A prospective, randomized study of three surgical techniques for treatment of acute ruptures of the anterior cruciate ligament. Am J Sports Med. 1990;18(6):585–90.

20. Jonsson T, Peterson L, Renstrom P. Anterior cruciate ligament repair with and without augmentation. A prospective 7-year study of 51 patients. Acta Orthop Scand. 1990;61(6):562–6.

21. Andersson C, Odensten M, Gillquist J. Knee function after surgical or nonsurgical treatment of acute rupture of the anterior cruciate ligament: a randomized study with a long-term follow-up period. Clin Orthop Relat Res. 1991;264:255–63.

22. van der List JP, DiFelice GS. Primary repair of the anterior cruciate ligament: a paradigm shift. Surgeon. 2017;15(3):161–8.

23. van der List JP, DiFelice GS. Role of tear location on outcomes of open primary repair of the anterior cruciate ligament: a systematic review of historical studies. Knee. 2017; https://doi.org/10.1016/j.knee.2017.05.009.

24. Nguyen DT, Ramwadhdoebe TH, van der Hart CP, Blankevoort L, Tak PP, van Dijk CN. Intrinsic healing response of the human anterior cruciate ligament: an histological study of reattached ACL remnants. J Orthop Res. 2014;32(2):296–301.

25. Murray MM. Current status and potential of primary ACL repair. Clin Sports Med. 2009;28(1):51–61.

26. Cameron SE, Wilson W, St Pierre P. A prospective, randomized comparison of open vs arthroscopically assisted ACL reconstruction. Orthopedics. 1995;18(3):249–52.

27. Laffargue P, Delalande J, Maillet M, Vanhecke C, Decoulx J. Anterior cruciate ligament reconstruction: arthrotomy versus arthroscopy. Rev Chir Orthop Reparatrice Appar Mot. 1999;85(4):367–73.

28. Yip DK, Wong JW, Chien EP. Arthroscopic surgery in the posterior compartment of the knee: suture fixation of anterior and posterior cruciate ligament avulsions. Arthroscopy. 2003;19(3):23e.

29. Genelin F, Trost A, Primavesi C, Knoll P. Late results following proximal reinsertion of isolated ruptured ACL ligaments. Knee Surg Sports Traumatol Arthrosc. 1993;1(1):17–9.

30. Marshall JL, Warren RF, Wickiewicz TL. Primary surgical treatment of anterior cruciate ligament lesions. Am J Sports Med. 1982;10(2):103–7.

31. Warren RF. Primary repair of the anterior cruciate ligament. Clin Orthop Relat Res. 1983;172:65–70.

32. Shelbourne KD, Wilckens JH, Mollabashy A,

DeCarlo M. Arthrofibrosis in acute anterior cruciate ligament reconstruction. The effect of timing of reconstruction and rehabilitation. Am J Sports Med. 1991;19(4):332–6.

33. Shelbourne KD, Nitz P. Accelerated rehabilitation after anterior cruciate ligament reconstruction. J Orthop Sports Phys Ther. 1992;15(6):256–64.

34. Enneking WF, Horowitz M. The intra-articular effects of immobilization on the human knee. J Bone Joint Surg Am. 1972;54(5):973–85.

35. Millett PJ, Wickiewicz TL, Warren RF. Motion loss after ligament injuries to the knee. Part I: causes. Am J Sports Med. 2001;29(5):664–75.

36. Raunest J, Sager M, Burgener E. Proprioceptive mechanisms in the cruciate ligaments: an electromyographic study on reflex activity in the thigh muscles. J Trauma. 1996;41(3):488–93.

37. Georgoulis AD, Pappa L, Moebius U, Malamou-Mitsi V, Pappa S, Papageorgiou CO, Agnantis NJ, Soucacos PN. The presence of proprioceptive mechanoreceptors in the remnants of the ruptured ACL as a possible source of re-innervation of the ACL autograft. Knee Surg Sports Traumatol Arthrosc. 2001;9(6):364–8.

38. Dhillon MS, Bali K, Vasistha RK. Immunohistological evaluation of proprioceptive potential of the residual stump of injured anterior cruciate ligaments (ACL). Int Orthop. 2010;34(5):737–41.

39. Behrend H, Zdravkovic V, Giesinger JM, Giesinger K. Joint awareness after ACL reconstruction: patient-reported outcomes measured with the Forgotten Joint Score-12. Knee Surg Sports Traumatol Arthrosc. 2016; https://doi.org/10.1007/s00167-016-4357-x.

40. Kraeutler MJ, Bravman JT, McCarty EC. Bone-patellar tendon-bone autograft versus allograft in outcomes of anterior cruciate ligament reconstruction: a meta-analysis of 5182 patients. Am J Sports Med. 2013;41(10):2439–48.

41. Biau DJ, Tournoux C, Katsahian S, Schranz PJ, Nizard RS. Bone-patellar tendon-bone autografts versus hamstring autografts for reconstruction of anterior cruciate ligament: meta-analysis. BMJ. 2006;332(7548):995–1001.

42. Ajuied A, Wong F, Smith C, Norris M, Earnshaw P, Back D, Davies A. Anterior cruciate ligament injury and radiologic progression of knee osteoarthritis: a systematic review and meta-analysis. Am J Sports Med. 2014;42(9):2242–52.

43. Luc B, Gribble PA, Pietrosimone BG. Osteoarthritis prevalence following anterior cruciate ligament reconstruction: a systematic review and numbers-needed-to-treat analysis. J Athl Train. 2014;49(6):806–19.

44. Oiestad BE, Engebretsen L, Storheim K, Risberg MA. Knee osteoarthritis after anterior cruciate ligament injury: a systematic review. Am J Sports Med. 2009;37(7):1434–43.

45. Kessler MA, Behrend H, Henz S, Stutz G, Rukavina A, Kuster MS. Function, osteoarthritis and activity after ACL-rupture: 11 years follow-up results of conservative versus reconstructive treatment. Knee Surg Sports Traumatol Arthrosc. 2008;16(5):442–8.

46. von Porat A, Roos EM, Roos H. High prevalence of osteoarthritis 14 years after an anterior cruciate ligament tear in male soccer players: a study of radiographic and patient relevant outcomes. Ann Rheum Dis. 2004;63(3):269–73.

47. Imhauser C, Mauro C, Choi D, Rosenberg E, Mathew S, Nguyen J, Ma Y, Wickiewicz T. Abnormal tibiofemoral contact stress and its association with altered kinematics after center-center anterior cruciate ligament reconstruction: an in vitro study. Am J Sports Med. 2013;41(4):815–25.

48. Logan MC, Williams A, Lavelle J, Gedroyc W, Freeman M. Tibiofemoral kinematics following successful anterior cruciate ligament reconstruction using dynamic multiple resonance imaging. Am J Sports Med. 2004;32(4):984–92.

49. Ristanis S, Stergiou N, Patras K, Vasiliadis HS, Giakas G, Georgoulis AD. Excessive tibial rotation during high-demand activities is not restored by anterior cruciate ligament reconstruction. Arthroscopy. 2005;21(11):1323–9.

50. Strand T, Molster A, Hordvik M, Krukhaug Y. Long-term follow-up after primary repair of the anterior cruciate ligament: clinical and radiological evaluation 15–23 years postoperatively. Arch Orthop Trauma Surg. 2005;125(4):217–21.

51. Murray MM, Fleming BC. Use of a bioactive scaffold to stimulate anterior cruciate ligament healing also minimizes posttraumatic osteoarthritis after surgery. Am J Sports Med. 2013;41(8):1762–70.

52. Lind M, Menhert F, Pedersen AB. Incidence and outcome after revision anterior cruciate ligament reconstruction: results from the Danish registry for knee ligament reconstructions. Am J Sports Med. 2012;40(7):1551–7.

53. Lefevre N, Klouche S, Mirouse G, Herman S, Gerometta A, Bohu Y. Return to sport after primary and revision anterior cruciate ligament reconstruction. Am J Sports Med. 2017;45(1):34–41.

54. Kamath GV, Redfern JC, Greis PE, Burks RT. Revision anterior cruciate ligament reconstruction. Am J Sports Med. 2011;39(1):199–217.

55. van der List JP, DiFelice GS. Preservation of the anterior cruciate ligament: a treatment algorithm based on tear location and tissue quality. Am J Orthop (Belle Mead NJ). 2016;45(7):E393–405.

56. van der List JP, DiFelice GS. Preservation of the anterior cruciate ligament: surgical techniques. Am J Orthop (Belle Mead NJ). 2016;45(7):E406–14.

57. van der List JP, Mintz DN, DiFelice GS. The location of anterior cruciate ligament tears: a prevalence study using magnetic resonance imaging. Orthop J Sports Med. 2017;5(6):2325967117709966.

58. van der List JP, Mintz DN, DiFelice GS. The location of anterior cruciate ligament tears in pediatric and adolescent patients: a magnetic resonance imaging study. J Pediatr Orthop. 2017; https://doi.org/10.1097/BPO.0000000000001041.

59. van der List JP, DiFelice GS. The role of primary repair in pediatric anterior cruciate ligament injuries. In: Parikh SN, editor. The pediatric anterior cruciate ligament, vol. 1. New York, NY: Springer; 2018. p. 227–39. https://doi.org/10.1007/978-3-319-64771-5_22.

60. van der List JP, DiFelice GS. Preoperative magnetic resonance imaging predicts eligibility for arthroscopic primary anterior cruciate ligament repair. Knee Surg Sports Traumatol Arthrosc. 2017; https://doi.org/10.1007/s00167-017-4646-z.

61. O'Donoghue DH, Rockwood CA Jr, Frank GR, Jack SC, Kenyon R. Repair of the anterior cruciate ligament in dogs. J Bone Joint Surg Am. 1966;48(3):503–19.

62. Magarian EM, Fleming BC, Harrison SL, Mastrangelo AN, Badger GJ, Murray MM. Delay of 2 or 6 weeks adversely affects the functional outcome of augmented primary repair of the porcine anterior cruciate ligament. Am J Sports Med. 2010;38(12):2528–34.

63. Murray MM, Martin SD, Martin TL, Spector M. Histological changes in the human anterior cruciate ligament after rupture. J Bone Joint Surg Am. 2000;82-A(10):1387–97.

64. Crain EH, Fithian DC, Paxton EW, Luetzow WF. Variation in anterior cruciate ligament scar pattern: does the scar pattern affect anterior laxity in anterior cruciate ligament-deficient knees? Arthroscopy. 2005;21(1):19–24.

65. Fowler PJ, Regan WD. The patient with symptomatic chronic anterior cruciate ligament insufficiency. Results of minimal arthroscopic surgery and rehabilitation. Am J Sports Med. 1987;15(4):321–5.

66. Vahey TN, Broome DR, Kayes KJ, Shelbourne KD. Acute and chronic tears of the anterior cruciate ligament: differential features at MR imaging. Radiology. 1991;181(1):251–3.

67. van der List JP, DiFelice GS. Successful arthroscopic primary repair of a chronic anterior cruciate ligament tear 11 years following injury. HSS J. 2017;13(1):90–5.

68. Petersen W, Hansen U. Blood and lymph supply of the anterior cruciate ligament: Cadaver study by immuno-histochemical and histochemical methods. J Orthop Sci. 1997;2(5):313–8.

69. van der List JP, DiFelice GS. Range of motion and complications following primary repair versus reconstruction of the anterior cruciate ligament. Knee. 2017;24(4):798–807.

70. DiFelice GS, Villegas C, Taylor SA. Anterior cruciate ligament preservation: early results of a novel arthroscopic technique for suture anchor primary anterior cruciate ligament repair. Arthroscopy. 2015;31(11):2162–71.

71. Achtnich A, Herbst E, Forkel P, Metzlaff S, Sprenker F, Imhoff AB, Petersen W. Acute proximal anterior cruciate ligament tears: outcomes after arthroscopic suture anchor repair versus anatomic single-bundle reconstruction. Arthroscopy. 2016;32(12):2562–9.

72. Smith JO, Yasen SK, Palmer HC, Lord BR, Britton EM, Wilson AJ. Paediatric ACL repair reinforced with temporary internal bracing. Knee Surg Sports Traumatol Arthrosc. 2016;24(6):1845–51.

73. Bigoni M, Gaddi D, Gorla M, Munegato D, Pungitore M, Piatti M, Turati M. Arthroscopic anterior cruciate ligament repair for proximal anterior cruciate ligament tears in skeletally immature patients: surgical technique and preliminary results. Knee. 2017;24(1):40–8.

74. Jonkergouw A, van der List JP, DiFelice GS. Arthroscopic primary repair of proximal anterior cruciate ligament tears: with or without additional suture augmentation? Orthop J Sports Med. 2018;6(7_Suppl 4):2325967118S2325960006. https://doi.org/10.1177/2325967118s00063.

75. van der List J, DiFelice G. Arthroscopic primary repair of proximal anterior cruciate ligament tears: no deterioration at mid-term follow-up. Arthroscopy. 2017;33(6):e7.

76. DiFelice GS, van der List JP. Clinical outcomes of arthroscopic primary repair of proximal anterior cruciate ligament tears are maintained at midterm follow-up. Arthroscopy. 2018; https://doi.org/10.1016/j.arthro.2017.10.028.

77. Hoffmann C, Friederichs J, von Ruden C, Schaller C, Buhren V, Moessmer C. Primary single suture anchor re-fixation of anterior cruciate ligament proximal avulsion tears leads to good functional mid-term results: a preliminary study in 12 patients. J Orthop Surg Res. 2017;12(1):171.

78. DiFelice GS, van der List JP. Arthroscopic primary repair of posterior cruciate ligament injuries. Oper Tech Sports Med. 2015;23(4):307–14.

79. van der List JP, DiFelice GS. Arthroscopic primary posterior cruciate ligament repair with suture augmentation. Arthrosc Tech. 2017;6(5):e1685–90. https://doi.org/10.1016/j.eats.2017.06.024.

80. van der List JP, DiFelice GS. Primary repair of the medial collateral ligament with internal bracing. Arthrosc Tech. 2017;6(4):e933–7.

81. Jonkergouw A, van der List JP, DiFelice GS. Multiligament repair with suture augmentation in a knee dislocation with medial-sided injury. Arthrosc Tech. 2018; https://doi.org/10.1016/j.eats.2018.04.006.

82. Nyland J, Caborn DN, Wheeldon B, Kalloub AACL. Femoral avulsion reapproximation with internal bracing and PRP augmentation: excellent return to sports outcomes and low re-injury rates at 3 year follow-up. Glasgow: Annual meeting of ESSKA; 2018.

83. Anthony IC, Mackay GM. Anterior cruciate ligament repair revisited. preliminary results of primary repair with internal brace ligament augmentation: a case series. Orthop Muscul Syst. 2015;4:2. https://doi.org/10.4172/2161-0533.1000188.

第 18 章

前外侧韧带

Stijn Bartholomeeusen and Steven Claes
张雨 译 陈东阳 校审

18.1 前言

1879 年，Paul Segond 博士是第一个描述了一种"珍珠般的、耐磨的、纤维带"样的结构存在于人膝盖的前外侧。在接下来的几十年里，其他作者描述了一个韧带样的结构在膝盖的同一解剖区域，但是这个韧带被描述的相当混乱，被许多人给予不同的命名[1]。1976 年，休斯顿报道关于"第三中外侧韧带"；这个名字后来在 1979 年和 2005 年分别被 Laprade 和约翰逊采用了[2-4]。1987 年，Irvine 描述一个类似的结构为"外侧副韧带的前束"[5]，在 2002 年至 2012 年期间，其他作者报告了关于"前斜束"和"前外侧韧带"[6-8]。2013 年，对这些论文的深入分析引发了第一次彻底的解剖分析，这个神秘的膝关节结构从此一致地被称为膝关节的"前外侧韧带"（ALL）[9]（图 18.1）。

通过精确地描述 ALL 的解剖学标志，并提出一个对 ACL 损伤膝关节旋转稳定性的重要影响，在最近的解剖学、生物力学和临床的出版物中，本章引起了一阵余波。也制造了很多争议，尤其是在前几年，因为一些作者否认这一存在，或者这个结构的重要性。最初的争议现在已经不存在了，在 2018 年，一个广泛的文献综述，连同尸体解剖课程，由 33 个国际膝关节外科专家和科学家达成了共识，证实了 ALL[1] 的存在和生物力学方面的重要性。

到目前为止，ALL 已经被一致地证实是附着在股外上髁的后方近端，LCL 的起始部，经过 LCL 的表面，附着在胫骨前部中间，在腓骨头的前缘和 Gerdy 结节[1] 的后缘之间（图 18.2）。

关于 ALL 的生物力学特性，最初的假设是和前交叉韧带（ACL）一起控制内旋和向前平移[9]。不同的生物力学研究已经证实了这一点，ALL 现在也被认为是约束胫骨内旋的重要结构[10-13]。此外，已经证明 ALL 损伤能够诱发的类似于 ACL 缺陷时膝

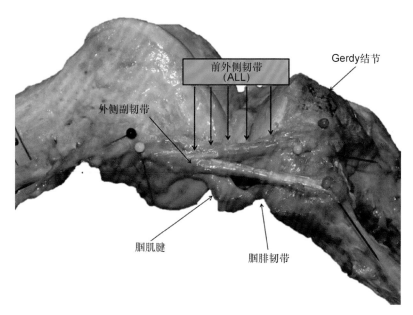

● **图 18.1** 右膝关节的前外侧韧带（ALL）、腘肌腱、腘腓韧带和外侧副韧带的解剖图，由 Claes 等人发表在《美国医学期刊》解剖学杂志[8]（From "Anatomy of the anterolateral ligament of the knee" by S. Claes et al., 2013, Journal of Anatomy, 223 p. 321-328. Copyright（2013）by Anatomical Society. Reprinted with permission.［with permission from first author S. Claes］）

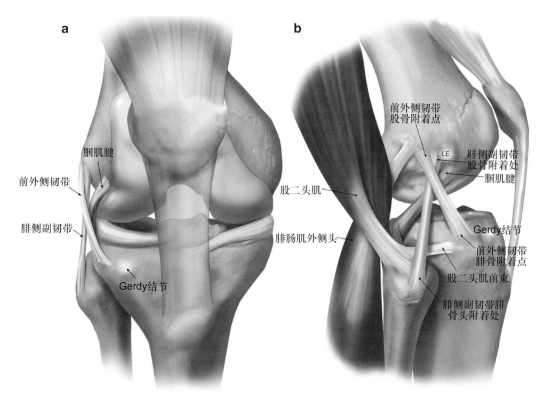

a

腘肌腱

前外侧韧带

腓侧副韧带

Gerdy结节

b

前外侧韧带
股骨附着点

LE

腓侧副韧带
股骨附着处

腘肌腱

股二头肌

腓肠肌外侧头

Gerdy结节

前外侧韧带
腓骨附着点

股二头肌前束

腓侧副韧带腓
骨头附着处

● **图 18.2**　前外侧韧带（ALL）及其与周围骨性标志物和韧带结构的相对位置示意图（From "The Anterolateral Ligament" by M. Kennedy et al., 2015, Am J Sports Med 43：1606-1615［with permission from second author S. Claes］）

关节[14]轴移位试验阳性的结果。

　　几十年来，甚至在 ALL 出现之前，侧方关节外肌腱固定（LET）技术被用于消除损伤患者的旋转松弛和枢轴移位。然而，大约 20 年前，随着关节镜外科手术的出现和对微创技术的追求，许多人对 LET 失去了兴趣。最近，ALL 的解剖学和生物力学不仅让人们对 LET 技术重新感兴趣，也导致了新外科技术的发展，用于 ALL 的解剖重建（图 18.3）。

　　这一章讨论当前 ALL 重建的适应证，描述最常见的手术技术，简要回顾 LET 的历史，并讨论新旧技术的结果。

18.1.1　适应证

　　最初由于担心术后出现外侧活动受限和僵硬的问题，让人们开始对 ALL 解剖结构的重建术和外侧关节外肌腱固定术持有保留态度[15-18]。然而，随着这些担心逐渐消退，人们对这些技术产生了更多的兴趣，并提出一些适应证。在界定准确适应证的过程中，重要的是要牢记 ALL 重建的效果，具体见下面的"结果"部分，尽管 ALL 解剖重建术和 LET 这两种技术现在都被认为是安全的[19-22]，选择合适的病人，并从 ACL 手术中获得最大受益是很重要

的。适应证总结在表 18.1。

　　正如下文"结果"部分广泛讨论的，相当高的再次损伤（ACL 移植物再撕裂）的风险是 ACL 手术中一个重要问题。降低 ALL 重建后移植物再撕裂的风险，是当前制定适应症最重要的推动因素[21, 23]。已知再撕裂率在年轻患者（＜ 25 岁）中最高，另外是高水平运动员，参与旋转运动的病人，以及术前松弛程度高的患者，表现为较高 Lachman 试验（3 级）和轴移试验（3 级）。在这种情况下，建议增加横向检查。如有 ACL 翻修手术，建议进行 ALL 重建术（LET 技术），尽量减少翻修后的 ACL 重复再次撕裂的风险。

　　其他适应证主要是基于 ALL 重建带来的除了移植物再撕裂以外的积极影响。我们建议对慢性 ACL 损伤（超过 12 个月）进行 ALL 重建术，因为这改善了术后的主观评分结果[19]。在 ACL 损伤伴随可修复的半月板损伤中，已经展示了有较高的半月板修复成功率；因此，在这些情况下，还建议进行 ALL 重建手术[20]。

　　此外，在单独 ACL 修复术后持续出现旋转不稳定的临床症状时，可进行 ALL 重建。这些病人常有非常轻微的抱怨，不稳定性使他们无法回到受伤

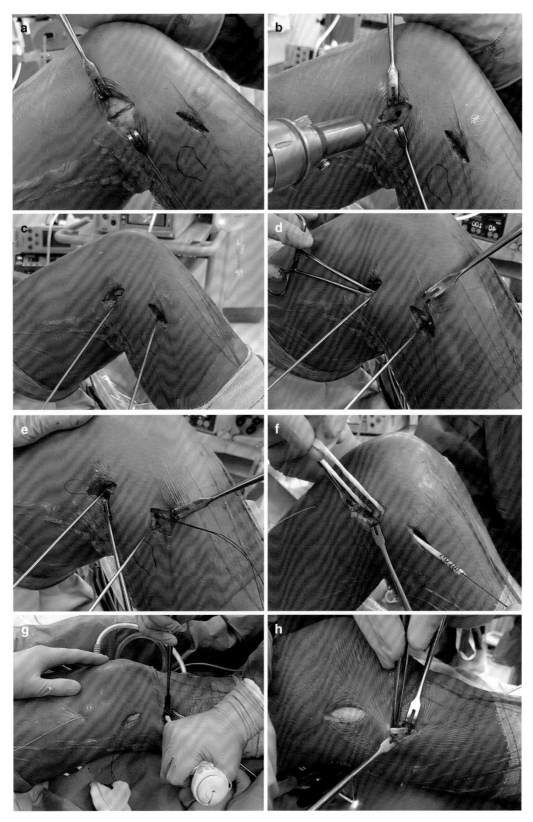

● 图 18.3 ALL 解剖重建-单束技术（侧位，右膝）。（a）外上髁近端切开皮肤，劈开髂胫束（ITB）。切口远端在 Gerdy 结节和腓骨头之间。（b）在外上髁后侧 5 mm 和上方 5 mm 插入股骨导针。（c）胫骨软骨下缘 7 mm 插入胫骨导针。（d）在 ITB 下方由远端至近端打开通道用于过线。（e）缝合线缠绕在近端导针上进行等长测试。（f）钻孔准备两个骨隧道，移植物近端用锚钉固定。用缝线引导移植物从近端至切口远端。（g）最后在完全伸展和中立旋转位锚钉固定。远端固定后，剪掉过多的韧带。（h）ALL 移植原位重建。

表 18.1	ALL 重建的适应证总结

降低 ACL 再撕裂率的适应证：

年轻患者（＜ 25 岁）

高水平运动员

参加轴向运动

Lachman 试验 3 级

轴移试验 3 级

ACL 翻修手术

其他适应证：

慢性 ACL 损伤（＞ 12 个月）

半月板修复

单独 ACL 修复后持续的旋转不稳

胫骨外侧平台撕脱骨折

前的运动水平，根据我们的经验，这些抱怨可以通过 ALL 重建术来解决，而不需要进行整个 ACL 翻修。康复往往很快，而且在几个周后回归体育是有可能的。

最后，推荐对胫骨外侧平台撕脱骨折进行 ALL 重建。尽管仍在争论中，这些撕脱型骨折被认为是前外侧韧带基底附着处骨质的撕脱[27-29]。最初认为撕脱的骨块进行一期固定的临床改善效果与 ALL 重建相似；然而，已经表明胫骨外侧平台撕脱骨折固定对降低移植物再撕裂率并无效果，不能改善主观或客观的评分结果[30-32]。因此，建议重建 ALL，而不是固定骨折。

18.2　手术技术

一般情况下，ALL 损伤的重建均可分为两大类。第一，解剖重建技术，其主要目标是使用肌腱移植重建 ALL 的解剖学特性。第二，外侧关节外肌腱固定术（LET）技术，其中髂胫束（ITB）带固定在股骨外侧来模拟 ALL 的功能和解剖。

18.2.1　ALL 的解剖重建

在文献中对 ALL 的解剖重建技术有几种不同描述，一般在每一种技术中，自体肌腱或同种异体移植用于重建前外侧韧带，并将其固定在原来的股骨和胫骨解剖止点上。不同技术之间的主要区别在固定到骨质上的方法（锚定的类型）和使用单股或双股固定在胫骨上。

单束解剖重建是经皮采用两个切口。股骨侧的第一个切口位于外上髁后端和近端的中心。沿着髂胫束纤维纵向劈开。通过这个切口可以看到股骨外侧副韧带（LCL）的股骨端附着点。导针放置在距 LCL 起点的近端和后方约 5 mm 的位置[33]。第二个切口是在 Gerdy 结节与腓骨头前缘的中间，在关节面水平以下。纵向劈开深筋膜层，导针在关节软骨以下约 7 mm 的水平钻孔。这些针现在用来标记 ALL 的股骨和胫骨起始点位置。用缝线缠绕在导针上测试等长性。ALL 的重建应该是等长的，或与伸展相比，在屈曲位可能显示出一点松弛（屈曲松弛不超过 5 mm，如超过 5 mm，导针位置应该是太靠近端或太靠后方了）。另外，如果屈曲时缝线过紧，伸展时是过松的，股骨针的位置应该是太靠远端或太靠前方了。避免这种情况是很重要的，因为它会诱发外侧间室过度受限的风险。

在确定正确的等长后，自体股薄肌腱移植物经皮肤切口从隧道近端至远端，应该位于滑膜和关节囊表面，但在 ITB 下方（Seebacher 第 2 层和第 3 层之间）。用于测试等长的缝线现在可以用来引过移植物。ACL 固定之后最后进行 ALL 的固定（因为这将减少胫骨向前半脱位的可能），应该在完全伸直不旋转的情况下进行固定，避免外侧间室过度紧张，并获得良好的韧带等长。

一个技术上的考虑，该技术和 ACL 重建股骨悬吊固定两种手术是导致股骨 ALL 隧道和股骨 ACL 隧道变形的风险。ALL 的导针（或空心钻）钻孔会导致 ACL 股骨悬吊固定失败。因此，建议在应用 ACL 股骨悬吊固定机制之前钻入股骨和胫骨导针和隧道。

双束解剖重建与之前描述的技术非常相似。这种技术的主要区别是使用两股腱移植物来重建 ALL。股骨固定与单股重建是一样的；然而，在胫骨侧，每股分别固定在一个独立的骨槽内。骨槽的位置不同，大多数情况下，一个骨槽位于 Gerdy 结节的后缘，另一个距离后缘至少 1 cm，通常刚好在腓骨头前面[34]。它使胫骨侧更宽，是基于解剖研究的发现，显示了 ALL 呈扇形附着在胫骨上。

对这种技术的改进是使用环状移植通过胫骨骨隧道。这项技术是使用上述相同的股骨切口，但在胫骨水平处做两个小切口。第一个位于 Gerdy 结节的上外侧角，第二个更靠近端外侧，就在腓骨头的前面。一个 3.2 mm 或 4.5 mm 的钻头在这些标记之间做一个骨隧道。缝线穿过两个小切口和骨隧道。

缝线用于检测等长，从而更正股骨隧道位置。移植物从近端穿过髂胫束下到达胫骨远端最前面的切口。用缝线将移植物通过隧道从前面引到后面。剩余的移植物末端再次从髂胫束深面，从胫骨后侧小切口到近端切口，最终可固定在股骨道与另一个移植物游离端相连接[23, 25]。

在合并 ALL 和 ACL 重建的情况下，这些技术（双和单束）可以修改，以防止需要两个不同的股骨通道。改良后，使用由外向内的引导方法下钻股骨ACL 隧道，该导向器定位于该股骨外侧髁外侧缘，这样导针和空心钻穿过 ALL 的股骨附着点，并排除ACL 股骨附着处的关节内附着点。三股半腱肌（ST）腱和单股薄肌腱移植物被使用，它们都在股骨隧道中被拉出（由内到外），而三股半腱肌（ST）腱不应该穿出外侧皮质，尽管单股薄肌肌腱被拉出。股骨隧道用界面螺钉固定，两个移植物都是安全的。股薄肌腱穿出的末端固定在 ALL 的解剖学起点上，这样可以和上述的剩余移植物一起固定在胫骨（单侧或双肢，取决于多余部分）[22, 35]。上述的弧形移植物技术是专门设计用于双束重建和减少股骨隧道的技术。

18.2.2 外侧关节外肌腱固定术（LET）

在 20 世纪 80 年代末，关节镜辅助下关节内 ACL重建手术之前，外侧关节外肌腱固定术（LET）是一种治疗 ACL 损伤的广泛应用技术，纵观历史，出现了许多不同的手术技术。1967 年，Lemaire 第一个描述了关节外肌腱固定术固定稳定 ACL 缺损的膝关节[37]。他将一束长的髂胫束经外侧副韧带（LCL）下穿过，固定在 Gerdy 结节上。随后，通过前后走向的骨隧道将股骨端固定在近侧外上髁处。该束韧带再次从外侧副韧带下面通过，确保在 Gerdy 结节处的骨隧道里。1979 年，Elison 描述了一个不同的情况技术，在宽度的将整个髂胫束的是从胫骨近端分离和游离出来（连着 Gerdy's 结节的部分骨质），不切断髂胫束或其近端部分。髂胫束和骨性部分通过外侧副韧带下方，Gerdy 结节的骨性部分再次固定在其原来位置的稍前方。这些操作需要在强制的外旋和屈曲 90° 位置完成[38]。大约在同一时间，在 20世纪 70 年代中期，MacIntosh 描述了他修改的 LET技术[39]。他用了一长束的髂胫束，和 lemaire 一样，从外侧副韧带下方穿过。近端缝合至股骨外侧髁的骨膜上，穿过肌间隔的远端附着处。髂胫束带绕过

远端再次穿过外侧副韧带下方，并固定在 Gerdy 结节处[40]。这一技术后来被 Arnold and Coker 简化了，通常被称为改良版的 MacIntosh 技术。这一技术在今天仍被普遍使用，一个髂胫束带是首先穿过腘肌肌腱和外侧副韧带的下方，然后简单地环绕在外侧副韧带，再被重新固定在 Gerdy 结节上[41]。

在 2013 年 ALL 被描述后，特别是股骨起点的特征方面，这些技术大都被放弃了，或至少被修改了，以获得精确的 LET 股骨解剖位固定。许多技术现在在膝关节的外侧做一个切口，从 Gerdy 结节近端至外上髁[42]。切取髂胫束，或取部分髂胫束，宽约 1 cm，长 10 ~ 15 cm。一些学者建议使用髂胫束的中间部分，其他人更喜欢使用后半部分。Gerdy结节的胫骨附着处是典型的 ALL 重建时胫骨端的固定位置。移植物大多数穿过外侧副韧带下方，并固定在股骨外侧髁 ALL 的解剖位置上，非常类似于解剖重建技术。髂胫束通常是锁边缝合进行处理。解剖重建技术的主要区别在胫骨固定上，因为髂胫束没有从 Gerdy 结节上游离，肌腱固定的位置在其胫骨解剖止点前方约 1 cm 处，可能会导致不等长。此外，Laprade 研究显示，牺牲了部分髂胫束，可能会对 ITB 限制膝关节的内旋的产生不利影响[10]。

在决定是否应该进行解剖性 ALL 重建或侧方关节外肌腱固定术时，没有明确的建议。目前，如果技术操作上没问题的话，还没有证据表明两者之间存在差异。本章的作者倾向于解剖性 ALL 重建，我们认为同侧股薄肌腱用于解剖重建应该会取得最佳的临床短期和长期效果。然而，在翻修病例中，需要使用股薄肌腱进行外侧关节外前方肌腱固定术。未来的研究可能会向我们展示一种技术优于另一种技术，但在此之前，每个术者应该采用他最熟悉的技术，才能发挥技术上的优势。

ALL 重建术后康复方案，无论是使用解剖重建或 LET 固定技术，与单独 ACL 重建没有区别。尽管它可能会促进更积极的康复，允许更早的旋转动作或回归运动，因此 ALL 的重建为 ACL 移植物的保护提供更多的保障[21, 43]。

18.3 结果

18.3.1 生物力学结果

如上所述，非解剖性外侧关节外肌腱固定术存

在了较长的时期。这些不同方法的一般性结果并不是一致的，虽然有些作者表明改善了生物力学结果，表现在控制旋转和显著降低撕裂率，其他研究对 ACL 重建联合 LET 固定技术与单纯的 ACL 重建进行了比较，结果无显著性差异。应该注意到，LET 固定技术的这些研究结果的报告在 ALL 解剖学重建之前，特别是在股骨固定的位置上，不同的技术有很大的差异。非解剖性的股骨固定可以解释为什么这些结果不一致，这些完全是基于个人经验来进行手术的。在调整技术之后，提高了移植物固定在外侧股骨髁的解剖位置，与单独 ACL 重建相比较，ACL 重建联合 ALL 固定术的生物力学结果均显示了显著的积极效果。在所有的屈曲范围内，最大的内旋角度都减小为固定的值，并与健侧无显著性差异。此外，在轴移试验期间，ACL 联合 ALL 重建可明显降低前移和内旋，并与健侧无显著差异[12, 44]。在不同屈曲角度中，胫骨前移不受 ALL 重建的影响。

因此，ACL 重建后，体外 ALL 重建在控制旋转不稳和轴移中是一种有效的技术，可使旋转稳定达到损伤前状态。

18.3.2　临床结果

18.3.2.1　主观评分结果

老的 LET 技术使用非解剖性股骨固定方法，其的主观结果显示，病人报告的主观评分结果是不确定的。尽管大多数研究比较（非解剖）LET + ACL 重建与单独 ACL 重建的结果显示，受试者的主观评分结果至少是类似的，或是明显不同的[45-47]。新的 ALL 重建技术的主观评分结果报告仍然很少，但最近文献似乎倾向于联合 ALL + ACL 重建。在选定的慢性（> 12 个月大）ACL 损伤人群中，如果进行 ALL 重建术，轴移试验、IKDC 和 Lysholm 的评分结果明显更好[19]。这些结果还没有在普通人群中得到证实，即使他们的报道分数没有下降[21, 48]。

目前的结果显示，慢性 ACL 撕裂的患者如果联合 ALL 和 ACL 修复，主观结果会有明显的改善，建议在这一特定人群中常规进行 ALL 修复。

18.3.2.2　对移植物再撕裂率的作用

ACL 重建后最常见的问题之一就是 ACL 移植物再撕裂。据报道，在年轻和活跃的人群中，这一比例高达 15% ～ 18%，参与旋转运动的患者的风险显著增加[26, 49-50]。此外，术前松弛程度高的患者再次撕裂的风险显著增加[51]。联合 ALL 和 ACL 重建对降低再撕裂率的影响是毋庸置疑的。解剖 ALL 重建联合腘绳肌腱（HT）前交叉韧带重建显示，与单独性腘绳肌腱 ACL 重建相比，可降低 3.1 倍的风险，与单独骨-髌腱（BTB）ACL 重建相比，可降低 2.5 倍的风险[21]。在不同的老的 LET 方法的研究中发现了相似的结果，长期随访（5 ～ 25 年）显示再撕裂率只有 2% ～ 4%[23-26]。这些结果可能是由于联合外侧关节外肌腱固定术所带来的保护作用的原因，前交叉韧带的生物力学测试结果显示，减少了前交叉韧带移植物上 43% 的力[43]。

众所周知，ACL 翻修手术后的主观结果与初次 ACL 修复相比明显更糟糕[52]，且再次手术对病人来说还要求承担康复的负担，明显降低的 ACL 移植物再次断裂认为是 ACL 手术中追加 ALL 重建最重要的结果。

18.3.2.3　对内侧半月板修复的作用

半月板损伤与 ACL 撕裂相关，据报道急性损伤的发生率为 16% ～ 82%，慢性损伤的发生率为 96%[53]。我们知道，内侧半月板在预防内侧间室骨关节炎方面有重要的作用[54-55]，在一些尸体研究中已经显示它在稳定膝关节中的重要作用[56-58]。这导致了一个重要趋势，不管什么时候都尽可能保存半月板。尽管在伴随 ACL 损伤重建的情况下，半月板修复已经被证明非常成功，但失败率仍高达 26%[59]。关于半月板修复失败率的研究，与单纯半月板修复和 ACL 重建术相比，联合解剖性 ALL 和 ACL 重建可将半月板修复失败率的风险降低两倍[20]。

18.3.3　并发症

当引入新的手术技术时，在常规偏见的潜意识下，把主要关注的问题转向技术带来的相关并发症。老的外侧腱固定术的结果对这些技术提出了许多担心。首先担心的是，早期外侧发生骨关节炎的可能，由于增加外侧间室的应力[15-18]。但是，有一点必须记住，这些结果给出的时间为追溯到认识 ALL 的精确解剖之前。因此，在最古老的 LET 技术中，使用非解剖的股骨固定点。此外，纵观历史，肌腱固定术被建议在屈曲 90° 和强迫胫骨外旋位完成，可以解决外侧过度紧张受限的问题。第二个担心的问题是，过去在外侧肌腱固定后关节活动范围丢失和明显僵硬的较差临床结果；然而，在这些老的方法术后康复治疗中，手术后一次石膏固定了几周的时间，这可能导致了这些副作用。在最近的研究使用了更加解剖的 LET 技术，外侧过度紧张和僵硬的担心没有出现，证实这些技术是安全的[45, 61]，迄今为止，没有研究可以证实，外侧或髌股关节炎风险的增加与 ALL 重建技术有任何的相关性[1]。此外，无早期并发症增加的迹象，很多研究都表明了这种担忧，因此，解剖上的 ALL 重建和 LET 技术被认为是安全的[19-22]。

参考文献

1. Getgood A, Brown C, Lording T, Amis A, Claes S, Geeslin A, Musahl V, ALC Consensus Group. The anterolateral complex of the knee: results from the International ALC Consensus Group Meeting. Knee Surg Sport Traumatol Arthrosc. 2018; https://doi.org/10.1007/s00167-018-5072-6.

2. Hughston JC, Andrews JR, Cross MJ, Moschi A. Classification of knee ligament instabilities. Part II. The lateral compartment. J Bone Joint Surg Am. 1976;58:173–9.

3. Moorman CT, LaPrade RF. Anatomy and biomechanics of the posterolateral corner of the knee. J Knee Surg. 2005;18:137–45.

4. Johnson LL. Lateral capsular ligament complex: anatomical and surgical considerations. Am J Sports Med. 1979;7:156–60.

5. Irvine GB, Dias JJ, Finlay DB. Segond fractures of the lateral tibial condyle: brief report. J Bone Joint Surg Br. 1987;69:613–4.

6. Campos JC, Chung CB, Lektrakul N, Pedowitz R, Trudell D, Yu J, Resnick D. Pathogenesis of the Segond fracture: anatomic and MR imaging evidence of an iliotibial tract or anterior oblique band avulsion. Radiology. 2001;219:381–6.

7. Vincent J-P, Magnussen RA, Gezmez F, et al. The anterolateral ligament of the human knee: an anatomic and histologic study. Knee Surg Sports Traumatol Arthrosc. 2012;20:147–52.

8. Vieira ELC, Vieira EA, da Silva RT, Berlfein PA dos S, Abdalla RJ, Cohen M. An anatomic study of the iliotibial tract. Arthroscopy. 2007;23:269–74.

9. Claes S, Vereecke E, Maes M, Victor J, Verdonk P, Bellemans J. Anatomy of the anterolateral ligament of the knee. J Anat. 2013;223:321–8.

10. Vap AR, Schon JM, Moatshe G, Cruz RS, Brady AW, Dornan GJ, Turnbull TL, LaPrade RF. The role of the peripheral passive rotation stabilizers of the knee with intact collateral and cruciate ligaments: a biomechanical study. Orthop J Sport Med. 2017;5:2325967117708190.

11. Sonnery-Cottet B, Lutz C, Daggett M, Dalmay F, Freychet B, Niglis L, Imbert P. The involvement of the anterolateral ligament in rotational control of the knee. Am J Sports Med. 2016;44:1209–14.

12. Rasmussen MT, Nitri M, Williams BT, Moulton SG, Cruz RS, Dornan GJ, Goldsmith MT, LaPrade RF. An in vitro robotic assessment of the anterolateral ligament, part 1. Am J Sports Med. 2016;44:585–92.

13. Parsons EM, Gee AO, Spiekerman C, Cavanagh PR. The biomechanical function of the anterolateral ligament of the knee. Am J Sports Med. 2015;43:669–74.

14. Monaco E, Sonnery-Cottet B, Daggett M, Saithna A, Helito CP, Ferretti A. Elimination of the pivot-shift sign after repair of an occult anterolateral ligament injury in an ACL-deficient knee. Orthop J Sport Med. 2017;5:2325967117728877.

15. Schon JM, Moatshe G, Brady AW, Serra Cruz R, Chahla J, Dornan GJ, Turnbull TL, Engebretsen L, LaPrade RF. Anatomic anterolateral ligament reconstruction of the knee leads to overconstraint at any fixation angle. Am J Sports Med. 2016;44:2546–56.

16. Strum GM, Fox JM, Ferkel RD, Dorey FH, Del Pizzo W, Friedman MJ, Snyder SJ, Markolf K. Intraarticular versus intraarticular and extraarticular reconstruction for chronic anterior cruciate ligament instability. Clin Orthop Relat Res. 1989;245:188–98.

17. Roth JH, Kennedy JC, Lockstadt H, McCallum CL, Cunning LA. Intra-articular reconstruction of the anterior cruciate ligament with and without extra-articular supplementation by transfer of the biceps femoris tendon. J Bone Joint Surg Am. 1987;69:275–8.

18. O'Brien SJ, Warren RF, Pavlov H, Panariello R, Wickiewicz TL. Reconstruction of the chronically insufficient anterior cruciate ligament with the central third of the patellar ligament. J Bone Joint Surg Am. 1991;73:278–86.

19. Helito CP, Camargo DB, Sobrado MF, Bonadio MB, Giglio PN, Pécora JR, Camanho GL, Demange MK. Combined reconstruction of the anterolateral ligament in chronic ACL injuries leads to better clinical outcomes than isolated ACL reconstruction. Knee Surg Sport Traumatol Arthrosc. 2018; https://doi.org/10.1007/s00167-018-4934-2.

20. Sonnery-Cottet B, Saithna A, Blakeney WG, Ouanezar H, Borade A, Daggett M, Thaunat M, Fayard J-M, Delaloye J-R. Anterolateral ligament reconstruction protects the repaired medial meniscus: a comparative study of 383 anterior cruciate ligament reconstructions from the SANTI Study Group with a minimum follow-up of 2 years. Am J Sports Med. 2018;46:1819–26.

21. Sonnery-Cottet B, Saithna A, Cavalier M, Kajetanek C, Temponi EF, Daggett M, Helito CP, Thaunat M. Anterolateral ligament reconstruction is associated with significantly reduced ACL graft rupture rates at a minimum follow-up of 2 years: a prospective comparative study of 502 patients from the SANTI Study Group. Am J Sports Med. 2017;45:1547–57.

22. Thaunat M, Clowez G, Saithna A, Cavalier M,

Choudja E, Vieira TD, Fayard J-M, Sonnery-Cottet B. Reoperation rates after combined anterior cruciate ligament and anterolateral ligament reconstruction: a series of 548 patients from the SANTI Study Group with a minimum follow-up of 2 years. Am J Sports Med. 2017;45:2569–77.

23. Marcacci M, Zaffagnini S, Iacono F, Vascellari A, Loreti I, Kon E, Presti M. Intra- and extra-articular anterior cruciate ligament reconstruction utilizing autogeneous semitendinosus and gracilis tendons: 5-year clinical results. Knee Surg Sport Traumatol Arthrosc. 2003;11:2–8.

24. Marcacci M, Zaffagnini S, Giordano G, Iacono F, Lo PM. Anterior cruciate ligament reconstruction associated with extra-articular tenodesis: a prospective clinical and radiographic evaluation with 10- to 13-year follow-up. Am J Sports Med. 2009;37:707–14.

25. Ferretti A, Monaco E, Ponzo A, Basiglini L, Iorio R, Caperna L, Conteduca F. Combined intra-articular and extra-articular reconstruction in anterior cruciate ligament-deficient knee: 25 years later. Arthroscopy. 2016;32:2039–47.

26. Morgan MD, Salmon LJ, Waller A, Roe JP, Pinczewski LA. Fifteen-year survival of endoscopic anterior cruciate ligament reconstruction in patients aged 18 years and younger. Am J Sports Med. 2016;44:384–92.

27. Klos B, Scholtes M, Konijnenberg S. High prevalence of all complex Segond avulsion using ultrasound imaging. Knee Surg Sports Traumatol Arthrosc. 2017;25:1331–8.

28. Cavaignac E, Faruch M, Wytrykowski K, Constant O, Murgier J, Berard E, Chiron P. Ultrasonographic evaluation of anterolateral ligament injuries: correlation with magnetic resonance imaging and pivot-shift testing. Arthroscopy. 2017;33:1384–90.

29. Claes S, Luyckx T, Vereecke E, Bellemans J. The Segond fracture: a bony injury of the anterolateral ligament of the knee. Arthroscopy. 2014;30:1475–82.

30. Gaunder CL, Bastrom T, Pennock AT. Segond fractures are not a risk factor for anterior cruciate ligament reconstruction failure. Am J Sports Med. 2017;45:3210–5.

31. Fernandes LR, Ouanezar H, Saithna A, Sonnery-Cottet B. Combined ACL reconstruction and Segond fracture fixation fails to abolish anterolateral rotatory instability. BMJ Case Rep. 2018;2018:bcr–2018-224457.

32. Melugin HP, Johnson NR, Wu IT, Levy BA, Stuart MJ, Krych AJ. Is treatment of Segond fracture necessary with combined anterior cruciate ligament reconstruction? Am J Sports Med. 2018;46:832–8.

33. Kennedy MI, Claes S, Fuso FAF, Williams BT, Goldsmith MT, Turnbull TL, Wijdicks CA, LaPrade RF. The anterolateral ligament. Am J Sports Med. 2015;43:1606–15.

34. Zein AMN, Elshafie M, Elsaid ANS, Elrefai MAE. Combined anatomic anterior cruciate ligament and double bundle anterolateral ligament reconstruction. Arthrosc Tech. 2017;6:e1229–38.

35. Sonnery-Cottet B, Thaunat M, Freychet B, Pupim BHB, Murphy CG, Claes S. Outcome of a combined anterior cruciate ligament and anterolateral ligament reconstruction technique with a minimum 2-year follow-up. Am J Sports Med. 2015;43:1598–605.

36. Slette EL, Mikula JD, Schon JM, Marchetti DC, Kheir MM, Turnbull TL, LaPrade RF. Biomechanical results of lateral extra-articular tenodesis procedures of the knee: a systematic review. Arthroscopy. 2016;32:2592–611.

37. Lemaire M. Rupture ancienne du ligament croisé antérieur du genou. J Chir. 1967;93:311–20.

38. Ellison AE. Distal iliotibial-band transfer for anterolateral rotatory instability of the knee. J Bone Joint Surg Am. 1979;61:330–7.

39. MacIntosh DL, Darby TA. Lateral substitution reconstruction. J Bone Jointt Surg. 1976;58B:142.

40. Ireland J, Trickey EL. Macintosh tenodesis for anterolateral instability of the knee. J Bone Joint Surg Br. 1980;62:340–5.

41. Arnold JA, Coker TP, Heaton LM, Park JP, Harris WD. Natural history of anterior cruciate tears. Am J Sports Med. 1979;7:305–13.

42. Ntagiopoulos P, Dejour D. Extra-articular plasty for revision anterior cruciate ligament reconstruction. Clin Sports Med. 2018;37:115–25.

43. Engebretsen L, Lew WD, Lewis JL, Hunter RE. The effect of an iliotibial tenodesis on intraarticular graft forces and knee joint motion. Am J Sports Med. 1990;18:169–76.

44. Nitri M, Rasmussen MT, Williams BT, Moulton SG, Cruz RS, Dornan GJ, Goldsmith MT, LaPrade RF. An in vitro robotic assessment of the anterolateral ligament, part 2. Am J Sports Med. 2016;44:593–601.

45. Ferretti A, Monaco E, Ponzo A, Basiglini L, Iorio R, Caperna L, Conteduca F. Combined intra-articular and extra-articular reconstruction in anterior cruciate ligament–deficient knee: 25 years later. Arthroscopy. 2016;32:2039–47.

46. Rezende FC, de Moraes VY, Martimbianco ALC, Luzo MV, da Silveira Franciozi CE, Belloti JC. Does combined intra- and extraarticular ACL reconstruction improve function and stability? A meta-analysis. Clin Orthop Relat Res. 2015;473:2609–18.

47. Vadalà AP, Iorio R, De Carli A, Bonifazi A, Iorio C, Gatti A, Rossi C, Ferretti A. An extra-articular procedure improves the clinical outcome in anterior cruciate ligament reconstruction with hamstrings in female athletes. Int Orthop. 2013;37:187–92.

48. Ibrahim SA, Shohdy EM, Marwan Y, Ramadan SA, Almisfer AK, Mohammad MW, Abdulsattar WS, Khirat S. Anatomic reconstruction of the anterior cruciate ligament of the knee with or without reconstruction of the anterolateral ligament: a randomized clinical trial. Am J Sports Med. 2017;45:1558–66.

49. Persson A, Fjeldsgaard K, Gjertsen J-E, Kjellsen AB, Engebretsen L, Hole RM, Fevang JM. Increased risk of revision with hamstring tendon grafts compared with patellar tendon grafts after anterior cruciate ligament reconstruction: a study of 12,643 patients from

the Norwegian Cruciate Ligament Registry, 2004–2012. Am J Sports Med. 2014;42:285–91.

50. Kamath GV, Murphy T, Creighton RA, Viradia N, Taft TN, Spang JT. Anterior cruciate ligament injury, return to play, and reinjury in the elite collegiate athlete: analysis of an NCAA Division I cohort. Am J Sports Med. 2014;42:1638–43.

51. Magnussen RA, Reinke EK, Huston LJ, et al. Effect of high-grade preoperative knee laxity on anterior cruciate ligament reconstruction outcomes. Am J Sports Med. 2016;44:3077–82.

52. Grassi A, Ardern CL, Marcheggiani Muccioli GM, Neri MP, Marcacci M, Zaffagnini S. Does revision ACL reconstruction measure up to primary surgery? A meta-analysis comparing patient-reported and clinician-reported outcomes, and radiographic results. Br J Sports Med. 2016;50:716–24.

53. Kilcoyne KG, Dickens JF, Haniuk E, Cameron KL, Owens BD. Epidemiology of meniscal injury associated with ACL tears in young athletes. Orthopedics. 2012;35:208–12.

54. Claes S, Hermie L, Verdonk R, Bellemans J, Verdonk P. Is osteoarthritis an inevitable consequence of anterior cruciate ligament reconstruction? A meta-analysis. Knee Surg Sport Traumatol Arthrosc. 2013;21:1967–76.

55. Pernin J, Verdonk P, Si Selmi TA, Massin P, Neyret P. Long-term follow-up of 24.5 years after intra-articular anterior cruciate ligament reconstruction with lateral extra-articular augmentation. Am J Sports Med. 2010;38:1094–102.

56. Levy IM, Torzilli PA, Warren RF. The effect of medial meniscectomy on anterior-posterior motion of the knee. J Bone Joint Surg Am. 1982;64:883–8.

57. Shoemaker SC, Markolf KL. The role of the meniscus in the anterior-posterior stability of the loaded anterior cruciate-deficient knee. Effects of partial versus total excision. J Bone Joint Surg Am. 1986;68:71–9.

58. Seon JK, Gadikota HR, Kozanek M, Oh LS, Gill TJ, Li G. The effect of anterior cruciate ligament reconstruction on kinematics of the knee with combined anterior cruciate ligament injury and subtotal medial meniscectomy: an in vitro robotic investigation. Arthroscopy. 2009;25:123–30.

59. Nepple JJ, Dunn WR, Wright RW. Meniscal repair outcomes at greater than five years. J Bone Joint Surg Am. 2012;94:2222–7.

60. Dodds AL, Gupte CM, Neyret P, Williams AM, Amis AA. Extra-articular techniques in anterior cruciate ligament reconstruction. J Bone Joint Surg Br. 2011;93B:1440–8.

61. Devitt BM, Bell SW, Ardern CL, Hartwig T, Porter TJ, Feller JA, Webster KE. The role of lateral extra-articular tenodesis in primary anterior cruciate ligament reconstruction: a systematic review with meta-analysis and best-evidence synthesis. Orthop J Sport Med. 2017;5:232596711773176.

第 19 章

前交叉韧带和软骨损伤

Philippe Landreau

李强强 译 陈东阳 审校

19.1 概述

前交叉韧带（anterior cruciate ligament，ACL）损伤常合并软骨损伤。其中有些患者没有症状，但是我们仍不清楚软骨损伤如何影响手术疗效、重返运动和未来罹患骨关节可能性的[1]。同时也不清楚这些软骨病变是否影响 ACL 重建手术的短期或长期疗效。因此，是否需要处理以及如何处理这些软骨病变仍不清楚。

19.1.1 流行病学

软骨损伤并不只发生于 ACL 损伤。一项来自 Flanigan 等人[2]的系统综述和荟萃分析表明运动员发生软骨全层损伤的总体比例在 36%。14% 的病人在就诊的时候是无症状的。因此，当 ACL 损伤发生时，明确是否伴随软骨损伤并不容易。

普遍认为 ACL 损伤时可能合并软骨和半月板损伤。有研究表明 ACL 损伤合并严重软骨损伤的发生率介于 16% ～ 46%，合并半月板损伤的发生率介于 55% ～ 65%[3-4]。

Rotterud 等人[5]汇报了基于挪威和悉尼国家膝关节韧带注册中心从 2005 年至 2008 年共 8476 个膝关节的数据，他们发现至少 27% 的患者在 ACL 重建手术时合并有至少一处的软骨损伤。43% 的病人合并有半月板损伤，20% 的患者合并有 ICRS 分级 1 ～ 2 级的软骨损伤，7% 的患者合并有 ICRS 分级 3 ～ 4 级的软骨损伤。软骨损伤的主要位置是内侧股骨髁（34% ～ 51%），大约一半的软骨病灶面积小于 2 cm²。

来自 Tandogan 等人[6]的研究表明，19.1%ACL 损伤的病人在行关节镜手术时合并有至少一处的软骨损伤，其中 60% 的软骨病灶位于内侧间室，并且主要在内侧髁的负重区。其中 67% 的软骨损伤是 ICRS 1 ～ 2 级；33% 是 3 ～ 4 级。平均病灶面积为 219±175 mm²。ICRS 3 ～ 4 级的发生与年龄和受伤时间相关。

19.2 软骨损伤和 ACL 手术时机

软骨损伤可能发生在初次 ACL 损伤或者慢性 ACL 损伤时，原因是多方面的，包括不正常的胫股关节生物力学和反复膝关节不稳引起的损伤。文献结果支持慢性 ACL 损伤患者合并软骨损伤的概率高于急性损伤患者。Shelbourne 等人[7]报道急性 ACL 损伤时软骨损伤发生率为 23%，而慢性 ACL 损伤则是 54%。Joseph 等人[8]表明如果 ACL 重建不能及时实施，不管是运动员还是非运动员都可能罹患软骨损伤。他们认为如果 ACL 重建手术没有及时实施，那么半月板损伤和软骨损伤概率将显著上升。

在 Tandogan's 的研究中[6]，受伤时间介于 2 ～ 5 年的患者比受伤时间少于 1 年患者罹患 3 ～ 4 级软骨损伤的概率大 2.7 倍。如果受伤时间长于 5 年，软骨损伤的风险指数升至 4.7。多因素分析证实了年龄和受伤时间是 3 ～ 4 级软骨损伤的预测因子。

Yuksel 等人[9]纳入了初次 ACL 完全断裂后没有限制活动的患者，在关节镜下探查半月板和软骨损伤的类型、位置和发生率。根据受伤到治疗的时间分为三组：急性组（0 ～ 6 周）、亚急性组（6 周～ 12 个月）和慢性组（大于 12 个月）。软骨损伤发生率分别为 8.9%、25.9% 和 69.9。慢性组软骨损伤发生率明显高于其他两组。

Michalitsis 等人[10]的研究纳入了 109 例 ACL 损伤的患者，受伤到手术时间超过 12 个月的患者罹患高分级软骨病变的概率明显高于受伤时间短于 12 个月的患者。

Anderson 等人[11]的研究表明延期 ACL 重建手术会增加儿童患者继发半月板和软骨损伤的风险。

最近 Taketomi 等人[12]回顾分析了 226 例患者发现 ACL 重建手术应在伤后 6 个月内开展以避免可

能继发的软骨和半月板损伤。

Bambrilla 等人[13] 在 2015 年就发现伤后 12 个月内进行 ACL 重建手术可以显著降低患者发生半月板和软骨损伤的风险。他们的研究同时表明高龄和高 BMI 指数是上述继发损伤的风险因素。

因此，当决定手术时机时，应将年龄和 BMI 指数考虑在内。

很少有文献报道 ACL 翻修手术患者的软骨损伤发生率。Wyatt 等人[4] 报道了初次前交叉韧带重建手术（anterior cruciate ligament reconstruction，ACLR）软骨损伤的概率为 14.9，而 ACLR 翻修手术则增加至 31.8%。有趣的是，他们同时发现半月板损伤的概率在翻修病人中更低。

19.2.1 软骨损伤对 ACL 手术预后的影响

ACL 重建术后 5 ～ 15 年临床效果不佳的预测因子中，除了内外侧半月板切除术，软骨损伤也是重要因素。

Rotterud 等人[5] 分析了关节软骨损伤对患者 ACL 重建术后 2 年自诉临床效果的影响。发现合并有全层软骨损伤（ICRS 3 ～ 4 级）对术后 2 年的膝关节功能评分（KOOS）有负面影响。

Janssen 等人[14] 开展了一项前瞻性研究，纳入了 100 例使用四股自体腘绳肌腱进行 ACL 重建手术的患者。术后 10 年的随访结果表明，53.5% 的患者影像学上有关节炎的表现。他们同时表明关节炎的危险因素包括既往或 ACL 重建术中进行半月板切除和 ACL 损伤合并有软骨损伤。

Kowalchuk 等人[15] 的研究纳入了 402 例行初次关节镜下单束 ACL 重建手术的患者，随访时间为 6.3 年。较低的国际膝关节注册委员会（International Knee Documentation Committee，IKDC）评分与初次损伤时合并有软骨损伤有关。

Cox 等人[16] 在一项 6 年的多中心队列研究中发现 ACL 重建手术时合并有软骨损伤（ICRS 3 ～ 4 级）和半月板损伤 / 处理患者的 IKDC 和 KOOS 评分明显降低。

不过有些研究表明软骨损伤并不影响 ACL 重建手术的疗效[7, 17-19]。Shelbourne[17] 发现术后 8.7 年没有差异。Widuchowski[19] 基于 10 和 15 年随访结果发现，与对照组相比，初次 ACL 重建手术合并有软骨深层损伤患者的 Lysholm、Tegner 和 IKDC 评分并没有差异。

一项纳入 37 项研究的系统综述中，Filardo 等人[20] 发现大部分研究都表明软骨损伤与 ACL 重建术后功能不佳有关。只有很少一部分研究表明没有相关性。

基于上述争议和统一的结论，笔者很难下一个明确的结论来指导外科医生在进行 ACL 重建手术是否处理这些软骨损伤。不过 3 ～ 4 级软骨损伤本身会引起疼痛和渗出，因此很难忽略这些软骨病变。

尽管没有得到所有文献的支持，不过有必要在 ACL 重建手术的同时处理高分级软骨缺损和病变，特别当合并有半月板损伤时。

19.2.2 软骨损伤修复和 ACLR 的结果

很少有研究表明 ACL 重建手术同时处理软骨损伤能够得到不错的结果。

Imade 等人[21] 进行了一项病例对照研究，共纳入 40 例 ACL 损伤合并有骨软骨损伤的患者，软骨损伤处理包括钻孔或自体骨软骨移植，尽管两组患者关节镜下 ICRS 分级不同，最终结果表明两组患者的 IKDC 评分没有差异。

软骨损伤有自发愈合的过程。类似于半月板损伤修复，在进行 ACL 重建手术时，关节内富集生长因子和前体细胞或许能够参与软骨修复进程。Nakamura 等人[22] 在进行二次关节镜手术探查时发现初次手术不处理受损软骨的情况下，股骨内外侧髁的软骨病灶有显著愈合（Outerbridge 分析）的表现。不过髌股关节和胫骨平台的软骨病灶却没有修复的表现。因此作者团队总结软骨自然愈合可能有位置特异性。

来自一项挪威和悉尼的国际前瞻性队列研究纳入了 368 例患者，随访 5 年，比较了几种软骨全层损伤的处理措施对临床预后的影响，包括病灶清理术、微骨折和对照组，结果表明不同手术方式对 KOOS 功能评分并无影响[23]。

19.2.3 何种软骨损伤在 ACLR 时需要修补

ACL 重建手术时是否有必要对全层软骨损伤进行修复仍不明确。不过 Rotterud 等人[5] 的研究表明不合并软骨损伤、合并部分软骨损伤和全层软骨损伤的临床结果并不相同，说明在进行 ACL 重建手术时同时修复软骨的必要性，至少 ICRS 3 ～ 4 级的软骨损伤需要修复。

基于本章节上述内容，笔者建议应缩短患者受伤到手术的时间以降低额外的软骨损伤的风险。

19.2.4　物理治疗的影响

　　ACL 重建手术合并软骨损伤，不管是否处理，都对患者的术后物理治疗提出了更高的要求。大部分学者建议应审慎康复流程。Thrush 等人[24]发表了一项系统综述，关于如何处理 ACL 损伤合并软骨损伤以及术后的康复方案。只纳入了 6 项研究，且结论一致性较差。无法得出最佳康复方案的一致结论。尤其是加速康复锻炼、早期负重训练、非制动和术后即时关节活动度锻炼与保守治疗相比并没有影响临床疗效。作者团队认为由于有限的研究，很难提出强烈建议。因此应针对患者提出个性化康复方案。

19.3　手术技巧

　　本章节的主要目的并不是介绍 ACL 重建手术时如何进行软骨损伤修复。具体手术技巧见本书其他章节。不过手术的选择应视 ACL 手术时的具体情况而定。

　　病灶清理、微骨折操作或者马赛克移植术简单易行，而且不需要术后制动。不过如果进行更复杂的操作，比如支架或者软骨移植，通常需要术后制动。这通常会影响 ACL 手术本身的术后康复。因此软骨修复方案应个体化选择。笔者认为只有合并有 ICRS 3～4 级损伤才有必要在 ACL 重建手术进行处理。软骨病灶面积小于 3 cm^2 时选择微骨折手术和马赛克移植术 [图 19.1]。如果是股骨髁较大的软骨病

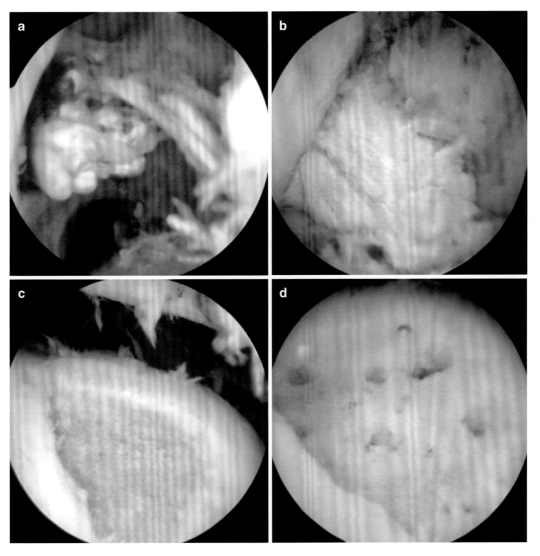

● **图 19.1**　右膝 ACL 撕裂（**a**），骨髌腱骨移植物修复 ACL 撕裂（**b**），Trochlear 分级 4 级软骨损伤（**c**），微骨折操作允许 ACL 术后常规物理治疗（**d**）

灶，我们优先选择马赛克移植术，其他文献也报道了良好的恢复运动效果[25]。软骨病灶大于 3～4 cm² 时，同种骨软骨移植术配合早期活动成为很好的选择。

19.3.1 患者信息

如果 ACL 重建术中发现有全层软骨损伤，不管是否采取治疗，医生都应该及时告知患者可能的临床结果，尤其对于运动员群体，软骨损伤导致的疼痛、肿胀和限制运动会降低患者对手术效果的期待。

19.4 结论

短期随访结果表明，ACL 损伤合并软骨全层损伤患者的临床预后明显差于没有合并软骨损伤或者只合并部分软骨损伤的患者，不过上述结论仍然需要长期随访的结果的验证。ACL 重建手术联合软骨修复的临床疗效仍不确切。不过可以明确的是，全层软骨损伤应在 ACL 重建手术时一并处理。医生应基于自己的经验和患者软骨损伤的大小选择不同的手术方案，比如微骨折手术、软骨移植术和支架方案。

目前对于部分软骨损伤（ICRS 1～2 级）是否需要处理仍不明确。ACL 重建手术联合修复部分软骨损伤可能引起的并发症也不清楚。

文献支持 ACL 重建手术的同时对严重软骨损伤（ICRS 3～4 级）进行处理。联合手术的效果颇有前景，并且有望减少远期发生骨关节炎的风险。未来应开展更多研究明确何种软骨损伤（深度、大小和位置）需要被处理以及对应的手术方案。

参考文献

1. Øiestad BE, Engebretsen L, Storheim K, Risberg MA. Knee osteoarthritis after anterior cruciate ligament injury: a systematic review. Am J Sports Med. 2009;37(7):1434–43.
2. Flanigan DC, Harris JD, Trinh TQ, Siston RA, Brophy RH. Prevalence of chondral defects in athletes' knees: a systematic review. Med Sci Sports Exerc. 2010;42(10):1795–801.
3. Brophy RH, Zeltser D, Wright RW, Flanigan D. Anterior cruciate ligament reconstruction and concomitant articular cartilage injury: incidence and treatment. Arthroscopy. 2010;26(1):112–20.
4. Wyatt RW, Inacio MC, Liddle KD, Maletis GB. Prevalence and incidence of cartilage injuries and meniscus tears in patients who underwent both primary and revision anterior cruciate ligament recon-

structions. Am J Sports Med. 2014;42(8):1841–6.
5. Røtterud JH, Sivertsen EA, Forssblad M, Engebretsen L, Arøen A. Effect of meniscal and focal cartilage lesions on patient-reported outcome after anterior cruciate ligament reconstruction: a nationwide cohort study from Norway and Sweden of 8476 patients with 2-year follow-up. Am J Sports Med. 2013;41(3):535–43.
6. Tandogan RN, Taşer O, Kayaalp A, et al. Analysis of meniscal and chondral lesions accompanying anterior cruciate ligament tears: relationship with age, time from injury, and level of sport. Knee Surg Sports Traumatol Arthrosc. 2004;12:262–70.
7. Shelbourne KD, Jari S, Gray T. Outcome of untreated traumatic articular cartilage defects of the knee: a natural history study. J Bone Joint Surg Am. 2003;85-A(Suppl 2):8–16.
8. Joseph C, Pathak SS, Aravinda M, Rajan D. Is ACL reconstruction only for athletes? A study of the incidence of meniscal and cartilage injuries in an ACL-deficient athlete and non-athlete population: an Indian experience. Int Orthop. 2008;32(1):57–61.
9. Yüksel HY, Erkan S, Uzun M. The evaluation of intraarticular lesions accompanying ACL ruptures in military personnel who elected not to restrict their daily activities: the effect of age and time from injury. Knee Surg Sports Traumatol Arthrosc. 2006;14(11):1139–47.
10. Michalitsis S, Vlychou M, Malizos KN, Thriskos P, Hantes ME. Meniscal and articular cartilage lesions in the anterior cruciate ligament-deficient knee: correlation between time from injury and knee scores. Knee Surg Sports Traumatol Arthrosc. 2015;23(1):232–9.
11. Anderson AF, Anderson CN. Correlation of meniscal and articular cartilage injuries in children and adolescents with timing of anterior cruciate ligament reconstruction. Am J Sports Med. 2015;43(2):275–81.
12. Taketomi S, Inui H, Yamagami R, Kawaguchi K, Nakazato K, Kono K, Kawata M, Nakagawa T, Tanaka S. Surgical timing of anterior cruciate ligament reconstruction to prevent associated meniscal and cartilage lesions. J Orthop Sci. 2018;23(3):546–51.
13. Brambilla L, Pulici L, Carimati G, Quaglia A, Prospero E, Bait C, Morenghi E, Portinaro N, Denti M, Volpi P. Prevalence of associated lesions in anterior cruciate ligament reconstruction: correlation with surgical timing and with patient age, sex, and body mass index. Am J Sports Med. 2015;43(12):2966–73.
14. Janssen RP, du Mée AW, van Valkenburg J, Sala HA, Tseng CM. Anterior cruciate ligament reconstruction with 4-strand hamstring autograft and accelerated rehabilitation: a 10-year prospective study on clinical results, knee osteoarthritis and its predictors. Knee Surg Sports Traumatol Arthrosc. 2013;21(9):1977–88.
15. Kowalchuk DA, Harner CD, Fu FH, Irrgang JJ. Prediction of patient-reported outcome after single-bundle anterior cruciate ligament reconstruction. Arthroscopy. 2009;25(5):457–63.
16. Cox CL, Huston LJ, Dunn WR, Reinke EK, Nwosu

SK, Parker RD, Wright RW, Kaeding CC, Marx RG, Amendola A, McCarty EC, Spindler KP. Are articular cartilage lesions and meniscus tears predictive of IKDC, KOOS, and Marx activity level outcomes after anterior cruciate ligament reconstruction? A 6-year multicenter cohort study. Am J Sports Med. 2014;42(5):1058–67.

17. Hjermundrud V, Bjune TK, Risberg MA, Engebretsen L, Arøen A. Full-thickness cartilage lesion do not affect knee function in patients with ACL injury. Knee Surg Sports Traumatol Arthrosc. 2010;18(3):298–303.

18. Spindler KP, Warren TA, Callison JC Jr, Secic M, Fleisch SB, Wright RW. Clinical outcome at a minimum of five years after reconstruction of the anterior cruciate ligament. J Bone Joint Surg Am. 2005;87(8):1673–9.

19. Widuchowski W, Widuchowski J, Koczy B, Szyluk K. Untreated asymptomatic deep cartilage lesions associated with anterior cruciate ligament injury: results at 10- and 15-year follow-up. Am J Sports Med. 2009;37(4):688–92.

20. Filardo G, de Caro F, Andriolo L, Kon E, Zaffagnini S, Marcacci M. Do cartilage lesions affect the clinical outcome of anterior cruciate ligament reconstruction? A systematic review. Knee Surg Sports Traumatol Arthrosc. 2017;25(10):3061–75.

21. Imade S, Kumahashi N, Kuwata S, Kadowaki M, Tanaka T, Takuwa H, Uchio Y. A comparison of patient-reported outcomes and arthroscopic findings between drilling and autologous osteochondral grafting for the treatment of articular cartilage defects combined with anterior cruciate ligament injury. Knee. 2013;20(5):354–9.

22. Nakamura N, Horibe S, Toritsuka Y, Mitsuoka T, Natsu-ume T, Yoneda K, Hamada M, Tanaka Y, Boorman RS, Yoshikawa H, Shino K. The location-specific healing response of damaged articular cartilage after ACL reconstruction: short-term follow-up. Knee Surg Sports Traumatol Arthrosc. 2008;16(9):843–8.

23. Ulstein S, Arøen A, Engebretsen L, Forssblad M, Lygre SHL, Røtterud JH. A controlled comparison of microfracture, debridement, and no treatment of concomitant full-thickness cartilage lesions in anterior cruciate ligament-reconstructed knees: a nationwide prospective cohort study from Norway and Sweden of 368 patients with 5-year follow-up. Orthop J Sports Med. 2018;6(8):2325967118787767.

24. Thrush C, Porter TJ, Devitt BM. No evidence for the most appropriate postoperative rehabilitation protocol following anterior cruciate ligament reconstruction with concomitant articular cartilage lesions: a systematic review. Knee Surg Sports Traumatol Arthrosc. 2018;26(4):1065–73.

25. Krych AJ, Harnly HW, Rodeo SA, Williams RJ III. Activity levels are higher after osteochondral autograft transfer mosaicplasty than after microfracture for articular cartilage defects of the knee: a retrospective comparative study. J Bone Joint Surg Am. 2012;94:971–8.

第 20 章

内侧副韧带的修补与重建

Martin Lind

秦江辉 译 陈东阳 审校

20.1 解剖

负责膝内侧稳定的主要结构包括内侧副韧带浅层（sMCL）、后斜韧带（POL）和内侧副韧带深层[9]。内侧副韧带浅层又称胫骨副韧带，是膝内侧最大的组织结构。该结构有一个股骨和两个胫骨附着部。股骨附着部呈椭圆形，紧邻内上髁后方；胫骨近端附着部是覆盖半膜肌腱前支末端的一层软组织，位于胫骨关节线远端 10～12 mm；胫骨远端附着部在胫骨上形成一个宽泛的直接附着体，位于胫骨关节线远端平均 60 mm 处、紧邻胫骨后内侧嵴前部。后斜韧带是从半膜肌腱远端发出的纤维延伸，融合并加强后关节囊。它在膝关节上有三个宽泛的止点，其中最重要是中央支。通常情况下，POL 中央支的股骨附着部，正好位于 sMCL 股骨止点的后方。sMCL 和 POL 是相互独立的结构[9]。内侧副韧带深层由增厚的内侧关节囊组成，位于 sMCL 深部。它分为半月板股骨韧带部分和半月板胫骨韧带部分。半月板股骨韧带部分的止点位于 sMCL 股骨附着部的深部远端 12 mm[9]。

20.2 膝内侧结构的生物力学特点

sMCL 是主要的外翻稳定结构，它在膝关节屈伸时几乎是等距结构，强度为 550 N。POL 在膝关节伸直时紧绷，在膝关节屈曲时松弛，同时有助于外旋稳定。POL 损伤可导致前内侧不稳定，在胫骨平台受到外旋应力时向前内侧半脱位[16]。

已经有尸体研究探讨了 MCL 和后内侧角解剖重建在膝关节外翻和旋转稳定性方面的生物力学影响[4]。解剖重建技术包括在股骨和胫骨的解剖止点处用界面螺钉固定单腱束重建浅层 MCL 和 POL，还可采用缝线锚钉固定对浅层 MCL 的胫骨近端止点进行加强。

研究发现，膝关节内侧结构切断后，其在所有的屈曲角度的外翻成角和外旋角度均显著增加，并且能在膝关节内侧结构重建后重新恢复。该研究得出的结论是，对 sMCL 和后斜韧带完全损伤的膝关节进行解剖性内侧膝关节重建，同时避免移植肌腱过度紧张，可以使膝关节恢复到伤前的稳定性。在 Petersen 等人的另一项研究中，测试了 POL 在后交叉韧带断裂的膝关节中的重要性。在他们的研究中，切断 MCL 浅层和深层没有增加后向不稳，而切断的 POL 则导致后向不稳显著增加[15]。

20.3 损伤分型（表 20.1）

目前应用最广泛的膝关节内侧损伤分级标准是美国医学会运动损伤标准命名法，其中内侧副韧带损伤分为 I 到 III 级。I 级或一级撕裂表现为韧带局部压痛，无外翻松弛。II 级或二级撕裂表现为压痛扩大和关节间隙增加代表内侧副韧带和后斜韧带部分撕裂。三级或三级撕裂明显松弛对外翻应力无任何抵抗代表所有内侧结构完全破坏。单独的膝关节内侧损伤也根据在膝关节屈曲 30° 施加外翻应力时观察到的松弛程度进行分类。与健侧相比 1＋级 2＋级和

表 20.1　膝关节前内侧不稳的临床评估

	单独浅层 MCL 损伤	浅层 MCL 合并后内侧损伤
0° 徒手外翻应力	无间隙	间隙增大
20°～30° 徒手外翻应力	间隙增大且无止点感	间隙增大且无止点感
前抽屉试验阳性	否	是
拨盘试验阳性	否	是
0° 应力位片	＞ 1.7 mm	＞ 6.5 mm
20°～30° 应力位片	＞ 3.2 mm	大于 9.8 mm

该表展示了存在单独浅层 MCL 损伤，以及浅层 MCL 损伤合并后内侧损伤时的体检表现和应力位片。应力位片可阈值基于 LaPrade 等的生物力学研究[8]

3＋级分别对应于主观评估 3 ～ 5 mm、6 ～ 10 mm 和大于 10 mm 的内侧关节间隙松弛[6]。

20.4 外翻不稳的临床评价

浅层 MCL 的检查采用外翻应力试验，应分别在屈膝 0° 和 20° ～ 30° 时进行，按照美国医学会运动损伤标准命名的 Ⅰ ～ Ⅲ 级分类。Ⅰ 级损伤无外翻间隙，Ⅱ 级损伤明显增加内侧关节间隙，但终点明确。Ⅲ 级明显松弛，外翻应力试验无任何终点。单独的内侧膝关节损伤也根据膝关节屈曲 30° 时施加外翻力观察到的松弛量进行分类。与健侧相比，1＋级、2＋级和 3＋级分别对应于主观评估 3 ～ 5 mm、6 ～ 10 mm 和大于 10 mm 的内侧关节间隙松弛[6]。

0° 位膝关节出现外翻松弛提示合并交叉韧带损伤[19]，或者后内侧结构（包括 POL）的损伤和松弛。

20.4.1 应力位摄片

外翻应力 X 线片可用于膝关节内侧不稳的定量分级和识别导致内侧间隙增大的损伤结构。一项研究报道，与完整的膝关节相比，当存在孤立的 Ⅲ 级浅层 MCL 损伤时，临床医生在屈膝 0° 和 20° 时施加应力，内侧关节间隙分别增加 1.7 mm 和 3.2 mm。切断浅层、深层 MCL 和 POL 造成的完全性膝内侧损伤，在屈膝 0° 和 20° 时施加应力，分别导致内侧间隙增加 6.5 mm 和 9.8 mm[8]。

20.4.2 前内侧不稳定和后内侧损伤的评估（表 20.1）

前内侧不稳定的特点是浅层 MCL、POL 和后内侧关节囊的联合损伤。前内抽屉试验和拨盘试验可以评估这种合并伤。

前内抽屉试验是通过将膝关节屈曲至大约 90°，同时将足向外旋转 10° ～ 15°，对膝关节施加前内旋转力来进行的。胫骨平台向前内侧半脱位则试验阳性，表明 POL 和后内侧关节囊损伤。

此外，内侧结构的完全损伤将导致膝关节屈曲 30° 和 90° 时外旋增加，从而导致拨盘试验阳性[17]。然而，在进行拨盘试验时，一定要触诊胫骨平台相对于股骨髁的位置。如果胫骨平台前内侧半脱位，则表明前内侧不稳定，而后外侧半脱位是后外侧不稳定的标志[13]。

20.5 MCL 病变的手术指征（表 20.2）

20.5.1 内侧修复术适应证

急性期手术干预适用于远端 MCL 的 Stener 型损伤，此型损伤的内侧副韧带胫骨远端止点覆盖在鹅足附着点上，或者伴有较大骨碎片的撕脱性骨折。这些损伤愈合能力差，经常导致慢性内侧不稳。

20.5.2 内侧重建指征

如果 Ⅲ 级损伤使用支具固定保守治疗后失败，导致内侧关节间隙过大或外翻松弛，则需要进行内侧重建。对于仅有外翻不稳定，不伴有 POL 损伤的（旋转不稳定和 / 或完全伸膝外翻不稳定），可以进行单独的 sMCL 重建。

合并多发韧带损伤的 Ⅲ 级 MCL 损伤，采用支具治疗的失败率要高于单独的 Ⅲ 级 MCL 损伤。因此，在多韧带损伤时，可以尝试在急性期重建所有损伤结构（交叉韧带和侧副韧带）。但也可以采取分期治疗，即初始支具治疗 2 个月，不限制活动度并进行积极的肌肉锻炼，随后重建未愈合的韧带，并

表 20.2	**MCL 损伤的分级治疗**	
损伤类型	非手术治疗	手术治疗
MCL1 级损伤	RICE	否
MCL2 级损伤	佩戴铰链支具 6 周，全范围活动	否
MCL3 级损伤	佩戴铰链支具 6 周，全范围活动	如果支具治疗后外翻不稳持续，MCL 重建 如果合并外翻和后内侧不稳，则采用完全解剖重建
MCL3 级损伤合并远端撕脱	否	早期 MCL 远端止点修复
MCL3 级损伤合并前交叉韧带损伤	佩戴铰链支具 6 周，全范围活动	如果有持续的内侧不稳定，重建 ACL 和 MCL。如果合并外翻和后内侧不稳，则采用完全解剖重建
MCL3 级损伤合并膝关节脱位	否	早期或延迟完全解剖内侧重建及交叉韧带重建
MCL3 级损伤合并膝关节脱位后内侧关节间隙软组织钳夹	否	钳夹组织的急诊复位加 MCL 止点修复。其余组织可能需要晚期重建

充分重建稳定性。在膝关节脱位损伤时，关节囊损伤大多非常严重，因此需要对包括 sMCL 和 POL 在内的结构进行完整的内侧解剖重建。在膝关节脱位导致内侧结构嵌顿的罕见病例中，为了避免组织坏死，必须对内侧结构进行急性切开复位。此时，同时进行内侧修复可以促进 MCL 愈合，但膝关节脱位时涉及的其他韧带的通常需要延迟重建[11]。

20.6　手术技术

20.6.1　MCL 修复技术

急性期直接修复内侧副韧带和后斜韧带的手术方法有很多：例如一期加强修复，浅层内侧副韧带胫骨止点加强缝合，单纯鹅足腱移植重建，鹅足腱移植重建合并浅层内侧副韧带浅层缝合。由于很少有文献定义急性修复治疗的指征，所以在本章中无法介绍所有的手术技术。

然而，在三级 MCL 合并双交叉韧带损伤的情况下，可以考虑采用更积极的方法修复重建所有不稳定的结构[3]。需要考虑急性期修复的另一个情况是，浅层 MCL 从胫骨止点撕裂并移位到鹅足肌腱外。在这种情况下，韧带无法与胫骨止点良好接触，会导致愈合不良，从而增加了慢性不稳定的风险。修复远端 MCL 撕脱的手术技术如下。与取腘绳肌一样，切开鹅足腱滑囊，暴露 MCL 胫骨止点的远端，辨识撕脱的 MCL 结构，然后用 2~3 个缝合锚钉解剖复位 MCL 组织纤维。

此外，深层 MCL 的胫骨止点损伤，涉及半月板附着部和后内关节囊，可以考虑通过沿胫骨平台外周边缘放置缝合锚钉，并将其穿过 MCL 深层进行缝合修复[7]。

20.7　MCL 解剖重建技术

仅有少数研究报道了同时修复浅层 MCL 和后斜韧带的内侧副韧带重建技术。本节将描述主要的外科技术，以及支持这些技术的临床数据。这些技术都使用自体腘绳肌腱移植。然而，也有一些其他的 MCL 重建技术被报道过，包括使用同种异体或自体移植物进行单独的浅层 MCL 损伤重建[1, 14]。

20.7.1　LaPrade-Engebretsen MCL 重建技术

这种解剖重建技术使用两个独立的移植物和四

个骨隧道重建 sMCL 和后斜韧带[10]。切口可以采用一个大的膝关节内侧切口或韧带解剖附着点附近的三个小的膝关节内侧切口。然后切开缝匠肌筋膜，显露股薄肌和半腱肌腱。用取腱器切取半腱肌，并将其分成两部分，一部分为 16 cm，用于 sMCL 重建，另一部分为 12 cm，用于 POL 重建。每部分肌腱的两端都使用 2 号不可吸收缝合线编织成圆管状移植物，以适应 7 mm 隧道。也可以使用同种异体肌腱。

然后确认 sMCL 的胫骨远端止点位置，大约距关节线 6 cm 远。通过这个切口进行仔细的解剖以辨别隐神经缝匠肌支。它通常走行于缝匠肌腹和肌腱的后方，为了保护隐神经缝匠肌支，需要切开缝匠肌腱前方筋膜，并将缝匠肌肌腱向远端牵拉。此时，可以看到 POL 中央支止点位于胫骨后内侧，靠近半膜肌腱直束。在辨认清楚浅层内侧副韧带和后斜韧带的止点位置后，开始钻取骨隧道。使用带孔导针在 sMCL 和后斜韧带的股骨附着处钻直径 7 mm、深 30 mm 的骨隧道。将之前已缝合成圆柱状的 16 cm 和 12 cm 的半腱肌腱移植物，用带孔导针引入隧道内 25 mm，再用 7 mm 生物可吸收螺钉固定。

接下来以类似的方式制作远端 sMCL 和后斜韧带解剖止点处的胫骨隧道。首先在位于关节线远端 6 cm 处的浅层 MCL 远端附着点的中心制作 MCL 骨隧道。接下来，在 POL 中央支的胫骨止点处钻入带孔导针，并从 Gerdy 结节的远端内侧出来。制作 1 个 7 mm×30 mm 的骨隧道后，在筋膜下方将浅层 MCL 移植物引入骨隧道 25 mm。屈膝 30° 旋转中立位，施加内翻应力以减少内侧间隙。然后将浅层 MCL 重建移植物拉紧，并用一颗 7 mm 生物可吸收螺钉固定。然后全范围被动活动膝关节，以验证浅层 MCL 移植物安放位置是否正确。浅层 MCL 的胫骨近端附着点主要是软组织，位于关节线水平的远端，可以用缝线锚钉将 sMCL 移植物缝合到半膜肌前臂上得以重建。最后，将 POL 移植物引入胫骨隧道并用 7 mm 生物可吸收螺钉固定。

20.7.2　Danish MCL 重建技术（图 20.1）

这种 MCL 解剖重建技术使用半腱肌腱在一个股骨隧道和两个胫骨隧道重建 sMCL 和后斜韧带[12]。该手术可以通过一个大的膝关节内侧切口或通过三个小的韧带解剖附着点附近的膝关节内侧切口来进行。首先，经鹅足处取半腱肌腱并保持鹅足止点完整。经纵切口显露股骨内上髁。股骨 MCL 止点位

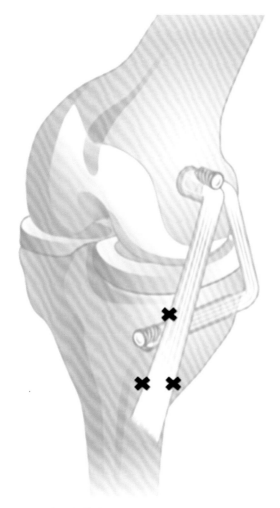

● 图 20.1　采用自体半腱肌移植的 Danish MCL 解剖重建。保留半腱肌胫骨止点，用两个缝线锚钉（xx）将肌腱固定在 MCL 远端胫骨解剖止点上。然后在 MCL 股骨止点处钻孔，引入肌腱并固定，重建 sMCL。在半膜肌胫骨止点的上方向后钻孔，将移植物残余部分引入隧道中重建 POL。最后使用缝合锚钉（x）重建 sMCL 的胫骨近端止点。

于内上髁后、内收肌结节前。在股骨 MCL 止点近中心钻入带孔导针。测量的半腱肌腱对折后的直径，钻取大致 8×30 mm 的隧道。将游离的半腱肌腱用带孔导针牵引入股骨隧道 25 mm，折叠形成一个肌腱环，调整后将肌腱环用 2 号 Fiberwire 缝线缝合。然后从筋膜下方将半腱肌腱引入股骨隧道。然后用 8×25 界面螺钉固定。这个步骤在屈膝 10° 和旋转中立位的体位下收紧重建浅层 MCL。肌腱游离端现用于后斜韧带重建。在胫骨内侧髁的后缘、半膜肌腱胫骨止点近端钻入胫骨隧道。隧道直径为半腱肌移植物的直径，通常为 6 mm。移植物的游离端从股骨髁下穿过筋膜至胫骨后斜韧带隧道。在屈膝 10° 时拉紧移植物，用与骨隧道直径相同的界面螺钉固

定以重建后内侧角。重建物在膝关节内侧以倒 V 形出现。

20.8　术后康复

对于单独的 MCL 重建，使用铰链支具保护 6 周以免受过度外翻负荷。在前两周，允许部分承重和 0～90° 的运动。从第 3～6 周，允许在站立和行走时自由活动和负重。6 周后允许不带支具的自由活动。3 个月后允许进行控制性运动，6 个月后允许进行接触性运动。MCL 重建联合 ACL 重建可采用类似的康复方案，但恢复接触性运动的时间推迟至术后 12 个月。对于联合 PCL 重建的 MCL 重建，康复方案需要更加严格，术后使用 PCL 支撑铰链支具在 0～90° 活动度、无负重状态下 6 周，然后再进行完全活动度和完全负重康复 6 周。接触性运动需要推迟到术后 12 个月再恢复。

20.9　预期成果

20.9.1　MCL 修复手术后的临床效果

关于报道单独 MCL 修复术后临床结果的文献有限，没有一级证据来证明单独修复手术的临床效果。最近的一项系统综述对不同 MCL 修复手术的一系列病例的治疗效果进行了报道。[2] 研究发现，修复手术的临床结果是可以接受的，75% 的患者外翻稳定性良好，90% 的患者主观结果良好。然而，对于单纯的 MCL 损伤来说，这些结果与保守治疗效果相似。

有一级证据的研究证实，MCL 修复联合 ACL 重建在 ACL 和 MCL 合并损伤的患者中治疗有效。在一项随机研究中，ACL 和 MCL 合并损伤的患者随机分为 ACL 重建合并 MCL 修复治疗组或单独 ACL 加保守治疗组，未发现 MCL 修复能改善 MCL 的稳定性和临床结果[5]。

Stannard 等人对 MCL 修复术治疗膝关节脱位多韧带损伤的临床疗效进行了研究[18]。该研究比较了手术修复与重建技术在膝关节脱位后内侧角损伤患者的临床治疗效果。25 例进行修复治疗的患者中有 5 例（20%）失败，而 48 例进行 PMC 重建的患者中有 2 例（4%）失败，这表明在膝关节脱位损伤中修复的效果比重建差。

20.9.2 MCL 解剖重建术后的临床结果

研究 LaPrade-Engebretsen 手术对 28 例患者（19 名男性，9 名女性）治疗的临床效果，他们平均年龄为 32.4 岁（16 ～ 56 岁），其中急性损伤 8 例，慢性损伤 20 例。所有患者均表现为主客观外翻不稳定，日常生活活动和体育活动受限。随访最少 6 个月时间（平均 1.5 年；范围 0.5 ～ 3 年）。IKDC 评分量表的主观预后评分从术前 43.5（范围 14 ～ 66）最终提高到术后 76.2（范围 54 ～ 88）。与对侧正常膝关节相比，术前外翻应力位片平均内侧间隙为 6.2 mm，而术后应力位片平均为 1.3 mm[10]。

研究 Danish 技术在治疗 61 例 3 级或 4 级内侧不稳进行 MCL 重建的患者中的临床疗效。其中单独 MCL 重建 13 例，合并 ACL 重建 34 例，多发韧带重建 14 例。都采用自体半腱肌重建内侧副韧带和 POL。50 例患者术后随访超过 24 个月，由独立观察员使用客观的 IKDC 量表和主观膝关节骨关节炎评分（KOOS）进行检查。最终随访时，主观 IKDC 评分中，98% 的患者内侧稳定性正常或接近正常（A 或 B 级）。整体的 IKDC 评分中，A 或 B 级从术前的约占 5% 提高至 74%。91% 的人对结果感到满意或非常满意，88% 的人愿意再次接受手术。KOOS 评分分量表约 10 分，主要改善了运动和生活质量。该研究结论显示，内侧副韧带和 POL 联合重建技术对慢性外翻不稳患者有良好的临床效果[12]。

参考文献

1. Borden PS, Kantaras AT, Caborn DN. Medial collateral ligament reconstruction with allograft using a double-bundle technique. Arthroscopy. 2002;18(4):E19.
2. DeLong JM, Waterman BR. Surgical repair of medial collateral ligament and posteromedial corner injuries of the knee: a systematic review. Arthroscopy. 2015;31(11):2249–55.
3. Engebretsen L, Risberg MA, Robertson B, Ludvigsen TC, Johansen S. Outcome after knee dislocations: a 2–9 years follow-up of 85 consecutive patients. Knee Surg Sports Traumatol Arthrosc. 2009;17(9):1013–26.
4. Griffith CJ, LaPrade RF, Johansen S, Armitage B, Wijdicks C, Engebretsen L. Medial knee injury: part 1, static function of the individual components of the main medial knee structures. Am J Sports Med. 2009;37(9):1762–70.
5. Halinen J, Lindahl J, Hirvensalo E, Santavirta S. Operative and nonoperative treatments of medial collateral ligament rupture with early anterior cruci- ate ligament reconstruction: a prospective randomized study. Am J Sports Med. 2006;34(7):1134–40.
6. Hughston JC. Acute knee injuries in athletes. Clin Orthop. 1962;23:114–33.
7. Jacobson KE, Chi FS. Evaluation and treatment of medial collateral ligament and medial-sided injuries of the knee. Sports Med Arthrosc. 2006;14(2):58–66.
8. LaPrade RF, Bernhardson AS, Griffith CJ, Macalena JA, Wijdicks CA. Correlation of valgus stress radiographs with medial knee ligament injuries: an in vitro biomechanical study. Am J Sports Med. 2010;38(2):330–8.
9. LaPrade RF, Engebretsen AH, Ly TV, Johansen S, Wentorf FA, Engebretsen L. The anatomy of the medial part of the knee. J Bone Joint Surg Am. 2007;89(9):2000–10.
10. LaPrade RF, Wijdicks CA. Surgical technique: devel- opment of an anatomic medial knee reconstruction. Clin Orthop Relat Res. 2012;470(3):806–14.
11. Levy BA, Fanelli GC, Whelan DB, Stannard JP, MacDonald PA, Boyd JL, Marx RG, Stuart MJ, Knee Dislocation Study G. Controversies in the treatment of knee dislocations and multiligament reconstruc- tion. J Am Acad Orthop Surg. 2009;17(4):197–206.
12. Lind M, Jakobsen BW, Lund B, Hansen MS, Abdallah O, Christiansen SE. Anatomical reconstruction of the medial collateral ligament and posteromedial corner of the knee in patients with chronic medial collateral ligament instability. Am J Sports Med. 2009;37(6):1116–22.
13. Lubowitz JH, Bernardini BJ, Reid JB III. Current concepts review: comprehensive physical examina- tion for instability of the knee. Am J Sports Med. 2008;36(3):577–94.
14. Marx RG, Hetsroni I. Surgical technique: medial collateral ligament reconstruction using Achilles allograft for combined knee ligament injury. Clin Orthop Relat Res. 2012;470(3):798–805.
15. Petersen W, Loerch S, Schanz S, Raschke M, Zantop T. The role of the posterior oblique ligament in con- trolling posterior tibial translation in the posterior cruciate ligament-deficient knee. Am J Sports Med. 2008;36(3):495–501.
16. Robinson JR, Bull AM, Thomas RR, Amis AA. The role of the medial collateral ligament and posterome- dial capsule in controlling knee laxity. Am J Sports Med. 2006;34(11):1815–23.
17. Slocum DB, Larson RL. Rotatory instability of the knee: its pathogenesis and a clinical test to demon- strate its presence. 1968. Clin Orthop Relat Res. 2007;454:5–13; discussion 13–4.
18. Stannard JP, Black BS, Azbell C, Volgas DA. Posteromedial corner injury in knee dislocations. J Knee Surg. 2012;25(5):429–34.
19. Torg JS, Conrad W, Kalen V. Clinical diagnosis of anterior cruciate ligament instability in the athlete. Am J Sports Med. 1976;4(2):84–93.

第 21 章

膝关节后外侧结构复合体

Jon Karlsson, Louise Karlsson, Eric Hamrin Senorski, and Eleonor Svantesson

秦江辉 译 陈东阳 审校

21.1 概述

后外侧角（PLC），包括外侧（腓侧）副韧带（LCL/FCL），常被称为"膝关节的黑暗面"而鲜为人知。LCL/FCL 是膝关节稳定的四大主要韧带之一，但是尽管它的稳定作用很重要，关于其解剖和功能的描述文献却很少。究其原因，可能是外侧韧带不像膝关节的其他韧带那样经常受伤。

LCL/FCL 在伸直时绷紧，在屈曲时松弛，以便屈膝时胫骨旋转。这个韧带是抵抗外侧松弛的主要结构，它也在屈曲膝关节时限制外旋中起主要作用。这个结构限制膝关节内旋的作用要小得多，或者可以忽略不计。综上所述，LCL/FCL 是屈膝过程中约束内翻旋转的主要结构。一个小的单纯 LCL/FCL 撕裂能够导致膝关节屈曲过程中内翻旋转角的显著增加。LCL/FCL 和后外侧结构的协同作用也控制胫骨的轴向旋转。研究也表明后外侧结构，例如 LCL/FCL 和腘肌，也是限制胫骨后移的次要约束结构 [2, 4, 7]。

膝关节外侧结构可分为三层。最深的一层是关节囊的外侧部分，它分为两薄层，正好位于髂胫束的后面。随后是三条韧带，LCL/FCL、腓侧籽骨腓骨韧带和弓状韧带。PLC 静态稳定的主要结构是 LCL/FCL、腘肌腱和腘-腓韧带。这些韧带的主要功能是限制内翻、外旋和内旋，以及胫骨相对于股骨的后向平移 [7]。

已有研究表明，单独的外侧韧带损伤会引起膝关节松弛，伴有不稳和功能受限。LCL 损伤会导致内翻冲击步态，并导致内侧半月板撕裂和内侧间骨关节炎，这是由于胫-股内侧间室的过度压力造成的。此外由于 LCL/FCL 损伤（有时是外伤合并的后外侧结构损伤未能及时诊断治疗）导致的内翻松弛，使得前交叉韧带（ACL）和后交叉韧带（PCL）承担的应力显著增加，可能导致重建的 ACL、PCL 移植物失效。因此，在重建 ACL/PCL 时一并处理 LCL 损伤非常重要 [4, 7]。

尽管在诊断评估和治疗方法已经取得了重大进展，但外侧和后外侧结构松弛 / 不稳的诊断和治疗仍然相对困难。值得注意的是，与膝关节内侧副韧带损伤不同，外侧结构的 Ⅲ 级损伤很少自行愈合，通常需要手术修复和 / 或重建。

同样重要的是要认识到，外侧和后外侧结构损伤很少单独发生。换句话说，外科医生应该始终注意寻找合并损伤，特别是术中。ACL 或 PCL 重建时未能发现后外侧结构损伤是导致交叉韧带重建失败的重要原因（图 21.1 和 21.2）。

21.2 解剖学

膝关节外侧复杂的解剖结构由静态和动态稳定结构组成 [4]。静态结构，即韧带的主要作用是防止异常运动。LCL 长 55 ~ 73 mm（平均 63 ~ 70 mm），在股骨髁上有半圆形的附着部。不同研究发现 LCL 的平均长度只相差几毫米。其附着部在外上髁稍近端并稍偏后的位置，此处有一个小的骨凹陷，即韧带的主要附着部（图 21.1）。也有部分韧带纤维以扇形向外上髁的近前方延伸。LCL 与腘肌腱之间的距离小于 2 cm，截面面积为 0.43 ~ 0.48 cm^2。总体而言，LCL 附着部位置是相当恒定的 [16]。

LCL 的远端附着在腓骨头外侧，在腓骨头前缘后方约 8 mm、腓骨茎突尖端远端约 28 mm 处。腓骨附着部呈扇形，其中最外侧的纤维作为腓骨长肌筋膜的加强延伸位于小腿外侧间室。腓骨附着点也是一个骨性凹陷，延伸到腓骨头外侧的远端三分之一左右的位置 [4]。

腘肌从膝关节后外侧向前外侧走行。其附着点位于胫骨后内侧，随后腘肌在腘窝外三分之一处移行成为腘肌腱（图 21.2）。腘腓韧带是另一个重要的韧带，但在受伤时常被忽视，附着在腘肌复合体的腱腹交接处。腘肌腱部分位于关节内，绕股骨外侧髁后侧、LCL/FCL 的深层，向前外走行，附着于腘

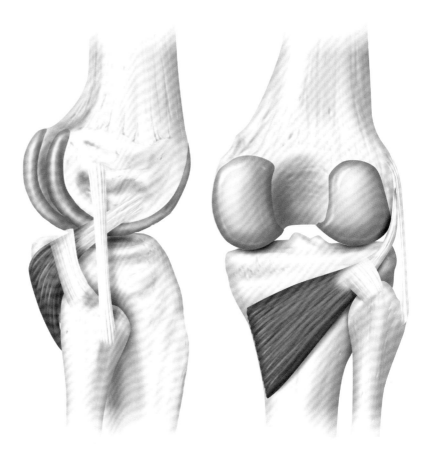

● **图 21.1** 膝关节外侧的正常解剖，显示腓侧副韧带（FCL）在股骨和腓骨上的附着部位，股骨侧腘肌腱沟内的腘肌腱（PLT）和腘腓韧带。侧视图（左）及后视图（右）。

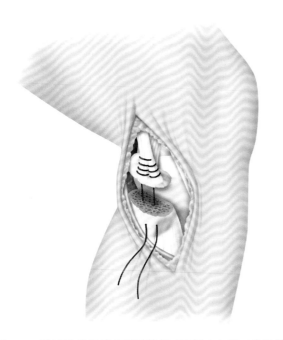

● **图 21.2** 通过腓骨近端骨隧道修复（再插入）股二头肌腱远端止点。注意腓骨近端的小骨折。

肌腱沟。腘肌腱的附着部总是在 LCL 的股骨止点前方。腘肌腱的平均长度约为 55 mm[10]。

第三个重要的后外侧稳定结构是腘腓骨韧带。

它起源于腘肌的腱腹交界处，由两个束组成，一个在前，一个在后。在近端内侧，前束在腱腹交界处附着于腘肌腱。后束附着于腓骨头茎突的后内侧。后束总比前束大，宽约 6 mm[10]。

最后，腓肠肌外侧头起源于股骨远端髁上突。此处存在腓侧籽骨-腓骨韧带，是股二头肌短头囊部的远端边缘。腓肠肌外侧头的股骨止点位于 LCL 上止点后方大约 15 mm。股骨腓肠肌外侧头止点到腘肌腱止点之间的平均距离约为 30 mm[10]。

此外，次要稳定结构包括外侧关节囊增厚形成的外侧关节囊韧带中部、冠状韧带（连接外侧半月板的后部附着于胫骨）、腓侧籽骨-腓骨韧带（股二头肌短头囊部增厚的部分）、股二头肌长头和髂胫束（ITB）。

21.3　流行病学

外侧韧带损伤比内侧韧带损伤少见，它们占所有膝关节韧带损伤的比例不到 10%。在最近的荟萃分析中，PLC 损伤中 60% 合并 PCL 损伤，23% 合并 ACL 损伤，6% 同时合并 ACL 和 PCL 损伤，PLC

单独损伤占 12%。

21.4 评估

大多数 PLC 损伤是由于过伸和非接触性内翻应力。在许多情况下，后外侧损伤与 ACL 和／或 PCL 损伤相关，这再一次证明了对所有交叉韧带损伤进行彻底的 PLC 检查的必要性。PLC 损伤有可能经常被忽视。患者通常主诉疼痛、侧向不稳定（通常接近伸直位）、在不平的地面上行走或上下楼梯困难。在大多数情况下，损伤伴有严重肿胀和关节积血。可以观察到内翻冲击步态，特别是在步态支撑期的开始阶段。主诉腓总神经感觉异常也很常见，大约三分之一的病例会发生神经损伤。

常用的临床测试：

- 内翻应力试验：在完全伸直位和屈膝 20°～30° 时进行。与健侧肢体比较外侧间隙。当屈膝 30° 时间隙增大，则考虑 LCL 和 PLC 的次级稳定结构都受到损伤，接着如果在完全伸直位时松弛得以恢复，则考虑 LCL 的单独损伤。如果在完全伸直位持续存在内翻松弛，则考虑 LCL、PLC 和交叉韧带合并损伤。

- 拨盘试验：该测试测量胫骨相对于股骨的外旋。患者俯卧位，膝关节屈曲 30°，股骨固定后，向外旋转踝关节和足。与健侧相比外旋度增加超过 10° 提示 PLC 损伤。然后膝关节屈曲至 90° 再次拨盘试验，如果 PLC 完好，则胫骨的外旋程度降低，但如果外旋程度增加，则可以确定 PCL 和 PLC 合并损伤。

- 反向轴移试验：该测试在 PLC 损伤评估中是必不可少的。患者平卧位，膝关节屈曲接近 90°。在膝关节施加外翻应力，同时施加外旋力作用于胫骨，慢慢伸直膝关节，在屈膝 35°～40° 时半脱位的胫骨外侧平台突然复位为阳性。这是由于髂胫束的作用在这个角度发生变化，从膝关节屈肌变为膝关节伸肌。与对侧膝比较是很重要的。值得注意的是，在所有病例中，大约 35% 的对侧膝关节检测也呈阳性。

- 外旋反屈试验：此试验的价值尚不明确，但可作为诊断评估的重要组成部分。患者仰卧位，双腿伸直。检查者一手抓住患者大脚趾，一手下压股骨在床面上，同时将腿抬离床面，

测量脚跟抬离的高度，并与对侧进行比较。这项检测的特异性有限[3]。

21.5 影像学检查

在大多数情况下，影像学检查时确定 PLC 损伤所必需的。标准的正位、侧位以及髌骨切线位平片通常是正常的。对于慢性损伤患者，立位全长正位片是必要的，如果存在力线对齐不佳，通常需要截骨来纠正，手术可以在 PLC/PCL 重建时同时进行，也可分期进行。

内翻应力 X 线片对诊断和计划手术重建至关重要。文献报道内翻应力片能够可靠地评估外侧和后外侧病变的严重程度。应力线片需要在膝关节屈曲 20° 时双膝同时拍摄。该方法有效、可靠、具有临床相关性和实用价值。外侧间室的开口距离是通过测量股骨远端和胫骨近端软骨下骨面之间的最短距离来确定，且必须与对侧进行比较。差异 2.7～4.0 mm 表明 LCL 完全断裂，而相差 4.0 mm 或以上表明 PLC Ⅲ级损伤，是手术干预的指征。

为了评估软组织损伤（特别是急性损伤）和并发伤，磁共振成像（MRI）也是必需的。

21.6 治疗

Ⅰ级和Ⅱ级 PLC 损伤通常采用非手术治疗。然而，对Ⅰ级和Ⅱ级损伤预后的科学认识非常有限。治疗方案通常包括 6 周的支具保护、早期活动和早期负重。对于Ⅲ级 PLC 损伤，文献报道保守治疗的功能预后较差。通常导致持续不稳定、功能恢复受限和中期随访时的发生骨关节炎等后果。如果不处理 PLC 损伤，则存在 ACL 和／或 PCL 进一步损伤或相关重建移植物失效的风险[11-12]。

早期修复或重建是一个难题[11-12]。如果在受伤后 2～3 周内进行早期修复是可能的，但之后在技术上则很困难，甚至是不可能。因此，完全性 LCL/FCL 和／或腘肌撕脱的一期修复在技术上是可行的，手术时也可以修补断裂的股二头肌腱（图 21.2）。然而一些研究报道修复后结果不佳，因此总的治疗原则是重建而不是修复，即便是在急性期[17]。这意味着修复是可能的，但除了修复之外，还需要重建。一些研究表明，术后效果不良率在修复组达到 40%，但在重建组不到 10%[18]。

手术的时机很重要。有几项研究报道，如果在3周内进行治疗效果会更好，而不应该在3周或更长时间后，当损伤变成慢性的时候进行治疗[8, 11-12]。

在慢性损伤的治疗方面，应始终仔细评估下肢力线。在力线不齐的情况下，截骨术（通常是双平面）是可选择的治疗方案。韧带重建术前必须纠正力线。如果不能解决力线不齐的问题，将不可避免地导致重建移植物的应力增加，最终导致失效[9, 11, 12]。

有几种基于等距或解剖标志（足印）重建技术。外科医生至少需要尽可能多地恢复膝关节本身的生物力学特性[1, 12, 18]。因此，对PLC的所有三个静态稳定结构进行解剖重建是首选。取膝外侧弧形皮肤切口，在Gerdy结节和腓骨头之间切开。下一步是辨认腓总神经，然后进行神经松解，并在整个手术过程中保护好神经[13-15]。然后定位并缝合固定LCL/FCL的残端。无论是自体移植物还是同种异体移植物都可以用来重建撕裂的韧带。然后从LCL/FCL的足印区向腓骨头的后内侧胫腓韧带附着点打一条直径7 mm的隧道，通过胫骨外侧，从远端向内侧打一条直径9 mm的隧道至Gerdy结节。将移植物修整好并由后向前拉入隧道。然后处理腘肌腱，它位于LCL/FCL附着点前方和远端约18 mm处[14-15]。在股骨髁上韧带和腘肌腱止点的解剖位置分别钻两条隧道，将移植物固定在股骨隧道中，然后将腘肌腱移植物穿过腘肌腱裂孔，而LCL移植物则在腘肌移植物和ITB浅层之间拉向远端。将移植物穿过腓骨隧道，在膝关节屈曲20°时用螺钉固定在腓骨上。最后，在膝关节屈曲60°时将两个移植物由后向前穿过胫骨隧道并用螺钉固定。手术中通常使用生物可吸收韧带螺钉（图21.3，21.4，21.5，21.6，21.7，21.8）[5-6, 8, 11-12, 18]。

术后膝关节通常无负重状态下固定6～8周。但是康复训练在手术后就要开始，在可耐受情况下逐步达到全角度活动。闭链练习通常在术后6～8周开始，此时允许完全负重。建议在术后9～12个月恢复活动，在12个月后重返运动，这取决于关节活动角度和肌肉力量的恢复情况，但通常需要超过12个月的时间。在某些情况下，PLC损伤后不可能重返运动[5-6, 11-12]。

21.7　结论

PLC损伤占所有膝关节韧带损伤的不到10%。精确的解剖诊断常常很困难，而且在大多数情况下，损伤会累及多个韧带。诊断评估包括临床评估、应力X线片和MRI。尽管如此，仍有一些韧带损伤可

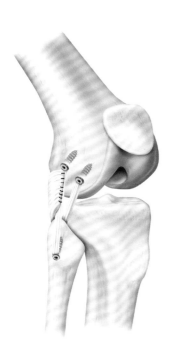

● **图21.3**　关节囊后外侧移位。关节囊向后外侧移位并缝合到腓侧副韧带（LCL/FCL）移植物上。注意股骨远端有两个隧道，但只有一根移植物。

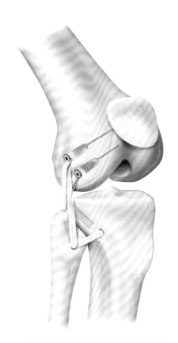

● **图21.4**　使用两根移植物重建后外侧角：一根重建腓侧副韧带（FCL），另一根重建腘肌腱和腘腓韧带。一根移植物通过胫骨固定在股骨上，另一根在腓骨和股骨远端之间的典型位置重建LCL/FCL。

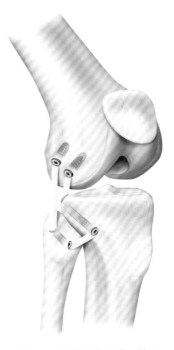

● **图21.5**　后外侧角重建：使用一根移植物重建腓侧副韧带（FCL）、腘肌腱和腘腓韧带。

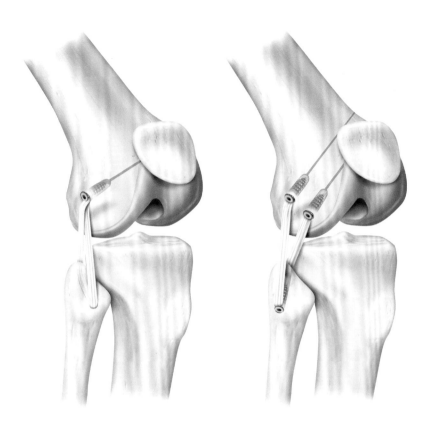

● 图 21.6　腓骨悬吊技术：单股骨隧道技术（左）和双股骨隧道技术（右）。这是一个经典且经常使用的手术技巧，但是在不同的手术具体技术上，也有些许变化。

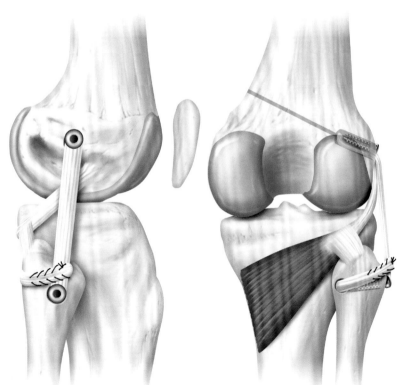

● 图 21.7　单独外侧（腓侧）副韧带（LCL/FCL）重建的正视图和侧位图，显示采用半腱肌移植物重建后的 LCL/FCL。注意腓骨端固定的位置。

能被忽视。在治疗方面，时机很重要。如果可能的话，这些损伤应在损伤后 2 周内进行手术，不得延误。Ⅰ级和Ⅱ级 PLC 损伤通常采用非手术治疗，而所有Ⅲ级损伤都应采用手术治疗已成为共识。损伤韧带的重建优于单独修复。同样重要的是在进行韧带重建之前，纠正任何存在的下肢力线不齐。此外，在进行 ACL 或 PCL 重建时，未能发现 PLC 病变是导致重建失败的重要原因。

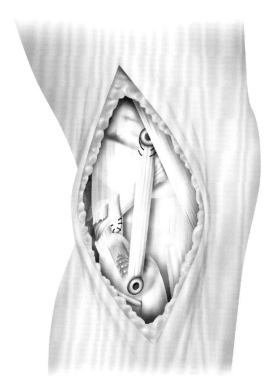

● **图 21.8** LCL/FCL 和腘腓韧带重建。注意邻近的腓总神经。

参考文献

1. Buzzi R, Aglietti P, Vena LM, Giron F. Lateral collateral ligament reconstruction using a semitendinosus graft. Knee Surg Sports Traumatol Arthrosc. 2004;12(1):36–42.

2. Chahla J, Moatshe G, Dean CS, LaPrade RF. Posterolateral corner of the knee: current concepts. Arch Bone Joint Surg. 2016;4(2):97–103.

3. Cinque ME, Geeslin AG, Chahla J, Moatshe G, Pogorzelski J, et al. The heel height test: a novel tool for the detection of combined anterior cruciate ligament and fibular collateral ligament tears. Arthroscopy. 2017;33(12):2177–81.

4. Espregueira M, da Silva MV. Anatomy of the lateral collateral ligament: a cadaver and histological study. Knee Surg Sports Traumatol Arthrosc. 2006;14(3):221–8.

5. Geeslin AG, LaPrade RF. Outcomes of treatment of acute grade-III isolated and combined posterolateral knee injuries: a prospective case series and surgical technique. J Bone Joint Surg Am. 2011;93(18):1672–83.

6. Geeslin AG, Moulton SG, LaPrade RF. A systematic review of the outcomes of posterolateral corner knee injuries, part 1: surgical treatment of acute injuries. Am J Sports Med. 2016;44(5):1336–42.

7. LaPrade RF, Ly TV, Wentorf FA, Engebretsen L. The posterolateral attachments of the knee: a qualitative and quantitative morphologic analysis of the fibular collateral ligament, popliteus tendon, popliteofibular ligament, and lateral gastrocnemius tendon. Am J Sports Med. 2003;31(6):854–60.

8. LaPrade RF, Spiridonov SI, Coobs BR, Ruckert PR, Griffith CJ. Fibular collateral ligament anatomical reconstructions: a prospective outcomes study. Am J Sports Med. 2010;38(10):2005–11.

9. Levy BA, Dajani KA, Morgan JA, Shah JP, Dahm DL, et al. Repair versus reconstruction of the fibular collateral ligament and posterolateral corner in the multiligament-injured knee. Am J Sports Med. 2010;38(4):804–9.

10. Meister BR, Michael SP, Moyer RA, Kelly JD, Schneck CD. Anatomy and kinematics of the lateral collateral ligament of the knee. Am J Sports Med. 2000;28(6):869–78.

11. Moatshe G, Dean CS, Chahla J, Serra Cruz R, LaPrade RF. Anatomic fibular collateral ligament reconstruction. Arthrosc Tech. 2016;5(2):e309–14.

12. Moulton SG, Geeslin AG, LaPrade RF. A systematic review of the outcomes of posterolateral corner knee injuries, part 2: surgical treatment of chronic injuries. Am J Sports Med. 2016;44(6):1616–23.

13. Moulton SG, Matheny LM, James EW, LaPrade RF. Outcomes following anatomic fibular (lateral) collateral ligament reconstruction. Knee Surg Sports Traumatol Arthrosc. 2015;23(10):2960–6.

14. Murphy KP, Helgeson MD, Lehman RA Jr. Surgical treatment of acute lateral collateral ligament and posterolateral corner injuries. Sports Med Arthrosc Rev. 2006;14(1):23–7.

15. Schechinger SJ, Levy BA, Dajani KA, Shah JP, Herrera DA, et al. Achilles tendon allograft reconstruction of the fibular collateral ligament and posterolateral corner. Arthroscopy. 2009;25(3):232–42.

16. Song YB, Watanabe K, Hogan E, D'Antoni AV, Dilandro AC, et al. The fibular collateral ligament of the knee: a detailed review. Clin Anat. 2014;27(5):789–97.

17. Stannard JP, Brown SL, Farris RC, McGwin G Jr, Volgas DA. The posterolateral corner of the knee: repair versus reconstruction. Am J Sports Med. 2005;33(6):881–8.

18. Yuuki A, Muneta T, Ohara T, Sekiya I, Koga H. Associated lateral/medial knee instability and its relevant factors in anterior cruciate ligament-injured knees. J Orthop Sci. 2017;22(2):300–5.

第 22 章

髌骨不稳

Seth L. Sherman，Joseph M. Rund，Betina B. Hinckel，and Jack Farr
宋凯 戴进 译 蒋青 审校

22.1 概述

髌股不稳有多种临床表现和病因。髌股不稳定的患者表现为一系列与髌骨轨迹相关的异常。轨迹异常是指非病理性的髌骨轨迹异常，患者在由伸膝状态变为屈膝时，髌骨由滑车中央略向外的位置移动到滑车的中央位置，并在膝关节深屈曲时进入髁间切迹。半脱位用于描述髌骨仅部分离开滑车的情况。当髌骨从滑车完全移位时，就认为是真正的脱位。当发生两次或两次以上髌骨脱位时，称为复发性髌骨脱位。骨骼解剖异常的患者更容易出现轨迹异常和不稳定。另一方面，生物力学或解剖学异常不一定会导致髌股不稳（然而，这些患者可能会出现疼痛和／或软骨磨损）。此外，髌股不稳是髌股疾患的一种，可以与髌股关节疼痛、软骨病变或关节炎同时出现。

髌骨脱位占所有膝关节损伤的 2%～3%[1-2]。每年初次髌骨脱位的发生率为 5.8/100 000[3]。其发生率在 10～17 岁年龄组中可高至 29/100 000[4]。既往认为大多数初次脱位不会引起进一步的不稳或持续性的功能障碍。然而，最近的研究报道脱位复发率为 15%～60%，年复发脱位的发生率为 3.8/100 000[3,5-8]。一些解剖形态学危险因素增加了再脱位的风险，这些危险因素包括生长板未闭合、高位髌骨、较大的股四头肌力矢量和滑车发育不良。通常，较严重的不稳定与更多的风险因素数量和更严重的发育不良相关[9]。

由于患者症状和骨及软组织病理改变多种多样，使得很难形成对单个患者精确的治疗指南和建议。治疗中必须考虑到特定的髌骨异常、功能水平和患者期望的活动水平。通过解剖和生物力学因素的分析进行风险分层对于制定个别化的髌骨不稳非手术或手术方案至关重要。

22.2 病史

在评估髌骨不稳时，要注意收集患者的人口学信息如年龄、性别、体重指数、当前活动水平、预期活动水平、既往损伤史和手术史。从病史中确定损伤机制是很重要的。初次脱位中的 61%～72% 与运动相关[3,10]。髌股不稳定可能是由膝关节内侧直接创伤造成，而更常见是由非接触损伤造成的，例如剪切、旋转、跳跃动作甚至日常生活活动。髌骨脱位后，多数情况下髌骨在膝关节完全伸直时会自行复位，但偶尔需要手动复位。最好在收集病史时能够注意询问是半脱位还是完全脱位、受伤之前发生的事情，并且记录自发复位情况，或是手法复位时是否在麻醉下进行。需要注意的是，脱位和复位可能发生得非常迅速，以至于患者尤其是儿童患者可能意识不到脱位的发生。病人经常会描述说感到髌骨"掉出来"和"错位"。在损伤后不久患膝可能会出现肿胀和负重困难，但对于低能量损伤所致的髌骨脱位多次复发的患者则不会出现这种情况。即使"解剖正常"，受到高能量创伤也可能发生脱位，而且髌骨离开滑车所需的高能量会导致更大的损伤。因此，这种创伤所造成的韧带断裂、软骨／骨软骨损伤或骨折会导致关节内出血。除了前交叉韧带撕裂，髌骨脱位也是关节出血的常见原因，尤其是在儿科患者中[11]。如果高度怀疑髌骨不稳，临床医生需要通过仔细的体格检查和影像学检查来进行诊断。

22.3 解剖、生物力学和危险因素分层

通过对解剖学和生物力学的深入理解，治疗医师可以识别复发性髌股不稳的危险因素[12]。这些危险因素可以分为软组织稳定结构和／或骨骼结构问题。软组织稳定结构可进一步分为动态和静态稳定结构。对这些因素的理解有助于对每个患者进行全面的评估，并形成个性化的治疗建议。

22.3.1 动态和静态软组织稳定结构

股四头肌复合体包括股直肌、股外侧肌、股中

间肌和股内侧肌，是髌骨最重要的动态稳定结构。核心肌群和髋关节外旋肌群是髌股关节的次要动态稳定结构。股内侧肌和外侧肌通过附着于支持带与胫骨相连。股内侧斜肌（VMO）是股内侧肌的一部分，起源于外侧肌间隔，以最大 65°的角度走行至于髌骨内侧近端三分之一处[13]。VMO 是约束髌骨向外侧运动的主要内侧结构。如果 VMO 出现萎缩、发育不良或功能障碍，其对股外侧肌收缩力的对抗减弱，从而导致外侧不稳[14-15]。

　　静态软组织稳定结构包括内侧髌骨限制结构和外侧髌骨限制结构。这些结构与动态稳定结构协同实现髌骨的平衡和稳定。髌骨的主要内侧软组织静态稳定结构有内侧髌股韧带（MPFL）、内侧髌胫韧带（MPTL）和内侧髌半月板韧带（MPML）。MPFL 是对抗向外侧移位的主要软组织结构，在起始 20°～30°屈曲时提供 50%～60% 的对抗张力[16-19]。MPFL 起于股骨内收肌结节和股骨内上髁之间，止于髌骨内侧缘近端，部分止于股四头肌腱（内侧股四头肌腱-髌韧带；MQTFL）[9, 20]。髌骨脱位时髌骨须向外侧移位约 50 mm，而 MPFL 拉长约 26 mm 后即会出现断裂；因此，几乎每次髌骨脱位时，MPFL 都一定会出现断裂[18]。MPFL 的病理松弛是造成复发性髌骨不稳的常见因素[21-22]。MPTL 和 MPML 是次级软组织稳定结构，其在屈膝过程中所起到的对

抗外侧移位的作用逐渐增加：它们在膝关节伸直时提供 26% 的对抗张力，而在屈膝 90°时提供 46%的对抗张力。MPML 也被证实在伸膝终末期的髌骨稳定中发挥重要作用，因为单纯的 MPML 病变可导致髌骨在伸膝终末期的半脱位[24]。MPTL 和 MPML 的均起自髌骨内侧缘的远端三分之一处[25]。MPTL 止于胫骨平台远端约 10～20 mm 处，MPML 止于内侧半月板前角和冠状韧带处[9, 25-26]（图 22.1）。

　　外侧软组织稳定结构包括髂胫束以及髂胫束至髌骨的腱束（浅斜束和深横束）、股外侧肌、外侧髌股韧带、外侧髌胫韧带和外侧髌半月板韧带[12]。外侧支持带是髌骨外侧移位必不可少的次级稳定结构。内侧结构在生理上比外侧结构更具有顺应性。在较小范围屈膝时，外侧支持带在抵抗髌骨脱位中发挥了 3%～13% 的作用[16, 28-29]。

　　动态检查通过单腿下蹲、下台阶、垂直跳跃和跳跃检查来评估核心和髋关节肌力情况。如果患者进行这些检查过程中出现外翻则表明神经肌肉协调不良，则需要通过康复来纠正，以最大限度地提高任何治疗的成功率。股四头肌肌力可以通过在伸膝时抵抗阻力来测试。直腿抬高试验可以测试伸膝装置以及股四头肌的情况。静态内侧稳定结构的异常会导致松弛，而外侧稳定结构的异常会导致紧绷或松弛。值得注意的是，外侧松弛通常是医源性的，

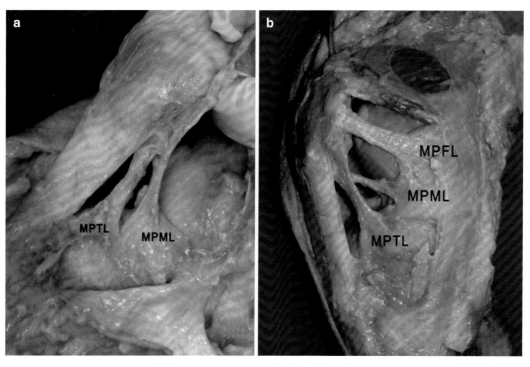

● 图 22.1　两张右侧膝关节的解剖照片（a，b）显示髌胫骨内侧韧带（MPTL）、髌半月板内侧韧带（MPML）和髌股内侧韧带（MPFL）（Reprinted from Hinckel et al.[25] with kind permission from Elsevier and the Arthroscopy Association of North America）。

常见于过度的手术松解。髌骨的活动度是通过滑移试验来测试的。测试时，患者仰卧时膝关节处于不同程度的屈曲，给予外侧和内侧力作用于髌骨。移位在髌骨宽度 1/4 ～ 1/2 被认为是正常的，但应与对侧肢体进行比较。超过 3/4 髌骨宽度的向外移位常提示内侧结构功能不全。小于 1/4 髌骨宽度的向内移位提示外侧结构紧绷，而超过 3/4 则提示外侧结构功能不全。髌骨恐惧试验阳性提示存在症状性髌骨不稳。髌骨倾斜试验可用于评估外侧软组织的限制能力。检查时膝关节完全伸直股四头肌放松，髌骨外侧缘被提起。当髌骨与地面平行时，抬高 0° 到 20° 之间是正常的。然而，髌骨抬高小于 0° 说明外侧支持带紧绷，大于 20° 说明外侧支持带松弛。

较小屈膝角度的轴位 X 线片（如 Merchant 位）可用于观察髌骨相对于滑车沟的位置。MRI 可以评估包括 MPFL 在内的软组织情况[32-34]。MRI 在诊断 MPFL 损伤的灵敏度为 85%，准确率为 70%[35]。矢状面图像最适用于 MPTL 评估[36]。通过轴位 X 线片[37]可以评估髌骨倾斜。在 CT 或 MRI 上，髌骨倾斜是通过髌骨轴和后髁切线之间的夹角来测量的。髌骨倾斜增大可能由多种因素造成，包括内侧结构松弛[38]、滑车发育不良、股四头肌收缩方向偏外[39]、外侧结构紧张[30]。髌骨倾斜大于 20° 被认为是异常的[40-41]。

22.3.2　Q 角和股四头肌力矢量

Q 角为髂前上棘至髌骨中心连线和髌骨中心至胫骨结节连线之间的夹角。虽然 Q 角在评估髌骨不稳中非常重要，但精确和可重复的临床测量是困难

的。它在膝关节屈伸时会发生变化：在膝关节由屈曲变为伸直时，胫骨相对于股骨出现外旋，因此在屈膝时 Q 角较小，而膝关节接近完全伸直时 Q 角最大[43-45]。男性正常的 Q 角在仰卧位为 8° ～ 16°，站立位为 11° ～ 20°。女性在仰卧位时正常 Q 角为 15° ～ 19°，站立位时为 15° ～ 23°[46-48]。异常的 Q 角在伸膝过程中大于 20°，导致髌骨向外侧移位，并且增加髌骨接触压力[12]。复发性髌骨半脱位或脱位的患者可能由于髌骨位置偏外导致测量得到错误的较小 Q 角。伸膝时半脱位（伸膝时股四头肌收缩出现半脱位）提示股四头肌向外侧拉力增大以及内侧稳定结构松弛。髌腱和滑车之间的偏心距可以用于测量股四头肌的力矢量。但需要认识到它仅代表远端的力矢量，因为股四头肌近端止点并未计算在内。CT 或 MRI 均可测量 TT-TG（胫骨结节-滑车沟距离）[49-51]（图 22.2）。TT-TG 距离大于 15 ～ 20 mm 与髌骨不稳相关[41]。一项研究发现，至少发生过一次脱位的患者中 56% 的 TT-TG ＞ 20 mm[41]。虽然 TT-TG 可能受到滑车发育不良、膝关节旋转和髌腱止点位置的影响，但 TT-PCL（胫骨结节-后交叉韧带距离）可以用于衡量胫骨结节在胫骨中的位置[52-53]。

22.3.3　冠状面和轴向对线

下肢对线主要由股骨和胫骨的关系决定。这些骨结构关系的异常会导致对线错位，这可能导致患者髌骨不稳。在大多数患者中，胫骨股骨解剖轴交角为外翻的 5° ～ 7°[54-55]。过度外翻时，股四头肌的拉力方向发生改变，增加了髌骨向外侧移位的力量。

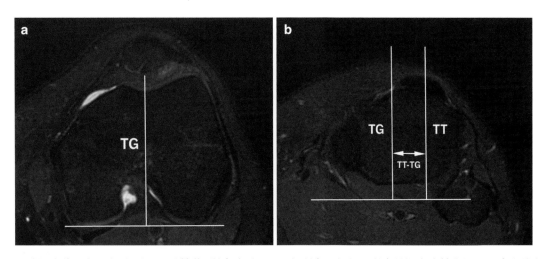

● **图 22.2**　磁共振成像上软骨标志测量胫骨结节-滑车沟（TT-TG）距离。（**a**）以滑车最深点为轴向视图；参考线与内侧和外侧后髁相切，画一条垂直线通过滑车最深点（直线 TG）。（**b**）先前的线保留在髌腱完全止于胫骨结节处的切面上，在髌腱止点中点画一条垂直于后髁线的线（线 TT）。TT 和 TG 之间的距离为 TT-TG 距离。

造成胫骨结节（TT）相对于髌骨中心偏外的其他因素则增加了髌骨压力，可能导致髌骨轨迹异常。这些因素包括股骨和胫骨旋转以及足部的异常[56]。股骨（例如股骨前倾较大）和胫骨（例如胫骨向外扭转）之间的旋转增加，会导致滑车沟内旋和髌腱止点外旋，从而使伸膝装置对线异常[56-57]。后足外翻和足过度旋前会给膝关节造成外翻应力，使髌骨受到更大的外侧压力[58]。

在患者站立时可以观察到这些下肢异常，包括外翻膝、扁平足、后足外翻和足旋前。有旋转错位的病人可以有脚趾向内或向外的姿势。当患者俯卧位膝关节屈曲90°时，通过与对侧肢体进行比较可使用 Craig's 试验测量股骨前倾[59-60]（图 22.3）。

摄片观察下肢机械轴对评估股骨胫骨对线很有帮助（图 22.4）。旋转对线可通过 CT 或 MRI 评

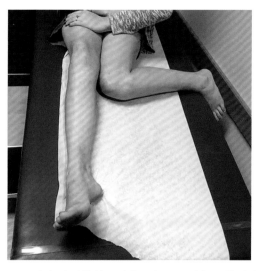

● **图 22.3**　患者平卧位其活动范围提示股前倾。俯卧检查时膝关节屈曲至 90° 是最好的评估方法。股骨前倾可以用 Craig 试验测量，并与对侧肢体进行比较。

● **图 22.4**　（a）X 线片下肢机械轴显示左膝外翻畸形；承重线位于胫骨股骨外侧间室。（b）股骨远端截骨采用开放楔技术后力线位于中立位；承重线在膝关节的中心。

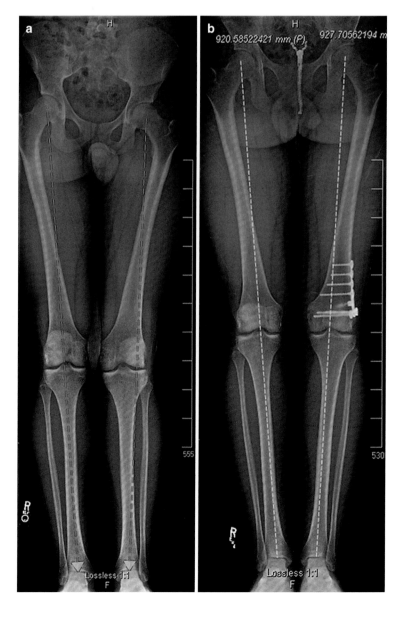

估[57]。Noyes 报道了一种通过髋关节、膝关节和踝关节 MRI 测量股骨前倾角和胫骨扭转的方法，这种方法避免了 CT 的电离辐射[61]。股骨前倾是指股骨颈轴线与股骨远端形成的夹角。通过测量胫骨近端相对于胫骨远端的角度，可以评估胫骨扭转程度。膝关节旋转是由股骨远端髁线和胫骨近端后髁线之间的角度决定的。正常情况下，股骨前倾为 10°～20°，胫骨扭转为 25°～41°，膝关节旋转角度为 5°～9°[41, 65, 62-64]。

22.3.4　髌骨高度

髌骨高度的增加会导致髌骨与滑车沟的接触减少以及髌骨远端压力的集中[65-67]。此外，需要更大程度的膝关节屈曲才能使髌骨与滑车沟接触，这将导致髌骨不稳和随后的复发性髌骨脱位[68-69]。

临床上，髌骨高位的患者在坐位时可以观察到髌腱延长或髌骨在膝关节屈曲 90° 时面向上而不是向前。此外，也可能出现轻微的 J 形征。这是由于在膝关节由屈曲逐渐伸直时髌骨移动距离大脱离近端滑车造成的。

髌骨高度最好在膝关节屈曲 30° 的侧位片上评估。目前已有多种评估髌骨高度的方法，包括 Insall-Salvati[70]、改良 Insall-Salvati[71]、Blackburn-Peel[72]、Caton-Deschamps[73] 和 Labelle-Laurin[74] 指数。Caton-Deschamps 指数是最广泛使用的方法，因为它的值不随膝关节屈曲而变化。相比之下，Insall-Salvati 测量值不随胫骨结节位置向远移动而改变。Caton-Deschamps 可以帮助外科医生术前规划并在术中精确地实现所需的髌骨高度矫正量。髌骨滑车指数因其可以量化髌骨和滑车之间的贴合程度需要进行评估[75-76]（图 22.5）。

22.3.5　滑车发育不良

髌骨不稳患者中有 68.3%～99.3% 的患者存在滑车发育不良[41, 77-79]。它也是初次和复发性髌骨不稳的最重要的危险因素。在膝关节屈曲 20° 时髌骨与滑车贴合，从而限制髌骨向外侧移位[80]。滑车发育不良的特征是滑车沟深度不足和没有正常的凹面结构，使得滑车较浅、扁平或者凸出。

在体格检查中表明存在严重滑车发育不良的一个关键发现是 J 形征[46, 58]。J 形征是指膝关节从屈曲逐渐伸直时髌骨轨迹的呈倒 J 形。当膝关节从屈曲 90° 逐渐伸直时，髌骨在接近伸直（屈曲 10°～20°）时从近端滑车脱离向外侧移动。由于髌骨与滑车脱离时可能会从滑车近端的突起滑落，会造成弹响或是髌骨轨迹的突然改变。

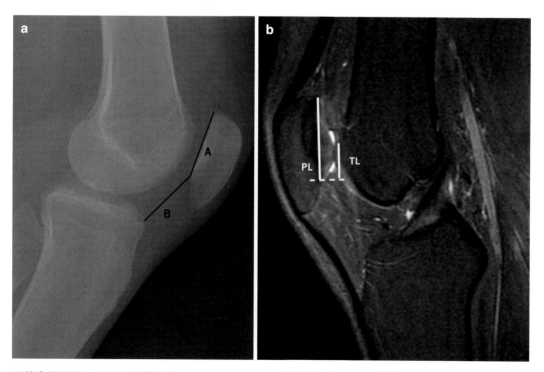

● **图 22.5**　髌骨高度测量。（**a**）左膝侧位片。Caton-Deschamps 比值定义为 B/A 的数值，其中 B 为髌软骨下端到胫骨前近端平台的距离，A 为髌骨软骨长度。（**b**）磁共振成像 T2 矢状位图像。髌股关节受累定义为 TL/PL 的比值，TL 为滑车近端点到髌软骨远端切线的距离，PL 为髌软骨的长度。

滑车发育不良最好在侧位片上评估[19, 40-41, 81]。在正常的膝关节中，Blumensaat线向前延续成为滑车沟基底线，该基底线始终位于股骨髁轮廓线后方。但当滑车沟基底线、内侧髁轮廓线、外侧髁轮廓线重合时，称为"交叉征"（图22.6）。交叉征表明股骨髁与滑车沟高度相同并且滑车沟扁平[41]。Dejour等人的[41]报道称，髌骨脱位史的患者中96%存在交叉征，而正常对照组仅有3%存在交叉征。突起征（spur或bump）是指滑车近端前方存在凸起。当发育不全的内髁轮廓线位于外髁轮廓线的后方时会出现双线征。所有这些征象都在Dejour建立的最常用的分类系统中得到了概述[82]。在Merchant位片中，股骨滑车沟角由两条线构成，这两条线分别起源于内外侧髁的最高点，并汇聚于股骨滑车沟的最深处。该角度大于145°提示滑车发育不良[83]。软骨突起可以在MRI上测量，滑车最前方软骨突起距离股骨前皮质 > 8 mm被认为异常[84]。轴位片上的悬崖征也是严重D型滑车发育不良的标志。

22.4 治疗策略

髌骨不稳的治疗策略应根据病理和患者具体情况来制订。应在病史、体格检查和影像学检查的基础上结合患者的具体要求，提出循证治疗建议。这些要求可能包括病人对手术范围的接受度、重返学习/工作的时间，或运动员职业生涯计划等。

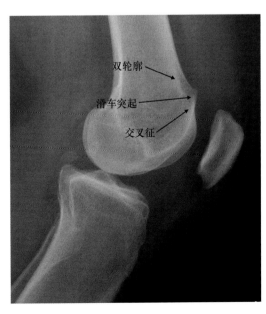

● 图22.6 左膝侧位片。D型滑车发育不良：有交叉征、双轮廓、滑车突起。

22.4.1 非手术治疗

无论是初次还是复发性髌骨不稳定，起始的治疗都是为了使症状缓解，并且需要进行康复锻炼。可以通过冷疗、止痛和/或抗炎药物、休息、压迫和抬高来控制疼痛。膝关节穿刺抽液可以帮助缓解关节出血患者的疼痛，还可以减少其对股四头肌的影响。关于支具的早期治疗还没有共识，但是临床中通常建议使用支具保护。在疼痛可耐受的情况下，早期应针对活动范围、核心及肢体进行锻炼。虽然固定可能会促进韧带愈合（理论上在屈曲时，韧带张力最小，但实际上很困难），但它也可能导致肌肉萎缩和僵硬，从而增加患关节炎的风险[85]。

非手术治疗仍然是半脱位患者和大多数无骨折或症状性游离体的初次脱位患者的主要治疗方法[2, 86]。然而，经非手术治疗的脱位复发率在15%～60%之间[3, 5-8, 85]。最近的研究发现，风险分层方案可能有助于识别具有解剖异常和复发性不稳定高风险的患者，这些患者可能需要考虑接受早期手术以提高软组织稳定。也就是说，对于高危患者（例如，有对侧膝关节复发性脱位史的初次脱位者），如果确认为某一髌骨内侧限制结构断裂，则可进行修复；而对于弥漫性髌骨内侧限制结构损伤的高危患者，当膝关节适合手术时可进行对内侧结构的重建。

对于非手术治疗，应采取全面的"核心-地面"康复计划以纠正任何潜在的肌无力或神经肌肉失衡。物理治疗不仅应该着重于加强股四头肌肌力，还应该着重于核心和后侧肌肉，包括臀肌、髋外旋转肌和腘绳肌。应优化腘绳肌和股四头肌的锻炼比例，以减少膝关节活动时的负荷。本体感觉和灵活性训练也有助于改善症状，降低复发的风险。在康复过程中，使用加压护具或髌骨稳定支具有助于改善本体感觉和肿胀情况[65]。物理治疗师在康复锻炼过程中可以起到良好的监督作用，从而促进患者功能恢复至基线水平。与预防前交叉韧带损伤类似，患者需要被指导如何正确起跳着地和进行膝关节扭转运动，以避免出现膝关节功能性外翻内旋。坐位的活动可以在几天到几周内恢复正常，而恢复运动可能需要几周到几个月。对于运动员而言，应在重返比赛前常规进行针对运动功能的评估。这应该包括常规体格检查、主观和客观的活动度检查以及肌力测试。如果可能的话，最好由独立的评估者进行（表 22.1）。

22.4.2　手术治疗

初次脱位后的手术适应证一直在发展之中。传统的适应证包括不可复位的脱位、大的骨软骨或软骨损伤，和/或有症状性的游离体。这些病变可能位于髌骨内侧、外侧滑车（较少见）或股骨外髁的承重区域（通常始于切迹顶水平）。大的骨软骨甚至单纯软骨碎片应尽可能予以修复，这通常通过小切口即可实现。骨软骨损伤可用金属或生物可吸收加压螺钉固定。仅局限于软骨的病变在年轻患者中具有愈合潜力，可以通过特殊技术进行固定，包括经骨缝合线和软骨"飞镖"或使用无结缝合锚钉[87-90]。在这种情况下，通常建议同时手术恢复软组织稳定（例如，如果为局限性损伤则进行MPFL 修复；如果为弥漫性内侧限制结构损伤，则进行重建），以减少复发性不稳定的风险，并且可以保护软骨或骨软骨的修复。

虽然有一些争议，但对于具有明显复发风险的初次脱位患者，即使没有骨折或游离体，也应考虑采取手术治疗。Jaquith 等[90]发现滑车发育不良、骨骼发育不成熟、CD 比 > 1.45、对侧髌骨脱位史是非手术治疗后复发的重要危险因素。在他们的研究中，同时存在上述四个危险因素的患者复发的预测风险为88%[91]。其他研究也发现了复发的危险因素（年轻、

表 22.1　髌骨稳定术后重返比赛建议标准

重返比赛标准
如果有骨性手术，影像学显示完全愈合
完全的膝关节活动范围
活动及休息时无关节积液
没有主观及客观的髌骨不稳
无膝关节疼痛
完全的"核心-地面"肌力及耐受力
相比于对侧肢体，患侧达到 90% 以上的肌力
能够通过神经肌肉协调训练测试，包括动态控制跳跃落地和剪切运动（无动态髋关节外翻内旋）/与健侧对称的本体感觉
在有资格的训练师或物理治疗师指导/监督下完成该运动特定的功能恢复评估
精神自信并从心理上准备好重返比赛

滑车发育不良、高位髌骨），证实了这些危险因素会增高复发率[92]。此外，即使没有出现再次脱位，非手术治疗后仍无法恢复到以前的活动水平[93]，这可视为非手术治疗的失败。

迄今为止，很少有研究对初次髌骨脱位患者进行非手术治疗和手术治疗的比较。在大多数研究中，作者评估了当时的 MPFL 修复技术，但可能与当今技术不同，结果并没有发现在术后不稳定复发、活动水平、功能以及患者的主观预后指标方面的明显差异。然而，在一项随机对照试验中，与非手术治疗相比，MPFL 重建组获得了更高的 Kujala 评分和更低的复发率[94]。今后需要更多的高质量研究来确定外科治疗在无游离体或骨折的初次脱位高危患者中的潜在作用。

对于复发性髌骨脱位或复发性半脱位后保守治疗失败的患者手术指征是明确的。手术干预的目标是"个性化、定制化和正常化"，即针对导致复发的因素所量身定制的解决方案[95]。近端内侧限制结构（MQTFL 和 MPFL）是髌骨不稳的主要病理改变，通常在手术时予以处理。如有需要，还可以增加其他手术，以实现软组织平衡或骨性结构调整，如向内侧和/或远端移位。

22.5　手术指征

22.5.1　软组织处理

22.5.1.1　髌股关节内侧限制结构重建（MPRR）

近端限制结构：MPFL 和/或 MQTFL

对于髌股关节不稳定的所有患者，MPR 修复/重建都是适用的。因为它治疗了所有髌股外侧不稳定患者都存在的 MPR 异常[96]。

远端限制结构：MPTL

在某些情况下，MPTL 重建可与 MPFL 重建同时进行。对于伸膝半脱位、屈曲不稳、伴有相关危险因素（如滑车发育不良）的骨性结构异常以及与多关节松弛相关的膝关节过伸的患者，MPTL 重建这可能是一个有用的辅助治疗[97-99]。

22.5.1.2　外侧支持带延长（LRL）

单纯进行外侧支持带松解不是髌骨不稳的治疗选择。这可能会加重髌骨不稳定性从而导致不良结

果[30]。然而，当有外侧软组织紧绷和固定髌骨倾斜时，外侧支持带延长是 MPR 重建的一个有用的辅助方法[96]。外侧支持带延长相对于外侧支持带松解的主要优点是保持外侧软组织的连续性，这有助于外侧的稳定，防止内侧不稳定，并防止出现未愈合组织的持续疼痛[16, 100-101]。

22.5.2　骨性结构处理

一般来说，骨性手术在治疗复发性髌骨不稳方面的适应证不断发展。在不解决严重胫骨结节外移或髌骨高位的情况下，根据活动范围适当调整 MPR 平衡 / 长度是困难的[102]。此外，在伴有软骨病变的膝关节中，胫骨结节手术对于改善损伤 / 修复区域的负荷通常是必要的。因此，无论是否存在不稳定，胫骨结节手术常用于纠正严重的对线异常和减轻软骨损伤部位负荷，以及当初次软组织稳定手术失败进行翻修手术时。骨性手术也可用于固定或习惯性脱位的情况，以及伴有或不伴有不稳定的严重髌骨轨迹异常的患者。

22.5.2.1　胫骨结节截骨术（TTO）

绝不能通过 MPR 重建将髌骨向内侧拉入滑车沟内。而应该在 MPFL 重建前进行 TTO 手术以恢复正常髌骨位置，而软组织修复或重建只是起到限制髌骨外移的作用[96]。对于不稳定的治疗，TTO 对矫正股四头肌向量（即 TT-TG > 20 mm）和髌骨高位（CD 比 > 1.2）很重要[41]。胫骨结节向前移位可以减少滑车和髌骨远端极点的符合，另外如果髌骨关节远端有相关的软骨病变也可考虑采用这种方法[103]。

22.5.2.2　冠状面或旋转截骨

股骨截骨术用于矫正过度膝关节外翻、股骨前倾或胫骨扭转，可以分别采用股骨远端内翻截骨术、股骨去旋转截骨术或胫骨去旋转截骨术治疗[104-107]。

22.5.2.3　滑车成形

滑车成形术的适应证在不断发展。它们最常用于治疗由于严重滑车发育不良而导致的髌骨轨迹不良，这些患者在体格检查中会出现 J 形征和影像检查的突起征。这种手术的禁忌证为未闭合的骨骺以及严重的软骨病变 / 关节炎。

22.6　手术技术

22.6.1　软组织手术技术

22.6.1.1　髌股关节内侧限制结构重建（MPRR）

如果需要进行骨性手术和 / 或外侧支持带延长，这些手术应在 MPRR 前进行。

近端限制结构：MPFL 和 / 或 MQTFL 重建

文献中描述了许多不同的手术技术。重建可以采用自体移植（半腱肌、股薄肌、股四头肌或髌腱）或同种异体移植（半腱肌、股薄肌或其他软组织移植）肌腱。固定可以通过维持接触、缝合、悬吊固定、界面螺钉或锚钉来实现。

关键点：

- 麻醉状态下检查髌骨稳定性。
- 仔细解剖分辨支持带和关节囊之间的层次结构，允许移植物在关节囊外自由移动（在第 2 层和第 3 层之间）。
- MPFL 止于髌骨近端一半或近端三分之一；MQTFL 在髌骨的止点紧邻髌骨最近端。
- 股骨的位置可以通过解剖标志定位，其位于股骨内上髁和内收肌结节之间的鞍形区域。术中透视可以进一步确定其位置，在侧位 X 线片上位于后方皮质延长线的前方，股骨内侧髁后方起点和 Blumensaat 线后点之间的位置[108]。
- 确认合适的等长性（在 20° 和 60° 等长，膝关节屈曲时轻度松弛）。
- 通常在屈曲 30° 到 45° 固定长度（此时连接点之间的距离最长）
- 保证足够的髌骨活动度（可以向内侧和外侧移动距离为髌骨宽度的 25% ~ 50%），避免过度限制髌骨活动。另外过度收紧移植物会增加髌股腔室的压力[109]。

远端限制结构：MPTL 重建

许多 MPTL 与 MPFL 联合重建的手术技术既往已被报道[21, 99, 110-111]。在这些手术技术中，移植物的选择、取腱和固定方式存在差异[97]。两种最常见的移植肌腱是腘绳肌和髌腱内侧部分。腘绳肌可用作游离移植物，也可保留其胫骨附着。内侧髌腱可保留髌骨附着处，远端可为肌腱组织也可保留骨块予以固定至相应位置。

关键点：

- 髌骨固定位置为髌骨内侧远端角。
- 胫骨固定位置（解剖标志：关节线以远 1.5～2 cm，髌腱内侧 1.5～2 cm，与髌腱成 20°角；透视下：正位片上胫骨内侧脊的内侧缘，关节以远 9～10 mm 处）。
- 在屈曲 90° 予以固定以避免屈曲时重建的韧带过紧（移植物的张力必须与髌腱相近，这样它们才能协同发挥作用）。与 MPFL 类似，应避免过度拉紧移植物，因为这会增加髌股关节的压力[109]。

22.6.1.2 外侧支持带延长术（LRL）

与外侧支持带松解术相比，延长术能更精确地平衡髌股关节受力，因为它能更好地控制延长 / 松解的程度。除了能够避免过度髌骨内移的风险外，它还降低了血肿的风险。但其缺点在于需要更大的切口（图 22.7）。

关键点

- 分离出外侧支持带的浅层（自髂胫束发出的斜行纤维）；切断浅层并将其与深层（横行纤维）剥离。
- 在浅层切开处后方 1.5～2 cm 切断深层的横行纤维。
- 在屈膝 30°～60°髌骨位于滑车沟中心时，将浅层与深层边缘缝合。

22.6.2 骨性手术

22.6.2.1 胫骨结节截骨（TTO）

根据患者个体情况，胫骨结节可向内侧、前方、前内侧或远端移位（图 22.8）。

关键点

- 暴露胫骨结节和髌腱。
- 注意保护神经血管
- 后方截骨根据手术预期效果确定截骨角度；如果需要向远端移位，远端行平行的两次截骨；后方截骨使用摆锯（手动或使用导向器）进行，在胫骨结节和 Gerdy 结节之间截骨；近端截骨在髌腱收缩时使用骨刀截骨。
- 小心地抬起胫骨截骨并移动到相应位置；避免过度内移（任何屈曲角度时 Q 角都不应小于零）；术中临时固定；两颗双皮质螺钉加压固定。

22.6.2.2 滑车成形术

许多滑车成形手术技术已被报道。在 Peterson 的"滑车沟成形术"中[112]，滑车沟没有加深，而是切除近端发育不良部分，有利于髌骨在近端进入滑车沟以及在远端改善与滑车沟的接触。在 Goutallier 楔形切除技术中[113]，从外侧皮质切除楔形块，并将其后移至前皮质水平。在 Dejour 的 V 形滑车成形术中[114]，需要截除一个较厚的骨软骨片。在 Breiter 的 U 形滑车成形术中可以通过截除一个较薄的骨软骨片实现成形。Blønd[115] 的关节镜下滑车成形与 Bereiter 类似[116]。虽然有许多不同的技术，但它们的目的都是为髌骨建立更深的滑车轨道。

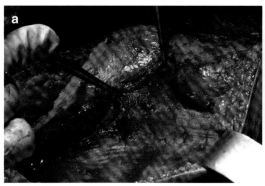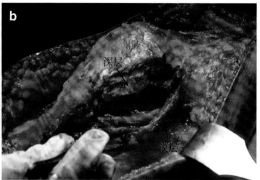

● **图 22.7** 外侧支持带延长。（**a**）浅层，斜纤维起自髂胫束。（**b**）连接髂胫束的浅层与连接髌骨的深层纤维重新缝合。

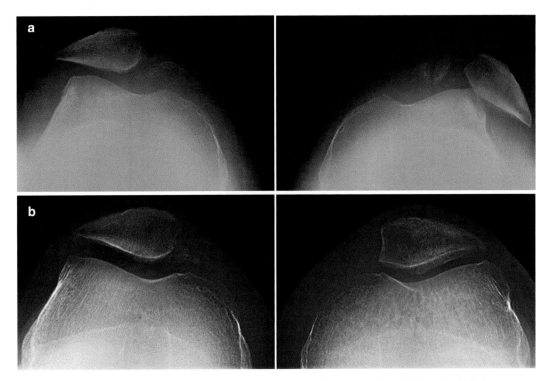

● **图 22.8**　双膝 Merchant 位 X 线片。（**a**）左膝髌骨脱位。（**b**）软组织处理后髌骨复位。

22.7　康复锻炼

22.7.1　软组织手术

患者出院时需使用拐杖，在神经阻滞效果未消退时，只有在支具处于伸直锁定情况下才能允许患肢负重。在可以耐受的情况下尽早开始重力辅助的屈伸膝活动，是否需要连续被动运动锻炼由外科医生决定。早期的全范围屈伸运动是至关重要的。指导患者进行等长股四头肌收缩、短弧股四头肌锻炼和踝泵运动。正式的物理治疗开始介入。通常在 6～8 周时达到足够的股四头肌力量和充分的活动范围。拐杖和铰链支具通常在 6 周后停止使用。低强度的运动包括骑自行车和椭圆机可以在前几个月进行，慢跑运动可以在 3～4 个月进行。

22.7.2　骨性手术

患者出院时需使用拐杖并且患肢有限负重，6～8 周后转为完全负重，在负重时支具须在伸直位锁定[117]。持续被动运动和 / 或重力辅助的屈伸膝活动应尽早开始。进行等长四头肌收缩、卧床屈伸膝和踝泵运动。当 X 线片显示良好的骨愈合且股四头肌肌力改善后，可以解除支具锁定并逐渐停用支具，通常在 6～8 周时，患者可以开始物理治疗[4]。在 6～12 周时膝关节应该达到完全的活动范围。低强度的活动可以在 3 个月内开始。慢跑和与运动相关的训练可以在 4 到 6 个月之间开始。当采取标准化的康复锻炼后，患者可在 6～8 个月后重返运动。

22.8　预后和并发症

22.8.1　软组织手术

22.8.1.1　MPRR：近端限制结构 -MPFL 和 / 或 MQTFL 重建

预后

单纯重建 MPFL 可以提供良好的临床效果，在原发或翻修手术中复发率低于 10%[94, 118-126]。儿童进行单纯 MPFL 重建后出现复发性脱位与严重滑车发育不良和旋转畸形伴股骨前倾有关[127]。即使存在危险因素（严重滑车发育不良和高 TT-TG 值的患者相对预后较差），成人 MPFL 单纯重建也可以降低脱位复发率[121]。然而，除了样本量小和随访周期短外，这些研究的人群特征、危险因素和手术技术也各不相同。这些差异使得在更广泛人群中预测 MPFL 重建效果变得困难。与 MPFL 重建相比，MPFL 修复或内侧支持带紧缩在成人患者中有较高的复发脱位率（9%～28%）和较差的临床预后。

并发症

在一项系统回顾研究中，629 例手术共发生 164 例并发症（26.1%）[128]。这些并发症包括髌骨骨折、手术失败、术后体检仍有不稳定、膝关节无法屈曲、伤口并发症和疼痛。26 名患者接受了再次手术。12% 的患者仍存在客观或主观的髌骨不稳[128]。

22.8.1.2　MPRR：远端限制结构 -MPTL 重建

预后

通过严格把握适应证，MPTL 和 MPFL 联合重建相较于单独 MPFL 重建可以提高预后[21, 110-111, 133-135]。最近的一项系统综述得出结论，MPTL 重建可以取得良好的临床结果[97]，复发脱位的发生率较低且与单独 MPFL 重建手术后的复发脱位率相似[94, 119-120, 122, 125]。MPTL 重建在超过 75% 的队列研究中取得了良好或优秀的预后。在存在危险因素的关于 MPTL 重建的研究中，危险因素的存在似乎没有对临床结果产生负面影响[97]。

并发症

最常见的并发症是伤口并发症[111, 136-138]、股四头肌萎缩[139] 和主观不稳定主诉[136]。伤口并发症主要发生在习惯性脱位的患者中，因为这些患者手术范围更大[137-138]。其他并发症，如低位髌骨和关节炎，可能与 MPTL 向内侧和远端牵力增加有关，这是非常罕见的[97]。

22.8.1.3　外侧支持带延长术（LRL）

预后

两项随机对照试验表明，与外侧支持带松解相比，外侧支持带延长能带来更好的膝关节功能[129-130] 并能恢复到以前的运动水平[130]。在国际髌股研究小组[3] 中，59% 的外科医生倾向选择外侧支持带延长术。

并发症

活动范围受限、肌肉萎缩和力量丧失的并发症发生率在支持带延长和松解两种手术中相似[130]。然而，外侧支持带松解的患者医源性髌骨内侧不稳的风险较高[129]。目前还没有关于外侧支持带延长术后内侧不稳的报道。在松解术后持续功能不良的患者中，内侧不稳定的发生率为 50%～72%[100, 131]。最

常见的症状是疼痛、肿胀和打软腿，扭转 / 旋转可加重这些症状[100, 131-132]。

22.8.2　骨性手术

22.8.2.1　胫骨结节截骨术（TTO）

预后

以往的研究表明对于髌股不稳定的患者，胫骨结节截骨术在 72.5%～78.9% 的患者中有良好的疗效[140-142]。Saltzman 等人通过一项包括 1000 多例手术的系统综述中发现，胫骨结节截骨术最常用于治疗出现疼痛症状的髌骨不稳患者[143]。Pritsch 等人报道了 TTO 手术治疗髌骨不稳或轨迹不良的患者在 6.2 年的随访中有 72.5% 的患者预后良好或优秀[142]。在这项研究中，术前伴有疼痛的髌骨不稳患者比单纯髌骨不稳患者预后差。长期研究表明术后髌骨不稳定的复发率在 8%～15%[144-147]。

然而，胫骨结节截骨术目前并不单独用于治疗髌骨不稳。目前已经达成共识认为应该在行 MPFL 重建同时进行 TTO。研究表明，在 MPFL 重建的同时进行 TTO 可以取得良好效果[148-152]。Allen 等人和 Mikashima 等人发现同时接受这两个手术的患者术后 Kujala 和 IKDC 评分有良好改善[148-149]。其他研究也报道了相较于术前指标的显著改善，包括 Kujala、KOOS、Lysholm、Tegner 和 VAS 疼痛评分[150-152]。这些研究还发现术后并发症的发生率和复发率较低。在不同的研究中，复发不稳定的发生率从 0～6.7%，这与没有 MPFL 重建单独行 TTO 相比是一个较低的发生率。由于良好的患者报告结果和低并发症发生率，研究支持如果病情需要医生可使用 TTO 合并 MPFL 重建治疗髌骨不稳。

并发症

胫骨结节截骨术的各种并发症已被报道，包括延迟伤口愈合、感染和皮肤坏死[153-155]、胫骨结节骨折、胫骨近端骨折、截骨延迟愈合以及因各种原因的早期内固定取出术[156-160]。骨筋膜室综合征的发生已有报道，外科医生必须对这种潜在的灾难性并发症保持警惕[161-162]。肺栓塞[162] 和深静脉血栓形成[158] 也有报道，但药物预防的效果尚不清楚。需要在关节镜下对粘连进行松解和 / 或麻醉下手法松解也可能发生[156, 161, 163]。早期运动[164] 是防止这种并发症的有效方法，在特定的情况下连续的被动运动可能会有所帮助[158]。由于截骨部位在站立

时受力，术后早期限制负重对于避免胫骨近端骨折至关重要[155, 164]。截骨部位的骨不连是罕见的，发生率为 3.7%，这是由于固定方式造成的[165-166]。

22.8.2.2 冠状面或旋转截骨

预后

对于有适应证的患者进行股骨远端截骨术治疗髌骨不稳可以改善患者报告的功能预后[105-106, 167-169]。在这些研究中，伴随股骨截骨手术同时进行的手术包括 MPFL 重建[108, 167]，外侧松解[106]，或内侧紧缩联合外侧松解[168-169]。患者报告的结果包括 Kujala 和 VAS 疼痛评分均得到改善。此外，这些研究中的患者满意率较高，满意率从 70% ～ 100%[105, 167]。Wilson 等人报道，在 11 名患者的队列中，90% 的患者恢复了他们想要的活动水平[105]。

Nelitz 等人也报道了接受股骨去旋转截骨联合 MPFL 重建手术的患者其报告的结果（包括 Kujala、IKDC 和 VAS 评分）显著改善。此外，在最后一次随访中没有患者不满意[170]。

并发症

一项系统综述发现，DFO 约有 10% 的并发症发生率和 35% ～ 40% 的再手术率[171]。再次手术最常见的情况为内固定取出术或既往患关节炎的患者行关节置换手术。并发症虽然不常见，但可能会出现活动范围减少、愈合延迟和复发性半脱位[105-106, 167-169]。这些文献报道出现了轻微的并发症，但没有严重的并发症发生。严重的并发症可能包括脱位、感染、骨筋膜室综合征、血栓形成或骨不连。

Nelitz 等也报道了在接受股骨去旋转截骨术的患者中无复发脱位、感染或延迟愈合。然而，像 DFO 的文献一样，有两名患者的活动范围减小。但是两名患者通过延长康复计划，最终实现了全范围的活动[170]。

22.8.2.3 滑车成形

预后

两项系统综述比较了滑车成形术与非滑车成形术治疗髌骨不稳定和严重滑车发育不良患者的疗效。Song 等人回顾了共纳入 329 例手术的 17 项关于不同方式的滑车成形术的研究（其中 112 例手术联合进行了 MPFL 重建），另外还回顾了共纳入 130 例手术的 6 项关于 MPFL 重建或其他手术的研究[172]。发现在所有纳入的研究中，无论采用何种具体的手术方法，术后均有显著改善。其中滑车成形术组患者术后髌骨稳定性得到了改善，髌股关节炎发生率减少，但活动范围也减少。重要的是，滑车成形术组中翻修病例的数量也显著增加[172]。Balcarek 等人对 10 项研究进行回顾分析，其中包括 4 项 MPFL 研究（221 例手术）和 6 项滑车成形术研究（186 例手术）。他们发现滑车成形术联合其他手术（如 MPFL 手术）可将脱位率降低到 2.1%，而单独 MPFL 重建的脱位率为 7%[173]。

并发症

最近一项荟萃分析对 20 项关于滑车成形术并发症的研究进行了分析。结果发现，活动范围的缩小是常见的并发症。髌股骨关节炎在 Bereiter 术中发生率为 7%，在 Dejour 术中发生率为 12%。接受 Berieter 成形术的患者中 8% 需要再次手术，接受 Dejour 成形术的患者中 20% 需要再次手术[174]。

22.9 总结

髌骨不稳的诊断和治疗目前仍然是一个挑战。可根据临床评估和影像学检查量身定制个体化治疗方案以改善患者预后。尽管有大量研究探讨髌骨不稳的治疗，但缺乏高质量的研究[174]。为了更好地确定非手术、软组织和 / 或骨性手术治疗的效果，需要进行随机对照研究，并纳入更大的样本量以及需要长期随访。生物力学研究将为制订最佳外科手术策略提供参考。手术技术必须标准化以使研究具有可比性。

参考文献

1. Harilainen A, Myllynen P, Antila H, Seitsalo S. The significance of arthroscopy and examination under anaesthesia in the diagnosis of fresh injury haemarthrosis of the knee joint. Injury. 1988;19(1):21–4. https://doi.org/10.1016/0020-1383(88)90168-4.

2. Stefancin JJ, Parker RD. First-time traumatic patellar dislocation: a systematic review. Clin Orthop Relat Res. 2007;455:93–101. https://doi.org/10.1097/BLO.0b013e31802eb40a.

3. Fithian DC, Paxton EW, Post WR, Panni AS, International Patellofemoral Study Group. Lateral retinacular release: a survey of the International Patellofemoral Study Group. Arthroscopy. 2004;20(5):463–8. https://doi.org/10.1016/j.arthro.2004.03.002.

4. Sherman SL, Erickson BJ, Cvetanovich GL, et al.

Tibial tuberosity osteotomy: indications, techniques, and outcomes. Am J Sports Med. 2014;42(8):2006–17. https://doi.org/10.1177/0363546513507423.

5. Camanho GL, Viegas Ade C, Bitar AC, Demange MK, Hernandez AJ. Conservative versus surgical treatment for repair of the medial patellofemoral ligament in acute dislocations of the patella. Arthroscopy. 2009;25(6):620–5. https://doi.org/10.1016/j.arthro.2008.12.005.

6. Hawkins RJ, Bell RH, Anisette G. Acute patellar dislocations. The natural history. Am J Sports Med. 1986;14(2):117–20. https://doi.org/10.1177/036354658601400204.

7. Mäenpää H, Huhtala H, Lehto MU. Recurrence after patellar dislocation. Redislocation in 37/75 patients followed for 6–24 years. Acta Orthop Scand. 1997;68(5):424–6.

8. Palmu S, Kallio PE, Donell ST, Helenius I, Nietosvaara Y. Acute patellar dislocation in children and adolescents: a randomized clinical trial. J Bone Joint Surg Am. 2008;90(3):463–70. https://doi.org/10.2106/JBJS.G.00072.

9. Hinckel BB, Gobbi RG, Kaleka CC, Camanho GL, Arendt EA. Medial patellotibial ligament and medial patellomeniscal ligament: anatomy, imaging, biomechanics, and clinical review. Knee Surg Sports Traumatol Arthrosc. 2018;26(3):685–96. https://doi.org/10.1007/s00167-017-4469-y.

10. Atkin DM, Fithian DC, Marangi KS, Stone ML, Dobson BE, Mendelsohn C. Characteristics of patients with primary acute lateral patellar dislocation and their recovery within the first 6 months of injury. Am J Sports Med. 2000;28(4):472–9. https://doi.org/10.1177/03635465000280040601.

11. Askenberger M, Ekstrom W, Finnbogason T, Janarv PM. Occult intra-articular knee injuries in children with hemarthrosis. Am J Sports Med. 2014;42(7):1600–6. https://doi.org/10.1177/0363546514529639.

12. Sherman SL, Plackis AC, Nuelle CW. Patellofemoral anatomy and biomechanics. Clin Sports Med. 2014;33(3):389–401. https://doi.org/10.1016/j.csm.2014.03.008.

13. Jacobson KE, Flandry FC. Diagnosis of anterior knee pain. Clin Sports Med. 1989;8(2):179–95.

14. Fox TA. Dysplasia of the quadriceps mechanism: hypoplasia of the vastus medialis muscle as related to the hypermobile patella syndrome. Surg Clin North Am. 1975;55(1):199–226.

15. Sakai N, Luo ZP, Rand JA, An KN. The influence of weakness in the vastus medialis oblique muscle on the patellofemoral joint: an in vitro biomechanical study. Clin Biomech (Bristol, Avon). 2000;15(5):335–9. https://doi.org/10.1016/S0268-0033(99)00089-3.

16. Desio SM, Burks RT, Bachus KN. Soft tissue restraints to lateral patellar translation in the human knee. Am J Sports Med. 1998;26(1):59–65. https://doi.org/10.1177/03635465980260012701.

17. Hautamaa PV, Fithian DC, Kaufman KR, Daniel DM, Pohlmeyer AM. Medial soft tissue restraints in lateral patellar instability and repair. Clin Orthop Relat Res. 1998;349:174–82.

18. Mountney J, Senavongse W, Amis AA, Thomas NP. Tensile strength of the medial patellofemoral ligament before and after repair or reconstruction. J Bone Joint Surg Br. 2005;87(1):36–40.

19. Senavongse W, Amis AA. The effects of articular, retinacular, or muscular deficiencies on patellofemoral joint stability: a biomechanical study in vitro. J Bone Joint Surg Br. 2005;87(4):577–82. https://doi.org/10.1302/0301-620X.87B4.14768.

20. Tanaka MJ. Variability in the patellar attachment of the medial patellofemoral ligament. Arthroscopy. 2016;32(8):1667–70. https://doi.org/10.1016/j.arthro.2016.01.046.

21. Ebied AM, El-Kholy W. Reconstruction of the medial patello-femoral and patello-tibial ligaments for treatment of patellar instability. Knee Surg Sports Traumatol Arthrosc. 2012;20(5):926–32. https://doi.org/10.1007/s00167-011-1659-x.

22. Redziniak DE, Diduch DR, Mihalko WM, et al. Patellar instability. J Bone Joint Surg Am. 2009;91(9):2264–75.

23. Philippot R, Boyer B, Testa R, Farizon F, Moyen B. The role of the medial ligamentous structures on patellar tracking during knee flexion. Knee Surg Sports Traumatol Arthrosc. 2012;20(2):331–6. https://doi.org/10.1007/s00167-011-1598-6.

24. Garth WP Jr, Connor GS, Futch L, Belarmino H. Patellar subluxation at terminal knee extension: isolated deficiency of the medial patellomeniscal ligament. J Bone Joint Surg Am. 2011;93(10):954–62. https://doi.org/10.2106/JBJS.H.00103.

25. Hinckel BB, Gobbi RG, Demange MK, et al. Medial patellofemoral ligament, medial patellotibial ligament, and medial patellomeniscal ligament: anatomic, histologic, radiographic, and biomechanical study. Arthroscopy. 2017;33(10):1862–73. https://doi.org/10.1016/j.arthro.2017.04.020.

26. Kaleka CC, Aihara LJ, Rodrigues A, de Medeiros SF, de Oliveira VM, de Paula Leite Cury R. Cadaveric study of the secondary medial patellar restraints: patellotibial and patellomeniscal ligaments. Knee Surg Sports Traumatol Arthrosc. 2017;25(1):144–51. https://doi.org/10.1007/s00167-016-4322-8.

27. Johnson RP. Lateral facet syndrome of the patella. Lateral restraint analysis and use of lateral resection. Clin Orthop Relat Res. 1989;238:148–58.

28. Panagiotopoulos E, Strzelczyk P, Herrmann M, Scuderi G. Cadaveric study on static medial patellar stabilizers: the dynamizing role of the vastus medialis obliquus on medial patellofemoral ligament. Knee Surg Sports Traumatol Arthrosc. 2006;14(1):7–12. https://doi.org/10.1007/s00167-005-0631-z.

29. Conlan T, Garth WP Jr, Lemons JE. Evaluation of the medial soft-tissue restraints of the extensor mechanism of the knee. J Bone Joint Surg Am.

1993;75(5):682–93.

30. Hinckel BB, Arendt EA. Lateral retinaculum lengthening or release. Oper Tech Sports Med. 2015;23(2):100–6. https://doi.org/10.1053/j.otsm.2015.02.012.

31. Smith TO, Clark A, Neda S, et al. The intra- and inter-observer reliability of the physical examination methods used to assess patients with patellofemoral joint instability. Knee. 2012;19(4):404–10. https://doi.org/10.1016/j.knee.2011.06.002.

32. Nomura E, Horiuchi Y, Inoue M. Correlation of MR imaging findings and open exploration of medial patellofemoral ligament injuries in acute patellar dislocations. Knee. 2002;9(2):139–43.

33. Post WR, Teitge R, Amis A. Patellofemoral malalignment: looking beyond the viewbox. Clin Sports Med. 2002;21(3):521–46, x. https://doi.org/10.1016/S0278-5919(02)00011-X.

34. Stäubli HU, Dürrenmatt U, Porcellini B, Rauschning W. Anatomy and surface geometry of the patellofemoral joint in the axial plane. J Bone Joint Surg Br. 1999;81(3):452–8.

35. Sanders TG, Morrison WB, Singleton BA, Miller MD, Cornum KG. Medial patellofemoral ligament injury following acute transient dislocation of the patella: MR findings with surgical correlation in 14 patients. J Comput Assist Tomogr. 2001;25(6):957–62.

36. Thawait SK, Soldatos T, Thawait GK, Cosgarea AJ, Carrino JA, Chhabra A. High resolution magnetic resonance imaging of the patellar retinaculum: normal anatomy, common injury patterns, and pathologies. Skelet Radiol. 2012;41(2):137–48. https://doi.org/10.1007/s00256-011-1291-3.

37. Maldague B, Malghem J. Radiology of patellar instability: contribution of the lateral radiography and the 30-degree axial view with external rotation. Acta Orthop Belg. 1989;55(3):311–29.

38. Arendt EA, Dejour D. Patella instability: building bridges across the ocean a historic review. Knee Surg Sports Traumatol Arthrosc. 2013;21(2):279–93. https://doi.org/10.1007/s00167-012-2274-1.

39. Biyani R, Elias JJ, Saranathan A, et al. Anatomical factors influencing patellar tracking in the unstable patellofemoral joint. Knee Surg Sports Traumatol Arthrosc. 2014;22(10):2334–41. https://doi.org/10.1007/s00167-014-3195-y.

40. Dejour H, Walch G, Neyret P, Adeleine P. Dysplasia of the femoral trochlea. Rev Chir Orthop Reparatrice Appareil Mot. 1990;76(1):45–54.

41. Dejour H, Walch G, Nove-Josserand L, Guier C. Factors of patellar instability: an anatomic radiographic study. Knee Surg Sports Traumatol Arthrosc. 1994;2(1):19–26.

42. Post WR, Fithian DC. Patellofemoral instability: a consensus statement from the AOSSM/PFF Patellofemoral Instability Workshop. Orthop J Sports Med. 2018;6(1):2325967117750352. https://doi.org/10.1177/2325967117750352.

43. Markolf KL, Mensch JS, Amstutz HC. Stiffness and laxity of the knee—the contributions of the supporting structures. A quantitative in vitro study. J Bone Joint Surg Am. 1976;58(5):583–94.

44. Shoemaker SC, Adams D, Daniel DM, Woo SL. Quadriceps/anterior cruciate graft interaction. An in vitro study of joint kinematics and anterior cruciate ligament graft tension. Clin Orthop Relat Res. 1993;294:379–90.

45. Trent PS, Walker PS, Wolf B. Ligament length patterns, strength, and rotational axes of the knee joint. Clin Orthop Relat Res. 1976;117:263–70.

46. Johnson LL, van Dyk GE, Green JR 3rd, et al. Clinical assessment of asymptomatic knees: comparison of men and women. Arthroscopy. 1998;14(4):347–59. https://doi.org/10.1016/S0749-8063(98)70001-5.

47. Sojbjerg JO, Lauritzen J, Hvid I, Boe S. Arthroscopic determination of patellofemoral malalignment. Clin Orthop Relat Res. 1987;215:243–7.

48. Woodland LH, Francis RS. Parameters and comparisons of the quadriceps angle of college-aged men and women in the supine and standing positions. Am J Sports Med. 1992;20(2):208–11. https://doi.org/10.1177/036354659202000220.

49. Hinckel BB, Gobbi RG, Filho EN, et al. Are the osseous and tendinous-cartilaginous tibial tuberosity-trochlear groove distances the same on CT and MRI? Skelet Radiol. 2015;44(8):1085–93. https://doi.org/10.1007/s00256-015-2118-4.

50. Hinckel BB, Gobbi RG, Kihara Filho EN, Demange MK, Pecora JR, Camanho GL. Patellar tendon-trochlear groove angle measurement: a new method for patellofemoral rotational analyses. Orthop J Sports Med. 2015;3(9):2325967115601031. https://doi.org/10.1177/2325967115601031.

51. Hinckel BB, Gobbi RG, Kihara Filho EN, et al. Why are bone and soft tissue measurements of the TT-TG distance on MRI different in patients with patellar instability? Knee Surg Sports Traumatol Arthrosc. 2017;25(10):3053–60. https://doi.org/10.1007/s00167-016-4095-0.

52. Daynes J, Hinckel BB, Farr J. Tibial tuberosity-posterior cruciate ligament distance. J Knee Surg. 2016;29(6):471–7. https://doi.org/10.1055/s-0035-1564732.

53. Tensho K, Akaoka Y, Shimodaira H, et al. What components comprise the measurement of the tibial tuberosity-trochlear groove distance in a patellar dislocation population? J Bone Joint Surg Am. 2015;97(17):1441–8. https://doi.org/10.2106/JBJS.N.01313.

54. Johnson F, Leitl S, Waugh W. The distribution of load across the knee. A comparison of static and dynamic measurements. J Bone Joint Surg Br. 1980;62(3):346–9.

55. Karachalios T, Sarangi PP, Newman JH. Severe varus and valgus deformities treated by total knee arthroplasty. J Bone Joint Surg Br. 1994;76(6):938–42.

56. Seitlinger G, Moroder P, Scheurecker G, Hofmann

S, Grelsamer RP. The contribution of different femur segments to overall femoral torsion. Am J Sports Med. 2016;44(7):1796–800. https://doi.org/10.1177/0363546516639945.

57. Diederichs G, Kohlitz T, Kornaropoulos E, Heller MO, Vollnberg B, Scheffler S. Magnetic resonance imaging analysis of rotational alignment in patients with patellar dislocations. Am J Sports Med. 2013;41(1):51–7. https://doi.org/10.1177/0363546512464691.

58. Post WR. Clinical evaluation of patients with patellofemoral disorders. Arthroscopy. 1999;15(8):841–51. https://doi.org/10.1053/ar.1999.v15.015084.

59. Reider B, Martell JM. Pelvis, hip and thigh. In: The orthopedic physical examination. Philadelphia, PA: WB Saunders; 1999. p. 159–99.

60. Takagi S, Sato T, Watanabe S, et al. Alignment in the transverse plane, but not sagittal or coronal plane, affects the risk of recurrent patella dislocation. Knee Surg Sports Traumatol Arthrosc. 2017; https://doi.org/10.1007/s00167-017-4806-1.

61. Parikh S, Noyes FR. Patellofemoral disorders: role of computed tomography and magnetic resonance imaging in defining abnormal rotational lower limb alignment. Sports Health. 2011;3(2):158–69. https://doi.org/10.1177/1941738111399372.

62. Kuo TY, Skedros JG, Bloebaum RD. Measurement of femoral anteversion by biplane radiography and computed tomography imaging: comparison with an anatomic reference. Investig Radiol. 2003;38(4):221–9. https://doi.org/10.1097/01.RLI.0000059542.90854.EF.

63. Tamari K, Tinley P, Briffa K, Aoyagi K. Ethnic-, gender-, and age-related differences in femorotibial angle, femoral antetorsion, and tibiofibular torsion: cross-sectional study among healthy Japanese and Australian Caucasians. Clin Anat. 2006;19(1):59–67. https://doi.org/10.1002/ca.20170.

64. Schneider B, Laubenberger J, Jemlich S, Groene K, Weber HM, Langer M. Measurement of femoral antetorsion and tibial torsion by magnetic resonance imaging. Br J Radiol. 1997;70(834):575–9. https://doi.org/10.1259/bjr.70.834.9227249.

65. Colvin AC, West RV. Patellar instability. J Bone Joint Surg Am. 2008;90(12):2751–62. https://doi.org/10.2106/JBJS.H.00211.

66. Insall J, Goldberg V, Salvati E. Recurrent dislocation and the high-riding patella. Clin Orthop Relat Res. 1972;88:67–9.

67. Ward SR, Terk MR, Powers CM. Patella alta: association with patellofemoral alignment and changes in contact area during weight-bearing. J Bone Joint Surg Am. 2007;89(8):1749–550. https://doi.org/10.2106/JBJS.F.00508.

68. Aglietti P, Insall JN, Cerulli G. Patellar pain and incongruence. I: measurements of incongruence. Clin Orthop Relat Res. 1983;176:217–24.

69. Simmons E Jr, Cameron JC. Patella alta and recurrent dislocation of the patella. Clin Orthop Relat Res. 1992;274:265–9.

70. Insall J, Salvati E. Patella position in the normal knee joint. Radiology. 1971;101(1):101–4. https://doi.org/10.1148/101.1.101.

71. Grelsamer RP, Meadows S. The modified Insall-Salvati ratio for assessment of patellar height. Clin Orthop Relat Res. 1992;282:170–6.

72. Blackburne JS, Peel TE. A new method of measuring patellar height. J Bone Joint Surg Br. 1977;59(2):241–2.

73. Caton J, Deschamps G, Chambat P, Lerat JL, Dejour H. Patella infera. Apropos of 128 cases. Rev Chir Orthop Reparatrice Appar Mot. 1982;68(5):317–25.

74. Labelle H, Laurin CA. Radiological investigation of normal and abnormal patellae. J Bone Joint Surg Br. 1975;57:530.

75. Biedert RM, Albrecht S. The patellotrochlear index: a new index for assessing patellar height. Knee Surg Sports Traumatol Arthrosc. 2006;14(8):707–12. https://doi.org/10.1007/s00167-005-0015-4.

76. Dejour D, Ferrua P, Ntagiopoulos PG, et al. The introduction of a new MRI index to evaluate sagittal patellofemoral engagement. Orthop Traumatol Surg Res. 2013;99(8 Suppl):S391–8. https://doi.org/10.1016/j.otsr.2013.10.008.

77. Askenberger M, Janarv PM, Finnbogason T, Arendt EA. Morphology and anatomic patellar instability risk factors in first-time traumatic lateral patellar dislocations: a prospective magnetic resonance imaging study in skeletally immature children. Am J Sports Med. 2017;45(1):50–8. https://doi.org/10.1177/0363546516663498.

78. Steensen RN, Bentley JC, Trinh TQ, Backes JR, Wiltfong RE. The prevalence and combined prevalences of anatomic factors associated with recurrent patellar dislocation: a magnetic resonance imaging study. Am J Sports Med. 2015;43(4):921–7. https://doi.org/10.1177/0363546514563904.

79. Tompkins MA, Rohr SR, Agel J, Arendt EA. Anatomic patellar instability risk factors in primary lateral patellar dislocations do not predict injury patterns: an MRI-based study. Knee Surg Sports Traumatol Arthrosc. 2017;26(3):677–84. https://doi.org/10.1007/s00167-017-4464-3.

80. Albee F. The bone graft wedge in the treatment of habitual dislocation of the patella. Med Rec. 1915;88(7):257–9.

81. Feller JA, Amis AA, Andrish JT, Arendt EA, Erasmus PJ, Powers CM. Surgical biomechanics of the patellofemoral joint. Arthroscopy. 2007;23(5):542–53. https://doi.org/10.1016/j.arthro.2007.03.006.

82. Dejour D, Le Coultre B. Osteotomies in patellofemoral instabilities. Sports Med Arthrosc Rev. 2007;15(1):39–46. https://doi.org/10.1097/JSA.0b013e31803035ae.

83. Malghem J, Maldague B. Depth insufficiency of the proximal trochlear groove on lateral radiographs of the knee: relation to patellar dislocation. Radiology. 1989;170(2):507–10. https://doi.org/10.1148/radiology.170.2.2911676.

84. Pfirrmann CW, Zanetti M, Romero J, Hodler J. Femoral trochlear dysplasia: MR findings. Radiology. 2000;216(3):858–64. https://doi.org/10.1148/radiology.216.3.r00se38858.

85. Mäenpää H, Lehto MU. Patellar dislocation. The long-term results of nonoperative management in 100 patients. Am J Sports Med. 1997;25(2):213–7. https://doi.org/10.1177/036354659702500213.

86. Cosgarea AJ, Browne JA, Kim TK, McFarland EG. Evaluation and management of the unstable patella. Phys Sportsmed. 2002;30(10):33–40. https://doi.org/10.3810/psm.2002.10.492.

87. Fabricant PD, Yen YM, Kramer DE, et al. Fixation of traumatic chondral-only fragments of the knee in pediatric and adolescent athletes: a retrospective multicenter report. Orthop J Sports Med. 2018;6(2):2325967117753140. https://doi.org/10.1177/2325967117753140.

88. Cavalheiro CM, Gobbi RG, Hinckel BB, Demange MK, Pécora JR, Camanho GL. Lesão condral do fêmur tratada com sutura óssea após luxação aguda de patela: um relato de caso. Rev Bras Ortop. 2017; https://doi.org/10.1016/j.rbo.2017.04.003.

89. Hinckel BB, Gomoll AH, Farr J II. Cartilage restoration in the patellofemoral joint. Am J Orthop (Belle Mead NJ). 2017;46(5):217–22.

90. Anderson CN, Magnussen RA, Block JJ, Anderson AF, Spindler KP. Operative fixation of chondral loose bodies in osteochondritis dissecans in the knee: a report of 5 cases. Orthop J Sports Med. 2013;1(2):2325967113496546. https://doi.org/10.1177/2325967113496546.

91. Jaquith BP, Parikh SN. Predictors of recurrent patellar instability in children and adolescents after first-time dislocation. J Pediatr Orthop. 2017;37(7):484–90. https://doi.org/10.1097/BPO.0000000000000674.

92. Christensen TC, Sanders TL, Pareek A, Mohan R, Dahm DL, Krych AJ. Risk factors and time to recurrent ipsilateral and contralateral patellar dislocations. Am J Sports Med. 2017;45(9):2105–10. https://doi.org/10.1177/0363546517704178.

93. Magnussen RA, Verlage M, Stock E, et al. Primary patellar dislocations without surgical stabilization or recurrence: how well are these patients really doing? Knee Surg Sports Traumatol Arthrosc. 2017;25(8):2352–6. https://doi.org/10.1007/s00167-015-3716-3.

94. Bitar AC, Demange MK, D'Elia CO, Camanho GL. Traumatic patellar dislocation: nonoperative treatment compared with MPFL reconstruction using patellar tendon. Am J Sports Med. 2012;40(1):114–22. https://doi.org/10.1177/0363546511423742.

95. Andrish J. The management of recurrent patellar dislocation. Orthop Clin North Am. 2008;39(3):313–27, vi. https://doi.org/10.1016/j.ocl.2008.03.005.

96. Sherman SL, Nuelle CW, Farr J. Issues specific to cartilage restoration in the patellofemoral joint. In: Amendola A, Gomoll AH, editors. AAOS let's discuss joint preservation of the knee. Rosemont, IL: American Academy of Orthopaedic Surgeons; 2015.

p. 213–37.

97. Baumann CA, Pratte EL, Sherman SL, Arendt EA, Hinckel BB. Reconstruction of the medial patellotibial ligament results in favorable clinical outcomes: a systematic review. Knee Surg Sports Traumatol Arthrosc. 2018; https://doi.org/10.1007/s00167-018-4833-6.

98. Hinckel BB, Gobbi RG, Bonadio MB, Demange MK, Pécora JR, Camanho GL. Reconstruction of medial patellofemoral ligament using quadriceps tendon combined with reconstruction of medial patellotibial ligament using patellar tendon: initial experience. Rev Bras Ortop. 2016;51(1):75–82. https://doi.org/10.1016/j.rboe.2015.03.012.

99. Hinckel BB, Gobbi RG, Demange MK, Bonadio MB, Pecora JR, Camanho GL. Combined reconstruction of the medial patellofemoral ligament with quadricipital tendon and the medial patellotibial ligament with patellar tendon. Arthrosc Tech. 2016;5(1):e79–84. https://doi.org/10.1016/j.eats.2015.10.004.

100. Hughston JC, Deese M. Medial subluxation of the patella as a complication of lateral retinacular release. Am J Sports Med. 1988;16(4):383–8. https://doi.org/10.1177/036354658801600413.

101. Aglietti P, Pisaneschi A, Buzzi R, Gaudenzi A, Allegra M. Arthroscopic lateral release for patellar pain or instability. Arthroscopy. 1989;5(3):176–83.

102. Redler LH, Meyers KN, Brady JM, Dennis ER, Nguyen JT, Shubin Stein BE. Anisometry of medial patellofemoral ligament reconstruction in the setting of increased tibial tubercle-trochlear groove distance and patella alta. Arthroscopy. 2018;34(2):502–10. https://doi.org/10.1016/j.arthro.2017.08.256.

103. Beck PR, Thomas AL, Farr J, Lewis PB, Cole BJ. Trochlear contact pressures after anteromedialization of the tibial tubercle. Am J Sports Med. 2005;33(11):1710–5. https://doi.org/10.1177/0363546505278300.

104. Franciozi CE, Ambra LF, Albertoni LJ, et al. Increased femoral anteversion influence over surgically treated recurrent patellar instability patients. Arthroscopy. 2017;33(3):633–40. https://doi.org/10.1016/j.arthro.2016.09.015.

105. Wilson PL, Black SR, Ellis HB, Podeszwa DA. Distal femoral valgus and recurrent traumatic patellar instability: is an isolated varus producing distal femoral osteotomy a treatment option? J Pediatr Orthop. 2018;38(3):e162–e7. https://doi.org/10.1097/BPO.0000000000001128.

106. Swarup I, Elattar O, Rozbruch SR. Patellar instability treated with distal femoral osteotomy. Knee. 2017;24(3):608–14. https://doi.org/10.1016/j.knee.2017.02.004.

107. Hinterwimmer S, Minzlaff P, Saier T, Niemeyer P, Imhoff AB, Feucht MJ. Biplanar supracondylar femoral derotation osteotomy for patellofemoral malalignment: the anterior closed-wedge technique. Knee Surg Sports Traumatol Arthrosc. 2014;22(10):2518–21. https://doi.org/10.1007/s00167-014-2993-6.

108. Schöttle PB, Schmeling A, Rosenstiel N, Weiler A. Radiographic landmarks for femoral tunnel placement in medial patellofemoral ligament reconstruction. Am J Sports Med. 2007;35(5):801–4. https://doi.org/10.1177/0363546506296415.

109. Beck P, Brown NA, Greis PE, Burks RT. Patellofemoral contact pressures and lateral patellar translation after medial patellofemoral ligament reconstruction. Am J Sports Med. 2007;35(9):1557–63. https://doi.org/10.1177/0363546507300872.

110. Sobhy MH, Mahran MA, Kamel EM. Midterm results of combined patellofemoral and patellotibial ligaments reconstruction in recurrent patellar dislocation. Eur J Orthop Surg Traumatol. 2013;23(4):465–70. https://doi.org/10.1007/s00590-012-0999-7.

111. Hinckel BB, Gobbi RG, Bonadio MB, Demange MK, Pecora JR, Camanho GL. Reconstruction of medial patellofemoral ligament using quadriceps tendon combined with reconstruction of medial patellotibial ligament using patellar tendon: initial experience. Rev Bras Ortop. 2016;51(1):75–82. https://doi.org/10.1016/j.rboe.2015.03.012.

112. Peterson L, Karlsson J, Brittberg M. Patellar instability with recurrent dislocation due to patellofemoral dysplasia. Results after surgical treatment. Bull Hosp Jt Dis Orthop Inst. 1988;48(2):130–9.

113. Goutallier D, Raou D, Van Driessche S. Retrotrochlear wedge reduction trochleoplasty for the treatment of painful patella syndrome with protruding trochleae. Technical note and early results. Rev Chir Orthop Reparatrice Appar Mot. 2002;88(7):678–85.

114. Hinckel BB, Arendt EA, Ntagiopoulos PG, Dejour D. Trochleoplasty: historical overview and Dejour technique. Oper Tech Sports Med. 2015;23(2):114–22. https://doi.org/10.1053/j.otsm.2015.02.005.

115. Blønd L, Schöttle PB. The arthroscopic deepening trochleoplasty. Knee Surg Sports Traumatol Arthrosc. 2010;18(4):480–5. https://doi.org/10.1007/s00167-009-0935-5.

116. von Knoch F, Böhm T, Bürgi ML, von Knoch M, Bereiter H. Trochleaplasty for recurrent patellar dislocation in association with trochlear dysplasia. A 4- to 14-year follow-up study. J Bone Joint Surg Br. 2006;88(10):1331–5. https://doi.org/10.1302/0301-620X.88B10.17834.

117. Bellemans J, Cauwenberghs F, Brys P, Victor J, Fabry G. Fracture of the proximal tibia after Fulkerson anteromedial tibial tubercle transfer. A report of four cases. Am J Sports Med. 1998;26(2):300–2. https://doi.org/10.1177/03635465980260022401.

118. Witoński D, Kęska R, Synder M, Sibiński M. An isolated medial patellofemoral ligament reconstruction with patellar tendon autograft. Biomed Res Int. 2013;2013:637678. https://doi.org/10.1155/2013/637678.

119. Ma LF, Wang F, Chen BC, Wang CH, Zhou JW, Wang HY. Medial retinaculum plasty versus medial patellofemoral ligament reconstruction for recurrent patellar instability in adults: a randomized controlled trial. Arthroscopy. 2013;29(5):891–7. https://doi.org/10.1016/j.arthro.2013.01.030.

120. Zhao J, Huangfu X, He Y. The role of medial retinaculum plication versus medial patellofemoral ligament reconstruction in combined procedures for recurrent patellar instability in adults. Am J Sports Med. 2012;40(6):1355–64. https://doi.org/10.1177/0363546512439193.

121. Wagner D, Pfalzer F, Hingelbaum S, Huth J, Mauch F, Bauer G. The influence of risk factors on clinical outcomes following anatomical medial patellofemoral ligament (MPFL) reconstruction using the gracilis tendon. Knee Surg Sports Traumatol Arthrosc. 2013;21(2):318–24. https://doi.org/10.1007/s00167-012-2015-5.

122. Howells NR, Barnett AJ, Ahearn N, Ansari A, Eldridge JD. Medial patellofemoral ligament reconstruction: a prospective outcome assessment of a large single centre series. J Bone Joint Surg Br. 2012;94(9):1202–8. https://doi.org/10.1302/0301-620X.94B9.28738.

123. Ahmad CS, Brown GD, Shubin Stein BE. The docking technique for medial patellofemoral ligament reconstruction: surgical technique and clinical outcome. Am J Sports Med. 2009;37(10):2021–7. https://doi.org/10.1177/0363546509336261.

124. Sillanpää P, Mattila VM, Visuri T, Mäenpää H, Pihlajamäki H. Ligament reconstruction versus distal realignment for patellar dislocation. Clin Orthop Relat Res. 2008;466(6):1475–84. https://doi.org/10.1007/s11999-008-0207-6.

125. Christiansen SE, Jacobsen BW, Lund B, Lind M. Reconstruction of the medial patellofemoral ligament with gracilis tendon autograft in transverse patellar drill holes. Arthroscopy. 2008;24(1):82–7. https://doi.org/10.1016/j.arthro.2007.08.005.

126. Schöttle PB, Fucentese SF, Romero J. Clinical and radiological outcome of medial patellofemoral ligament reconstruction with a semitendinosus autograft for patella instability. Knee Surg Sports Traumatol Arthrosc. 2005;13(7):516–21. https://doi.org/10.1007/s00167-005-0659-0.

127. Nelitz M, Williams RS, Lippacher S, Reichel H, Dornacher D. Analysis of failure and clinical outcome after unsuccessful medial patellofemoral ligament reconstruction in young patients. Int Orthop. 2014;38(11):2265–72. https://doi.org/10.1007/s00264-014-2437-4.

128. Shah JN, Howard JS, Flanigan DC, Brophy RH, Carey JL, Lattermann C. A systematic review of complications and failures associated with medial patellofemoral ligament reconstruction for recurrent patellar dislocation. Am J Sports Med. 2012;40(8):1916–23. https://doi.org/10.1177/0363546512442330.

129. Pagenstert G, Wolf N, Bachmann M, et al. Open lateral patellar retinacular lengthening versus open retinacular release in lateral patellar hypercompression syndrome: a prospective double-blinded

comparative study on complications and outcome. Arthroscopy. 2012;28(6):788–97. https://doi.org/10.1016/j.arthro.2011.11.004.

130. O'Neill DB. Open lateral retinacular lengthening compared with arthroscopic release. A prospective, randomized outcome study. J Bone Joint Surg Am. 1997;79(12):1759–69.

131. Shellock FG, Mink JH, Deutsch A, Fox JM, Ferkel RD. Evaluation of patients with persistent symptoms after lateral retinacular release by kinematic magnetic resonance imaging of the patellofemoral joint. Arthroscopy. 1990;6(3):226–34. https://doi.org/10.1016/0749-8063(90)90079-S.

132. Heyworth BE, Carroll KM, Dawson CK, Gill TJ. Open lateral retinacular closure surgery for treatment of anterolateral knee pain and disability after arthroscopic lateral retinacular release. Am J Sports Med. 2012;40(2):376–82. https://doi.org/10.1177/0363546511428600.

133. Brown GD, Ahmad CS. Combined medial patellofemoral ligament and medial patellotibial ligament reconstruction in skeletally immature patients. J Knee Surg. 2008;21(4):328–32.

134. Drez D Jr, Edwards TB, Williams CS. Results of medial patellofemoral ligament reconstruction in the treatment of patellar dislocation. Arthroscopy. 2001;17(3):298–306. https://doi.org/10.1053/jars.2001.21490.

135. Giordano M, Falciglia F, Aulisa AG, Guzzanti V. Patellar dislocation in skeletally immature patients: semitendinosous and gracilis augmentation for combined medial patellofemoral and medial patellotibial ligament reconstruction. Knee Surg Sports Traumatol Arthrosc. 2012;20(8):1594–8. https://doi.org/10.1007/s00167-011-1784-6.

136. Baker RH, Carroll N, Dewar FP, Hall JE. The semitendinosus tenodesis for recurrent dislocation of the patella. J Bone Joint Surg Br. 1972;54(1):103–9.

137. Hall JE, Micheli LJ, McManama GB Jr. Semitendinosus tenodesis for recurrent subluxation or dislocation of the patella. Clin Orthop Relat Res. 1979;144:31–5.

138. Joo SY, Park KB, Kim BR, Park HW, Kim HW. The 'four-in-one' procedure for habitual dislocation of the patella in children: early results in patients with severe generalised ligamentous laxity and aplasia of the trochlear groove. J Bone Joint Surg Br. 2007;89(12):1645–9. https://doi.org/10.1302/0301-620X.89B12.19398.

139. Letts RM, Davidson D, Beaule P. Semitendinosus tenodesis for repair of recurrent dislocation of the patella in children. J Pediatr Orthop. 1999;19(6):742–7.

140. Caton JH, Dejour D. Tibial tubercle osteotomy in patello-femoral instability and in patellar height abnormality. Int Orthop. 2010;34(2):305–9. https://doi.org/10.1007/s00264-009-0929-4.

141. Dantas P, Nunes C, Moreira J, Amaral LB. Antero-medialisation of the tibial tubercle for patellar insta-bility. Int Orthop. 2005;29(6):390–1. https://doi.org/10.1007/s00264-005-0015-5.

142. Pritsch T, Haim A, Arbel R, Snir N, Shasha N, Dekel S. Tailored tibial tubercle transfer for patel-lofemoral malalignment: analysis of clinical outcomes. Knee Surg Sports Traumatol Arthrosc. 2007;15(8):994–1002. https://doi.org/10.1007/s00167-007-0325-9.

143. Saltzman BM, Rao A, Erickson BJ, et al. A systematic review of 21 tibial tubercle osteotomy studies and more than 1000 knees: indications, clinical outcomes, complications, and reoperations. Am J Orthop (Belle Mead NJ). 2017;46(6):E396–e407.

144. Akgun U, Nuran R, Karahan M. Modified Fulkerson osteotomy in recurrent patellofemoral dislocations. Acta Orthop Traumatol Turc. 2010;44(1):27–35. https://doi.org/10.3944/AOTT.2010.2143.

145. Barber FA, McGarry JE. Elmslie-Trillat procedure for the treatment of recurrent patellar instability. Arthroscopy. 2008;24(1):77–81. https://doi.org/10.1016/j.arthro.2007.07.028.

146. Tecklenburg K, Feller JA, Whitehead TS, Webster KE, Elzarka A. Outcome of surgery for recurrent patellar dislocation based on the distance of the tibial tuberosity to the trochlear groove. J Bone Joint Surg Br. 2010;92(10):1376–80. https://doi.org/10.1302/0301-620X.92B10.24439.

147. Tsuda E, Ishibashi Y, Yamamoto Y, Maeda S. Incidence and radiologic predictor of postoperative patellar instability after Fulkerson procedure of the tibial tuberosity for recurrent patellar dislocation. Knee Surg Sports Traumatol Arthrosc. 2012;20(10):2062–70. https://doi.org/10.1007/s00167-011-1832-2.

148. Allen MM, Krych AJ, Johnson NR, Mohan R, Stuart MJ, Dahm DL. Combined tibial tubercle osteotomy and medial patellofemoral ligament reconstruction for recurrent lateral patellar instability in patients with multiple anatomic risk factors. Arthroscopy. 2018;34(8):2420–6.e3. https://doi.org/10.1016/j.arthro.2018.02.049.

149. Mikashima Y, Kimura M, Kobayashi Y, Asagumo H, Tomatsu T. Medial patellofemoral ligament reconstruction for recurrent patellar instability. Acta Orthop Belg. 2004;70(6):545–50.

150. Mulliez A, Lambrecht D, Verbruggen D, Van Der Straeten C, Verdonk P, Victor J. Clinical outcome in MPFL reconstruction with and without tuberositas transposition. Knee Surg Sports Traumatol Arthrosc. 2017;25(9):2708–14. https://doi.org/10.1007/s00167-015-3654-0.

151. Watanabe T, Muneta T, Ikeda H, Tateishi T, Sekiya I. Visual analog scale assessment after medial patellofemoral ligament reconstruction: with or without tibial tubercle transfer. J Orthop Sci. 2008;13(1):32–8. https://doi.org/10.1007/s00776-007-1196-0.

152. Frings J, Krause M, Wohlmuth P, Akoto R, Frosch KH. Influence of patient-related factors on clinical outcome of tibial tubercle transfer combined with

medial patellofemoral ligament reconstruction. Knee. 2018;pii:S0968–0160(18)30609-4. https://doi.org/10.1016/j.knee.2018.07.018.

153. Maquet P. Advancement of the tibial tuberosity. Clin Orthop Relat Res. 1976;115:225–30.

154. Mendes DG, Soudry M, Iusim M. Clinical assessment of Maquet tibial tuberosity advancement. Clin Orthop Relat Res. 1987;222:228–38.

155. Silvello L, Scarponi R, Guazzetti R, Bianchetti M, Fiore AM. Tibial tubercle advancement by the Maquet technique for patellofemoral arthritis or chondromalacia. Ital J Orthop Traumatol. 1987;13(1):37–44.

156. Bessette GC, Hunter RE. The Maquet procedure. A retrospective review. Clin Orthop Relat Res. 1988;232:159–67.

157. Ebinger TP, Boezaart A, Albright JP. Modifications of the Fulkerson osteotomy: a pilot study assessment of a novel technique of dynamic intraoperative determination of the adequacy of tubercle transfer. Iowa Orthop J. 2007;27:61–4.

158. Fulkerson JP, Becker GJ, Meaney JA, Miranda M, Folcik MA. Anteromedial tibial tubercle transfer without bone graft. Am J Sports Med. 1990;18(5):490–6; discussion 496–7. https://doi.org/10.1177/036354659001800508.

159. Klecker RJ, Winalski CS, Aliabadi P, Minas T. The aberrant anterior tibial artery: magnetic resonance appearance, prevalence, and surgical implications. Am J Sports Med. 2008;36(4):720–7. https://doi.org/10.1177/0363546507311595.

160. Shelbourne KD, Porter DA, Rozzi W. Use of a modified Elmslie-Trillat procedure to improve abnormal patellar congruence angle. Am J Sports Med. 1994;22(3):318–23. https://doi.org/10.1177/036354659402200304.

161. Cox JS. Evaluation of the Roux-Elmslie-Trillat procedure for knee extensor realignment. Am J Sports Med. 1982;10(5):303–10. https://doi.org/10.1177/036354658201000509.

162. Wiggins HE. The anterior tibial compartmental syndrome. A complication of the Hauser procedure. Clin Orthop Relat Res. 1975;113:90–4.

163. Fulkerson JP. Anteromedialization of the tibial tuberosity for patellofemoral malalignment. Clin Orthop Relat Res. 1983;177:176–81.

164. Farr J. Tibial tubercle osteotomy. Tech Knee Surg. 2003;2(1):28–42.

165. Farr J, Schepsis A, Cole B, Fulkerson J, Lewis P. Anteromedialization: review and technique. J Knee Surg. 2007;20(2):120–8.

166. Mayer C, Magnussen RA, Servien E, et al. Patellar tendon tenodesis in association with tibial tubercle distalization for the treatment of episodic patellar dislocation with patella alta. Am J Sports Med. 2012;40(2):346–51. https://doi.org/10.1177/0363546511427117.

167. Frings J, Krause M, Akoto R, Wohlmuth P, Frosch KH. Combined distal femoral osteotomy (DFO) in genu valgum leads to reliable patellar stabilization and an improvement in knee function. Knee Surg Sports Traumatol Arthrosc. 2018; https://doi.org/10.1007/s00167-018-5000-9.

168. Nha KW, Ha Y, Oh S, et al. Surgical Treatment with closing-wedge distal femoral osteotomy for recurrent patellar dislocation with genu valgum. Am J Sports Med. 2018;46(7):1632–40. https://doi.org/10.1177/0363546518765479.

169. Chang CB, Shetty GM, Lee JS, Kim YC, Kwon JH, Nha KW. A combined closing wedge distal femoral osteotomy and medial reefing procedure for recurrent patellar dislocation with genu valgum. Yonsei Med J. 2017;58(4):878–83. https://doi.org/10.3349/ymj.2017.58.4.878.

170. Nelitz M, Dreyhaupt J, Williams SR, Dornacher D. Combined supracondylar femoral derotation osteotomy and patellofemoral ligament reconstruction for recurrent patellar dislocation and severe femoral anteversion syndrome: surgical technique and clinical outcome. Int Orthop. 2015;39(12):2355–62. https://doi.org/10.1007/s00264-015-2859-7.

171. Wylie JD, Jones DL, Hartley MK, et al. Distal femoral osteotomy for the valgus knee: medial closing wedge versus lateral opening wedge: a systematic review. Arthroscopy. 2016;32(10):2141–7. https://doi.org/10.1016/j.arthro.2016.04.010.

172. Song GY, Hong L, Zhang H, et al. Trochleoplasty versus nontrochleoplasty procedures in treating patellar instability caused by severe trochlear dysplasia. Arthroscopy. 2014;30(4):523–32. https://doi.org/10.1016/j.arthro.2014.01.011.

173. Balcarek P, Rehn S, Howells NR, et al. Results of medial patellofemoral ligament reconstruction compared with trochleoplasty plus individual extensor apparatus balancing in patellar instability caused by severe trochlear dysplasia: a systematic review and meta-analysis. Knee Surg Sports Traumatol Arthrosc. 2017;25(12):3869–77. https://doi.org/10.1007/s00167-016-4365-x.

174. van Sambeeck JDP, van de Groes SAW, Verdonschot N, Hannink G. Trochleoplasty procedures show complication rates similar to other patellar-stabilizing procedures. Knee Surg Sports Traumatol Arthrosc. 2017;26(9):2841–57. https://doi.org/10.1007/s00167-017-4766-5.

第 23 章

关节镜下滑车成形术

Lars Blond

宋凯 戴进 译 蒋青 审校

23.1 概述及基础知识

滑车成形术是一种成熟的手术，然而其手术适应证仍有争议[1-2]。主要原因是滑车发育不良的分类系统并不可靠，而且缺乏研究患者相关预后的随机研究。

滑车成形术的目的是恢复滑车发育不良（trochlear dysplasia，TD）并存在相关症状患者的滑车解剖结构。生物力学研究表明滑车发育不良对髌股关节的运动有显著影响，对髌骨的稳定性有负面影响[3-4]。

滑车成形术可用于治疗：

- 髌骨不稳
- 膝前疼痛
- 髌股关节炎[5-11]

第一例关节镜下滑车成形术（arthroscopic troch-leoplasty，AT）是在 2008 年完成的，目前已经是一个被广泛接受的手术，并逐渐被越来越多医生采用。对于那些通常进行开放式滑车成形术的医生以及才开始进行关节镜下成形术的医生来说，他们对 AT 的总体印象是非常积极的。滑车成形术有不同的手术方式，而关节镜下滑车成形术（AT）[12-15]是基于 Bereiter 成形术改良而来，也称为 thin fap 技术[16]。AT 的侵入性较小，具有其他微创手术一样的优势。而且 AT 更精确，软骨瓣骨折的风险明显降低。此外，开放式滑车成形术存在关节僵硬、感染、长期疼痛和瘢痕形成的风险[17]，但是这些并发症尚未在 AT 患者中观察到。经过几次尸体实验后，2008 年初在丹麦进行了第一例关节镜下滑车成形术，随后该中心又进行了其他几例 AT 手术。2009 年在日本大阪举行的 ISAKOS 会议上介绍了第一批病例的经验。现在 AT 手术已经被广泛接受[18]。要进行 AT，医生需要对关节镜下膝关节手术非常有经验，并对髌股问题的潜在生物力学机制有很好的理解。建议仔细阅读本章并在尸体上练习。不过需要注意的是尸体膝关节

滑车常为 V 形并且软骨脆弱，这意味着截取软骨瓣是很困难的。而在滑车发育不良的患者膝关节中，由于滑车扁平，因此更容易截取软骨瓣。AT 手术的目的是减轻髌股关节的压力，并通过重建外侧滑车壁以提供稳定性。理想情况下，滑车深度约为 4.5 mm，应外移至接近 50% 正常滑车的对称性[19]。通过外移滑车沟，TT-TG 值也会减少[20]。

AT 手术通常联合 MPFL 重建和外侧支持带松解或延长术。但是，本章节集中讨论 AT 手术。

23.2 适应证

AT 联合 MPFL 重建的主要适应证是 MRI 轴位像显示严重滑车发育不良且具有症状性髌骨不稳的患者。在极少数的情况下，该手术被用于治疗存在慢性膝前痛的严重滑车发育不良患者。对于笔者而言，滑车侧倾角和滑车不对称性是评价滑车发育不良程度的首选参数[21]。查体上，髌骨不稳患者反向动态髌骨恐惧试验阳性必须出现在至少 30° 的屈曲时。

23.3 禁忌证

禁忌证为严重的髌股骨关节炎。然而，在一些 4 级软骨病变范围较小的患者中，AT 手术也取得了良好的效果。骨骺未闭合是相对手术禁忌证。如果发育接近尾声，即患者的身高接近父母的身高，或者女性的月经时间超过一年，也可以进行手术。

23.4 手术方式

术中不需要止血带。如果术中出血明显，可通过开高关节镜进水压力直到出血减少。术前和术后分别静脉使用一次抗生素。40 岁以上或有血栓并发症病史的患者可考虑血栓预防治疗。

23.5 手术准备和通道建立

手术开始时可以通过两个标准的前方通道进行膝关节镜检查，并探查膝关节是否合并其他关节内病变。在镜下再次评估滑车外形和软骨并与 MRI 结果对照。尽可能在靠近近端的位置建立上方通路以方便观察滑车，其位置位于股四头肌腱的内侧。通过插入针头来确定正确的位置，并以相同的方向将关节镜套管插入髌上囊的最近端，然后插入关节镜。作者更倾向于 45° 关节镜，但也可以使用 30° 或 70° 关节镜。建立好髌上通路并插入关节镜后，可以通过针头确定髌上外侧入路的位置。确定髌上外侧入路的位置非常重要。正确的位置是在冠状面及横截面上平行于滑车沟扁平部分的近端，以便给器械提供良好的操作角度。太靠远端或太靠后的放置会影响器械的操作角度。太靠近端会使滑车的最远端部分在镜下难以处理。可以使用 8 mm 的 PassPort Button Canula（Arthrex）建立工作通道（图 23.1）。

23.6 游离软骨瓣

通过外侧髌上入路插入 90° 射频消融器将滑车软骨近端的滑膜 / 骨膜清除。

在近端继续清除以便在手术结束时在近端放置锚钉提供清晰的区域。区域清除干净后，使用一个无遮挡的 3 或 4 mm 圆形打磨头去除滑车软骨近端和后方的骨质。游离软骨瓣是通过打磨头由内向外再由外向内反复磨削实现的。软骨下方被逐渐磨空，打磨头在软骨下方向远端推进（图 23.2）。

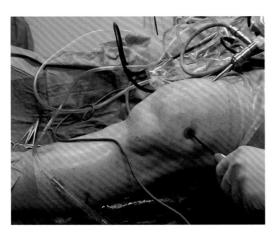

● **图 23.1** 该图显示了关节镜进入髌上通路的位置，以及使用 PassPort 鞘建立的髌上外侧入路

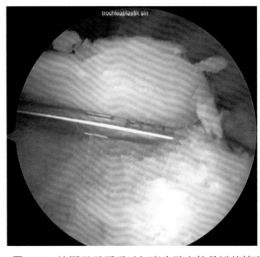

● **图 23.2** 该图显示了通过打磨头游离软骨瓣的情况

还可以使用双头（一个直头和一个弯头）的骨刀（6 mm×27 cm）作为打磨头进行补充截骨。使用骨刀可以尽量减少滑车最外侧部分的截骨量，有助于重建正常的滑车外侧壁，从而实现更接近正常解剖的外侧滑车倾角（图 23.3）。从骨面上继续游离软骨瓣直到股骨髁远端隆起。在接近远端时建议将 4 mm 打磨头更换为 3 mm 打磨头，从而最大限度地减少靠近软骨瓣合页区域的骨切除量。应向内侧和外侧继续松解，否则软骨瓣的合页将没有足够的弹性。

23.6.1 滑车沟成形

这一步的目的是实现合适的滑车深度和滑车走向。因此，需要在中央位置使用打磨头加深滑车沟。PowerRasp（Arthrex Inc., Naples FL）可用于打磨滑

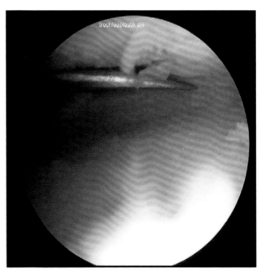

● **图 23.3** 该图显示了使用骨刀避免在外侧截除过多骨量

车外侧壁骨质表面。部分滑车发育不良为滑车沟位置偏内，应该根据术前测量的 TT-TG 值将滑车沟位置外移。滑车理想深度为 4.5 mm。通过在术中观察股骨最前缘判断截骨量及滑车突起截除量，截骨后需确保髌骨能在滑车及股骨前方皮质之间顺利滑动。因此，根据术前计划使用打磨头或 PowerRasp 重建新滑车沟以及良好的外侧壁（图 23.4）。

软骨瓣需要有足够的弹性才能与新滑车沟贴合，通过与下方骨质接触来实现良好的滑车解剖结构。通过使用钝性器械将软骨瓣压入新的滑车沟以测试其弹性（图 23.5）。

当软骨瓣质地较硬时，应该轻柔地逐步去除软骨瓣后方多余的骨质直到达到所需的弹性。

23.6.2　软骨瓣的固定

进行软骨瓣固定时关节镜通过上内侧通路观察手术野，通过位于关节线的前内侧通路将缝合锚钉放置在软骨合页远端。为了使锚钉的插入角度达到 90°，膝关节应屈曲 45°。首先在滑车最远端的中央区域钻孔用于锚钉固定，其位置在切迹以近软骨瓣以远。带孔的 3.5 mm 生物型 PushLock 锚钉（Arthrex）装载一根线带和一根缝线，线带和缝线的末端长度相等。将锚钉（1 根线带 -Vicryl 3 mm BP-1，V152G，Ethicon 和 1-0 缝线 -Vicryl CT-2 plus，v335h）置入预先打好的骨道中，也可以用多个可吸收缝线代替线带。抓线器通过上外侧通道进入关节腔，抓住线带的末端并将其带出，随后装载至另一个 PushLock 锚钉中。

在外侧，根据骨质的硬度可以使用线带工具或其他打洞工具来准备骨道，其位置在软骨瓣的上方并且在滑车沟中心的外侧。逐渐拉紧线带从而将软骨瓣压入新的滑车沟中，随后放置锚钉。随着锚钉放置好后线带也被固定，将多余的线带切除。接下来，通过上外侧通道引入关节镜。

采用类似的方法从上内侧通道放置另一个锚钉。其位置在软骨的上方并且在滑车沟中心的内侧。通过这种方法，软骨组织已完全固定在新的滑车沟内（图 23.6）。在大约 50% 的病例中，软骨组织和新滑车之间存在间隙，这就需要额外增加一个带薇乔锚钉进行固定（图 23.7）。如果存在适应证可同时联合进行其他手术，例如当 MPFL 丧失功能时可联合行 MPFL 重建。

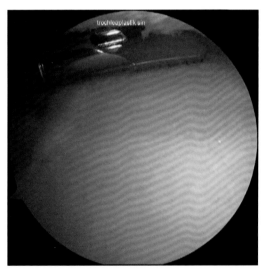

● 图 23.4　该图显示了使用 PowerRasp 可以帮助重建新滑车光滑的外侧壁

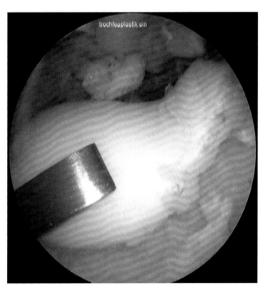

● 图 23.5　该图显示了使用钝性器械测试软骨瓣的弹性

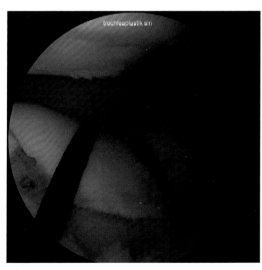

● 图 23.6　该图显示了软骨瓣通过线带固定在新的滑车沟中

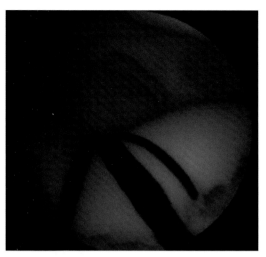

● 图 23.7　相较于图 23.6 的病例该图显示了使用带薇乔锚钉，进行额外的固定

当 MPFL 重建与 AT 同时进行时，必须考虑以下问题。Coughlin 等人[22]发现围绕股骨上髁轴的旋转运动会因 AT 术中截骨而受到影响。从旋转中心（上髁足迹）到新滑车沟截骨区域的距离（半径）缩短。因此，原生 MPFL 和重建的 MPFL 在伸膝时都相对松弛。

如果不考虑这一点，就会对预后产生不利影响。MPFL 的止点需要放置在一个更远的不再对称的位置，并且在膝关节屈曲特定角度（大约 70°）时予以固定。膝关节在这个角度屈曲时，髌骨置于未受影响的滑车区域。否则移植物在屈曲时将变得太紧，从而会因为移植物过紧和髌骨关节压力增高使得出现屈膝困难。

23.7　术后管理

术后患者即可完全负重并进行全范围的膝关节活动，并且不需要佩戴支具。

术后康复细节可见表 23.1。

表 23.1　滑车成形联合 MPFL 重建术后康复计划

天	目的	康复锻炼	物理治疗
0～1 天	活动范围（ROM）：CPM 机	踝泵运动	
	RICE：休息，加压，冰敷（2～3 次每天，每次 30 min），抬高		
2～3 天	ROM：重点练习伸直	卧位及坐位屈伸膝，踝泵运动	被动 ROM，逆向按摩，疼痛管理
	力量	股四头肌等长收缩，股内侧肌锻炼	可考虑神经肌肉电刺激疗法（30～40 Hz）
	步态	扶双拐负重行走	步态训练：足跟到足趾（heel-toe）的行走动作。
			AlterG Anti-Gravity 跑步机：40%～50% 负重，0.5～1 km/h，4～5 斜度，5～10 min
	RICE：休息，加压，冰敷（2～3 次每天，每次 30 min），抬高		
	电疗		血管化 8 Hz，缓解疼痛（Endorfin 5 Hz 或经皮神经电刺激）
	激光治疗		IV 级激光治疗疼痛和肿胀
4～7 天	ROM：重点锻炼伸直	卧位及坐位屈伸膝，踝泵运动	被动 ROM
	力量	股四头肌等长收缩，辅助下直腿抬高：屈曲，外展，伸直，终端膝关节伸展，桥式	神经肌肉电刺激 30～40 Hz
	拉伸	腘绳肌：卧位利用弹力带；	
		股四头肌：俯卧位利用弹力带；	
		小腿：站于台阶，下沉足跟	
	步态	负重练习	扶双拐步态训练；

（续表）

天	目的	康复锻炼	物理治疗
			AlterG Anti-Gravity 跑步机：50% 负重，1～2 km/h，2～3 斜度，10～15 min
	健身自行车	高座椅，缓慢向前及向后反复踩脚踏进行 ROM 训练，不要踩脚踏一整圈	
	手法治疗		逆向按摩，维生素 E 瘢痕按摩，髌骨上下方向被动活动，如行 MPFL 重建则 4 周内禁止内外方向被动活动
	本体感觉	平地单腿站立，如果可以伸膝站立可闭眼进行	
	电疗		血管化 8 Hz，缓解疼痛（Endorfin 5 Hz 或经皮神经电刺激）
	激光治疗		Ⅳ级激光治疗疼痛和肿胀
1～4 周	ROM：重点锻炼伸直	卧位及坐位屈伸膝，踝泵运动，俯卧位弹力带阻力下伸屈膝关节	
		如果膝关节完全伸直困难，俯卧位低强度弹力带拉伸，每天 5～10 min	被动 ROM
	力量	股四头肌等长收缩，辅助下直腿抬高：屈曲，外展，伸直，终端膝关节伸展，桥式。浅蹲，卧位布上屈伸膝	神经肌肉电刺激 30～40 Hz；
			AlterG Anti-Gravity 跑步机：50% 负重，0 km/h，0 斜度：双侧提踵（逐渐偏向一侧，单侧负重），浅蹲，单腿站立
	拉伸	腘绳肌：卧位利用弹力带；	
		股四头肌：俯卧位利用弹力带；	
		小腿：站于台阶，下沉足跟	被动拉伸
	步态	单拐或双拐足跟到足趾（heel-toe）行走练习	扶单拐或双拐步态训练；
			AlterG Anti-Gravity 跑步机：50% 负重，2～3 km/h，2 斜度，15～20 min
	健身自行车	高座椅，缓慢向前及向后反复踩脚踏进行 ROM 训练，尝试阻力下向前及向后整圈踩脚踏：10～15 min	
	手法治疗		逆向按摩，维生素 E 瘢痕按摩，髌骨上下方向被动活动，如行 MPFL 重建则 4 周内禁止内外方向被动活动。膝关节活动：胫骨前后被动活动，伸屈膝关节被动活动
	本体感觉	平地单腿站立，如果可以伸膝站立可闭眼进行	
	电疗		血管化 8 Hz，缓解疼痛（Endorfin 5 Hz 或经皮神经电刺激）

（续表）

天	目的	康复锻炼	物理治疗
	激光治疗		Ⅳ级激光治疗疼痛和肿胀
4～6 周	ROM：完全伸直，屈膝 90°～120°	卧位及坐位屈伸膝，俯卧位弹力带辅助下跟臀接触	被动 ROM
	力量	股四头肌等长收缩，直腿抬高：屈曲，外展，伸直，终端膝关节伸展，桥式。浅蹲，卧位布上屈伸膝	神经肌肉电刺激 30～40 Hz； AlterG Anti-Gravity 跑步机：50%～80% 负重，0 km/h，0 斜度：双侧提踵（逐渐偏向一侧，单侧负重），浅蹲，单腿站立
	拉伸	腘绳肌：卧位利用弹力带； 股四头肌：俯卧位利用弹力带； 小腿：站于台阶，下沉足跟	被动拉伸
	步态	无拐行走练习	无拐步态训练：足跟到足趾（heel-toe）行走练习； AlterG Anti-Gravity 跑步机：50%～80% 负重，2～4 km/h，2～3 斜度，15～20 min
	健身自行车	高座椅，缓慢向前及向后反复踩脚踏进行 ROM 训练，不要踩脚踏一整圈	
	手法治疗		逆向按摩，维生素 E 瘢痕按摩，髌骨上下方向被动活动，如行 MPFL 重建则 4 周内禁止内外方向被动活动
	本体感觉	平地单腿站立，如果可以伸膝站立可闭眼进行	弹簧床单足站立，接球练习
	电疗	血管化 8 Hz，缓解疼痛（Endorfin 5 Hz 或经皮神经电刺激）	
	激光治疗		Ⅳ级激光治疗疼痛和肿胀
6 周之后	ROM：完全伸直，屈膝 135°～140°	卧位及坐位屈伸膝，俯卧位弹力带辅助下跟臀接触	被动 ROM
	力量	股四头肌等长收缩，直腿抬高：屈曲，外展，伸直（可维持完全屈曲及伸直状态），抗阻直腿抬高，终端膝关节伸展，桥式抬腿。靠墙静蹲，卧位布上屈伸膝 进阶：布上滑步，侧方滑步（可采用或不再用弹力带增加阻力），弓步，深蹲 器械：腿部推蹬机，Smith 架深蹲，腿弯举。当主动 ROM 正常且可直腿抬高维持完全伸膝状态，可自由调节重量锻炼	神经肌肉电刺激 50～70 Hz； AlterG Anti-Gravity 跑步机：50%～80% 负重，0 km/h，0 斜度：双侧提踵（逐渐偏向一侧，单侧负重），浅蹲，单腿站立

（续表）

天	目的	康复锻炼	物理治疗
	拉伸	腘绳肌：卧位利用弹力带； 股四头肌：俯卧位利用弹力带； 小腿：站于台阶，下沉足跟	被动拉伸
	步态	无拐行走练习	无拐步态训练：足跟到足趾（heel-toe）行走练习； AlterG Anti-Gravity 跑步机：50% ～ 80% 负重，2 ～ 4 km/h，2 ～ 3 斜度，15 ～ 20 min
	健身自行车	健身自行车正常骑行。如果主动 ROM 及力量较对侧正常，可在术后 3 个月户外骑行自行车	
	手法治疗		逆向按摩，维生素 E 瘢痕按摩，髌骨上下方向被动活动，内外方向被动活动。膝关节活动：胫骨前后被动活动，伸屈膝关节被动活动
	本体感觉	平地单腿站立，如果可以伸膝站立可闭眼进行	弹簧床单足站立，接球练习。弹簧床轻度弹跳
	电疗		血管化 8 Hz，缓解疼痛（Endorfin 5 Hz 或经皮神经电刺激）
	激光治疗		Ⅳ级激光治疗疼痛和肿胀

物理治疗师 Dorte Nielsen（Proalign.dk）在对大量接受关节镜下滑车成形术联合 MPFL 重建的患者进行术前及术后物理治疗后于 2016 年制订了此康复方案，至今未进行修动。

23.8　预期效果

笔者对 97 名患者（69 名女性，28 名男性）进行了 129 例 AT 手术，年龄中位数为 20 岁（12 ～ 51 岁）。其中 116 例手术联合进行了 MPFL 重建。13 例没有进行 MPFL 重建的手术中，2 例患者因髌骨不稳且之前进行过 MPFL 重建，11 例手术患者因严重的慢性膝前疼痛而接受了单纯的 AT 手术。手术时间通常需要一天。前 29 例 AT 联合 MPFL 重建手术的相关结果已经发表[12]，其中患者 Kujala 和 KOOS 评分显著改善，93% 的患者对结果满意，55% 的患者恢复运动。在所有病例中，术后膝关节活动范围至少与术前相同，甚至更好。随后的一个较小样本量的研究也显示了类似的结果，已作为摘要发表[23]。

23.9　并发症

这些患者中发生了两例并发症。8 名患者接受了进一步手术。3 例 TT-TG 值大于 20 mm 的患者术后出现症状性半脱位，随后通过进行胫骨结节内侧

移位予以矫正。这些病例都是在该手术刚开展时接受手术的。由于早期缺乏认识，在滑车成形术过程中没有将滑车沟向外侧移位。

前期有 3 名患者出现了明显的膝关节前方疼痛。检查发现外侧支持带紧绷，提示外侧高压综合征，随后通过外侧松解得到了改善。因此，笔者在随后的手术中广泛采用了外侧松解。从那时起，再没有患者出现髌骨高压的情况。一名已经进行了五次手术的病人，由于滑车外侧软骨退变而出现了严重的膝关节前部疼痛。进一步检查发现该患者股骨前倾较大。该患者在其他医院接受了股骨远端外旋截骨术和胫骨内旋截骨术。这个手术使情况更加恶化。1 例患者再次脱位（据患者自称），并在别处进行了翻修手术。

23.10　讨论

笔者在过去 11 年进行了 129 例 AT 手术，未出现关节僵直或感染病例。但是，发生了上述的并发症。自 2010 年论文发表以来，我们对该手术进行了

微小的调整。由于我们发现上外侧通道不是必要的，现在已经不再采用。PowerRasp 4.0 mm×13 cm AR-8400PR（Arthrex Inc.）最近被用于打磨新的滑车沟，不过也不是必需的。使用可吸收线带结合缝合锚钉固定软骨瓣，这一做法现在已经被一些行开放滑车成形手术的医生采用。在初步研究中，术后 24 小时 VAS 疼痛评分中位数为 3，这与单纯行 MPFL 重建术的疼痛评分水平相同。基于这些发现和后来的观察，我们发现 AT 和 MPFL 联合手术是没有问题的，可以作为为期 1 天的手术进行。

在一项对 29 例髌骨不稳患者的随访研究中，经 AT 和 MPFL 联合重建治疗的患者，所有膝关节评分显著改善，且未发生再脱位[12]。这些结果在随后的增加了 18 例膝关节手术的第二次随访研究中同样得到了证实[23]。在 0～30° 屈膝时髌骨没有与滑车接触，因此滑车不能在这些屈膝角度时提供稳定性。为了解决这一问题，最近的 4 项研究经常加入 MPFL 重建作为滑车成形术的补充[15, 24-27]。

滑车软骨病变与滑车发育不良之间的相关性已被证实[8, 28-29]。Neumann 等人通过对 46 名接受了滑车成形术的患者随访 50 个月发现，26 名影像学或术中证实存在软骨病变的患者其术后主观改善情况与没有软骨病变的患者类似[30]。基于这些结果，笔者认为针对滑车软骨退行性改变的患者进行 AT 手术是合适的，并且到目前为止接受该手术的此类患者预后均良好。

23.11　结论

AT 这一手术技术自最初开始实施以来仅进行了少量优化。该手术已被认为是一种可重复且安全的技术，较少出现严重并发症。行业内交流发现其他实施该类手术的中心也获得了类似的治疗效果。在临床上，AT 可以显著改善术后 Kujala 和 KOOS 评分，并能够稳定髌骨，且没有术后关节纤维化的病例报告。

致谢：感谢物理治疗师 Dorte Nielsen（Proalign.dk）提供的康复计划。

参考文献

1. Van SJDP, Van De GSAW, Verdonschot N, Hannink G. Trochleoplasty procedures show complication rates similar to other patellar-stabilizing procedures. Knee Surg Sports Traumatol Arthrosc. 2018;26(9):2841–57. https://doi.org/10.1007/s00167-017-4766-5.

2. Longo UG, Vincenzo C, Mannering N, Ciuffreda M, Salvatore G, Berton A, et al. Trochleoplasty techniques provide good clinical results in patients with trochlear dysplasia. Knee Surg Sports Traumatol Arthrosc. 2018;26(9):2640–58. https://doi.org/10.1007/s00167-017-4584-9.

3. Van Haver A, De Roo K, De Beule M, Labey L, De Baets P, Dejour D, et al. The effect of trochlear dysplasia on patellofemoral biomechanics: a cadaveric study with simulated trochlear deformities. Am J Sports Med. 2015;43(6):1354–61. https://doi.org/10.1177/0363546515572143.

4. Amis AA, Oguz C, Bull AMJ, Senavongse W, Dejour D. The effect of trochleoplasty on patellar stability and kinematics: a biomechanical study in vitro. J Bone Joint Surg Br. 2008;90(7):864–9. https://doi.org/10.1302/0301-620X.90B7.20447.

5. Tuna BK, Semiz-Oysu A, Pekar B, Bukte Y, Hayirlioglu A. The association of patellofemoral joint morphology with chondromalacia patella: a quantitative MRI analysis. Clin Imaging. 2014;38(4):495–8.

6. Duran S, Cavusoglu M, Kocadal O, Sakman B. Association between trochlear morphology and chondromalacia patella: an MRI study. Clin Imaging. 2017;41:7–10.

7. Keser S, Savranlar A, Bayar A, Ege A, Turhan E. Is there a relationship between anterior knee pain and femoral trochlear dysplasia? Assessment of lateral trochlear inclination by magnetic resonance imaging. Knee Surg Sports Traumatol Arthrosc. 2008;16(10):911–5. https://doi.org/10.1007/s00167-008-0571-5.

8. Stefanik JJ, Roemer FW, Zumwalt AC, Zhu Y, Gross KD, Lynch JA, et al. Association between measures of trochlear morphology and structural features of patellofemoral joint osteoarthritis on MRI: the MOST study. J Orthop Res. 2012;30(1):1–8. https://doi.org/10.1002/jor.21486.

9. Kalichman L, Zhang Y, Niu J, Goggins J, Gale D, Felson DT, et al. The association between patellar alignment and patellofemoral joint osteoarthritis features-an MRI study. Rheumatology (Oxford). 2007;46(8):1303–8.

10. Askenberger M, Janarv P-M, Finnbogason T, Arendt EA. Morphology and anatomic patellar instability risk factors in first-time traumatic lateral patellar dislocations. Am J Sports Med. 2017;45(1):50–8. https://doi.org/10.1177/0363546516663498.

11. Lewallen LW, McIntosh AL, Dahm DL. Predictors of recurrent instability after acute patellofemoral dislocation in pediatric and adolescent patients. Am J Sports Med. 2013;41(3):575–81. https://doi.org/10.1177/0363546512472873.

12. Blønd L, Haugegaard M. Combined arthroscopic deepening trochleoplasty and reconstruction of the

medial patellofemoral ligament for patients with recurrent patella dislocation and trochlear dysplasia. Knee Surg Sports Traumatol Arthrosc. 2014;22(10):2484–90. https://doi.org/10.1007/s00167-013-2422-2.

13. Blønd L. Arthroscopic deepening trochleoplasty: the technique. Oper Tech Sports Med. 2015;23(2):136–42.

14. Blønd L, Schöttle PB. The arthroscopic deepening trochleoplasty. Knee Surg Sports Traumatol Arthrosc. 2010;18(4):480–5. https://doi.org/10.1007/s00167-009-0935-5.

15. Blønd L. Arthroscopic deepening trochleoplasty for chronic anterior knee pain after previous failed conservative and arthroscopic treatment. Report of two cases. Int J Surg Case Rep. 2017;40:63–8.

16. Bereiter H, Gautier E. Die trochleaplastik als chirurgische therapie der reziderenden patellaluxation bei trochleadysplasie. Arthroskopie. 1994;7:281–6.

17. Song G-Y, Hong L, Zhang H, Zhang J, Li X, Li Y, et al. Trochleoplasty versus nontrochleoplasty procedures in treating patellar instability caused by severe trochlear dysplasia. Arthroscopy. 2014;30(4):523–32. https://doi.org/10.1016/j.arthro.2014.01.011.

18. Balcarek P, Rehn S, Howells NR, Eldridge JD, Kita K, Dejour D, et al. Results of medial patellofemoral ligament reconstruction compared with trochleoplasty plus individual extensor apparatus balancing in patellar instability caused by severe trochlear dysplasia: a systematic review and meta-analysis. Knee Surg Sports Traumatol Arthrosc. 2017;25(12):3869–77. https://doi.org/10.1007/s00167-016-4365-x.

19. Ridley TJ, Hincke BB, Kruckeberg BM, Agel J, Arendt EA. Anatomical patella instability risk factors on MRI show sensitivity without specificity in patients with patellofemoral instability: a systematic review. J ISAKOS. 2016;1(3):141–52.

20. Fucentese SF, Schottle PB, Pfirrmann CW, Romero J. CT changes after trochleoplasty for symptomatic trochlear dysplasia. Knee Surg Sports Traumatol Arthrosc. 2007;15(2):168–74.

21. Paiva M, Blønd L, Hölmich P, Steensen RN, Diederichs G, Feller JA, et al. Quality assessment of radiological measurements of trochlear dysplasia; a literature review. Knee Surg Sport Traumatol Arthrosc. 2017;26(3):1–10.

22. Coughlin KM, Incavo SJ, Churchill DL, Beynnon BD. Tibial axis and patellar position relative to the femoral epicondylar axis during squatting. J Arthroplasty. 2003;18(8):1048–55.

23. Blønd L. Arthroscopic trochleoplasty belongs to the future. In: The 1st annual world congress of orthopaedics, Xian, China; 2014. p. 131.

24. Von Engelhardt L, Weskamp P, Lahner M, Spahn G, Jerosch J. Deepening trochleoplasty combined with balanced medial patellofemoral ligament reconstruction for an adequate graft tensioning. World J Orthop. 2017;8(2):935–45.

25. Nelitz M, Dreyhaupt J, Lippacher S. Combined trochleoplasty and medial patellofemoral ligament reconstruction for recurrent patellar dislocations in severe trochlear dysplasia: a minimum 2-year follow-up study. Am J Sports Med. 2013;41(5):1005–12. https://doi.org/10.1177/0363546513478579.

26. Ntagiopoulos PG, Byn P, Dejour D. Midterm results of comprehensive surgical reconstruction including sulcus-deepening trochleoplasty in recurrent patellar dislocations with high-grade trochlear dysplasia. Am J Sports Med. 2013;41(5):998–1004. https://doi.org/10.1177/0363546513482302.

27. Banke IJ, Kohn LM, Meidinger G, Otto A, Hensler D, Beitzel K, et al. Combined trochleoplasty and MPFL reconstruction for treatment of chronic patellofemoral instability: a prospective minimum 2-year follow-up study. Knee Surg Sports Traumatol Arthrosc. 2014;22(11):2591–8.

28. Mehl J, Feucht MJ, Bode G, Dovi-Akue D, Südkamp NP, Niemeyer P. Association between patellar cartilage defects and patellofemoral geometry: a matched-pair MRI comparison of patients with and without isolated patellar cartilage defects. Knee Surg Sports Traumatol Arthrosc. 2016;24(3):838–46. https://doi.org/10.1007/s00167-014-3385-7.

29. Teichtahl AJ, Hanna F, Wluka AE, Urquhart DM, Wang Y, English DR, et al. A flatter proximal trochlear groove is associated with patella cartilage loss. Med Sci Sports Exerc. 2012;44(3):496–500. https://doi.org/10.1249/MSS.0b013e31822fb9a6.

30. Neumann MV, Stalder M, Schuster a J. Reconstructive surgery for patellofemoral joint incongruency. Knee Surg Sports Traumatol Arthrosc. 2016;24(3):873–8.

第 24 章

开放滑车成形术

Philip B. Schoettle，Armin Keshmiri，and Florian Schimanski

戴进　宋凯　译　蒋青　审校

24.1　简介和基本知识

24.1.1　滑车发育不良和滑车截骨

髌股关节功能障碍最常见的原因之一是（习惯性）髌骨脱位或半脱位。下面讨论滑车发育不良及其治疗的重要性。

24.1.2　髌股关节不稳的因素

在下肢运动的整个周期中，各种因素复杂地相互作用以保证髌股关节的稳定性[1]。

以下是三个主要的因素：

1. 静态因素（骨形态）：股骨滑车、髌骨及滑车髌骨适合度[2-5]。在评估滑车髌骨适合度时，股骨滑车的形态是至关重要的[6]。股骨滑车形成髌骨的引导通道，髌骨与这个通道相互啮合并在其中滑动[7]。另一个静态/骨因素是股骨和胫骨的方向及相互关系。旋转对线不良以及外翻畸形导致 Q 角增大都会导致股四头肌向外侧的力矢量增加，从而增加髌骨脱位的倾向。

2. 被动因素（被动稳定装置）：髌股内侧韧带（MPFL，medial patellofemoral ligament）[8-11]，以及整个髌股韧带装置和支持带。MPFL 是一种被动的内侧稳定装置，可以抵消向外侧的力，防止髌骨脱位。特别是当膝关节接近完全伸直时，在髌骨进入滑车沟接受骨性引导之前，MPFL 尤为重要[10, 12-15]。

3. 主动因素（主动稳定装置）：股四头肌，特别是斜束部分，在此过程发挥重要作用。在屈膝 60°～90°，股四头肌的力量方向指向后方，将髌骨拉入滑车沟，从而避免髌股关节不稳[16-18]。

在上述因素中，滑车的骨性形状对髌股稳定性的影响最大。滑车发育不良导致"形态后续功能"的变化，即髌股关节不稳，且在大多数情况下发生脱位。

24.1.3　滑车发育不良的"病理"解剖

区分发育不良滑车和单纯的股骨外侧髁发育不良或股骨外侧髁平坦是非常重要的。滑车发育不良是指股骨内侧髁发育不良并伴有相对增生的外侧滑车面。由此产生的轮廓就像一个破碎的波浪。滑车因此向内侧移动，变得平坦甚至凸起。影像学上，滑车向内侧移位可通过胫骨结节/滑车沟距离的增加[19-21]、髌骨移位增加和高位髌骨来确定。其结果会导致 Q 角增加，髌骨脱位的易感性增加。这个病理解剖的研究是至关重要的，因为几乎所有非创伤性髌股关节不稳都是由滑车发育不良引起的。

24.1.4　滑车发育不良髌骨脱位的发病机制

大约 85% 的习惯性髌骨脱位是由于滑车发育不良[22]所致。大多数髌骨脱位发生在主动伸展 0～40°。在这些角度中，滑车沟的缺失相当于侧向屏障的缺失；与股四头肌产生的外向力矢量相抵抗的滑车外侧关节面过浅，导致髌骨半脱位或脱位。发育不良越严重，髌股关节的不稳定性就越大。后向力矢量随着膝关节屈曲角度的增加而增加，并不能发挥它的稳定效果，只会导致髌股关节压力以及增加相应临床症状，并不能增加髌骨的稳定作用。如果严重的滑车发育不良并有额外的"凸起"（图 24.1），髌骨滑行进入滑车尤其困难。在这种情况下，除了缺失的滑车沟，髌骨还需要克服进入滑车的障碍。由于滑车发育不良是一种先天性病理改变，髌骨从儿童时期开始偏移，导致持续存在的髌骨脱位高风险[2, 22]。

髌股关节不稳的原因很多，但与遗传因素显著相关。

滑车发育不良是一种遗传性解剖畸形，它解释了习惯性髌骨脱位的家族聚集现象[23]。根据 D. Dejourn 的研究，滑车发育不良细分为四种类型，在几乎所

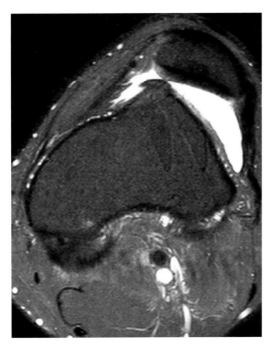

● **图 24.1** 滑车发育不良患者的滑车凸起

有^[24]髋骨脱位风险增加的患者中都存在"混合型"滑车发育不良^[25]。

影像学检查显示髋骨形态不受滑车发育不良^[26]的影响。这解释了滑车和髋骨之间的不匹配导致的髋骨倾斜。髋骨凸面位于滑车的凸面上，就像一个鸡蛋放在另一个鸡蛋上取得平衡（图 24.2）。增加的点状峰值压力导致髋股关节不稳定和过早的软骨损伤。

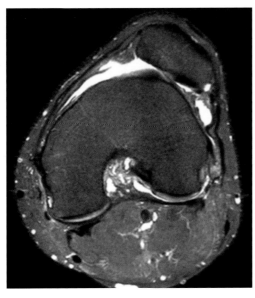

● **图 24.2** 滑车发育不良合并正常形态髋骨的解剖。髋骨和发育不良滑车的两个凸面不能相互匹配。因此，髋骨在滑车上跳动，就像试图让一个鸡蛋在另一个鸡蛋上保持平衡一样。

24.1.5 滑车成形术的手术指征

并不是每一个滑车发育不良都需要接受手术治疗。如果有必要，滑车成形术应该被视为主要的干预措施。手术适应证要根据临床评估和 MRI 结果确定^[26-28]。髋骨恐惧试验阳性和屈膝大于 30° 位 J 型征阳性是髋股关节不稳的临床表现。如果磁共振成像证实滑车处有"凸起"，滑车形态凸出，则存在滑车成形术指征。关节病变和严重髋股软骨损伤是禁忌证。

24.1.6 滑车成形术的目标

滑车成形术的目的是使滑车沟侧移并加深，以最小化 Q 角，并形成一个外侧滑车关节面作为静态屏障来平衡外向力矢量。单纯增加滑车外侧关节突只会增加髋股接触压力^[2, 27]。这不能减小外向力矢量。

24.1.7 手术技术

24.1.7.1 手术程序

膝关节弯曲 45°，通过外侧髋旁入路暴露外侧支持带，纵向将两层外侧支持带锐性分离（图 24.3a），进行外侧支持带延长^[27]。随后，打开外侧关节囊，将髋骨推向内侧，以清楚地显示完整的滑车。滑车发育不良远端的形态决定了进行软骨下骨塑形远端必须达到的位置。用手术刀在外侧骨膜软骨边缘切开骨膜，与滑膜分离，用骨膜剥离器提起。近端软骨用直骨凿撬起，远端软骨用弯骨凿撬起，（图 24.3b，c）。接着软骨下骨保留 1～3 mm 从股骨外侧髁的近端到远端仔细将软骨从股骨髁凿离，直到 5 mm 的软骨瓣可移动。这可以用骨凿或铣刀来完成（图 24.3d）。之后对附着在软骨上的骨组织进行打薄处理使软骨瓣可以轻易活动的程度。这样就留下了足够的软骨下骨来保证愈合，同时也保留了提起的软骨瓣的柔韧性。

现在，制作新的滑车沟槽：使用弯骨凿，近端部分稍微偏外侧（图 24.3e）。如果存在滑车凸起，将它凿平，滑车沟置于股骨远端骨干水平以下。骨性滑车沟制作使用咬骨钳、锋利的刮匙和 / 或铣刀（图 24.3f）完成。

然后使用钝的或圆形的打击器将骨软骨瓣贴合到新形成的骨床上。一旦软骨被很好地在骨沟上塑型，就开始进行固定。两根 3 mm 微乔线（Ethicon

Products，Norderstedt，Germany）穿入 3.5 mm Pushlock 锚钉（Arthrex GmbH，Freiham，德国），并在新滑车槽的远端中心固定（图 24.3g）。然后用 Pushlock 锚钉以"星形"技术将三个游离端固定在近端、中央、内侧和外侧骨-软骨边界外，以将软骨板压在骨上并促进愈合（图 24.3h）。

固定后用纤维蛋白胶将软骨板的边缘封闭，以避免术后骨出血。在外侧支持带在屈膝 70°闭合之

前，插入关节内引流管。如果有必要进行外侧延长，初始准备的侧向延长成形可以在膝关节屈曲 70°时闭合（图 24.3i）。

24.1.7.2　内侧髌股韧带的作用

如前所述，内侧髌股韧带对髌股稳定性有重要作用。

特别是在小角度屈曲时，因为髌骨还没有进入

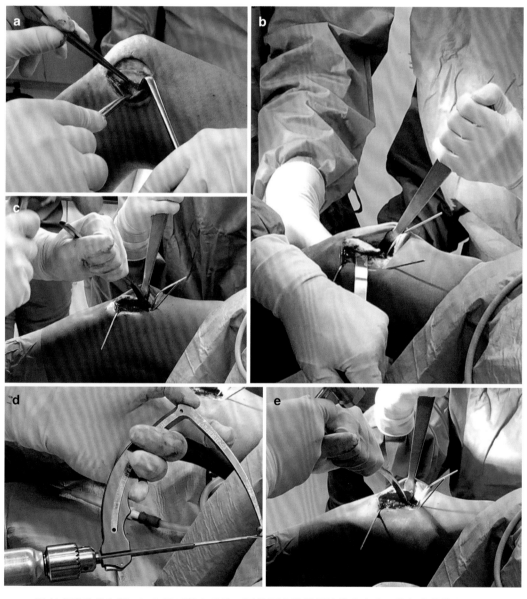

● 图 24.3　a～g 滑车成形手术步骤。（a）通过纵向地将两层外侧支持带锐性分离来实现外侧支持带的延长。（b）用直骨凿撬起近端软骨。（c）用弯骨凿撬起近外侧软骨。（d）使用一个特别设计的导向器，从起始处到终点处有一个 5 毫米距离的旋钮，将整个内外侧的软骨板向远端松动。（e）制作新的滑车沟槽：使用直骨凿，近端部分稍微偏外侧。（f）使用高速铣刀进行骨性滑车槽成型。（g）两根 3 毫米微乔线（Ethicon Products，Norderstedt，Germany）穿入 3.5 毫米 Pushlock 锚钉（Arthrex GmbH，Freiham，德国），并在新滑车槽的远端中心固定。（h）同样使用 Pushlock 锚钉，将三个游离端以"星形"技术固定在近端、中央、内侧和外侧骨-软骨边界外，以将软骨板压在骨上并促进愈合。（i）以适当的张力闭合初始准备的侧向延长成型。

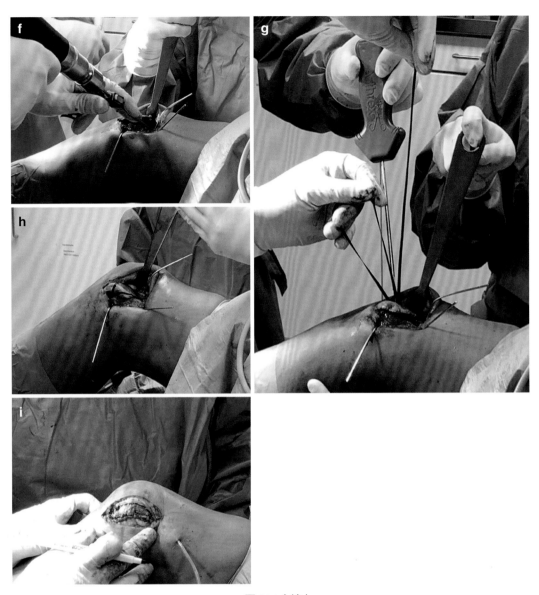

● 图 24.3（续）

稳定滑车沟[29]。研究还表明，在超过 90% 的髌骨脱位中，内侧髌股韧带存在撕裂或损伤[12, 30]。因此，在进行滑车成形术时，最好仔细检查以明确额外进行内侧髌股韧带重建的适应证，以确保膝关节整个活动范围内髌股关节的稳定性[31-32]。

24.2 术后管理

在术后住院期间，患者最好在 CPM 器械保护下锻炼，每天 4 次，每次 20 分钟，不限制 CPM 夹板的自由角度。为了防止术后瘢痕的发生，住院患者在屈膝角度未到 60° 之前不应出院。术后 2 周内，患肢只能承重 20 kg 或更少。然后，随着对耐受疼痛的增加，逐渐达到满负荷负重。建议在 6 周后逐渐恢复日常活动。在术后 3 个月内不能进行体育活动。

参考文献

1. Meidinger G, Schöttle P. Pathogenese und Diagnostik der patellofemoralen Arthrose. Arthroskopie. 2010;23(3):201–7.
2. Dejour H, Walch G, Neyret P, Adeleine P. Dysplasia of the femoral trochlea. Rev Chir Orthop Reparatrice Appar Mot. 1989;76(1):45–54.
3. Malghem J, Maldague B. Depth insufficiency of the proximal trochlear groove on lateral radiographs of the knee: relation to patellar dislocation. Radiology. 1989;170(2):507–10.
4. Merchant AC, Mercer RL, Jacobson RH, Cool CR. Roentgenographic analysis of patellofemoral

congruence. J Bone Joint Surg. 1974;56(7):1391–6.

5. Senavongse W, Amis A. The effects of articular, retinacular, or muscular deficiencies on patellofemoral joint stability. A biomechanical study in vitro. J Bone Joint Surg Br. 2005;87(4):577–82.

6. Shih Y-F, Bull AM, Amis AA. The cartilaginous and osseous geometry of the femoral trochlear groove. Knee Surg Sports Traumatol Arthrosc. 2004;12(4):300–6.

7. Heegaard J, Leyvraz P, Curnier A, Rakotomanana L, Huiskes R. The biomechanics of the human patella during passive knee flexion. J Biomech. 1995;28(11):1265–79.

8. Fithian DC, Meier SW. The case for advancement and repairof the medial patellofemoral ligament in patients with recurrent patellar instability. Oper Tech Sports Med. 1999;7(2):81–9.

9. Fithian DC, Mishra DK, Balen PF, Stone ML, Daniel DM. Instrumented measurement of patellar mobility. Am J Sports Med. 1995;23(5):607–15.

10. Hautamaa PV, Fithian DC, Kaufman KR, Daniel DM, Pohlmeyer AM. Medial soft tissue restraints in lateral patellar instability and repair. Clin Orthop. 1998;349:174–82.

11. Teitge RA, Faerber W, Des Madryl P, Matelic TM. Stress radiographs of the patellofemoral joint. J Bone Joint Surg Am. 1996;78(2):193–203.

12. Burks RT, Desio SM, Bachus KN, Tyson L, Springer K. Biomechanical evaluation of lateral patellar dislocations. Am J Knee Surg. 1997;11(1):24–31.

13. Conlan T, Garth WP, Lemons JE. Evaluation of the medial soft-tissue restraints of the extensor mechanism of the knee. J Bone Joint Surg Am. 1993;75(5):682–93.

14. Desio SM, Burks RT, Bachus KN. Soft tissue restraints to lateral patellar translation in the human knee. Am J Sports Med. 1998;26(1):59–65.

15. Sandmeier RH, Burks RT, Bachus KN, Billings A. The effect of reconstruction of the medial patellofemoral ligament on patellar tracking. Am J Sports Med. 2000;28(3):345–9.

16. Ahmed A, Duncan N. Correlation of patellar tracking pattern with trochlear and retropatellar surface topographies. J Biomech Eng. 2000;122(6):652–60.

17. Farahmand F, Tahmasbi M, Amis A. Lateral force–displacement behaviour of the human patella and its variation with knee flexion—a biomechanical study in vitro. J Biomech. 1998;31(12):1147–52.

18. Heegaard J, Leyvraz P-F, Van Kampen A, Rakotomanana L, Rubin PJ, Blankevoort L. Influence of soft structures on patellar three-dimensional tracking. Clin Orthop Relat Res. 1994;299:235–43.

19. Goutallier D, Bernageau J, Lecudonnec B. The measurement of the tibial tuberosity. Patella groove distanced technique and results. Rev Chir Orthop Reparatrice Appar Mot. 1977;64(5):423–8.

20. Beaconsfield T, Pintore E, Maffulli N, Petri GJ. Radiological measurements in patellofemoral disorders: a review. Clin Orthop Relat Res. 1994;308:18–28.

21. Schoettle PB, Zanetti M, Seifert B, Pfirrmann CW, Fucentese SF, Romero J. The tibial tuberosity–trochlear groove distance; a comparative study between CT and MRI scanning. Knee. 2006;13(1):26–31.

22. Dejour H, Walch G, Nove-Josserand L, Guier C. Factors of patellar instability: an anatomic radiographic study. Knee Surg Sports Traumatol Arthrosc. 1994;2(1):19–26.

23. Tardieu C, Dupont J. The origin of femoral trochlear dysplasia: comparative anatomy, evolution, and growth of the patellofemoral joint. Rev Chir Orthop Reparatrice Appar Mot. 2001;87(4):373–83.

24. Tscholl PM, Wanivenhaus F, Fucentese SF. Conventional radiographs and magnetic resonance imaging for the analysis of trochlear dysplasia: the influence of selected levels on magnetic resonance imaging. Am J Sports Med. 2017;45(5):1059–65. https://doi.org/10.1177/0363546516685054. Epub 2017 Feb 8. PMID: 28177645

25. Dejour D, Reynaud P, Lecoultre B. Douleurs et instabilité rotulienne. Essai de classification. Méd Hyg. 1998;56(2217):1466–71.

26. Fucentese SF, von Roll A, Koch PP, Epari DR, Fuchs B, Schottle PB. The patella morphology in trochlear dysplasia—a comparative MRI study. Knee. 2006;13(2):145–50.

27. Trochleoplasty MY. Restoration of the intercondylar groove in subluxations and dislocations of the patella. Rev Chir Orthop Reparatrice Appar Mot. 1977;64(1):3–17.

28. Salzmann GM, Weber TS, Spang JT, Imhoff AB, Schöttle PB. Comparison of native axial radiographs with axial MR imaging for determination of the trochlear morphology in patients with trochlear dysplasia. Arch Orthop Trauma Surg. 2010;130(3):335–40.

29. Senavongse W, Farahmand F, Jones J, Andersen H. Quantitative measurement of patellofemoral joint stability: force-displacement behavior of the human patella in vitro. J Orthop Res. 2003;21(5):780.

30. Kang HJ, Wang F, Chen BC, Zhang YZ, Ma L. Nonsurgical treatment for acute patellar dislocation with special emphasis on the MPFL injury patterns. Knee Surg Sports Traumatol Arthrosc. 2013;21(2):325–31.

31. Banke IJ, Kohn LM, Meidinger G, Otto A, Hensler D, Beitzel K, et al. Combined trochleoplasty and MPFL reconstruction for treatment of chronic patellofemoral instability: a prospective minimum 2-year follow-up study. Knee Surg Sports Traumatol Arthrosc. 2014;22(11):2591–8.

32. Schoettle P, Werner C, Romero J. Reconstruction of the medial patellofemoral ligament for painful patellar subluxation in distal torsional malalignment: a case report. Arch Orthop Trauma Surg. 2005;125(9):644–8.

第 25 章

髌骨股骨截骨

Jacek Walawski and Florian Dirisamer

戴进　宋凯　译　蒋青　审校

25.1　概述

结构服从功能，功能是否遵循结构？截骨术本质上意味着改变形状、负荷以及关节的相互关系。我们确实改变了环境和力的方向，以及关节面的适合度。当我们研究髌股关节时，考虑到髌股关节正常的形状和位置，我们必须承认没有什么是确定不变的。无论是解剖学还是生物力学因素都不存在"正常"值。髌骨和滑车的形状和位置是相对的。畸形和发育不良是常见的，大量的个体伴有髌股关节异常的对线或形状，但没有任何症状。而有的患者虽然有严重的主诉，解剖学上几乎没有异常。

髌骨的形状反映了滑车的形状；长轴的对线引导力量并形成力矢量。伸肌装置驱动髌骨，胫骨和股骨的解剖和功能性旋转改变了髌骨和滑车在运动弧中的关系。伸展和屈曲膝关节使髌骨进出滑车槽。所有这些因素在140°活动范围内相互作用，共同传递负荷。然而，即使我们有一个正确的骨性髌股关节，它也受到许多功能因素的影响。实际上我们更应该讨论活动部件的关系或相对位置。Teitge[1]指出，在髌股关节中，"骨骼的几何形状最终决定了髌股关节载荷的方向"。如果我们承认这个观点，软组织的修复必须是有限度的。髌股关节的截骨术改善或恰好改变了骨性对线。

髌股关节是一个非常特殊的关节，因为它承载的负荷超过3～7倍体重。此外，这是一个相对平坦的关节，带有可遗传的不稳定风险。异常的受力方向和低适合度的结合可能导致不稳定或/和软骨磨损。关于关节保存和截骨术，有三个重要问题需要提及。

- 髌股关节最初只进行骨性手术治疗。20年前，"软组织"开始发挥主导作用，截骨术不再是主角。如今骨性结构重新被认为更重要，关节重塑的重要性又被提出来。这个转变会产生一种潜在的"潮流效应"，也就是说我们实际上可能会错过将整个关节作为治疗目标。

- 许多处理髌骨问题的骨科医生都受过关节镜技术的培训并且经验丰富。促使大家认为，应该使用微创技术，实际上关节镜检查应该使用微创技术，但截骨术不是。心理、社会、法律和医学方面的证据驱使我们得出这样的结论：我们要采取的干预措施不能大于或者超过需要，也不能低于需要。此外，更广泛的手术有更大的机会出现并发症（更大的手术–更大的并发症）。Arendt文章中描述的内容是目前髌股关节手术的基础，应该被记住[2]。因此，改变骨性结构的操作，特别是大范围的改变，是令人担忧的。然而，软组织退居骨组织之后是有限度的[3]。

当我们面临更年轻的严重膝关节退化患者时，对保关节手术的兴趣迅速增长。面对这种情况，我们应该尽一切努力，为这些病人争取延迟关节置换术的时间。人工关节不能长时间满足患者和外科医生。由于这些因素，我们应该为保存骨储备和软骨覆盖而付出更多的努力，而不是舍弃它。

25.2　指征

截骨术的指征包括膝关节不稳定、疼痛和骨关节炎。偶发的髌骨脱位（episodic patellar dislocation，EPD）是髌骨不稳定最常见的临床表现。EPD患者是接受胫骨结节截骨术的主要对象。

我们把EPD患者分成两类。

从解剖学角度来看，大多数是轻度到中度的发育不良，这类患者可以通过胫骨结节截骨术和软组织手术成功地解决。

另外一类患者在数量上远远低于前者，他们存在更加困难的髌股关节几何形状和肌肉不平衡。这些病人对诊断和治疗要求更高，也更困难，而且常常需要去旋转和改变骨性角度。应注意必须在可选的治疗选项（从最小的干预到扩大矫正）范围内平衡使用。截骨术在髌股关节疾病的适应证见表 25.1。

25.2.1　诊断参数

因为有一些无症状的健康人也存在髌股关节发育不良因此我们无法得知最理想的髌股关节是什么样子。但我们知道怎样能够使髌股关节接近理想的

几何形状，以及实现良好的关节各部分之间的关系。正常的髌股关节的参数具有一定的范围，理想的几何形状应该是每个参数都在中间值。因此，我们必须纠正到平均值—使各参数在期望的范围内。这就是我们所说的近似理想几何形状。近似的意思不一定是理想的，只需要其在范围之内。不需要过分追求，只是近似即可。

我们可以使用一个三维骨模型（图 25.1）。至少在日常的外科实践中，它是由有限数量的参数构成的，作者认为最常见的参数如下：

髌骨高度（远端–近端）Caton-Deschamp[5]，Bernageau[6]。

髌骨轨迹（TTTG，TTPCL），Goutallier，Bernageau[6]，Seitlinger[7]。

髌骨形状与滑车的关系［Dejour 分型］[8]。

胫骨和股骨旋转指数。

外侧髌股长度 Nicolaas[9]。

下肢冠状面对线（mLDFA 机械股骨远端外侧角和 mMPTA 机械胫骨近端内侧角）。

髌股关节必须在已知的范围内进行矫正。我们必须在手术前测量并计算数据。据此我们可以进行

表 25.1	髌股关节截骨术的适应证
适应证	**治疗**
TTTG > 20 mm 和 TTPCL > 24 mm	胫骨结节内移
高位髌骨［CD 指数 > 1.2（1.4a）］	胫骨结节远端移位
低位髌骨	胫骨结节近端移位
胫骨外旋 > 45°	胫骨去旋转截骨
股骨内旋 > 25°	股骨去旋转截骨
股骨外翻 > 5°	股骨内翻截骨

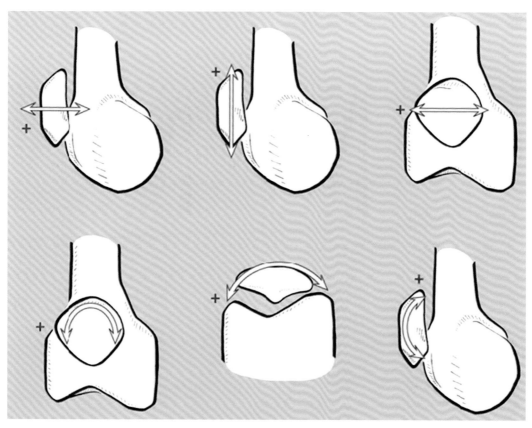

● **图 25.1**　髌股关节的三维关系

有效的计划并选择相应的骨性手术操作。由于这些指标描述的是骨性异常，因此以上任何参数不会被适度的且持久的软组织技术改变。超过一定的阈值，与骨性界限相对抗的软组织矫正将失败[10]。如果髌股关节的相互关系离开公认的"正常参数范围"，我们必须讨论和考虑实施截骨术。

单纯胫骨结节截骨术不能纠正协同工作的滑车形态。大多数技术通常只纠正一个因素，而不改变协同工作的其他部位。实际上它可能从某些方面改变关节适合度，导致关节超负荷和骨关节炎。因此，我们应该谨慎，不要过分纠正。过度矫正可能是有害且不可逆的（图 25.2）。

25.3 技术

髌骨股骨截骨术（tibia tubercle osteotomy，TTO）是定向地纠正选定区域的骨对线不良的手术技术。从髋部开始到胫骨提供了各种不同的方式。Lyon 研究组（H. Dejour）提出了非常法式的说法——"菜单点菜"，通过量身定制的手术来满足所有需求。这种方法要求根据测量结果（参数）来处理长轴对线、髌股相互关系以及滑车和髌骨的形状。

所有的计算都必须在手术前完成。一旦我们确定了修正的数值，手术必须严格按照数值执行。简单地说，如果一个人出现异常的 Caton-Deschamps（CD）指数 1.5（如髌腱长度为 35 mm，髌骨关节面长度为 23 mm）和正常的 TTTG 距离（10 mm），

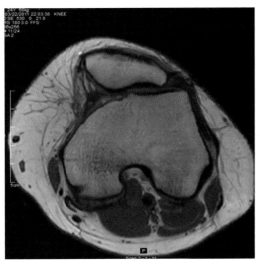

● 图 25.2 髌骨过度内移和外侧过度松解造成的不协调。这种效应一定程度上被磁共振线圈放大了。病人有真正的髌骨内侧脱位的临床表现。

仅有胫骨结节下移的指征。计算很简单。髌骨必须下移至少 7 mm 才能达到 CD 指数 1.2（28 mm：23 mm = 1.2）

25.3.1 胫骨结节截骨术

胫骨结节截骨术是一种常用的治疗方法，可以改善髌骨轨迹和关节接触力。目的是为了去除或改变髌股关节的异常负荷，以及纠正多个维度的对线。髌股关节不稳定可能需要在行胫骨结节截骨术同时进行软组织修复手术。胫骨结节截骨术可能是最被证实可以改变髌骨相对于滑车运动轨迹的手术。事实上胫骨结节截骨术能够改变的主要是髌骨高度，其次是 TTTG/TTPCL 关系（髌骨的中间化程度）。这些技术也具有改变髌骨的倾斜和旋转的可能[11]。许多操作方案和优化已经被描述。主要都是重新定位远端伸肌装置远端止点。髌骨高度异常、滑车轨迹异常及髌股关节不稳定的胫骨结节截骨术的手术指征阈值均有明确定义[4, 12-15]。

手术技术

TTO 可以采用内侧入路，方便获取股薄肌腱；也可以采用外侧入路，以更好地暴露胫骨结节。直接中间入路保留了前两者的优点和缺点。使用摆锯使切割部分更加精确，并具有良好的形状，但锯片的速度带来了骨骼过热和延迟愈合 / 不愈合的潜在风险（图 25.3）。锋利骨凿是必需且有用的，而且大多数研究提及使用两个双皮质空心螺钉固定，不过，3 个或 4 个螺钉固定也是不错的选择（图 25.4）。必须特别注意不要破坏胫骨截骨部分，因为稳定固定是至关重要的。

通常有两种技术选择：由 Roux 描述并经过 Elmsli 和 Trillat 改良的楔形胫骨结节截骨术[16-17]，以及 Caton 和 Dejour 描述的完全剥离胫骨结节的截骨。

Hauser 截骨术（胫骨结节向内侧和后侧移动）和 Maquet 截骨术（前移截骨）在 20 世纪 90 年代被废弃。Hauser 胫骨结节截骨术导致超过 50% 的患者残留疼痛，可能是由于胫骨结节后移，Maquet 胫骨结节截骨术导致许多并发症和频繁出现膝关节过伸[18]。

25.3.1.1 远端移位（Lyon 法）

这个方法用于纠正无明显 TTTG 指数变化，CD 指数超过 1.2 的高位髌骨患者。也有作者把 CD 指数的手术指征阈值定义为 1.4[4]。最常用的远端移

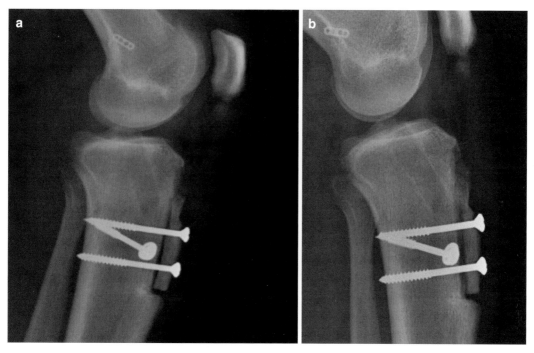

● 图 25.3 （a，b）使用高速迷你锯片后骨延迟愈合。另外，斜螺钉用于前交叉韧带重建移植物固定。（a）术后 6 周。（b）术后 12 周。延迟愈合。患者固定物行翻修术

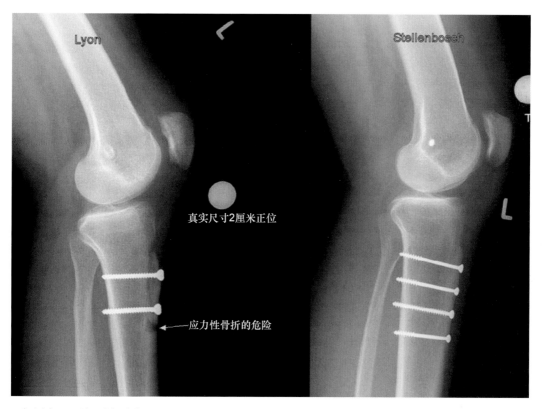

● 图 25.4 四钉固定 vs 两钉固定（由 "spike" Erasmus 博士提供）（danger of stree fracture：应力性骨折的危险：true size 2 cm erect：真实尺寸 2 厘米正位）

位距离约 7 mm[19]。应该在手术前评估预计距离（图 25.5 及 25.6）。建议采用双平面 "L" 形截骨（图 25.7 及 25.8）。即使此手术仅向远端移动骨块，

由于在膝关节屈曲过程中胫骨的旋转，也有大约 3 mm 的功能性内移效应发生。这是膝关节运动中扣锁机制的反作用。远端移位本身并不改变髌腱

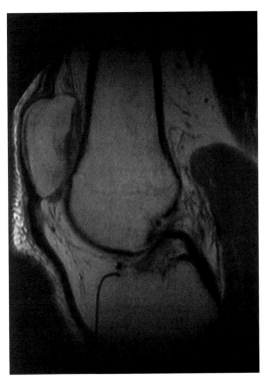

● 图 25.5 术前 CD 指数＞ 1.6（注意髌腱迂曲-膝关节屈曲时的 CD 指数可能非常接近于 2）

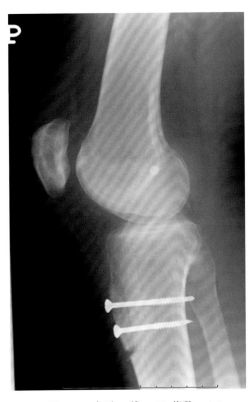

● 图 25.6 术后 X 线：CD 指数＝ 1.1

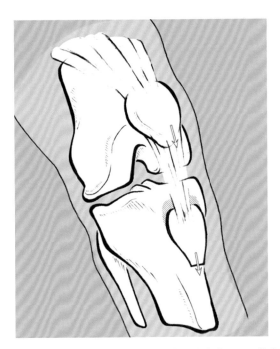

● 图 25.7 胫骨结节截骨远端移位，改良的 Lyon 技术

的长度，但改变了"胫骨"部分的相对长度。如果髌腱长度超过 52 mm，由于生物力学测试显示了髌骨关节的运动学变化，因此应该考虑肌腱固定术[19-20]。

历史上有很多关于髌骨远端化的担忧，因为这会增加髌股关节的压力。新的生物力学研究明确表明，在高位髌骨中这个作用是反向的。在高位髌骨患者，髌股关节压力可以通过胫骨结节远端移位而降低到正常水平，但是，在正常高度的髌骨中，这个操作必须避免。

25.3.1.2 近端移位

较少患者具有胫骨结节近端移位的适应证（图 25.9）。它可以用于纠正各种异常原因导致的低位髌骨。如果 CD 指数小于 0.8，该方法可供选择。如果 CD 指数在 0.8 左右，没有其他解剖病理学表现，在一定程度上是膝前痛患者一个有争议的适应证。当 CD 指数大于 0.6（介于 0.6 和 0.8 之间）时，手术结果不令人满意[22]。膝关节假体翻修手术时，如果膝关节屈曲角度小于 60°，可作为辅助手术以暴露膝关节。胫骨结节截骨可以放松伸膝装置，改善屈曲。应注意，如果髌腱短于 2.5 cm，髌腱延长术也要纳入考虑[23]。

25.3.1.3 远端内侧移位（Elmslie-Trillat 法）

该技术描述详细（图 25.10）[17]。适应证为无明显高位髌骨的髌骨不稳定。表现为高的 TTTG 指数和正常或接近正常的 CD 指数。高 TTTG 并不总是由于胫骨结节外移所致，有时是由于股骨的异

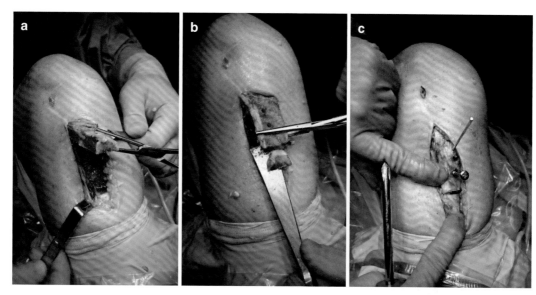

● **图 25.8**　胫骨结节截骨内移手术失败情况下进行远端移位翻修。术中视图。（**a**）胫骨结节的双平面"L"形片。（**b**）远端切除，（**c**）下移并固定。

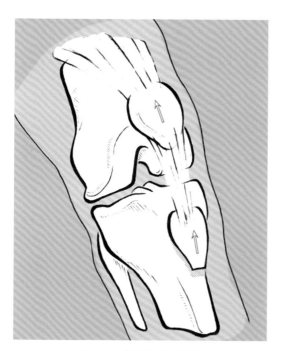

● **图 25.9**　胫骨结节近端移位

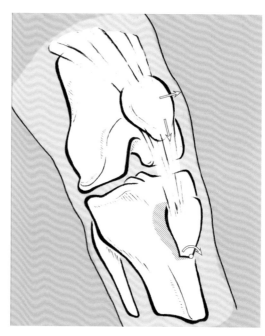

● **图 25.10**　ET 技术，由于胫骨结节内移 / 旋转导致髌腱折叠

常（如外翻，内旋）。胫骨结节 - 后交叉韧带距离（TTPCL）的测量可以清楚地表明我们面临的是否为胫骨问题。作者认为，首先测量 TTTG，如果 TTTG 增加，再测量 TTPCL，如果 TTPCL 增加则考虑行胫骨结节远端内侧移位（如果不检查股骨）。手术包括远端楔形截骨和内侧移位。准确地说，更像是旋转截骨术，旋转中心是胫骨楔形部分。内移安全极限为 8～9 mm，因为必须保留一些骨接触。因此，如果需要内移胫骨结节，由于胫骨结节向下移动和伴随的髌腱折叠，不可避免地会发生一些远

端移位。它被认为是 TTPCL 增加和轻度高位髌骨的矫正方法。髌骨预计最大下降 5～6 mm。对于采用哪种 TTTG 指数修正方法以及内移的阈值[7, 15, 24]仍有一些疑问。必须特别注意胫骨结节截骨块不要太小，有骨不连和 / 或骨折的潜在危险。截骨块至少 5 cm 长，1.5 cm 宽。仔细的骨膜和软组织重建和截骨部位覆盖是必需的。

25.3.1.4　前内向移位（Fulkerson 法）[18]

该方法在 1983 年作为 Maquet 前移法的一种替

代方法被介绍，目的是通过前移和内移胫骨结节对髌骨关节应力进行释放（图25.11）。该技术的主要目标是胫骨结节的前内移位固定。它是为髌股关节不稳定和软骨病变（外侧关节面）和膝前疼痛患者设计的。它纠正了胫骨结节的外偏，并且减少了髌股关节的压力。Fulkerson胫骨结节截骨将相对较大的骨块完全脱离胫骨。该方法被详细描述，并有许多改良，也可用于远端移位。这项技术保证了良好的愈合接触。然而，有严重的并发症被报道，包括胫骨骨折和神经血管损伤（腓深神经和胫前动脉）。有近端移位作为替代，此手术方式是否需要存在争议。动力学变化和预期的髌股关节负荷降低可能只发挥理论作用，而技术本身需要一个相当广泛的切开，并有潜在的严重并发症的风险。这项技术在美国比在欧洲更流行。

25.3.1.5 部分内移［内侧髌股韧带重建。Zafagnini］

Zafagnini等人提出了另一个概念，即进行胫骨结节部分截骨，将胫骨结节的内侧1/3进行内移（图25.12）。因此，它被期望重新创造相反的，向内的力矢量来对抗股直肌的外向力矢量。作者认为这种相对精细和独特的手术适用于轻度的髌骨半脱位。不过，它可能会进一步改善髌骨倾斜，导致髌骨外侧面的负荷减少。

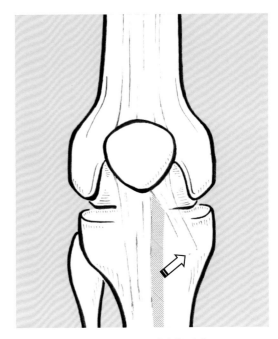

● **图25.12** 髌腱内侧移位

25.3.2 旋转对线不良和冠状面对线不良

旋转对线不良典型表现为胫骨外旋过度或/和股骨内旋过度。实际上，以上描述的Elmslie-trillat胫骨结节内移截骨可治疗轻度的胫骨外旋。手术中胫骨结节移位到内侧，导致胫骨外旋转相对减少。但是，如果旋转错位超过30°～40°，Elmslie-trillat胫骨结节内移截骨就无法进行纠正了。

对于这种不正常对线，文献中没有明确的正常值范围。更复杂的是各种被推荐的CT测量旋转的方法，测量结果之间有很大的差别[26]。冠状面偏差与旋转偏差有密切关系。已经证实，如果前者发生改变，后者也会随之改变，最终的结果可能是意料之外的，也是不希望见到的。平均水平的股骨近端去旋转截骨术（20°～30°角度矫正）造成冠状面股骨内翻偏斜的事实可以用来解释这一现象[27]。

25.3.2.1 胫骨去旋转截骨术

过度胫骨外旋是一种关节外畸形，可能是髌股关节不稳定和外侧负荷过大的一个诱因。这是一种相对少见的情况，可能与股骨前倾角过大有关。一般来说，随着生长而结束[28-29]。根据人口、年龄和来源的不同，去旋转截骨的临界值在30°～45°（正常值为20°）[28, 30-32]。需要通过远端去旋转来调整旋转对线，因为单凭胫骨结节移位是无法纠正这个

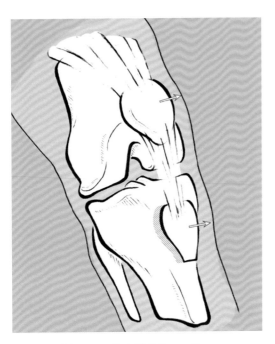

● **图25.11** 前内侧移位 Fulkerson

偏移量的。该技术要求很高，胫骨结节移位是此手术的一部分。已报道的并发症也很严重[30]。技术上可以在胫骨近端进行（截骨平面位于胫骨结节近端），通常用门型钉固定胫骨和用螺钉固定胫骨结节[31]。在生长板未闭合的儿童／青少年，建议行胫骨远端偏离截骨，但适应证更少。文献中提供的数据限制在成人患者，必须在手术入选标准和手术操作中给予关注。

25.3.2.2

股骨远端截骨术已被很好地用于治疗外侧骨关节炎，并且能够控制冠状面的内外翻。股骨内旋过度是导致髌股关节不稳定和负荷过大的诱因之一。去旋转截骨术已被证明可以解决这个问题[31-32]。股骨髁上双平面截骨术是为了保证更高的稳定性和更好的骨-骨接触，并控制股骨的旋转[29, 33-34]。这种改良能够在去旋转的同时一期纠正冠状面对线不良。同样的特征在斜行单平面股骨远端截骨也有描述[35]。

然而，在文献[35, 37]中并没有关于病理性股骨内旋的准确阈值报道。如果股骨向前旋转大于25～30°[29]，建议考虑去旋转。因为不同的测量技术导致不同的值，所以了解测量股骨旋转采用了哪种技术是很重要的。因此，建议在每一次测量中使用同样的测量技术[38]。

关于内翻截骨术在髌股关节疾病中的适应证，文献中的证据更少。然而，专家建议内翻股骨远端截骨应在股骨外翻畸形大于5°的患者中实施。对于生长板未闭合的髌股关节不稳合并下肢力线不良的患者，临时骨骺固定术是一种微创且简单的手术，可以消除髌股关节不稳和远期髌股关节疼痛的危险因素。这种方法非常有效，可以帮助这些病人避免后期截骨手术。据我们所知，目前还没有证据表明使用骨骺固定术可以矫正旋转。从生物力学的角度来看，内翻和外旋去旋转都能降低外侧髌股关节负担，减少外向力矢量。因此，可以考虑用于髌骨不稳定的情况以及退行性髌股关节。

25.3.3　髌骨截骨术（髌骨成形术）

近年来，我们聚焦于滑车发育不良，把它作为导致髌股关节不稳定或疼痛的解剖学原因，并最终作为膝关节骨关节炎的易感因素。我们几乎忘记"髌股关节发育不良"这个术语是用来描述关节相对

应的两部分一股骨滑车和髌骨的畸形。如果髌骨发育不良仍然存在，股骨部分的手术矫正（滑车成形术）不可避免地导致关节不匹配。采取外科手段使发育不良的髌骨适应于成形后的滑车会有好处[33]。历史上有多种技术被提出来矫正髌骨的形状，可能跟滑车成形术的手术种类一样多。目前主要有三种主要的髌骨成形术。

- Saraglia[49]描述了一种髌骨内侧关节面成形术，即切除内侧和远侧髌骨隆起及覆盖软骨。
- Morscher 开发了一种手术操作步骤，根据髌骨的形状，从前方进行闭合楔形矢状截骨术或开放楔形矢状截骨术。
- Choufani 建议行外侧闭合楔形截骨术，并保留软骨层[40]。

Pecina 报道了唯一的一系列 Morscher 开放楔形截骨技术具有良好的长期随访[41]。据作者经验，计划这种类型的截骨手术的关键是 Wiberg 角度。髌骨和股骨滑车沟角应该大致相等。否则就会形成所谓的髌骨桥接（图25.13）。

髌骨截骨术具有历史意义。这些技术主要用于治疗发育不良的髌股关节，这些患者的滑车几何学形态是病理性的，且没有得到解决。我们只发现 Koch[33] 和 Badhe[34] 的两篇文章描述了同时进行的滑车成形术和髌骨截骨术，都是病例报道。

总之，髌骨截骨术可以作为一种选择，治疗严重发育不良髌股关节，髌骨和滑车的大小和形状不匹配，且这两个部分都必须解决的患者。考虑这种独特的手术方式适应证（文中多次出现，统一）时，必须非常仔细地考虑骨不连、软骨损伤或骨折的潜在风险。必须特别小心，因为上述技术应用的患者数量有限。Dejour 和 Coultre 在他们的文献回顾中评论了髌骨成形术的总体结果[42]。

25.3.3.1　部分关节面切除

退化性关节炎过程中一个典型变化是骨赘的形

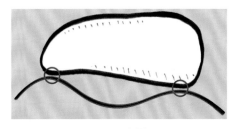

● 图25.13　桥接髌骨

成。许多髌股关节关节炎，患者的髌骨的外侧面存在大的骨赘，使髌骨外侧面变得更宽，从而造成机械刺激。很多人称为乌鸦的喙。通过切除髌骨外侧关节面的最外侧部分（通常约 10 mm），可以达到一种侧方松解效果，同时解决了机械刺激的问题[43, 52]。如果有必要，可以结合外侧支持带的延长一但是切除骨赘（即切除支撑）本身会导致支持带的不紧张。这是通过一个小的髌骨旁外侧入路完成。如果必要的话，还可以切除外侧滑车的骨赘。

已有报道使用关节镜技术完成该操作具有良好的临床结果[44]。有令人满意的中期 / 长期结果报道，50% ～ 66% 的患者关节置换术实际延迟了 10 年[45-46]。

25.4　骨折，骨关节炎和髌骨切除

处理曾经发生过骨折的髌骨仍然是一个挑战。40 年前就报道，超过 1 mm 的关节软骨台阶就会增加髌骨骨关节炎的风险。切开复位内固定进行细致的软骨表面重建是必须但又很难做到的。对于软骨表面重建失败及早发性骨关节炎，髌骨切除术具有潜在益处。然而，髌骨切除术后，需要增加 30% 的力矩来保持腿部完全伸直[48]，而且手术本身会影响后期全膝关节置换术的结果。这个过程的总体结果是有害的。这种孤注一掷的做法不再被提倡，应该限制在非常独特的适应证（肿瘤）[49-50]。

25.5　高位胫骨截骨（HTO）治疗骨关节炎和髌股关节

25.5.1　技术性注意事项

髌骨高度的变化是开放楔形 HTO 术后不希望出现的现象。铰链效应导致开放楔形 HTO 术后髌骨下移以及闭合楔形胫骨截骨术后的改变[36-37]。据报道 HTO 术后低位髌骨发病率高达 89%[37]。降低髌骨使髌股关节过载，导致膝关节骨性关节炎并影响 HTO 的临床效果，与较差的功能预后相关[38]。低位髌骨也将给后期行全膝关节置换术带来挑战。暴露膝关节会困难，特别是髌骨的外翻。这会增加髌腱撕裂的风险。除此之外，最大的缺点是髌股关节的生物力学改变，可能导致髌股关节骨关节炎。

Gaasbeck，Ihle[36, 51-53] 提出了一种新的 HTO 术中胫骨结节截骨技术。称为下降 HTO[54]。如果截骨矫正角度超过 10°，可以推荐这种方法。

25.6　康复治疗

康复治疗方案致力于确保尽快恢复关节功能[55]。然而，对于如何进行康复锻炼并没有普遍的共识。尽管外科技术有了很快的进步，但康复治疗通常是基于 Fithian 的方案，类似于前交叉韧带损伤患者[57]。

作者们支持这样的观点，即我们过去过于保守，强调安全性。这种态度导致了延迟和最终不良的功能结果。我们必须记住，"稳定"的髌骨或矫正的对线不是故事的结局。如果手术后的髌股关节没有恢复到全部无限制的功能，它仍然是残疾的。另一方面功能性过载会导致过度使用，最终导致骨关节炎。手术后进行充分的康复需要进一步的研究。

参考文献

1. Teitge RA. Osteotomy in the treatment of patellofemoral instability. Tech Knee Surg. 2006;5(1):2–18.
2. Arendt EA, Fithian DC, Cohen E. Current concepts of lateral patella dislocation. Clin Sports Med. 2002;21(3):499–519. Review
3. Stephen JM, Dodds AL, Lumpaopong P, Kader D, Williams A, Amis AA. The ability of medial patellofemoral ligament reconstruction to correct patellar kinematics and contact mechanics in the presence of a lateralized tibial tubercle. Am J Sports Med. 2015;43:2198–207.
4. Bartsch A), Lubberts B, Mumme M, Egloff C, Pagenstert G. Does patella alta lead to worse clinical outcome in patients who undergo isolated medial patellofemoral ligament reconstruction? A systematic review. Arch Orthop Trauma Surg 2018 138(11):1563-1573.
5. Caton J. Méthode de mesure de la hauteur de la rotule. Acta Orthop Belg. 1989;55:385–6.
6. Bernageau J, Goutallier D. Examen radiologique de l'articulation fémoro-patellaire. In: L'actualité rhumatologique de Seze et Coll. Paris: Expansion Scientifique Française; 1984. p. 105–10.
7. Seitlinger G, Scheurecker G, Högler R, Labey L, Innocenti B, Hofmann S. Tibial tubercle-posterior cruciate ligament distance: a new measurement to define the position of the tibial tubercle in patients with patellar dislocation. Am J Sports Med. 2012;40(5):1119–25.
8. Caton J, Deschamp G, Chambat P, Lerat JL, Dejour H. Les rotules basses (Patellae inferae) – A propos de 128 observations. Rev Chir Orthop. 1982;68:317–25.
9. Nicolaas L, Tigchelaar S, Koëter S. Patellofemoral evaluation with magnetic resonance imaging in 51

knees of asymptomatic subjects. Knee Surg Sports Traumatol Arthrosc. 2011;19(10):1735–9.

10. Redler LH, Meyers KN, Brady JM, Dennis ER, Nguyen JT, Shubin Stein BE. Anisometry of Medial Patellofemoral Ligament Reconstruction in the Setting of Increased Tibial Tubercle-Trochlear Groove Distance and Patella Alta. Arthroscopy. 2018;34(2):502–10.

11. Zaffagnini S, Dejour D, Arendt E. Patellofemoral pain, instability and arthritis. Berlin: Springer; 2010.

12. Simmons E Jr, Cameron JC. Patella alta and recurrent dislocation of the patella. Clin Orthop Relat Res. 1992;274:265–9. PubMed PMID: 1729011.

13. Dejour H, Walch G, Nove-Josserand L, Guier C. Factors of patellar instability: an anatomic radiographic study. Knee Surg Sports Traumatol Arthrosc. 1994;2(1):19–26.

14. Monk AP, Doll HA, Gibbons CL, Ostlere S, Beard DJ, Gill HS, Murray DW. The patho-anatomy of patellofemoral subluxation. J Bone Joint Surg Br. 2011;93(10):1341–7.

15. Colvin AC, West RV. Patellar instability. J Bone Joint Surg Am. 2008;90:2751–62.

16. Trillat A, Dejour H, Couette A. Diagnostic et traitement des subluxations récidivantes de la rotule. Rev Chir Orthop. 1964;50:813–24.

17. Cox JS. An evaluation of the Elmslie Trillat procedure for management of patellar dislocation and subluxation. A preliminary report. Am J Sports Med. 1976;4:72–7.

18. Fulkerson JP. Anteromedialization of the tibial tuberosity for patellofemoral malalignment. Clin Orthop. 1983;177:176-181.

19. Servien E, Lustig S, Neyret P. Bony surgery distal realignment for episodic patellar dislocations. In: Zaffagnini S, et al., editors. Patellofemoral pain, instability and arthritis. Berlin: Springer; 2010.

20. Mayer C, Magnussen RA, Servien E, Demey G, Jacobi M, Neyret P, Lustig S. Patellar tendon tenodesis in association with tibial tubercle distalization for the treatment of episodic patellar dislocation with patella alta. Am J Sports Med. 2012;40(2):346–51.

21. Luyckx T, Didden K, Vandenneucker H, Labey L, Innocenti B, Bellemans J. Is there a biomechanical explanation for anterior knee pain in patients with patella alta? Influence of patellar height on patellofemoral contact force, contact area and contact pressure. J Bone Joint Surg Br. 2009;91(3):344–50.

22. Caton JH, Dejour D. Tibial tubercle osteotomy in patello-femoral instability and in patellar height abnormality. Int Orthop. 2010;34(2):305–9.

23. Dejour D, Levigne C, Dejour H. Postoperative low patella. Treatment by lengthening of the patellar tendon. Rev Chir Orthop Reparatrice Appar Mot. 1995;81(4):286–95. French.

24. Matsushita T, Kuroda R, Oka S, Matsumoto T, Takayama K, Kurosaka M. Clinical outcomes of medial patellofemoral ligament reconstruction in patients with an increased tibial tuberosity-trochlear groove distance. Knee Surg Sports Traumatol Arthrosc. 2014;22(10):2438–44.

25. Ridley TJ, Baer M, Macalena JA. Revisiting Fulkerson's original technique for tibial tubercle transfer: easing technical demand and improving versatility. Arthrosc Tech. 2017;6(4):e1211–4.

26. Kaiser P, Attal R, Kammerer M, Thauerer M, Hamberger L, Mayr R, Schmoelz W. Significant differences in femoral torsion values depending on the CT measurement technique. Arch Orthop Trauma Surg. 2016;136(9):1259–64.

27. Nelitz M, Wehner T, Steiner M, Dürselen L, Lippacher S. The effects of femoral external derotational osteotomy on frontal plane alignment. Knee Surg Sports Traumatol Arthrosc. 2014;22(11):2740–6.

28. Cameron JC, Saha S. External tibial torsion: an underrecognized cause of recurrent patellar dislocation. Clin Orthop Relat Res. 1996;328:177–84.

29. Turner MS, Smillie IS. The effect of tibial torsion of the pathology of the knee. J Bone Joint Surg Br. 1981;63:396–8.

30. Drexler M, Dwyer T, Dolkart O, Goldstein Y, Steinberg EL, Chakravertty R, Cameron JC. Tibial rotational osteotomy and distal tuberosity transfer for patella subluxation secondary to excessive external tibial torsion: surgical technique and clinical outcome. Knee Surg Sports Traumatol Arthrosc. 2014;22(11):2682–9.

31. Fouilleron N, Marchetti E, Autissier G, Gougeon F, Migaud H, Girard J. Proximal tibial derotation osteotomy for torsional tibial deformities generating patello-femoral disorders. Orthop Traumatol Surg Res. 2010;96(7):785–92.

32. Staheli LT. Torsion—treatment indications. Clin Orthop Relat Res. 1989;247:61–6.

33. Koch PP, Fuchs B, Meyer DC, Fucentese SF. Closing wedge patellar osteotomy in combination with trochleoplasty. Acta Orthop Belg. 2011;77(1):116–21.

34. Badhe NP, Forster W. Patellar osteotomy and Albee's procedure for dysplastic patellar instability. Eur J Orthop Surg Traumatol. 2003;13:43–7.

35. Scuderi GR, Windsor RE, Insall JN. Observations on patellar height after proximal tibial osteotomy. J Bone Joint Surg Am. 1989;71:245–8.

36. Bin SI, Kim HJ, Ahn HS, Rim DS, Lee DH. Changes in patellar height after opening wedge and closing wedge high tibial osteotomy: a meta-analysis. Arthroscopy. 2016;32:2393–400.

37. El-Azab H, Glabgly P, Paul J, Imhoff AB, Hinterwimmer S. Patellar height and posterior tibial slope after open- and closed-wedge high tibial osteotomy: a radiological study on 100 patients. Am J Sports Med. 2010;38:323–9.

38. Izadpanah K, Weitzel E, Vicari M, Hennig J, Weigel M, Sudkamp NP, Niemeyer P. Influence of knee flexion angle and weight bearing on the Tibial Tuberosity-Trochlear Groove (TTTG) distance for

evaluation of patellofemoral alignment. Knee Surg Sports Traumatol Arthrosc. 2013;22(11):2655–61.

39. Morscher E. Osteotomy of the patella in chondromalacia. Preliminary report. Arch Orthop Trauma Surg. 1978;92(2–3):139–47.

40. Choufani C, Barbier O, Versier G. Patellar lateral closing-wedge osteotomy in habitual patellar dislocation with severe dysplasia. Orthop Traumatol Surg Res. 2015;101(7):879–82.

41. Pećina M, Ivković A, Hudetz D, Smoljanović T, Janković S. Sagittal osteotomy of the patella after Morscher. Int Orthop. 2010;34(2):297–303.

42. Dejour D, Le Coultre B. Osteotomies in patellofemoral instabilities. Sports Med Arthrosc. 2007;15(1):39–46.

43. van Jonbergen HP, Poolman RW, van Kampen A. Isolatedpatellofemoral osteoarthritis. Acta Orthop. 2010;81:199–205.

44. Ferrari MB, Sanchez G, Chahla J, Moatshe G, LaPrade RF. Arthroscopic Patellar Lateral Facetectomy. Arthrosc Tech. 2017;6(2):e357–62.

45. López-Franco M, Murciano-Antón MA, Fernández-Aceñero MJ, De Lucas-Villarru- bia JC, López-Martín N, Gómez-Barrena E. Evaluation of a minimally aggressive method of patellofemoral osteoarthritis treatment at 10 years minimum follow-up. Knee. 2013;20:476–81.

46. Wetzels T, Bellemans J. Patellofemoral osteoarthritis treated by partial lateral facetectomy: results at long-term follow up. Knee. 2012;19:411–5.

47. Boström A. Longitudinal fractures of the patella. Reconstr Surg Traumatol. 1974;14(0):136–46.

48. Maquet P. Mechanics and osteoarthritis of the patellofemoral joint. Clin Orthop Relat Res. 1979;70:144.

49. Gwinner C, Märdian S, Schwabe P, Schaser KD, Krapohl BD, Jung TM. Current concepts review: fractures of the patella. GMS Interdiscip Plast Reconstr Surg DGPW. 2016;5:Doc01.

50. Müller EJ, Wick M, Muhr G. Patellektomie nach Traumabeeinflusst der Zeitpunkt das Ergebnis [Patellectomy after trauma: is there a correlation between the timing and the clinical outcome]. Unfallchirurg. 2003;106(12):1016–9.

51. El Amrani MH, Lévy B, Scharycki S, Asselineau A. Patellar height relevance in opening-wedge high tibial osteotomy. Orthop Traumatol Surg Res. 2010;96:37–43.

52. Gaasbeek RD, Sonneveld H, van Heerwaarden RJ, Jacobs WC, Wymenga AB. Distal tuberosity osteotomy in open wedge high tibial osteotomy can prevent patella infera: a new technique. Knee. 2004;11(6):457–61.

53. Ihle C, Ahrend M, Grünwald L, Ateschrang A, Stöckle U, Schröter S. No change in patellar height following open wedge high tibial osteotomy using a novel femur-referenced measurement method. Knee. 2017;24(5):1118–28.

54. Krause M, Drenck TC, Korthaus A, Preiss A, Frosch KH, Akoto R. Patella height is not altered by descending medial open-wedge high tibial osteotomy (HTO) compared to ascending HTO. Knee Surg Sports Traumatol Arthrosc. 2018;26(6):1859–66.

55. McGee TG, Cosgarea AJ, McLaughlin K, Tanaka M, Johnson K. Rehabilitation After Medial Patellofemoral Ligament Reconstruction. Sports Med Arthrosc Rev. 2017;25(2):105–13.

56. Lightsey HM, Wright ML, Trofa DP, Popkin CA, Ahmad CS, Redler LH. Rehabilitation variability following medial patellofemoral ligament reconstruction. Phys Sportsmed. 2018;46(4):441–8.

57. Fithian DC, Powers CM, Khan N. Rehabilitation of the knee after medial patellofemoral ligament reconstruction. Clin Sports Med. 2010;29(2):283–90.

第 26 章

膝关节周围减压式截骨

Ronald J. van Heerwaarden

王渭君 译 陈东阳 审校

26.1 概述

在过去的数十年间，膝关节周围截骨技术持续发展[1]，目前在膝关节保护中占据了明显的优势[2]。

新的胫骨内侧楔形开放高位截骨（High tibial osteotomy，HTO）和股骨远端内侧楔形闭合截骨（Distal femur osteotomy，DFO）技术，以及基于锁定加压钢板理念特别设计的固定钢板能够提供良好的初始稳定性[3-4]。这些技术使膝关节周围截骨再次成为热点。本章介绍了与关节保护相关的膝关节周围截骨的最新知识，聚焦于膝内翻和膝外翻性关节炎的治疗，特别是截骨的指征和目标、手术技术、预期结果、可能的关节线恢复以及截骨后重返工作和运动的能力。

26.2 截骨的指征和目标

HTO 的主要指征是纠正膝内侧骨关节炎患者的内翻畸形，而 DFO 的主要目的则是纠正膝外翻骨关节炎患者的外翻畸形。HTO 手术的目的是将力线过度矫正至轻度的外翻来降低内侧间室的压力，以缓解疼痛、减缓膝关节退变过程并推迟关节置换的时间[3]。同样，DFO 手术的目的是将下肢力线纠正至中立或轻度内翻，以降低外侧间室的压力[4]。这些减压也降低了局限性骨软骨缺损部位的压力[5]，因此不论选择何种再生治疗，均可促进这些缺损的恢复。除了降低压力外，截骨的目的还包括将下肢力线纠正至中立位，或正常形态，如纠正骨骼形态至正常或下肢力线至中立。HTO 还被用于替代或辅助功能不良的韧带，HTO 和 DFO 可以纠正因旋转不良或外翻畸形所导致的髌骨轨迹不良（表 26.1）。患者选择的客观标准尚未完全确定，近期关于 HTO 的研究对传统适应证提出了质疑，大宗病例研究显示在 4 级骨关节炎、年龄 > 60 岁和

表 26.1 HTO 和 DFO 依据病理类型的适应证

适应证	胫骨高位截骨	股骨远端截骨
软骨疾病		
－ 骨软骨损伤	HTO 降低负荷	DFO 降低负荷
－ 剥脱性骨软骨炎	HTO 降低负荷	DFO 降低负荷
－ 骨坏死	HTO 降低负荷	DFO 降低负荷
－ 骨关节炎	HTO 降低负荷	DFO 降低负荷
半月板疾病		
－ 半月板（部分）切除术后	HTO 降低负荷	DFO 降低负荷
－ 半月板移植	HTO 矫正力线至中立位	DFO 矫正力线至中立位
韧带疾病		
－ ACL/PCL	HTO 纠正矢状面畸形	
－ MCL/LCL	HTO 恢复韧带张力	
－ 后外侧角	HTO 纠正冠状面+矢状面畸形	
畸形		
－ 先天性	HTO 纠正畸形	纠正畸形
－ 发育性	HTO 纠正畸形	纠正畸形
－ 创伤性	HTO 纠正畸形	纠正畸形
－ 医源性（手术后）	HTO 纠正畸形/降低负荷	纠正畸形/降低负荷
髌骨轨迹异常	HTO 矫正旋转	DFO 纠正畸形 DFO 矫正旋转

ACL：前交叉韧带；PCL：后交叉韧带；MCL：内侧副韧带；LCL：外侧副韧带

BMI > 30 的患者中，HTO 的结果优良（牛津膝评分 > 37 分）[6]。

除了合适的适应证外，膝关节周围截骨成功的另一个关键是获得理想的畸形矫正[7]。矫正不足或过度矫正均可导致截骨失败和结果不良[8]。全面的

畸形分析有助于认识畸形的大小、位置、平面和方向[9]。理解了畸形的性质后，就可以确定矫形的目标[10]。最后，仔细和精确的规划可以帮助获得所需要的矫形[11]。

26.3 手术技术

自从有了 HTO，其外科技术就在不断进步。最近，开放楔形技术（open-wedge HTO，OW-HTO）逐渐流行，其优点包括降低了术中腓神经损伤的风险，组织损伤较少，可以持续矫形。外科技术上，推荐使用双平面、韧带内的截骨技术（图 26.1）。该技术在容易愈合的干骺端进行截骨，可以在近端形成一个较大的骨块，并且胫骨结节的双平面截骨提供了旋转的稳定性[3]。绝大多数的 HTO 将胫骨结节附着于截骨远端部分。在需要较大矫形

（＞12 mm），或者是存在髌骨低位的患者中，可以对双平面截骨进行调整，在胫骨结节作下行截骨[3, 12]。双平面 HTO 的骨愈合明显优于单平面截骨[13]。对于侧副韧带，为了获得内侧间室的减压，内侧副韧带的有限松解是有必要的。对于 OW-HTO，还需要特殊的内固定以获得截骨部位的稳定性，利于功能康复训练，包括早期的完全负重[15-16]。

DFO 首选的手术技术已经发展为双平面内侧闭合楔形技术（图 26.2）。这项技术使用不完整的截骨技术，按照内侧楔形截骨的规划，将后四分之三的骨质截骨至外侧皮质的合页点处汇合。然后在前四分之一处作与后侧皮质平行的上行截骨。去除内侧楔形骨块后，闭合截骨端并用内固定植入物固定[4]。生物力学测试显示双平面的 DFO 及钢板内固定的固定强度明显优于既往的单平面 DFO 和外侧开放楔形DFO 技术[17-18]。该技术较单平面截骨的骨愈合概率

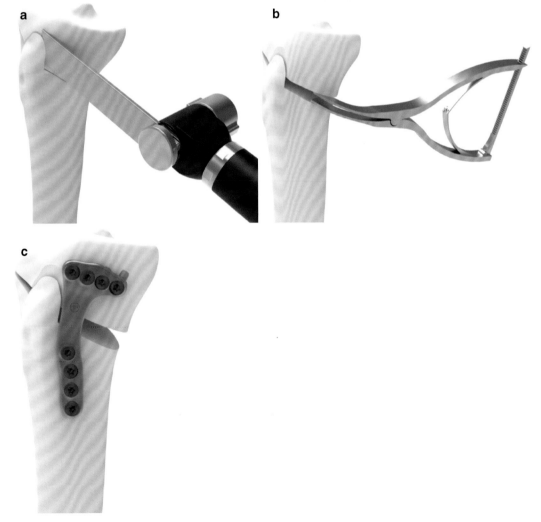

● **图 26.1**　双平面开放楔形 HTO 钢板内固定的手术技术。（**a**）横行截骨后在胫骨结节的上行双平面截骨。（**b**）用骨撑开器来实现楔形开放。（**c**）Activmotion™ NewclipTechnics™ 钢板固定后的状态。

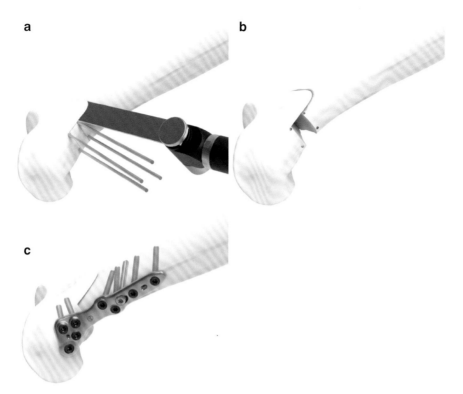

● **图 26.2**　双平面内侧闭合楔形 DFO 钢板内固定手术技术。（**a**）横行截骨后进行双平面截骨。（**b**）双平面截骨后移除楔形骨块。（**c**）内侧闭合后采用 Activmotion™ NewclipTechnics™ 钢板固定。

增加[19]，并且由于缩短了部分负重的时间，DFO 术后康复的时间缩短至 4 ～ 6 周[4, 16]。

26.4　预期结果及可能的关节线恢复

由于采用的截骨技术、随访时间以及结果测量方法不同，HTO 和 DFO 所报道的结果存在明显的差异[6-7, 20-27]。手术前的骨骼畸形部位和严重程度，以及矫形术后膝关节线的方向被认为是膝关节周围截骨效果的重要预测因素。Bonnin 和 Chambat[28] 关注胫骨畸形并且测量了胫骨内翻角（tibial bone varus angle，TBVA）。作者发现 HTO 对于存在异常 TBVA（＞ 5°）的患者或多或少有效。截骨纠正了这些患者的先天性畸形，使得关节线倾斜正常化，但对于 TBVA 正常（＜ 5°）的患者，则采取保守治疗。若基于 TBVA 选择截骨，10 年随访的成功率＞ 90%[21, 28]。Babis 等[29] 亦将关节线倾斜视为预后因素。在一组膝内翻畸形较重的患者中，采用了股骨远端和胫骨近端联合的双截骨技术，并保留了正常的关节线倾斜。24 例患者平均随访 82.7 个月，关节存活率为 96%。作者得出结论，截骨手术成功的关键是将关节线的倾斜纠正至 0° 左右

（SD = 4）。

已有多种方法证实了膝关节周围截骨后关节软骨的恢复。最直接的评估方法是关节镜检查评估软骨再生情况，包括活检证明了纤维软骨组织的恢复[30-33]。间接证明软骨下骨和软骨组织修复的方法包括骨扫描[34]，延迟增强软骨成像（dGEMRIC）-MRIs[35-36]，以及通过膝关节影像的数字化分析显示的关节间隙增宽[37]。

26.5　恢复工作及运动

恢复工作（return to work，RTW）和恢复运动（return to sports，RTS）最近受到了更多的关注。HTO 和 DFO 已经有了大宗的队列研究，因此有助于帮助病人建立对这些技术的心理预期[38-40]。

在 2012—2015 年进行的 HTO 病例中，作者对采用 HTO 治疗内侧和外侧骨关节炎的患者进行了回顾性分析，平均随访 3.7 年[41-42]。在这组 294 例患者中，手术前 256 例参加运动，术后有 210 例（82%）重返运动，其中 75% 在术后半年内即重返运动。患者有转向参加低强度活动的趋势，Tegner 评分中位数自无症状时的 5.0 分降低至随访时的 4.0 分。

随访时 Lysholm 评分平均 68 分（SD±22），内翻型和外翻型骨关节炎间无明显差异。RTS 最显著的预测因素是手术前 1 年患者是否有持续参加体育运动。

更大的一组病例被用于研究 HTO 术后恢复工作的情况：研究纳入了 349 例患者，其中手术前参加工作者 299 例，术后 284 例（95%）可以 RTW，其中 90% 发生在术后半年内。患者报告术后膝关节活动明显改善。作为家庭的经济支柱是 RTW 最有力的预测因素，相反，术前病假与术后较低的 RTW 相关[42]。

Hoorntje 等还对 2021—2025 年进行的 DFO 病例进行研究，术后随访 3.4，共有 126 例患者纳入评估 RTW 和 RTS[43]。在术前参加体育运动的 84 例患者中，65 例（77%）术后恢复运动，46 例（71%）发生在术后半年内。这些患者术后可以参加高强度运动，尽管和术前相比频率变低。无症状时的 Tegner 运动评分中位数［4.0（范围 0～10）］明显高于随访时的 Tegner 评分［3.0（范围 0～10）］（$p < 0.01$）。随访时平均 Lysholm 评分 68 分（SD±22）。DFO 术后的 RTW 结果和 HTO 手术类似：手术前参加工作的 80 例患者中，术后 73 例（91%）恢复工作，其中 59 例（77%）在术后 6 个月恢复工作。

26.6 结论

由于中长期的预后良好，膝关节周围截骨术在关节保护方面占据了主导地位。随着术前计划、截骨技术和固定方法的改进，截骨的适应证逐渐扩大，矫正规划也更加精确。影响截骨术预后的因素已明确，并且越来越多的病例显示了关节恢复。HTO 或 DFO 之后，每 10 名运动员中就有 8 人重返运动，并且分别有 95% 和 90% 的患者重返工作。

参考文献

1. Seil R, van Heerwaarden R, Lobenhoffer P, Kohn D. The rapid evolution of knee osteotomies. Knee Surg Sports Traumatol Arthrosc. 2013;21:1–2.
2. van Heerwaarden RJ, Hirschmann MT. Knee joint preservation: a call for daily practice revival of realignment surgery and osteotomies around the knee. Knee Surg Sports Traumatol Arthrosc. 2017;25:3655–6.
3. Brinkman J-M, Lobenhoffer P, Agneskirchner JD, Staubli AE, Wymenga AB, van Heerwaarden RJ. Aspects of current management: osteotomies around the knee – patient selection, stability of fixation and bone healing in high tibial osteotomies. J Bone Joint Surg Br. 2008;90(12):1548–57.
4. van Heerwaarden RJ, Brinkman JM, Pronk Y. Correction of femoral valgus deformity. J Knee Surg. 2017;30(8):746–55.
5. Mina C, Garrett WE, Garrett J, Pietrobon R, Glisson R, Higgins L. High tibial osteotomy for unloading osteochondral defects in the medial compartment of the knee. AJSM. 2008;36:949–55.
6. Floerkemeier S, Staubli AE, Schroeter S, Goldhahn S, Lobenhoffer P. Outcome after high tibial open-wedge osteotomy: a retrospective evaluation of 533 patients. Knee Surg Sports Traumatol Arthrosc. 2012;21:1–2.
7. Ivarsson I, Myrnerts R, Gillquist J. High tibial osteotomy for medial osteoarthritis of the knee: a 5 to 7 and 11 year follow-up. J Bone Joint Surg (Br). 1990;72:238–44.
8. Tjornstrand B, Egund N, Hagstedt B, Lindstrand A. Tibial osteotomy in medial gonarthrosis: the importance of over-correction of varus deformity. Arch Orthop Trauma Surg. 1981;99:83–9.
9. Hofmann S, Pietsch M, van Heerwaarden R. Biomechanische Grundlagen und Planung bei Umstellungsosteotomien am Kniegelenk. Orthopädische Praxis. 2007;43(3):109–15.
10. van Heerwaarden RJ, Mast JW, Paccola CAJ. Diagnostics and planning of deformity correction: formation of a surgical plan. In: Marti RK, van Heerwaarden RJ, editors. Osteotomies for posttraumatic deformities. Stuttgart: Georg Thieme Verlag; 2008. p. 33–55.
11. Schröter S, Ihle C, Mueller J, Lobenhoffer P, Stöckle U, van Heerwaarden R. Digital planning of high tibial osteotomy. Interrater reliability by using two different software. Knee Surg Sports Traumatol Arthrosc. 2013;21:189–96.
12. Gaasbeek RDA, Sonneveld H, van Heerwaarden RJ, Jacobs WCH, Wymenga AB. Distal tuberosity osteotomy in open wedge high tibial osteotomy can prevent patella infera: a new technique. Knee. 2004;11:457–61.
13. Pape D, Dueck K, Haag M, Lorbach O, Seil R, Madry H. Wedge volume and osteotomy surface depend on surgical technique for high tibial osteotomy. Knee Surg Sports Traumatol Arthrosc. 2013;21(1):127–33.
14. Agneskirchner JD, Hurschler C, Wrann CD, Lobenhoffer P. The effects of valgus medial opening wedge high tibial osteotomy on articular cartilage pressure of the knee: a biomechanical study. Arthroscopy. 2007;23:852–61.
15. Brinkman JM, Luites JW, Wymenga AB, van Heerwaarden RJ. Early full weight bearing is safe in open-wedge high tibial osteotomy. Acta Orthop. 2010;81(2):193–8. https://doi.org/10.3109/17453671003619003.
16. Takeuchi R, Martijn C, van Heerwaarden R, Seil R. Rehabilitation nach kniegelenknaher osteotomie.

In: Lobenhoffer P, van Heerwaarden R, Agneskirchner JD, editors. Kniegelenknahe osteotomien indikation, planung, operationstechnik mit plattenfixateuren. Stuttgart: Georg Thieme Verlag; 2014. p. 150–8.

17. Brinkman J-M, Hurschler C, Agneskirchner JD, Freiling D, van Heerwaarden RJ. Axial and torsional stability of supracondylar femur osteotomies: a biomechanical investigation of five different plate and osteotomy configurations. Knee Surg Sports Traumatol Arthrosc. 2011;19:579–87.

18. Brinkman J-M, Hurschler C, Agneskirchner JD, Freiling D, van Heerwaarden RJ. Axial and torsional stability of an improved single plane and a new biplane osteotomy technique for supracondylar femur osteotomies. Knee Surg Sports Traumatol Arthrosc. 2011;19:1090–8.

19. van Heerwaarden R, Najfeld M, Brinkman M, Seil R, Madry H, Pape D. Wedge volume and osteotomy surface depend on surgical technique for distal femoral osteotomy. Knee Surg Sports Traumatol Arthrosc. 2013;21:206–12.

20. Flecher X, Parratte S, Aubaniac JM, Argenson JN. A 12–28-year followup study of closing wedge high tibial osteotomy. Clin Orthop Relat Res. 2006;452:91–6.

21. Jenny JY, Tavan A, Jenny G, Kehr P. Long-term survival rate of tibial osteotomies for valgus gonarthrosis. Rev Chir Orthop Reparatrice Appar Mot. 1998;84:350–7.

22. Akizuki S, Shibakawa A, Takizawa T, Yamazaki I, Horiuchi H. The long-term outcome of high tibial osteotomy: a ten- to 20-year follow-up. J Bone Joint Surg Br. 2008;90(5):592–6. https://doi.org/10.1302/0301-620X.90B5.20386.

23. Aglietti P, Buzzi R, Vena LM, Baldini A, Mondaini A. High tibial valgus osteotomy for medial gonarthrosis: a 10- to 21-year study. J Knee Surg. 2003;16(1):21–6.

24. Saithna A, Kundra R, Modi CS, Getgood A, Spalding T. Distal femoral varus osteotomy for lateral compartment osteoarthritis in the valgus knee. A systematic review of the literature. Open Orthop J. 2012;6:313–9.

25. Haviv B, Bronak S, Thein R, Thein R. The results of corrective osteotomy for valgus arthritic knees. Knee Surg Sports Traumatol Arthrosc. 2013;21(01):49–56.

26. Chahla J, Mitchell JJ, Liechti DJ, et al. Opening- and closing-wedge distal femoral osteotomy: a systematic review of outcomes for isolated lateral compartment osteoarthritis. Orthop J Sports Med. 2016;4(06):2325967116649901.

27. Wylie JD, Jones DL, Hartley MK, et al. Distal femoral osteotomy for the valgus knee: medial closing wedge versus lateral opening wedge: a systematic review. Arthroscopy. 2016;32(10):2141–7.

28. Bonnin M, Chambat P. Current status of valgus angle, tibial head closing wedge osteotomy in medial gonarthrosis. Orthopade. 2004;33:135–42.

29. Babis GC, An KN, Chao EY, Rand JA, Sim FH. Double level osteotomy of the knee: a method to retain joint-line obliquity. J Bone Joint Surg Am. 2002;84-A:1380–8.

30. Fujisawa Y, Masuhara K, Shiomi S. The effect of high tibial osteotomy on osteoarthritis of the knee. An arthroscopic study of 54 knee joints. Orthop Clin North Am. 1979;10:585–608.

31. Koshino T, Wada S, Ara Y, Saito T. Regeneration of degenerated articular cartilage after high tibial valgus osteotomy for medial compartmental osteoarthritis of the knee. Knee. 2003;10:229–36.

32. Wakabayashi S, Akizuki S, Takizawa T, Yasukawa Y. A comparison of the healing potential of fibrillated cartilage versus eburnated bone in osteoarthritic knees after high tibial osteotomy: an arthroscopic study with 1-year follow-up. Arthroscopy. 2002;18:272–8.

33. Jung WH, Takeuchi R, Chun CW, Lee JS, Ha JH, Kim JH, Jeong JH. Second-look arthroscopic assessment of cartilage regeneration after medial opening-wedge high tibial osteotomy. Arthroscopy. 2014;30:72–9.

34. Kröner AH, Berger CE, Kluger R, Oberhauser G, Bock P, Engel A. Influence of high tibial osteotomy on bone marrow edema in the knee. Clin Orthop Relat Res. 2007;454:155–62.

35. Besselink NJ, Vincken KL, Bartels LW, van Heerwaarden RJ, Concepcion AN, Marijnissen ACA, Spruijt S, Custers RJH, van der Woude JAD, Wiegant K, Welsing PMJ, Mastbergen SC, Lafeber FPJG. Cartilage quality (dGEMRIC Index) following knee joint distraction or high tibial osteotomy. Cartilage. 2018;1:1–13.

36. d'Entremont AG, McCormack RG, Agbanlog K, Horlick SG, Stone TB, Manzary MM, Wilson DR. Cartilage health in high tibial osteotomy using dGEMRIC: relationships with joint kinematics. Knee. 2015;22(3):156–62.

37. van der Woude JA, Wiegant K, van Heerwaarden RJ, Spruijt S, van Roermund PM, Custers RJ, Mastbergen SC, Lafeber FP. Knee joint distraction compared with high tibial osteotomy: a randomized controlled trial. Knee Surg Sports Traumatol Arthrosc. 2017;25(3):876–86.

38. Ekhtiari S, Haldane CE, De Sa D, Simunovic N, Musahl V, Ayeni OR. Return to work and sport following high tibial osteotomy: a systematic review. J Bone Joint Surg Am. 2016;98(18):1568–77. https://doi.org/10.2106/JBJS.16.00036.

39. Faschingbauer M, Nelitz M, Urlaub S, Reichel H, Dornacher D. Return to work and sporting activities after high tibial osteotomy. Int Orthop. 2015;39(8):1527–34. https://doi.org/10.1007/s00264-015-2701-2.

40. Hoorntje A, Witjes S, Kuijer PPFM, et al. High rates of return to sports activities and work after osteotomies around the knee: a systematic review and meta-analysis. Sports Med. 2017;47(11):1–26. https://doi.org/10.1007/s40279-017-0726-y.

41. Hoorntje A, Kuijer PPFM, van Ginneken BT, Koenraadt KLM, van Geenen RCI, Kerkhoffs GMMJ, van Heerwaarden RJ. Prognostic factors for return to sport after high tibial osteotomy: a directed acyclic

graph approach. Am J Sports Med. 2019;47(8):1854–62. https://doi.org/10.1177/0363546519849476.

42. Hoorntje A, Kuijer PPFM, van Ginneken BT, van Geenen RCI, Kerkhoffs GMMJ, van Heerwaarden RJ. Predictors of return to work after high tibial osteotomy. The importance of being a breadwinner. Orthop J Sports Med. 2019;7(12):232596711989005.

https://doi.org/10.1177/2325967119890056.

43. Hoorntje A, van Ginneken BT, Kuijer PPFM, van Geenen RCI, Kerkhoffs GMMJ, van Heerwaarden RJ. Eight respectively nine out of ten patients return to sport and work after distal femoral osteotomy. Knee Surg Sports Traumatol Arthrosc. 2019;27(7):2345–53. https://doi.org/10.1007/s00167-018-5206-x.

第 27 章

通过关节卸荷保护关节

Konrad Slynarski

姚尧 译 艾冬梅 审校

治疗性关节卸荷被推荐用于治疗诸多膝关节疾病。通常，减少膝关节载荷是常见膝关节手术（如微骨折、同种异体骨软骨移植、自体软骨细胞植入、骨坏死修复等）术后康复方案的一部分。关节卸载也可作为骨髓水肿、骨软骨缺损、半月板缺损、软骨缺损和最常见的骨关节炎的主要治疗方法。

骨关节炎（osteoarthritis，OA）是世界范围内最常见的肌肉骨骼疾病之一。世界卫生组织（WHO）估计，全世界 60 岁以上人口中有 10% 患有症状性 OA[2]。

骨性关节炎是一种进行性的、不可逆的疾病，目前并没有治愈的办法。治疗通常包括症状管理，并期望提高患者的日常生活功能的能力。药物干预，主要包括镇痛药和抗炎药物或营养补充剂，如氨基葡萄糖和硫酸软骨素，但它们的作用是暂时且有限的。更具侵入性的治疗方式，如关节内注射糖皮质激素、透明质酸（hyaluronic acid，HA）、富含血小板血浆也常被应用[3-5]。此外，新型的注射治疗，如骨髓或脂肪来源的间充质干细胞获得了大量的关注，并成为非手术治疗骨关节炎症状的新选择，但仍十分有必要在高质量的随机对照研究中进一步对其临床应用进行评估[6-8]。对于保守治疗效果不佳的患者，则可能建议手术干预，包括关节镜手术、截骨术以及膝关节置换作为最后的治疗手段[9]。而对年轻的膝关节骨性关节炎患者而言，未来翻修手术的风险是一个重要的关注点，他们可能会需要进行一次以上的假体置换术。就像年轻关节炎患者的数量正在迅速增加一样，在这一群体中，关节置换术的发生率正在不成比例地迅速增加。年轻病人更有可能遇到假体失败，继而需要进行翻修手术[10-13]。在一项来自加利福尼亚共包含 88 000 病人的研究中，Meehan 等[14]发现年龄小于 50 岁的全膝关节置换术（total knee arthroplasty，TKA）患者两年内翻修的概率是 9%，主要原因是感染和假体松动，是 65 岁以上人群的四倍。更重要的是，近期许多研究报道 < 55 岁

患者的关节置换术后不满意率超过 30%，因此作者建议，对于年龄 < 55 岁的手术人群，需提前告知其可能增加的术后不满意的风险[12, 15]。

目前膝关节骨关节炎的治疗对于部分人群并不适合，因此这些病人常有严重的疼痛，并且明显影响日常活动[16]。许多这样的病人都陷入了所谓的"治疗缺口"。这一缺口存在于有症状的年轻膝关节骨性关节炎患者，他们对保守治疗的反应不佳，但又拒绝接受或并不适合进行侵入性手术。

我们能够通过关节置换成功治疗严重骨关节炎患者，尤其是老年患者人群，但是我们同时也需要更多地关注年轻人群以及轻中度疾病的患者，因为他们的目标是尽可能多地保留其损伤前活动和功能水平，且无疼痛。这一人群不愿意接受涉及骨切割的膝关节手术[17]。

认识年轻人早期骨关节炎的病理过程充满着挑战[18]。在大多数情况下，自然病史始于膝关节创伤，初始关节创伤后骨性关节炎发生的频率增加 3.86 倍[19]。初始的创伤主要有两种不同的方式[20]。第一种，当组织（如半月板、软骨、韧带）遭受创伤时，就开始发生分子反应。这种反应引发关节骨关节炎的级联变化与进展。第二种，也是最明显的情况是，受创伤的组织不能维持其正常的机械功能（例如，受伤的半月板失去了作为减震器的能力）。

最新证据表明，早期膝关节骨性关节炎的治疗应该包括膝关节卸荷，因为再生治疗的任何潜在治疗益处都可能因膝关节的过度机械应力而被削弱[21-22]。目前，膝关节疾病的卸载治疗仅包括膝关节外用支具、楔形鞋垫和胫骨高位截骨术。膝关节卸荷支具为患者提供了减轻疼痛和重获正常活动状态的可能。Lee PY 等人分析了 63 例内侧膝关节骨性关节炎患者，随访长达 8 年，结果证实与单髁膝关节置换术相比，膝关节卸荷支具的临床结果评分良好并且成本效益好[23]。不幸的是，患者长期依从性较差，因为支具需要长期佩戴可能存在不适，并可能引起他

人异样的眼光，从而使得患者感到社会歧视。遵从医嘱使用卸荷支具可缓解疼痛，但经常使用则可导致严重的皮肤磨损或深静脉血栓形成，因此膝关节支具并不是一种实用的长期解决方案[24]。

唯一可预见的能够持久减少膝关节载荷的手术是截骨术。膝关节周围截骨术（股骨远端截骨术 -DFO，或胫骨高位截骨术 -HTO）是一种从骨中取出楔形骨或将骨切割并撑开 / 弯曲一定的毫米的手术方法。通过手术可以调整骨的角度以有效地将载荷从受损的间室转移到正常的膝关节间室。已证实，由于肢体力线不良导致的骨性关节炎患者可以受益于截骨术从而使得疼痛明显缓解。

1958 年，Jackson 是首批描述现代内侧间室骨关节炎卸载手术方案的医生之一[25]。Coventry 的闭合楔形截骨术是最早在世界范围内广泛流行并用于治疗骨关节炎的截骨手术之一[26-28]。近年来，截骨术重新引起了骨科医生的广泛兴趣，因为手术技术和材料的显著进步可以促使更短的恢复期，提高了患者回归体育运动的概率[29-30]，但也是由于对身体活跃、年轻的骨关节炎和力线异常人群而言，目前缺乏其他的治疗方案选择。虽然这个过程实现了将负荷从关节炎部位转移至关节的健康部位的目标，但因它需要骨切除或骨间隙愈合，所以需要相对较长的恢复期并配合一定强度的物理治疗，因此仅推荐给高度积极和健康水平整体较高的患者。值得一提的是，只有当股骨或胫骨的近端或远端骨骺测量值异常的患者才适应截骨术，不是每种膝关节间室退行性变都与力线不及相关。在这种情况下不应进行截骨术，因为它会导致医源性畸形，降低这种截骨术的治疗效果，并对未来将膝关节截骨术转化为关节置换术的治疗结果产生负面影响。

试图减少内侧间室负荷从而治疗骨关节炎的方法已被证明是临床有效的。此外，已发表的文献描述关节卸荷在其他疾病的适应证也在增加[31-33]。当具备临床手术指征时，对膝关节内侧腔室卸荷可以明显减轻疼痛，甚至增加影像学关节间隙[34]。在临床文献中有进一步的证据表明，膝关节内翻的减少（膝关节负荷的直接指标）可以缓解疼痛和改善功能[35]。

虽然有大量的科学证据支持改变关节负荷，但仍然需要一个较小侵入性的治疗选择以填补无创治疗和有效且效果持久的关节矫形手术（如 HTO 或者关节置换术）之间的"治疗缺口"。最根本的目的是减少膝关节上的负荷，这是解决潜在疾病机制的关键，并已被证明可以缓解疼痛和改善功能。如果可以在不更换关节或将整个负荷转移到关节的另一部分的情况下实现，这对患者来说将是一条更可取的路径。此外，推迟对关节置换术也将减少未来对翻修手术的需求，翻修手术不仅昂贵，还存在更高的并发症风险。

为了解决卸载内侧间室的需要，研究人员开发了一种负荷吸收器用以减少作用于膝关节内侧腔室的负荷，同时不需要将这种负荷转移到外侧腔室。

KingSpring 膝关节植入系统在膝关节完全伸直时可吸收最大负荷 13 kg（29 磅），在减少慢性内侧间室负荷的同时不增加膝关节外侧间室应力[36]。这种卸载的幅度与膝关节内收力矩减少的幅度相当，这一幅度已被证明可以改善 OA 患者的功能和减轻膝关节疼痛[37-38]。KineSpring 已经进行了三项单臂、前瞻性的多中心研究（OASYS，ACTRN12608000451303；OAKS，ACTRN12609001068257；COAST，ISRCTN 63048529）[39-41]。研究结果均支持 KingSpring 系统在治疗膝关节症状性内侧骨性关节炎的安全性和有效性。在 3 项纳入 100 名患者的研究中，有使用 KineSpring 膝关节植入系统的 18 名受试者完成了 36 个月的随访，36 例完成了 24 个月的随访，62 例完成了超过了 12 个月的随访。结果显示与基线值相比，受试者在 WOMAC 疼痛和功能评分提高 > 20% 比率的分别在 36 个月是 94.4%（17/18），24 个月是 83.3%（30/36），12 个月时是 70.9%（44/62）。

将这些结果与 HTO 文献中的相关数据进行比较，KineSpring 系统也能够在缓解 OA 症状达到类似的疗效[42]。

KineSpring 系统的临床试验也证明了该设备的安全性。尚没有意外事件的报告。设备移除并不复杂，也不需要立即转为关节置换术。临床试验 OASYS 在早期人体应用阶段（$n = 30$）之后，共研究了 70 名受试者。在这 70 名受试者中，设备的移除率为 18.6%（13/70）。与 HTO 二次手术率相似，范围为 8.7% ~ 48.9%[43-47]。基于临床发生率和临床意义，KineSpring 系统和 HTO 相关的并发症相当。Kloos 等人进行了一项有趣的研究，比较了不同的 HTO 技术和植入 KineSpring 吸收器两种方式对髌股接触力的影响。胫骨粗隆近端双面截骨的 HTO 术显著增加了髌股关节压力，并受矫正角度的影响。相比之下，远端双平面截骨术减少了这些并发症，因为植入物在关节囊外，关节外吸收器对髌股关节间室应力完全没有影响[48]。可以通过增加关节间隙宽度以及改善软骨下骨小梁的完整性以减少植入物载荷，从而延缓膝关节 OA 的进展，继而减轻疼痛，改善关节功能。在 Miller 等人的研究中，9 名对非手术治疗无效的单侧膝关节内侧骨性关节炎患者接受 KineSpring 系统治疗并进行了 2 年的随访[49]。2 年的随访发现，在 WOMAC 评分中疼痛平均提高了 92%，功能平均提高了 91%，关节僵硬提高了 79%。经治疗的膝关节内侧腔室的关节间隙宽度从基线时的 0.9 mm 显著增加到 2 年时的 3.1 mm；未经治疗的膝关节内侧间室的关节间隙宽度没有变化。在接受治疗的膝关节中，内侧间室在 2 年后垂直定向小梁的分形特征减少了 2.8%，而在未接受治疗的膝关节中增加了 2.1%。在治疗膝关节的内侧室水平小梁以及外侧室的水平或垂直小梁中均未观察到具有统计学意义的分形特征变化。

Phantom 膝关节系统（Moximed，Hayward，CA，USA）是新一代 KineSpring 系统，具有更加平薄的外形和改良的手术技术，设计可以减少负荷约 11 kg（25 磅）。该装置包括钛合金股骨和胫骨基座，以及一个聚碳酸酯聚氨酯（PCU）减震器，可减少患侧膝关节内侧腔室的负荷。减震器由提供压缩载荷吸收的中央 PCU 体组成，两端都有一个铰接球和插座关节，允许该设备适应膝盖的自然运动（图 27.1）。负荷吸收发生在较小的屈膝角度，如在步态的支撑相，而当在较大屈膝角度时，设备是被动工作的。减震器被植入在内侧囊外间隙的皮下组织，并保持在关节外。可压缩载荷吸收器跨过关节，位于内侧副韧带的表面，并与膝关节的关节面隔离。该装置的设计只需通过一个相对较小的切口植入，不切除骨、肌肉或韧带，也不侵犯关节囊。值得注意的是，无关节侵犯的微创器械植入提供了一种本质上是可逆的手术过程。该装置可以在不破坏关节和周围组织的情况下被移除。特别地需要强调的是，如果有必要，该设备的植入不会影响用于未来关节置换的任何骨结构。

在 Phantom 卸荷装置的可行性研究中，26 例患者平均手术年龄为 51±1.7 岁，均接受了治疗和评估（PHANTOM High Flex 临床试验）[50]。重要的是，纳入标准针对的是不适合关节置换术的年轻患者群体。在研究中所有相关的手术如关节镜是被禁止的，因此治疗结果可以归于植入体提供的关节卸载。该患者队列在 12 个月的一些疾病特异性结果指标中显示出

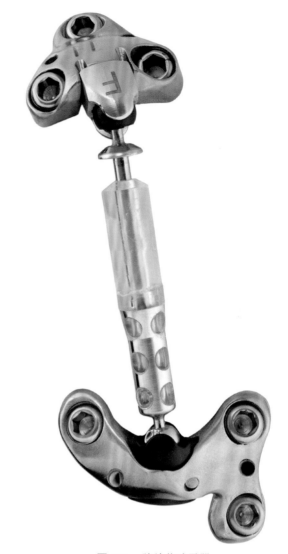

● **图 27.1** 膝关节减震器

了统计学上的显著改善。令人印象深刻的是，在 12 个月时 KOOS 疼痛和 WOMAC 疼痛评分临床上显著改善 20% 以上的应答率分别为 96.2% 和 92.3%，表明这一治疗方案能很好地适用于"难以治疗"的年轻关节病人群。平均 KOOS 疼痛评分从基线时的 44.2±2.1 显著改善到 12 个月时的 78.9±3.7 分。西大略省（Western Ontario）和麦克马斯特大学骨关节炎指数（McMaster Universities Osteoarthritis Index）疼痛、关节僵硬和功能分量表在 12 个月内也均有显著改善。KSS 膝关节评分从基线时的 61.9±3.0 提高到 12 个月时的 94.6±1.6，KSS 功能评分从基线时的 73.4±2.8 改善到 12 个月时的 98.1±1.1。9 例患者（34.6%）在 12 个月的随访期间经历了至少一次不良事件。研究中共报告了 14 例事件，但无一例导致研究停止。在 14 例事件中，3 例被认为是严重不良事件，发生在 3 例患者中（11.5%）。1 例患

者（3.8%）在 12 个月时由于持续的膝关节疼痛和 ROM 减少而移除了植入物。这个病人是一名专业的铁人三项运动员；不幸的是，没有达到他的治疗期望。但是重要的是，去除程序只包括植入物去除和软骨清理术，并没有转化成任何后续的植入物手术。在去除手术中，该设备功能正常。

在同一项研究的两年随访中，所有的患者都有临床意义上的疼痛改善，96% 的患者有临床意义上的功能改善[51]。与基线相比，WOMAC 疼痛和功能评分量表在 2 年内均有所改善（图 27.2 和图 27.3）。疼痛评分从基线时的 53.5±8.6 提高到 15.0±10.8，功能评分从基线时的 48.4±17.2 提高到 18.8±14.8。关节活动范围最初从基线（133.5±8.7）开始有所下降到 6 周（119.7±14.1），但在 6 个月随访时恢复正常，并在 2 年内保持不变（图 27.4）。

此外，研究还报告受试者在平均 23 天内即快速恢复到术前活动水平，这与之前的报告中患者在接受 HTO 手术后平均 87 天仍然不能回归工作相比效果更好[52]。这些结果表明，该治疗可以很好地适用"难以治疗"的年轻关节炎群体。本研究优势之一是严格的纳入标准和严格的施行方案，确保了样本包

括目标患者群体，以及治疗效果只能归因于研究的装置。这些结果也表明 1 年时的溃疡效果可以维持到 2 年。本研究的局限性是其样本量有限。也没有将卸荷装置与其他膝关节骨性关节炎治疗的方式进行比较以评价其治疗表现的优势。

最后，值得一提的是其他类似的尝试，即开发植入设备设计以减少膝关节载荷。Shenoy 等人进行了一项关于卸载膝关节内侧间室的研究，作者假设改变作用在膝关节上的力的杠杆臂可以改变膝关节间室的负荷分布。他们介绍了一种装置，可以替代股骨外侧髁的髂胫束，并改变有效力矩臂，以将负荷分布转移至外侧间室，类似于 HTO[53]。临床前期的尸体实验结果是良好的，负荷内外侧间室分布分别为 34% 和 65%。这是通过髂胫束外移 15～20 mm 而获得的。一个问题是髂胫束综合征，这可能是骨关节炎患者的一个严重问题，即使没有植入这样的设备，因此仍需要进一步的研究。

临床意义上疼痛和功能的提高、明确的安全性，和快速恢复到术前活动水平的优异结果均表明，植入式卸载装置可能作为内侧膝关节骨性关节炎患者延迟关节置换术的一种潜在的桥接治疗选择。

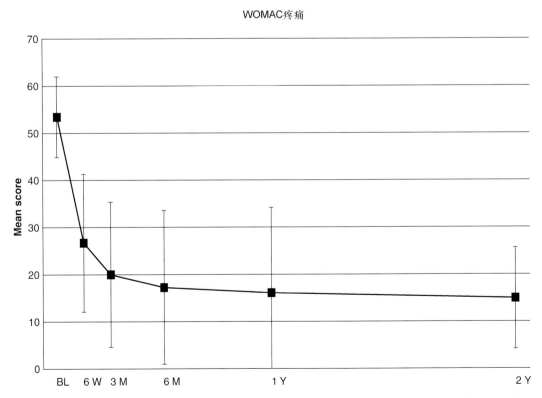

● **图 27.2** 从基线到随访 2 年的 WOMAC 疼痛评分平均值（±SD）。降低的分数表示改善。BL：基线，M：月，W：周，Y：年。WOMAC：西安大略和麦克马斯特大学骨关节炎指数

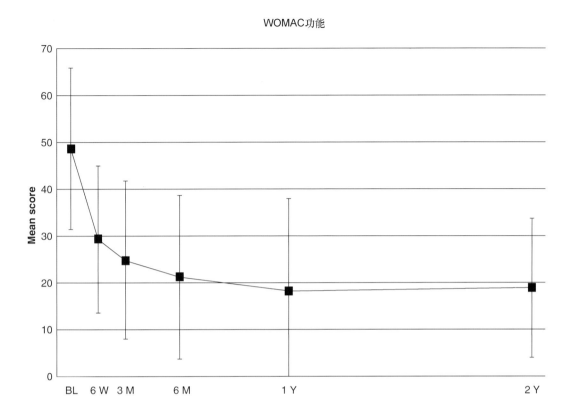

● **图 27.3**　从基线到随访 2 年的 WOMAC 功能评分平均值（±SD）。降低的分数表示改善。BL：基线，M：月，W：周，Y：年。WOMAC：西安大略和麦克马斯特大学骨关节炎指数

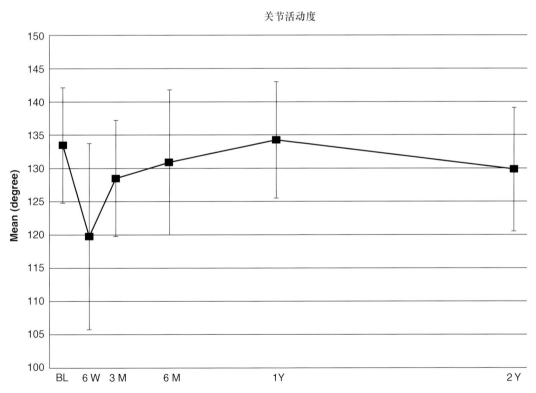

● **图 27.4**　从基线到随访 2 年的关节活动度（单位：°）的平均值（±SD）。BL：基线，M：月，W：周，Y：年

参考文献

1. Wieland HA, Michaelis M, Kirschbaum BJ, Rudolphi KA. Osteoarthritis—an untreatable disease? Nat Rev Drug Discov. 2005;4(4):331–44.

2. Das SK, Farooqi A. Osteoarthritis. Best Pract Res Clin Rheumatol. 2008;22(4):657–75.

3. Jüni P, Hari R, Rutjes AW, et al. Intra-articular corticosteroid for knee osteoarthritis. Cochrane Database Syst Rev. 2015;10:CD005328. https://doi.org/10.1002/14651858.CD005328.pub3.

4. Bellamy N, Campbell J, Robinson V, Gee T, Bourne R, Wells G. Viscosupplementation for the treatment of osteoarthritis of the knee. Cochrane Database Syst Rev. 2006;2:CD005321. https://doi.org/10.1002/14651858.CD005321.pub2.

5. Dong Y, Zhang B, Yang Q, Zhu J, Sun X. The effects of platelet-rich plasma injection in knee and hip osteoarthritis: a meta-analysis of randomized controlled trials. Clin Rheumatol. 2020; https://doi.org/10.1007/s10067-020-05185-2.

6. Maheshwer B, Polce EM, Paul K, et al. Regenerative potential of mesenchymal stem cells for the treatment of knee osteoarthritis and chondral defects: a systematic review and meta-analysis. Arthroscopy. 2020;2020:S0749-8063(20)30456-4. https://doi.org/10.1016/j.arthro.2020.05.037.

7. Migliorini F, Rath B, Colarossi G, et al. Improved outcomes after mesenchymal stem cells injections for knee osteoarthritis: results at 12-months follow-up: a systematic review of the literature. Arch Orthop Trauma Surg. 2019; https://doi.org/10.1007/s00402-019-03267-8.

8. Anz AW, Hubbard R, Rendos NK, Everts PA, Andrews JR, Hackel JG. Bone marrow aspirate concentrate is equivalent to platelet-rich plasma for the treatment of knee osteoarthritis at 1 year: a prospective, randomized trial. Orthop J Sports Med. 2020;8(2):2325967119900958. https://doi.org/10.1177/2325967119900958.

9. Floerkemeier S, Staubli AE, Schroeter S, Goldhahn S, Lobenhoffer P. Outcome after high tibial open-wedge osteotomy: a retrospective evaluation of 533 patients. Knee Surg Sports Traumatol Arthrosc. 2013;21(1):170–80. https://doi.org/10.1007/s00167-012-2087-2.

10. W-Dahl A, Robertsson O, Lidgren L. Surgery for knee osteoarthritis in younger patients. Acta Orthop. 2010;81:161–4.

11. Kurtz SM, Lau E, Ong K, Zhao K, Kelly M, Bozic KJ. Future young patient demand for primary and revision joint replacement: national projections from 2010 to 2030. Clin Orthop Relat Res. 2009;467:2606–12.

12. Scott CE, Oliver WM, MacDonald D, Wade FA, Moran M, Breusch SJ. Predicting dissatisfaction following total knee arthroplasty in patients under 55 years of age. Bone Joint J. 2016;98:1625–34.

13. Stambough JB, Clohisy JC, Barrack RL, Nunley RM, Keeney JA. Increased risk of failure following revision total knee replacement in patients aged 55 years and younger. Bone Joint J. 2014;96:1657–62.

14. Meehan JP, Danielsen B, Kim SH, Jamali AA, White RH. Younger age is associated with a higher risk of early periprosthetic joint infection and aseptic mechanical failure after total knee arthroplasty. J Bone Joint Surg Am. 2014;96:529–35.

15. Parvizi J, Nunley RM, Berend KR, et al. High level of residual symptoms in young patients after total knee arthroplasty. Clin Orthop Relat Res. 2014;472:133–7.

16. New trial to bring hope for people with knee osteoarthritis. Arthritis Research UK; 2013 . http://www.arthritisresearchuk.org/news/press-releases/2013/september/new-trial-to-bring-hope-for-people-with-knee-osteoarthritis.aspx.

17. Moorman T, Kirwan T, Share J, Vannabouathong C. Patient preferences regarding surgical interventions for knee osteoarthritis. Clin Med Insights. 2017;10:1–12.

18. Luyten FP, Bierma-Zeinstra S, Dell'Accio F, Kraus VB, Nakata K, Sekiya I, Arden NK, Lohmander LS. Toward classification criteria for early osteoarthritis of the knee. Semin Arthritis Rheum. 2017;pii:S0049-0172(17)30098-7. https://doi.org/10.1016/j.semarthrit.2017.08.006.

19. Blagojevic M, Jinks C, Jeffery A, Jordan KP. Risk factors for onset of osteoarthritis of the knee in older adults: a systematic review and meta-analysis. Osteoarthr Cartil. 2010;18:24–33.

20. Cattano NM, Barbe MF, Massicotte VS, Sitler MR, Balasubramanian E, Tierney R, Driban JB. Joint trauma initiates knee osteoarthritis through biochemical and biomechanical processes and interactions. OA Musculoskelet Med. 2013;1:3–8.

21. Gomoll AH, Angele P, Condello V, et al. Load distribution in early osteoarthritis. Knee Surg Sports Traumatol Arthrosc. 2016;24(6):1815–25. https://doi.org/10.1007/s00167-016-4123-0.

22. Arendt EA, Miller LE, Block JE. Early knee osteoarthritis management should first address mechanical joint overload. Orthop Rev (Pavia). 2014;6(1):5188. https://doi.org/10.4081/or.2014.5188.

23. Lee PY, Winfield TG, Harris SR, Storey E, Chandratreya A. Unloading knee brace is a cost-effective method to bridge and delay surgery in unicompartmental knee arthritis. BMJ Open Sport Exerc Med. 2017;2(1):e000195. https://doi.org/10.1136/bmjsem-2016-000195. eCollection 2016.

24. Hurwitz DE, et al. Knee pain and joint loading in subjects with osteoarthritis of the knee. J Orthop Res. 2000;18(4):572–9.

25. Jackson JP, Waugh W. Tibial osteotomy for osteoarthritis of the knee. Proc R Soc Med. 1960;53(10):888.

26. Coventry MB. Osteotomy of the upper portion of the tibia for degenerative arthritis of the knee. A preliminary report. J Bone Joint Surg Am. 1965;47:984–90.

27. Coventry MB. Upper tibial osteotomy. Clin Orthop Relat Res. 1984;182:46–52.

28. Coventry MB, Ilstrup DM, Wallrichs SL. Proximal tibial osteotomy. A critical long-term study of eighty-seven cases. J Bone Joint Surg Am. 1993;75(2):196–201.

29. Seil R, van Heerwaarden R, Lobenhoffer P, Kohn D. The rapid evolution of knee osteotomies. Knee Surg Sports Traumatol Arthrosc. 2013;21(1):1–2. https://doi.org/10.1007/s00167-012-2175-3.

30. Hoorntje A, van Ginneken BT, Kuijer PPFM, et al. Eight respectively nine out of ten patients return to sport and work after distal femoral osteotomy. Knee Surg Sports Traumatol Arthrosc. 2019;27(7):2345–53. https://doi.org/10.1007/s00167-018-5206-x.

31. Arnold MP, Hirschmann MT, Verdonk PC. See the whole picture: knee preserving therapy needs more than surface repair. Knee Surg Sports Traumatol Arthrosc. 2012;20(2):195–6.

32. Becker R, Kopf S, Karlsson J. Loading conditions of the knee: what does it mean? Knee Surg Sports Traumatol Arthrosc. 2013;21(12):2659–60.

33. Stiebel M, Miller LE, Block JE. Post-traumatic knee osteoarthritis in the young patient: therapeutic dilemmas and emerging technologies. Open Access J Sports Med. 2014;5:73–9.

34. Andriacchi TP, et al. Methods for evaluating the progression of osteoarthritis. J Rehabil Res Dev. 2000;37(2):163–70.

35. Hunt MA, et al. Associations among knee adduction moment, frontal plane ground reaction force, and lever arm during walking in patients with knee osteoarthritis. J Biomech. 2006;39(12):2213–20.

36. Clifford A, O'Connell M, Gabriel S, Miller LE, Block JE. The KineSpring load absorber implant: rationale, design and biomechanical characterization. J Med Eng Technol. 2011;35:65–71.

37. Zhao D, Banks SA, Mitchell KH, D'Lima DD, Colwell CW Jr, Fregly BJ. Correlation between the knee adduction torque and medial contact force for a variety of gait patterns. J Orthop Res. 2007;25(6):789–97.

38. Clifford AG, Gabriel SM, O'Connell M, Lowe D, Miller LE, Block JE. The KineSpring® Knee Implant System: an implantable joint-unloading prosthesis for treatment of medial knee osteoarthritis. Med Devices (Auckl). 2013;6:69–76. https://doi.org/10.2147/MDER.S44385.

39. Moximed, Inc. Safety and feasibility of a load bypass knee support system (LBKSS) for the treatment of osteoarthritis. Camperdown, NSW: The Australian New Zealand Clinical Trials Registry; 2008. anzctr.org.au. https://www.anzctr.org.au/Trial/Registration/TrialReview.aspx?id=82977. ANZCTR Trial ID: ACTRN12608000451303. Accessed 7 Mar 2013.

40. Moximed, Inc. A multi-center, open-label, interventional study of patients with medial compartment knee osteoarthritis (OA) treated with the KineSpring® System. Camperdown, NSW: The Australian New Zealand Clinical Trials Registry; 2009. https://www.anzctr.org.au/ Trial/Registration/TrialReview.aspx?id = 320854. ANZCTR Trial ID: ACTRN12609001068257. Accessed March 7, 2013.

41. Moximed, Inc. The treatment of medial compartmental knee osteoarthritis (OA) symptoms with the KineSpringTM Unicompartmental Knee Arthroplasty (UKA) System. In: [website on the Internet]. London: Current Controlled Trials Ltd, 2009. http://www.controlled-trials.com/ISRCTN63048529. ISRCTN identifier: ISRCTN63048529. Accessed 7 Mar 2013.

42. Amendola A, Panarella L. High tibial osteotomy for the treatment of unicompartmental arthritis of the knee. Orthop Clin North Am. 2005;36(4):497–504.

43. Birmingham TB, et al. Medial opening wedge high tibial osteotomy: a prospective cohort study of gait, radiographic, and patient-reported outcomes. Arthritis Rheum. 2009;61(5):648–57.

44. Brouwer RW, et al. Osteotomy for medial compartment arthritis of the knee using a closing wedge or an opening wedge controlled by a Puddu plate. A one-year randomised, controlled study. J Bone Joint Surg Br. 2006;88(11):1454–9.

45. Gaasbeek RD, et al. Correction accuracy and collateral laxity in open versus closed wedge high tibial osteotomy. A one-year randomised controlled study. Int Orthop. 2009;34(2):201–7.

46. Niemeyer P, et al. Open-wedge osteotomy using an internal plate fixator in patients with medial-compartment gonarthritis and varus malalignment: 3-year results with regard to preoperative arthroscopic and radiographic findings. Arthroscopy. 2010;26(12):1607–16.

47. Takeuchi R, et al. Medial opening wedge high tibial osteotomy with early full weight bearing. Arthroscopy. 2009;25(1):46–53.

48. Kloos F, Becher C, Fleischer B, et al. High tibial osteotomy increases patellofemoral pressure if adverted proximal, while open-wedge HTO with distal biplanar osteotomy discharges the patellofemoral joint: different open-wedge high tibial osteotomies compared to an extra-articular unloading device. Knee Surg Sports Traumatol Arthrosc. 2019;27(7):2334–44. https://doi.org/10.1007/s00167-018-5194-x.

49. Miller LE, Sode M, Fuerst T, Block JE. Joint unloading implant modifies subchondral bone trabecular structure in medial knee osteoarthritis: 2-year outcomes of a pilot study using fractal signature analysis. Clin Interv Aging. 2015;10:351–7. https://doi.org/10.2147/CIA.S76982.

50. Slynarski K, Walawski J, Smigielski R, van der Merwe W. Feasibility of the Atlas Unicompartmental Knee System load absorber in improving pain relief and function in patients needing unloading of the medial compartment of the knee: 1-year follow-up of a Prospective, Multicenter, Single-Arm Pilot Study (PHANTOM High Flex Trial). Clin Med Insights Arthritis Musculoskelet Disord. 2017;10:1179544117733446. https://doi.org/10.1177/1179544117733446.

51. Slynarski K, Walawski J, Smigielski R, van der Merwe W. Two-Year Results of the PHANTOM High Flex Trial: A Single-Arm Study on the Atlas

Unicompartmental Knee System Load Absorber in Patients With Medial Compartment Osteoarthritis of the Knee. Clin Med Insights Arthritis Musculoskelet Disord. 2019;12:1179544119877170. https://doi.org/10.1177/1179544119877170.

52. Schroter S, Mueller J, van Heerwaarden R, Lobenhoffer P, Stockle U, Albrecht D. Return to work and clinical outcome after open wedge HTO. Knee Surg Sports Traumatol Arthrosc. 2013;21:213–9.

53. Vivek N, Shenoy MS, Hanson S, Gifford BS III, John T, Kao MD. A novel implant system for unloading the medial compartment of the knee by lateral displacement of the iliotibial band. Orthop J Sports Med. 2017;5(3):2325967117693614.

第 28 章

膝关节力线不良的过度载荷：基于步态分析的评估和预防

Martyna Jarocka and Tomasz Sacewicz

艾冬梅 译 姚尧 审校

28.1 概述

下肢疾病及其所导致的肌肉骨骼系统功能障碍是物理治疗师和医生面临的一个重要临床问题。此外，现社会患者的普遍态度通常为不耐烦，并习惯于快速见效的技术，从某种意义上说，这促使专业医疗人员在诊断、监测和评估治疗方法上的创新[1-2]。此外，对于主治医师、治疗师及患者本人来说，何时返回工作或重新安全地进行体育活动，这些问题的答案都非常重要[3]。因此，需要寻找能够精确确定此时间点的方法和测量工具[4]。

其中一种常见的方法是进行徒手测试和影像学评估。在物理治疗的评估中，常应用以下测试：

- 功能性健康评估测试
- 运动疗法测量
- 对患者进行视觉评估

然而，标准的评估工具是否能够功能性地评估患者的日常基础活动（即步态）呢？

在人体下肢，有着许多的机械感受器，以鲁菲尼小体（Ruffini bodies）、帕西尼小体（Paccini bodies）和高尔基腱器（Golgi's tendon organs）的形式存在[5-6]。

由于急性损伤、过载或手术干预导致的关节完整性破坏，而造成的软组织损伤，可能会影响患者维持身体的平衡[7-8]。

然而，术后关节内机械感受器对中枢神经系统的反馈受到干扰或缺乏是不易察觉的。直接追踪这些问题是不现实的，因此需要采用间接检测方法，通过静态和动态稳定性测试评价患者在动态平台上的姿势[9-10]。

下肢的基本功能是步态。这种运动几乎在整个人类生活中都是自动进行的，是一种激发人类基本运动特征的日常生活活动。步态功能障碍限制了患者独立移动的能力，并且，随着时间的推移，可能会导致患者的身体、心理和社交能力下降[11]。在运动系统中，一个要素的功能障碍会导致其他要素的能量消耗增加，使得该活动整体在机械效率上降低。在正常的生理性步行中，所有生物力学条件均为最优化的匹配，且能量消耗适中。而各种病理步态则需要依赖整个运动系统在空间上的代偿或矫形外科器材的使用。肢体代偿和将能量消耗维持在最佳水平会刺激机体激活所谓的替代运动。在下肢活动中，当膝关节的屈曲运动受限时，会产生最大的能量消耗。肢体通过增加骨盆在纵轴上的扭转范围进行代偿，从而导致患者步长的增加。这样的异常步态，由于缺乏膝关节和足踝关节的协同运动，患者无法正常行走。对此，Basmajian 和 DeLuca[12]强调，评估自然状态下步态最重要的标准是运动系统的效能，因为每一次偏离正常步态都会导致做功肌肉的能量消耗增加。步态分析的主要目标是确定步态功能，是否存在异常，并进一步确定功能障碍发生的部位、范围及其分类，以便采取进一步措施以改善步态。

28.2 步态分析

步态分析已经存在了至少 100 年[13]，但直到最近，随着技术的发展，它才成为康复治疗、医疗、体育运动和机器人科学等领域的研究主要方向之一。在现代技术被发明之前，步态分析主要依赖人类的双眼，对步态的解释完全基于观察者的临床经验。发达的现代技术促进了各种步态分析工具和设备的发展，以确保准确、有效地测量步行的数据，并为研究人员提供可靠的信息。如今在步态分析领域应用的步态诊断方法是基于现代科技解决方案，从而对运动的动力学和运动学参数进行三维实时分析。近年来，许多论著致力于各种配准技术和运动参数分析方法的研究。已经发现了多种不同的方法来记录和分析参数。临床医生侧重于对易于可视化的参数进行分析，例如：

- 步长
- 步行 / 步幅频率
- 关节角度

然而，相比之下，神经学家更喜欢分析肌肉神经系统的生物电活动，以及对地面反作用力、力矩等进行生物力学的评估。

目前，在常见的步态分析研究中，有两种评估方法：定性和定量。定性方法是临床中最常用的方法。其是通过观察某个测试对象的步态特性并与已知 / 熟悉的步态模式进行比较。毫无疑问，它的优势在于它不需要任何设备，因此成本较低。但是，由于它是一种主观的方法，可能存在的误差较多。这种评估方法的缺陷 / 局限性主要与人类视觉的低时间分辨率、结果的重复性和可比性较低有关。

定量步态评估方法在临床实践中的应用越来越频繁，并日益成为医学研究的重要辅助方法。它通过对测量结果的数据化分析，为运动学和动力学提供了的客观描述。定量的步态分析在临床上是一个十分有用的工具，可用于功能评估、诊断、康复治疗干预计划制订以及治疗结果评价。其所获得的运动学和动力学数据可以详细描述肌肉骨骼系统在二维（2D）或三维（3D）空间环境中的运动[14]。通过使用肌肉骨骼模型和实验数据，应用反向动力学

分析，可以对步行期间的各肌肉力量、外部和内部负荷进行无创评估[15]。

生物力学实验室的步态评估除了许多无可争议的优点外，同时也存在着诸多缺点。尽管测量速度很快，但分析结果需要相对较长的时间。由于该类研究通常由生物力学专业人员或工程师操作进行，因此分析结果对其他专业人士（例如，临床医生）来说，可能无法充分理解。同时，测量设备价格昂贵也是其缺点之一。

在步态分析中，有着多种设备和测量系统，如光学、加速度测量、电磁、声学系统、测力平台、测力计、压力传感器、肌电图、角度测量系统和医学磁共振成像技术。为了获得最可靠的结果，通常采用使用多种测量技术混合的方法[16-17]。

28.2.1 光学和光电系统

由于摄像机可提供较为理想的信息数量和质量，在运动分析中使用采用摄像机的测量系统被认为是最有价值的。最常用的方法是利用一组摄像机，记录受试者肢体上被严格确定的解剖点上的标记位置。这样的方法，能够在使用特定软件的同时，测量被选定的肢体节段在空间中的活动轨迹及相关参数，如速度、加速度和关节角度。我们可以根据标记的类型区分两种系统。第一种与主动标记（发光）相关，这里我们可以列出诸如 Optotrak、Selspot 和 CODA 等系统。第二种是使用被动标记（反射光）的系统，例如 APAS、Vicon（图 28.1 和图 28.2）、BTS 和 Qualisys。

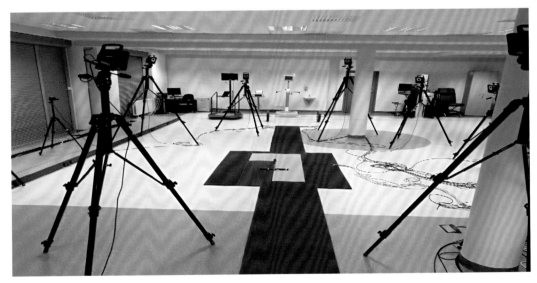

● **图 28.1** Biała Podlaska 研究与发展区域中心的 Vicon 系统（With permission from Rector Josef Pilsudski University of Physical Education in Warsaw，Branch in Biała Podlaska）

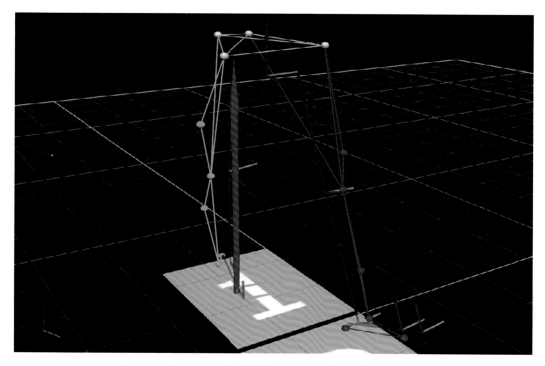

● **图 28.2**　通过 Vicon 系统地面反应对患者进行可视化的步态评估

这些系统的优点是无创性（因为标记物粘在患者的皮肤上）、精确和快速校准，以保证测试的准确性和重复性，并可在各种工作空间使用。另一个重要的优点是，它们可与其他系统兼容，如肌电图、测力计平台等。此外，在使用摄像机记录步态时，我们可以分析一些特定位置下的肢体姿势，并向患者展示其移动（即步行）方式。

应用这些系统的研究主要存在的问题是如何确定受试者的人体测量参数，并补充与不可见的骨骼相关的软组织参数。

在未来，三维骨骼和关节成像（使用 MRI 或荧光透视）可能会取代基于标记的操作系统，从而解决相应出现的问题。

28.2.2　惯性系统

由于内置加速计和陀螺仪，惯性系统提供了有关加速度、三维空间中的方向（对于三轴传感器）以及步态分析期间关节位置的信息。技术的快速进步和内置惯性传感器的使用为步态分析和日常活动监控开辟了新的可能性。

加速计的优点是体积小、重量轻，使用过程简单，结果可重复。

基本缺点包括软组织运动引起的干扰，及工作环境对所获得结果的影响（磁性）。

28.2.3　肌电图

肌电图（electromyography，EMG）可用于测量步行或其他运动活动中肌肉的电活动[18]。有两种类型的肌电图：电极施加在皮肤表面的表面肌电图（sEMG）和需要将电极插入受试者肌肉的针极肌电图（iEMG）。肌电图测试为研究者们提供了在特定运动阶段肌肉活动程度的信息。在步行时，最常检查的是股四头肌头部、股二头肌、臀大肌、胫骨前肌、腓肠肌和比目鱼肌。

肌电图不能帮助区分原发性步态异常和继发性步态异常。它常与关节活动力矩数据一起使用。运动学和动力学参数能够让我们了解肌肉张力是如何变化的，这取决于作用力的方向和数值，以及不同肌肉在步态各个阶段的参与情况。

28.2.4　足底反应测量系统

使用运动平板和测量路径以及鞋垫以测量运动的动力学参数，即力和力矩。这些设备配备有电阻、压电、张力和其他传感器。它们可以记录下动态参数和足在地面上施加的压力。此类设备的有 Kistler（压电式）、AMTI（张力测量）、Noraxon 或 Biodex 跑步机（图 28.3）的平台，以及用于评估负荷分布的 MediLogic 鞋垫。

运动平板是最常用于确定步态过程中的地面反

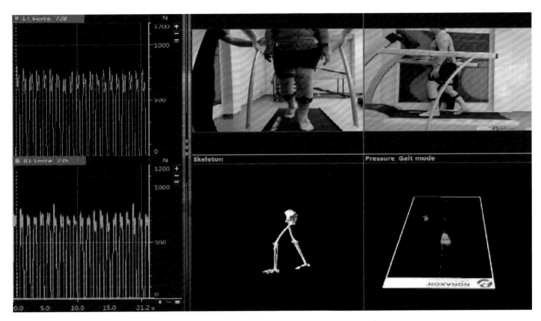

● 图 28.3　使用 Noraxon 设备结合加速器对截骨术后患者进行步态评估的可视化过程。比亚亚波德拉斯卡区域研究与发展中心项目由欧洲联盟根据 2007—2013 年波兰东部区域业务方案发展欧洲发展基金共同实施（With permission from Rector Jozef Pilsudski University of Physical Education in Warsaw，Branch in Biala Podlaska）

作用力的设备。通常，它们可以测量地面反作用力的三个分量（Fx、Fy 和 Fz）并确定合力矢量（该力的值、作用点和倾角）。

那么，我们可以获得哪些步态参数呢？

时间参数：步行速度、支撑相和摆动相时间、双足支撑相时间、步长时间。

空间参数：步幅和步长、步幅宽度。

关节动力学参数（力矩）：髋 / 膝 / 踝关节屈曲、伸展、内收、外展、内旋、外旋力矩。

关节运动学参数（运动）。

28.2.5　医学影像技术

如果没有以下参数，生物力学人体建模是不可能完成的：节段长度、节段质量、重心、运动轴、节段密度和惯性矩[19]。医学影像技术，计算机断层（CT）扫描；磁共振成像（MRI）、X 线等越来越频繁地用于辅助完成受试者的人体测量。它们用于人体的几何结构建模。

28.2.6　步态分析的应用

下肢力线的紊乱会导致人体生物力学的改变。从另一个角度来看，人体生物力学的紊乱会导致患者行走的变化。在这两个例子中，可以得出结论，作为整个治疗过程中日常活动的基本形式，监测患者步行的变化是非常合理的。Sanguex[20] 表示，步

态运动学变异性的测量为部分情况（如在某些影响神经运动控制的疾病）提供了具有临床意义的信息。

生物力学步态分析能够观察到引起关节过载的功能性紊乱趋势，这可能影响骨关节炎（osteoarthritis，OA）的发生并导致肢体力线的变化[21]。Stergiou 等人[22] 认为，关节协调的可塑性可能反映了运动控制系统的适应能力。有趣的是，他们还得出结论，低步行速度对于神经肌肉控制来说更为困难，因为它需要增加能量消耗来维持一定的动态平衡。可以认为，低步速是需要更大的体力劳动，对于追求高运动效率的人来说是一个挑战。步态分析是一种适用于评估不同目标群体的方法[23]。由于该方法的敏感性较高，所以可用于评估患有退行性疾病[24]的人群以及中风、踝关节扭伤[25]、前交叉韧带重建[26]、髌股韧带重建[27]或脑瘫[28]后的运动系统变化。

根据 Resende[29] 的研究，该方法可用于评估肢体对称性。他指出，在步态期间，肢体不对称会影响骨关节炎患者的整个运动链，增加膝关节的矢状面负荷。肢体长度差异大于 1 cm 会增加短肢膝关节骨关节炎的治疗可能。同时，该作者对步态的进一步研究[30]表明，膝关节骨关节炎患者单侧足旋前的增加会导致下肢和躯干的力学变化，这可能使关节、下背部过载，导致膝关节活动限制增加、躯干旋转和躯干倾斜。作者得出结论，患有退行性疾病的人应该进行步态分析，以评估足部的负荷情况，

并为合适的矫形设备（如，鞋垫）的使用提供依据。此外，Beckett[31] 指出，步态监测可以观察足、踝和膝关节病理学中生物力学紊乱的现有关系。

考虑到上述信息，膝关节内的结构和功能紊乱通常是由许多因素造成的。如，髋关节的生物力学变化会导致：

- 行走模式异常。
- 肌肉张力紊乱。
- 骨盆带位置的不对称。
- 髋屈肌（股直肌）挛缩。
- 髌骨受压增加。
- 缝匠肌张力异常。
- 髋关节旋转增加。
- 缺少正确的肢体力线。

而在足踝的生物力学异常，或足部损伤（如骨折）会导致以下变化：

- 足的纵弓拱度减少。
- 胫骨前方肌肉张力异常。
- 膝关节髌前疼痛。
- 大脚趾支撑功能紊乱。

截骨术是一种外科干预手段，通过改变关节运动轴，恢复作用于生长软骨上合理的力的分布。Lind 和其他研究者[32] 表示，截骨术是适合生活方式活跃且患有膝骨关节炎或正在发展成骨关节炎，且主要膝关节内侧或外侧受累的年轻人。基于对机械轴线的影响程度（膝外翻或膝内翻 / 弓形腿），可适当选择胫骨或股骨截骨术来纠正机械轴线，以减轻关节内侧的过载。在轴线校正期间的步态分析使得我们可以评价所执行的校正性治疗是否能够改善步行模式，从而消除在未来关节的过载情况。同时，步态分析可以检查下肢运动系统的组成成分是否正常工作。骨关节炎显然会影响正常步行，尤其是在疼痛发生的时期。骨关节炎患者伴疼痛症状时，会采用减少关节负荷的步行策略，从而产生异常的步态模式。已有文献表明膝关节畸形程度与作用在膝关节上的力存在一定的关系。膝关节对线不齐会影响步行时作用在膝关节的力和力矩。在膝内侧 OA 和膝内翻患者中，通常会观察到膝关节内收力矩的增加。

文献显示：

- 步行速度越慢，每分钟行走的步数越少，步长和步幅越短，单腿支撑时间越短。
- 如果支撑相的膝关节最大屈曲角度减少，膝关节伸展、髋关节屈曲和踝关节背伸的角度也会相应减少。
- 支撑相越长（尤其是双腿支撑相越长），步幅和步长时间越长。
- 支撑相时，膝内收力矩和膝屈曲力矩增加或改变（在膝外翻中，观察到步行中膝内收力矩减少，但在膝内翻中，观察到步行中膝内收力矩增加）。

具体地说，在以下方面有所减少：

- 步行速度（m/s）。
- 步行节奏（步数 / 分钟）。
- 步幅（m）。
- 步长（m）。
- 单腿支撑时间（s）。
- 膝关节屈曲 / 伸展角度（°）。
- 髋关节屈曲角度（°）。
- 踝关节背伸角度（°）。

然而，在以下方面有所增加：

- 支撑相时间 / 百分比（s，%）。
- 双足支撑时间（s）。
- 步幅时间（s）。
- 步长时间（s）。
- 支撑相的膝关节屈曲力矩。

部分研究人员表示，从临床角度看截骨术后步行生物力学并没有改变，仍然偏离正常的模式。手术后唯一的区别是患者不再感到疼痛，他 / 她们通常会变得更加健康，生活质量更高，且在 KOOS、WOMAC、Lysholm 量表中的得分结果更优[33]。

然而，大多数作者提出的结果证明，无论是膝外翻或膝内翻截骨术后，步态模式都会发生变化[32, 34-37]。

根据文献：

- 步行速度、步长和步幅增加。
- 支撑相时间变短（尤其是双足支撑时间较短），步幅和步长时间较短，膝内收力矩和向外推力减小。
- 有趣的是，非手术侧膝关节的内收力矩在术后有所增加。

- 负荷力（载荷力）与膝关节韧带的平衡，减缓OA 的进展或 OA 发生的风险。
- 术后，患者的步态动力学和运动学与健康对照组相似。
- 支撑相中膝内收力矩和膝屈曲力矩发生变化（在膝外翻中，观察到膝内收力矩增加，但在膝内翻中，观察到膝内收力矩减少）。

具体而言，以下方面有所增加：

- 步行速度。
- 步幅/步长。
- 非手术膝关节内收力矩。

然而，以下方面有所减少：

- 支撑相时间。
- 双足支撑时间。
- 步幅和步长时间。

通过分析文献，出现了一个问题：对于下肢对线不齐患者而言，为什么需要将步态分析与下肢肌肉力量变化分析相结合？首先，膝关节应被视为一个神经肌肉系统的功能单元，该系统由骨骼、软骨、韧带、滑囊和肌肉组成。这些组成部分的优化运行才能产生精确的、控制良好的活动。如果任何组成成分出现失功能情况，那么整个关节的功能将出现障碍。Hurley 等人[38]的研究已经表明，运动功能障碍（主要是肌肉功能）是 OA 发病机制的原因。根据 Øiestad[39]和 Winters[40]等人的研究：肌力影响步行的表现，并且肌力的下降可能会加快 OA 的进展。其次，正如 Lind 等[32]所报道，接受截骨术的患者相对年轻且体力活跃。这是一群有骨性关节炎症状但仍希望保持目前健康水平的患者[41]。根据 Coudeyre[42]研究，等速肌力强化（IMS）对 OA 患者的疼痛、残疾和功能有积极重要影响。最后，负责膝关节运动的肌肉检查起来相对容易。等速肌力测试仪（Medical System PRO-4，produced by Biodex（USA））是目前最常用于测量肌肉力量的设备。等速运动研究已被认为是客观的测试方法，并被运用于评估恢复伤前活动水平的可能性，符合循证医学实践指南（Evidence-Based Practice，EBP）[43]。

28.2.7 康复的哪些阶段需要步态评估？

答案很简单，即在康复的每个阶段都需要步态评估。在接受康复治疗的人群中使用步态分析以检测早期发生的问题是合理的，因为这可以指导训练、预防因素和矫形设备的修改，如鞋垫[23]。根据 Nguyen 等研究[44-45]，明确定义适用于已出现 OA 患者的体力活动量是很重要的（图 28.4）。作者认为，步态分析是可以正确辅助选择和监测运动过程的工具之一。步态参数通常用于观察给定肢体上的过载情况，通过最大地面反作用以确定精确的过载值。我们的研究表明，下肢疾病患者的一侧下肢可过载 2～7 千克。在这种情况下如果纳入跑步元素将大大加深特定的功能障碍。

对文献的分析表明，患者具备截骨术指征时（即术前），同样需要进行步态评估[46-49]。这是手术预后的基础，也为日后患者的再次评估结果提供了基线参考[50]。我们的研究表明，将这些结果作为评价患者是否需要手术的部分指标是合理的。在治疗的每个阶段，患者-物理治疗师-医生之间的沟通基础都很重要。在治疗的初始阶段就建立一个清晰的关系似乎很重要。如果在术前阶段未达到成一些认识上的统一，将很大程度上影响未来的整个过程。患者对参与术前康复过程的必要性缺乏认识，会导致所需生物力学参数（如肌力或动态稳定性）未得

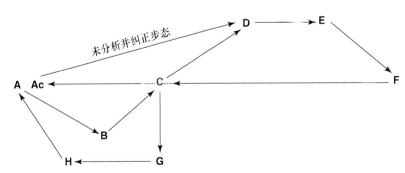

● 图 28.4 可能导致或预防截骨术过程的变异因素图表。A- 运动，B- 损伤/超负荷，C- 步态障碍，D- 累积超负荷，E- 对线不齐，F- 骨关节炎（OA），Ac- 伴有步态障碍的运动，G- 步态分析，H- 物理疗法

到计划中的改善，从而将妨碍患者为进一步治疗做好适当的准备。同时，我们的研究表明，应用选定的生物力学参数来评估患者术前的运动准备程度对术后治疗过程有着重要影响。此外，这项研究支持了以下情况的理论基础：如果所需生物力学参数的改善很微小，那么可能推迟手术日期。

其他研究结果表明，术后一年或更长时间内[52-54]会发生手术侧膝关节的运动障碍[51]，和膝伸肌力量不足[49]的情况。这就是为什么需要对接受截骨术的患者进行长达 1 年的监测随访[55-57]。

患者接受手术干预的前提包括医学访谈、体格检查和影像学检查。在计划手术干预时，影像检查是一个非常重要的因素。在整个肢体的影像中，可以确定轴线校正的角度。然而，这也存在缺点。记录机械轴线的 X 线测量通常是在患者处于静态位置时进行的。因此，步行期间的关节变形程度无法测量，且未考虑患者步行方式的个体特点，而患者往往主诉的不适恰是在步行中出现。目前，正在通过应用生物力学研究以寻求解决方案。通过在截骨术前和术后进行步态分析，以开发最佳的模型，测量手术干预前后的机械轴线，并在静态和动态研究的基础上比较截骨术的治疗效果。因此，在接受截骨术的患者中创建数学建模的方法是十分重要且合理的。

参考文献

1. Myers CA, Hawkins D. Alterations to movement mechnics can greatly reduce anterior cruciate ligament loading without reducing performance. J Biomech. 2010;43:2657–64.
2. Risberg MA, Holm I, Myklebust G, Engebretsen L. Neuromuscular training versus strength training during first 6 months after anterior cruciate ligament reconstruction: a randomized clinical trial. Phys Ther. 2007;87(6):737–50.
3. Murphy DF, Connolly DA, Beynnon BD. Risk factors for lower extremity injury:a review of the literature. Br J Sports Med. 2003;37:13–29.
4. Neeter C, Gustavsson A, Thomee P, Augustsson J, Thomee R, Karlsson J. Development of a strength test battery for evaluating leg muscle power after anterior cruciate liagament injury and reconstruction. Knee Surg Sports Traumatol Arthrosc. 2006;14:571–80.
5. Fridén T, Roberts D, Ageberg E, Waldén M, Zätterström R. Review of knee proprioception and the relation to extremity function after an anterior cruciate ligament rupture. J Orthop Sports Phys Ther. 2001;31:567–76.
6. Solomonow M, Krogsgaard M. Sensorimotor control of knee stability. A review. Scand J Med Sci Sports. 2001;11:64–80.
7. Rudolph KS, Axe MJ, Buchanan TS, Scholz JP, Snyder-Mackler L. Dynamic stability in the anterior cruciate ligament deficient knee. Knee Surg Sports Traumatol Arthrosc. 2001;9:62–71.
8. Wilken JM, Rodriguez KM, Brawner M, Darter BJ. Reliability and minimal detectable change values for gait kinematics and kinetics in healthy adults. Gait Posture. 2012;35(2):301–7. https://doi.org/10.1016/j.gaitpost.2011.09.105.
9. Bonfirm TR, Paccola CA, Barela JA. Proprioceptive and behavior impairments in individuals with anterior cruciate ligament reconstructed knees. Arch Phys Med Rehabil. 2003;84:1217–23.
10. Chmielewski TL, Wilk KE, Snyder-Mackler L. Changes in weight-bearing following anterior cruciate ligament reconstruction of the ACL: relationship to quadriceps strength and function. Gait Posture. 2002;16:87–95.
11. Palazzo C, Nguyen C, Lefevre-Colau MM, Poiraudeau S, Rannou F. Risk factors and burden of osteoarthritis. Ann Phys Rehabil Med. 2016;59:134–8.
12. Basmajian JV, Deluca C. Muscles alive: their functions revealed by electromyography. Philadelphia, PA: Lippincott Williams i Wilkins; 1985.
13. Baker R. The history of gait analysis before the advent of modern computers. Gait Posture. 2007;6(3):331–42.
14. Rueterbories J, Spaich EG, Larsen B, Andersen OK. Methods for gait event detectionand analysis in ambulatory systems, improvement in gait pattern after knee arthroplasty followed by proprioceptive neuromuscular facilitation physiotherapy. Med Eng Phys. 2010;32:545–52.
15. Dziewiecki K, Mazur Z, Blajer W. Uwagi o sposobach obróbki danych kinematycznych dla zadań symulacji dynamicznej odwrotnej układów biomechanicznych. Aktualne Problemy Biomechaniki. 2011;5:89–94.
16. McPherson AL, Berry JD, Bates NA, Hewett TE. validity of athletic task performance measures collected with a single-camera motion analysis system as compared to standard clinical measurements. Int J Sports Phys Ther. 2017;12(4):527.
17. Niknam H, Esteki A, Salavati M, Kahrizi S. Reliability of zebris motion analysis system in healthy athletes and athletes with anterior cruciate ligament reconstruction. Asian J Sports Med. 2017;8(1):e42040. https://doi.org/10.5812/asjsm.42040.
18. Davis RB, Ounpuu S, Tyburski D, Gage JR. A gait analysis data collection and reduction technique. Hum Mov Sci. 1991;10(5):575–87.
19. Moreno AS. Optics in gait analysis anthropometry, Proceedings of the SPIE, 8th Iberoamerican optics meeting 11th Latin American meeting on optics, lasers, applications, 18 Nov, vol. 8785, Session VII; 2013. pp. 1–8.
20. Sangeux M, Passmore EH, Graham K, Tirosh O. The gait standard deviation, a single measure of kinematic

variability. Gait Posture. 2016;46:194–200.

21. Hewett TE, Torg JS, Boden BP. Video analysis of trunk and knee motion during non-contact anterior cruciate ligament injury in female athletes: lateral trunk and knee abduction motion are combined components of the injury mechanism. Br J Sports Med. 2009;43(6):417–22.

22. Stergiou N, Moraiti C, Giakas G, Ristanis S, Georgoulis AD. The effect of the walking speed on the stability of the anterior cruciate ligament deficient knee. Clin Biomech (Bristol, Avon). 2004;19(9):957–63. https://doi.org/10.1016/j.clinbiomech.2004.06.008.

23. Howell DR, Osternig LR, LI-shan CH. Return to activity after concussion affects dual-task gait balance control recovery. J Am Coll Sports Med. 2014;2014:673–80.

24. Jaczewska-Bogacka J, Stolarczyk A. Clinical and experimental biomedicine. New York, NY: Springer; 2018. https://doi.org/10.1007/5584_2018_187.

25. Doherty C, Bleakley CM, Hertel J, Caulfield B, Ryan J, Delahunt E. Laboratory measures of postural control during the star excursion balance test after acute first-time lateral ankle sprain. J Athl Train. 2015;50(6):651–64.

26. Kaur M, Ribeiro DC, Theis J-C, Webster KE, Sole G. Movement patterns of the knee during gait following ACL reconstruction: a systematic review and meta-analysis. Sports Med. 2016. https://www.researchgate.net/publication/295920315.

27. Asaeda M, Deie M, Fujita N, Shimada N, Orita N, Iwaki D, Kono Y, Ch T, Ochi M. Knee biomechanics during walking in recurrent lateral patellar dislocation are normalized by 1 year after medial patellofemoral ligament reconstruction. Knee Surg Sports Traumatol Arthrosc. 2016; https://doi.org/10.1007/200167-016-4040-2.

28. Gage J. The role of gait analysis in the treatment of cerebral palsy. J Pediatr Orthop. 1994;14:701–2.

29. Resende RA, Kirkwood RN, Deluzio KJ, Morton AM, Fonseca ST. Mild leg length discrepancy affects lower limbs, pelvis and trunk biomechanics of individualswith knee osteoarthritis during gait. Clin Biomech. 2016;38:1–7. https://doi.org/10.1016/j.clinbiomech.2016.08.001.

30. Resende RA, Kirkwood RN, Deluzio KJ, Hassan Sérgio EA, Fonseca T. Ipsilateral and contralateral foot pronation affect lower limb and trunk biomechanics of individuals with knee osteoarthritis during gait. Clin Biomech. 2016;34:30–7.

31. Beckett ME, Massie DL, Bowers KD, Stoll DA. Incidence of hyperpronation in the ACL injured knee: a clinical perspective. J Athl Train. 1992;27(1):58–6,62.

32. Lind M, McClelland J, Wittwer JE, Feller WTSJA, Webster KE. Gait analysis of walking before and after medial opening wedge high tibial osteotomy. Knee Surg Sports Traumatol Arthrosc. 2013;21(1):74–81.

33. Morin V, Pailhé R, Duval BR, Mader R, Cognault J, Rouchy R-C, Saragaglia D. Gait analysis following medial opening-wedge high tibial osteotomy. Knee Surg Sports Traumatol Arthrosc. 2018;26(6):1838–44.

34. Birmingham TB, Giffin JR, Chesworth BM. Medial opening wedge high tibia osteotomy: a prospective cohort study of gait, radiographic, and patient-reported outcomes. Arthritis Rheum. 2009;61(5):648–57.

35. Collins B, Getgood A, Abdulaziz Z, Alomar, Robert Giffin J, Willits K, Fowler PJ, Birmingham TB, Robert BT, Litchfield RB. A case series of lateral opening wedge high tibial osteotomy for valgus malalignment. Knee Surg Traumatol Arthrosc. 2013;21(1):152–60.

36. Lee SH, Lee O-S, Teo SH, Lee YS. Change in gait after high tibial osteotomy: a systematic review and meta-analysis. Gait Posture. 2017;57:57–68.

37. Egmond V, Stolwijk N, van Heerwaarden R, Keijsers A v KNLW. Gait analysis before and after corrective osteotomy in patients with knee osteoarthritis and a valgus deformity. Knee Surg Sports Traumatol Arthrosc. 2017;25(9):2904–13.

38. Hurley MV. The role of muscle weakness in the pathogenesis of osteoarthritis. Rheum Dis Clin N Am. 1999;25(2):1.

39. Øiestad BE, Juhl CB, Eitzen I, Thorlund JB. Knee extensor muscle weakness is a risk factor for development of knee osteoarthritis. A systematic review and meta-analysis. Osteoarthr Cartil. 2015;23(2):171–7.

40. Winters JD, Rudolph KS. Quadriceps rate of force development affects gait and function in people with knee osteoarthritis. Eur J Appl Physiol. 2014;114(2):273–84.

41. Backstein D, Morag G, Samer H, Safir O, Gross A. Long-term follow-up of distal femoral varus osteotomy of the knee. J Arthroplast. 2007;22(4 Suppl):2–6.

42. Coudeyre E, Jegu AG, Giustanini M, Marrel JP, Pereira PEB. Isokinetic muscle strengthening for knee osteoarthritis: a systematic review of randomized controlled trials with meta-analysis. Ann Phys Rehabil Med. 2016;59:207–15.

43. van Grinsven S, Singel REH, Holla CJM, van Loon CJM. Evidence-based rehabilitation following anterior cruciate ligament reconstruction. Knee Surg Sports Traumatol Arthrosc. 2010;18:1128–44.

44. Nguyen C, Lefevre-Colau MM, Poiraudeau S, Rannou F. Evidence and recommendations for use of intra-articular injections for knee osteoarthritis. Ann Phys Rehabil Med. 2016;59:184–9.

45. Nguyen C, Lefevre-Colau MM, Poiraudeau S, Rannou F. Rehabilitation (exercise and strength training) and osteoarthritis: a critical narrative review. Ann Phys Rehabil Med. 2016;59:190–5.

46. Eitzen I, Holm I, Risberg MA. Preoperative quadriceps strngth is a significant predictor sof knee function two years after anterior cruciate ligament reconstruction. Br J Sports Med. 2009;43(5):371–6.

47. Hartigan E, Zeni J Jr, Di Stasi S, Axe MJ, Synder-Mackler L. Preoperative predictors for npncopeers to pass return to sports criteria after ACL reconstruction.

J Appl Biomech. 2012;28:366–73.

48. Keays SL, Bullock-Saxon JE, Newcombe P, Keays AC. The relationship between knee strength and functional stability before and after anterior cruciate ligament reconstruction. J Orthop Res. 2003;21:231–7.

49. Scanlan SF, Favre J, Andriacchi TP. The relationship between peak knee extension at heel-strike of walking and the location of thickest femoral cartilage in ACL reconstructwd and healthy contralateral knees. J Biomech. 2013;46:849–54.

50. Lewek M, Rudolph K, Axe M, Synder-Mackler L. The effect of insufficient quadriceps strength an gait after anterior cruciate ligament reconstruction. Clin Biomech. 2002;17:56–63.

51. Konishi Y, Oda T, Tsukazaki S, Kinugasa R, Hirose N, Fukubayashi T. Relationship between quadriceps femoris muscle volume and muscle torque after anterior cruciate ligament rupture. Knee Surg Sports Traumatol Arthrosc. 2011;19:641–5.

52. Deneweth JM, Bey MJ, McLean SG, Lock TR, Kolovich PA, Tashman S. Tibiofemorial joint kinematics of the anterior cruciate ligament-reconstructed knee during a single-legged hop landing. Am J Sports Med. 2010;38:1820–8.

53. Lee KM, Chang CB, Park MS, Kang SB, Kim TK, Chung CY. Changes of knee joint and ankle joint orientations after high tibial osteotomy. Osteoarthr Cartil. 2015;23:232–8.

54. Rower BD, Di Stasi SL, Synder-Mackler L. Quadriceps strength and wright acceptance strategies continue to improve two years after anterior cruciate ligament reconstruction. J Biomech. 2001;44:p. 1948–53.

55. Salomon L, Russel V, Musgrove T, Pieczewski L, Refshauge K. Incidence and risk factors for graft rupture and contrlateral rupture after anterior cruciate ligament recnostruction. Arthroscopy. 2005;21(8):p. 948–57.

56. Damiano DL, Norman T, Stanley CJ, Park H-S. Comparison of elliptical training, stationary cycling, treadmill walking and overground walking. Gait Posture. 2011;34:260–4.

57. Williams GN, Chmielewski T, Rudolph K. Dynamic knee stability: current theory and implications for clinicians and scientists. J Orthop Sports Phys Ther. 2001;31:546–66.

第 29 章

膝关节关节内损伤术后的重返运动

Konstantinos Epameinontidis and Emmanuel Papacostas

姚尧 译 艾冬梅 审校

29.1 概述

成功重返运动（return to sports，RTS）需要放在不同人群不同的背景下考虑。对于职业运动员来说，很可能是恢复到不受限制的训练和对应的比赛强度；而对于教练来说，成功的回归标志着运动员恢复到受伤前的表现水平。对于医疗组成员来说，成功重返体育运动可能被视为运动员返回训练和比赛后没有再次受伤。对于运动员个人来说，他／她最大的希望可能是具备在没有症状的情况下进行休闲体育活动的能力。设定切合实际的目标和期望是每位参与患者管理的首要任务。虽然外科手术和康复技术能继续消除治疗的局限性，但患者／运动员需要意识到可能的活动限制或达到预期结果所需更长时间的康复。基于这样的方式可以确保所有利益相关者都参与一个共同的决策过程，这将确保最好的可能结果。在本章中，我们将回顾文献中关于各种手术后重返运动的最新进展。

根据 Ardern 等人[1]，被广泛接受的关于 RTS 最简单的定义，就是运动员想要回到的运动类型和期望的参与水平。他们还指出 RTS 对每一个案例来说都是一个持续的过程，从回归运动参与开始，到接下来回到运动（比赛），到最终回到尽可能的最高表现水平。手术类型、患者的年龄和背景因素将影响患者能够回到哪一阶段。

29.2 前交叉韧带重建手术后的重返运动

前交叉韧带重建手术（ACL-R）在活跃人群中是非常常见的一种手术方式。尽管 Ardern 等人早期的队列研究提供证据表明 ACL-R 术后患者有着较高的 RTS 概率，但后来他们[2]报道仅有 55% 的运动员能够回归竞技运动。最近一项系统性综述和荟萃分析报道显示平均有 83% 的来自足球、美式足球、橄榄球和篮球的精英运动员能重返运动。RTS 的时间段

为 6～13 个月[3]。

许多因素都影响回归体育运动的时间和等级。和初次前交叉韧带重建相比，前交叉韧带翻修手术的 RTS 概率则显著下降[4-5]。和初次 ACL-R 相比，ACL-R 翻修术中软骨和半月板病理性损伤发生率更高[6]。此外，一项平均随访 4.6 年的研究发现，在 ACL-R 翻修过程中内侧半月板病理性损伤和严重软骨退变会降低恢复到伤前运动水平的 RTS 机率[7]。病人自我感知的功能水平是影响 RTS 最重要的因素之一。Werner 等人[8]发现尽管那些重返运动和没有重返运动的 ACL-R 患者客观评分结果无明显差异，但是主观评分在非回归运动组则明显低于回归运动组。这也提示仅客观测试对于评估准备回归体育运动来说是不够的。自我感知功能等级和心理准备也必须被每一个参与者重视，并将其考虑到制定 RTS 进程程序中[8-9]。

29.3 膝关节周围截骨术后重返运动

胫骨高位截骨术和股骨远端截骨术是纠正下肢关节力线并帮助减少膝关节受损或手术重建隔室的载荷的手术。截骨术特别适合年轻的、活跃的，希望继续参加体育活动和积极生活方式的群体，或者是现阶段并不适合关节置换术的患者[10]。

截骨术病人重返运动（RTS）的概率是很高的。在近期的一项系统性综述和荟萃分析，Hoorntje 等[11]报道截骨术后的总体 RTS 率为 66% 至＞100%，＞100% 意味着与术前参与运动水平相比，更多的病人在术后参加了体育运动。然而，作者也指出 RTS 概率也随着不同研究中 RTS 的定义而不同。如果以术前的运动水平作为参考，在提供数据库的研究中，RTS 率达到 111%。在一些研究中，以症状前的运动参与水平作为参照，RTS 则下降至 85%。这种差异可以归因于与症状开始前的运动水平相比，产生症状会导致术前运动水平要低得多。在这 16 项

研究中，只有 5 项存在低偏倚风险，这些研究报道的 RTS 率为 82%。在另一项来自于 Ekhtiari 等人[12] 的系统性回顾中，19 项研究被纳入并评估了方法学质量。总得来说，87.2% 的患者恢复了运动，78.6% 的患者术后恢复了相同或者更高的运动水平。然而，纳入的研究质量相对较差，只有一项被确认的前瞻性研究。总的来说，接受截骨术的患者似乎保持了他们的运动数目和每周的运动频率，但运动的持续时间有所下降。患者报道的结果（Patient-reported outcome measures，PROMs）在中长期（2 ～ 10 年）[13-15] 随访中也显著提高，但是短期结果（1 年左右）似乎没有太大变化[16]。

虽然报道 RTS 率很高，影响截骨术的结果的因素仍然并不明确。Bonnin 等人[17] 认为病人的动机是能否实现 RTS 的重要因素，Nagel 等人[18] 认为运动前的运动活动水平是 RTS 过程中的决定性因素。然而，Saragalia 等[15] 报道在他们的队列研究中，RTS 率并不受病人动机或者运动活动水平的影响。此外，截骨类型（开放式截骨 vs. 闭合式截骨，单 vs. 双截骨术）、术前和术后的膝关节角度值、年龄、性别和术前 BMI 并不影响 RTS 率[15]。但是，BMI 值＞ 27.5 被认为和截骨术后不良结果有相关[19]。患者和医生应该意识到更高的 BMI 可能影响术后期望的结果，特别是如果以重返高强度体育运动为目标的时候。

重返竞技性的运动是很多病例最理想的结果。然而，部分研究报道在竞技水平的运动员中，RTS 概率十分低[12, 17]，另一部分研究却证实了术后成功回归竞技性高水平的体育运动[20]，虽然这类研究中的样本量非常少。总体上而言，病人在接受截骨术后都被鼓励参加体育性的活动，即使是低强度的活动，也有助于延长手术后的生存质量。不应该提前排除重返竞技性高强度的体育运动的可能性。因此，应尽量采用个性化的决策方法比如将手术动机、患者年龄、截骨手术的完全愈合时间等考虑到制定截骨手术的决策当中[11]。

29.4　半月板修复或移植术后的重返运动

半月板在维持膝关节稳态中的重要性不言而喻。这就是为什么外科医生试图通过修复，甚至用适当的同种异体移植物替换半月板来保持尽可能多的半月板组织。通过保留一部分可接受的半月板功能水平，可以让患者恢复到他受伤前的活动水平，无论是娱乐性运动，还是竞技性运动。

29.4.1　半月板修复

Eberbach 等[21] 报道 90% 不同等级的运动员恢复到伤前运动状态，86% 职业运动员回归到了受伤前职业运动状态。另一项研究中纳入 29 名足球运动员，单纯的半月板修复后 92% 的运动员恢复到了伤前运动水平，但是如果修复的同时合并前交叉韧带重建，RTS 概率则下降到 86.6%[22]。同样的研究在 6 年的随访中，RTS 也有明显的下降（单纯半月板修补：21.4%，；半月板修补合并 ACL 重建术：33.3%），但是这一数值的下降与纳入研究手术的平均年龄（27 岁）以及样本量较小有关，和手术本身无关。Logan 等人[23] 报道了 81% 的运动员回归了体育运动。关于儿童病人群体，相关的结果报道基本一致，RTS 率可以达到 88.9%[24]。大部分研究的结果表明，与单纯半月板缝合手术相比，半月板修复合并其他手术程序似乎延迟 RTS[25]。总体上而言，半月板修复术似乎能允许完全恢复运动，无论所参与运动水平的高低。

29.4.2　异体半月板移植术

半月板组织残留少同时关节线周围出现症状的患者通常是 MAT 的候选者。该手术提供了实质性的疼痛缓解和生活质量的改善[26-27]，并且早期的文献报告支持了术后重返或开始低强度的活动。然而，高强度体育运动和活动并不经常被推荐，因为移植物存在潜在的寿命和生存期问题[28]。近年来，在更年轻、更活跃的人群（包括高需求运动强度的职业运动员）使用 MAT 已成为趋势。Alentorn-Geli 等人[29] 报道了 15 名竞技性足球运动员进行了单纯的半月板成形术，并完成了 2 ～ 5 年的随访。尽管这一研究样本比较少，但 15 例中 12 名运动员重返比赛（85.7%），并且发现存在软骨损伤并不影响随访结果。Chalmers 等人[30] 在他们的病例中总结发现 14 名不同运动层级的运动员（高中、半职业和职业运动员）中约 77% 回归到了他们之前的运动等级，70% 阐述他们回到了理想的运动状态。在另一项研究中，12 名职业足球运动员经过最长达 36 个月的随访，92% 回归了竞技性的运动，平均 Tegner 得分从 8 分提高至 10 分，同时 IKDC、WOMAC 和 VAS 评分在 36 个月时也显著提高。67% 运动员在术后 36 个月仍然从事职业足球比赛[31]。在年龄更大的组，Zaffagnini 等[32] 回顾性总结了 89 名接受 MAT 的病例，平均随访 4.2 年。结果发现 74% 在平均 8.6 月后回归了体育运动，但是只有 49% 的运动员回到了受伤前的运动水平。Tegner 得分虽然有提高，但没有恢复到伤前状态。手术时的年龄似乎对 KOOS 和 Tegner 评分有负面影响。

尽管 MAT 被认为是一种补救性手术，且同种异体半月板移植物不能完全恢复天然半月板的生物力学特性，但是有证据表明，MAT 可以显著提高患者的生活质量，并允许在任何年龄段至少恢复到低冲击性的体育活动。此外，最近的文献报道对于部分合适的，且意在恢复剧烈运动的高水平运动员中并没有排除 MAT 的使用。但是应该准确地告知职业运动员他们的膝关节状况在长期看来可能存恶化的风险

29.5 髌股关节稳定术后的重返运动

髌股关节不稳定对年轻和活跃的人群是一项重大挑战。由于缺乏针对髌骨关节不稳术后重返运动的统一标准，所以对就使用 MPFL 重建术后髌骨稳定性的高质量研究结果并无帮助[33]。Fisher 等人[34] 进行了文献回顾并发现仅有两项研究报道了 RTS 相关资料。平均 RTS 概率是 77.3%，回归体育运动的平均时间在 3 ～ 6 个月。近期另一项系统评价报道了 84.1% 病人回归了运动，但是并没有定义是什么水平的运动[35]。在回顾性病例系列报道中，RTS 概率较高。Nelitz 等人[36] 在一组儿童患者的队列研究中报道了 84% 患者恢复至伤前的运动水平。Ambrozic 和 Novak[37] 同样也报道 88.5% 的 RTS 概率，但是只有 69.6% 回归了伤前运动状态。Lippacher 等人[38] 报道了 100% 患者在术后回归了体育活动，但是只有 53% 回归到了伤前的运动状态。在文献中，使用 MPFL 重建联合外侧松解、胫骨结节移位或其他联合手术治疗髌骨稳定后 RTS 相关数据很少。一些研究在关于回归活动报道了较好的结果，但是并没有定义活动的水平等级[39-40]。

29.6 软骨修复术后的重返运动

骨科和康复专业领域中最令人兴奋的任务之一是在膝关节软骨缺损的外科手术后实现重返运动的目标。在过去的 20 ～ 30 年里，很多技术被用于治疗膝关节软骨缺损。范围包括从保守治疗到恢复性治疗到再生性治疗的方法，从骨髓刺激到自体软骨细胞植入或骨软骨移植（自体或同种异体移植）。

一项非常重要的参数是恢复活动和运动之间的差异[1]，尽管恢复运动的结果在一些前瞻性、回顾性研究[41-47] 或荟萃分析[48-50] 中被提及，但并没有得到广泛的研究。

由于涉及的人群在年龄和运动参与程度、年龄和相关手术方面的差异，可引起研究中的偏倚[50]。在中期随访中，2549 例患者[50] 中 76% 重返运动，从 Mfxs 研究的 58% 到 OATS 研究的 93% 不等，与此前 Mithoefer 等人[48] 所纳入的 1363 患者的研究报道中 RTS 率 73% 相一致。

29.6.1 关节镜清理术后的重返运动

许多外科医生认为单纯关节镜清理术是软骨缺损的第一线治疗方法，因为这可以缓解症状、更快地恢复活动，而不损伤任何其他组织。它同时适用于低需求患者和高水平运动员[51-56]，但是文献里缺乏这方面明确的证据，因此这种方法并没有被纳入到推荐的治疗方案里。有文献结果报道，尽管缺乏长时间随访（1.6 年）[57]，但该类手术可以使得患者更快地、更高概率地恢复至伤前运动能力（分别为 2.7 个月和 100%）。

29.6.2 骨髓刺激术后的重返运动

Mithoefer 和 Steadman[58] 报道 21 名职业足球运动员中，95% 在术后 8 个月回归至伤前运动水平。与此同时，在他们对 611 例患者的系统评价中，RTS 率为 67%（±6%），67% 在 8（±1）个月内恢复相同水平，51%（±9%）继续从事运动 2 ～ 5 年。其他综述显示当同时合并 ACL 重建时[60]，RTS 率从 66%（±6%）[48] 到 75%[59]，最高高达 82%。在最近发表的关于软骨手术后恢复运动的荟萃分析中，Krych 等人对 19 项研究[50] 共 858 例患者分析发现 RTS 率为 58%，结果从 2 年到 5 年逐渐变差。

29.6.3 骨软骨移位后的重返运动

根据 Panics 等人[61] 在职业足球运动员的长期随访队列研究中显示，89% 接受自体骨软骨移植和镶嵌成形术治疗的患者取得了良好的结果，67% 的患者恢复了相同的运动水平。Gudas 等人[45] 和 Marcacci[62] 也报道了类似的结果（分别为 93% 和 73%）。Campbell 等人在他们的系统性综述中指出 OAT

和 OCA 术后 RTS 分别为 89% 和 88%[59]。Krych 等人在他们的荟萃分析[50]中显示在等级 1、3 和 4 级研究的 300 例患者在 OAT 术后 RTS 概率为 93%。

在同一篇文章中，同种异体骨软骨移植也取得了良好的结果，RTS 达到 88%，而最近的论文显示精英篮球运动员中有 80% 的人恢复比赛并处于同样的水准[63]。

29.6.4 自体软骨细胞植入术后的重返运动

自体软骨细胞植入被认为是治疗大块软骨缺损的金标准技术，其主要缺点是延长了完全恢复的时间。和其他治疗手段相比，一些研究结果更支持 ACI 后中长期的持久结果，特别是和微骨折相比。ACI 后恢复运动不仅可行，且概率较高，从 33%[64] 到 86%[41]。Krych 等人在他们最近的荟萃分析中发现来自证据等级 1～4 级研究[50]中共接近 1360 例患者，RTS 可达 83%，而 Mithoefer 等人之前发表的系统综述显示 362 例患者的回归运动概率为 67%[48]。接受自体软骨细胞植入的患者的治疗效果似乎可能维持更长的时间，且有着较高的重返运动的概率。上述两个参数都可以得出结论，即当解决所有关节病理并建立稳态时，需要考虑将 ACI 作为保膝和功能恢复的第一线治疗。

总之，在膝关节行补救性手术后恢复比赛是可能的；然而未来需要进一步高质量的研究，以提供关于 RTS 更准确的客观和主观评价的信息。此外，重要的是要对各研究中使用到的结局测量内容建立普遍共识，并就重返运动和恢复此前的运动表现的个性化进阶标准达成一致。

参考文献

1. Ardern CL, et al. 2016 Consensus statement on return to sport from the First World Congress in Sports Physical Therapy, Bern. Br J Sports Med. 2016;50(14):853–64.
2. Ardern CL, et al. Fifty-five per cent return to competitive sport following anterior cruciate ligament reconstruction surgery: an updated systematic review and meta-analysis including aspects of physical functioning and contextual factors. Br J Sports Med. 2014;48(21):1543–52.
3. Lai CCH, et al. Eighty-three per cent of elite athletes return to preinjury sport after anterior cruciate ligament reconstruction: a systematic review with meta-analysis of return to sport rates, graft rupture rates and performance outcomes. Br J Sports Med. 2018;52(2):128–38.
4. Anand BS, et al. Return-to-sport outcomes after revision anterior cruciate ligament reconstruction surgery. Am J Sports Med. 2016;44(3):580–4.
5. Grassi A, et al. After revision anterior cruciate ligament reconstruction, who returns to sport? A systematic review and meta-analysis. Br J Sports Med. 2015;49(20):1295–304.
6. Wright RW, et al. Outcome of revision anterior cruciate ligament reconstruction: a systematic review. J Bone Joint Surg Am. 2012;94(6):531–6.
7. Webster KE, et al. Medial meniscal and chondral pathology at the time of revision anterior cruciate ligament reconstruction results in inferior mid-term patient-reported outcomes. Knee Surg Sports Traumatol Arthrosc. 2018;26(4):1059–64.
8. Werner JL, et al. Decision to return to sport participation after anterior cruciate ligament reconstruction, part II: self-reported and functional performance outcomes. J Athl Train. 2018;53(5):464–74.
9. Ardern CL, et al. Return to the preinjury level of competitive sport after anterior cruciate ligament reconstruction surgery: two-thirds of patients have not returned by 12 months after surgery. Am J Sports Med. 2011;39(3):538–43.
10. Brinkman JM, et al. Osteotomies around the knee: patient selection, stability of fixation and bone healing in high tibial osteotomies. J Bone Joint Surg Br. 2008;90(12):1548–57.
11. Hoorntje A, et al. High rates of return to sports activities and work after osteotomies around the knee: a systematic review and meta-analysis. Sports Med. 2017;47(11):2219–44.
12. Ekhtiari S, et al. Return to work and sport following high tibial osteotomy: a systematic review. J Bone Joint Surg Am. 2016;98(18):1568–77.
13. Voleti PB, et al. Successful return to sport following distal femoral varus osteotomy. Cartilage. 2017;10(1):19–25.
14. Salzmann GM, et al. Sporting activity after high tibial osteotomy for the treatment of medial compartment knee osteoarthritis. Am J Sports Med. 2009;37(2):312–8.
15. Saragaglia D, et al. Return to sports after valgus osteotomy of the knee joint in patients with medial unicompartmental osteoarthritis. Int Orthop. 2014;38(10):2109–14.
16. Bastard C, et al. Return to sports and quality of life after high tibial osteotomy in patients under 60 years of age. Orthop Traumatol Surg Res. 2017;103(8):1189–91.
17. Bonnin MP, et al. Can patients really participate in sport after high tibial osteotomy? Knee Surg Sports Traumatol Arthrosc. 2013;21(1):64–73.
18. Nagel A, Insall JN, Scuderi GR. Proximal tibial osteotomy. A subjective outcome study. J Bone Joint Surg Am. 1996;78(9):1353–8.
19. Akizuki S, et al. The long-term outcome of high tibial osteotomy: a ten- to 20-year follow-up. J Bone Joint Surg Br. 2008;90(5):592–6.

20. Warme BA, Aalderink K, Amendola A. Is there a role for high tibial osteotomies in the athlete? Sports Health. 2011;3(1):59–69.

21. Eberbach H, et al. Sport-specific outcomes after isolated meniscal repair: a systematic review. Knee Surg Sports Traumatol Arthrosc. 2018;26(3):762–71.

22. Alvarez-Diaz P, et al. Return to play after all-inside meniscal repair in competitive football players: a minimum 5-year follow-up. Knee Surg Sports Traumatol Arthrosc. 2016;24(6):1997–2001.

23. Logan M, et al. Meniscal repair in the elite athlete: results of 45 repairs with a minimum 5-year follow-up. Am J Sports Med. 2009;37(6):1131–4.

24. Vanderhave KL, et al. Meniscus tears in the young athlete: results of arthroscopic repair. J Pediatr Orthop. 2011;31(5):496–500.

25. Lee YS, Lee OS, Lee SH. Return to sports after athletes undergo meniscal surgery: a systematic review. Clin J Sport Med. 2019;29(1):29–36.

26. Elattar M, et al. Twenty-six years of meniscal allograft transplantation: is it still experimental? A meta-analysis of 44 trials. Knee Surg Sports Traumatol Arthrosc. 2011;19(2):147–57.

27. Stone KR, et al. Meniscus transplantation in an active population with moderate to severe cartilage damage. Knee Surg Sports Traumatol Arthrosc. 2015;23(1):251–7.

28. Noyes FR, Barber-Westin SD, Rankin M. Meniscal transplantation in symptomatic patients less than fifty years old. J Bone Joint Surg Am. 2004;86-A(7):1392–404.

29. Alentorn-Geli E, et al. Arthroscopic meniscal transplants in soccer players: outcomes at 2- to 5-year follow-up. Clin J Sport Med. 2010;20(5):340–3.

30. Chalmers PN, et al. Return to high-level sport after meniscal allograft transplantation. Arthroscopy. 2013;29(3):539–44.

31. Marcacci M, et al. Arthroscopic meniscus allograft transplantation in male professional soccer players: a 36-month follow-up study. Am J Sports Med. 2014;42(2):382–8.

32. Zaffagnini S, et al. Is sport activity possible after arthroscopic meniscal allograft transplantation? Midterm results in active patients. Am J Sports Med. 2016;44(3):625–32.

33. Sherman SL, et al. Return to play after patellar stabilization. Curr Rev Musculoskelet Med. 2018;11(2):280–4.

34. Fisher B, et al. Medial patellofemoral ligament reconstruction for recurrent patellar dislocation: a systematic review including rehabilitation and return-to-sports efficacy. Arthroscopy. 2010;26(10):1384–94.

35. Schneider DK, et al. Outcomes after isolated medial patellofemoral ligament reconstruction for the treatment of recurrent lateral patellar dislocations: a systematic review and meta-analysis. Am J Sports Med. 2016;44(11):2993–3005.

36. Nelitz M, Dreyhaupt J, Williams SRM. Anatomic reconstruction of the medial patellofemoral ligament in children and adolescents using a pedicled quadriceps tendon graft shows favourable results at a minimum of 2-year follow-up. Knee Surg Sports Traumatol Arthrosc. 2018;26(4):1210–5.

37. Ambrozic B, Novak S. The influence of medial patellofemoral ligament reconstruction on clinical results and sports activity level. Phys Sportsmed. 2016;44(2):133–40.

38. Lippacher S, et al. Reconstruction of the medial patellofemoral ligament: clinical outcomes and return to sports. Am J Sports Med. 2014;42(7):1661–8.

39. Tjoumakaris FP, Forsythe B, Bradley JP. Patellofemoral instability in athletes: treatment via modified Fulkerson osteotomy and lateral release. Am J Sports Med. 2010;38(5):992–9.

40. Ntagiopoulos PG, Byn P, Dejour D. Midterm results of comprehensive surgical reconstruction including sulcus-deepening trochleoplasty in recurrent patellar dislocations with high-grade trochlear dysplasia. Am J Sports Med. 2013;41(5):998–1004.

41. Kon E, et al. Articular cartilage treatment in high-level male soccer players: a prospective comparative study of arthroscopic second-generation autologous chondrocyte implantation versus microfracture. Am J Sports Med. 2011;39(12):2549–57.

42. Steadman JR, et al. The microfracture technique in the treatment of full-thickness chondral lesions of the knee in National Football League players. J Knee Surg. 2003;16(2):83–6.

43. Gobbi A, Nunag P, Malinowski K. Treatment of full thickness chondral lesions of the knee with microfracture in a group of athletes. Knee Surg Sports Traumatol Arthrosc. 2005;13(3):213–21.

44. Gudas R, et al. A prospective randomized clinical study of mosaic osteochondral autologous transplantation versus microfracture for the treatment of osteochondral defects in the knee joint in young athletes. Arthroscopy. 2005;21(9):1066–75.

45. Gudas R, et al. Osteochondral autologous transplantation versus microfracture for the treatment of articular cartilage defects in the knee joint in athletes. Knee Surg Sports Traumatol Arthrosc. 2006;14(9):834–42.

46. Kon E, et al. Arthroscopic second-generation autologous chondrocyte implantation compared with microfracture for chondral lesions of the knee: prospective nonrandomized study at 5 years. Am J Sports Med. 2009;37(1):33–41.

47. Mithoefer K, et al. High-impact athletics after knee articular cartilage repair: a prospective evaluation of the microfracture technique. Am J Sports Med. 2006;34(9):1413–8.

48. Mithoefer K, et al. Return to sports participation after articular cartilage repair in the knee: scientific evidence. Am J Sports Med. 2009;37(Suppl 1):167S–76S.

49. Steinwachs MR, Engebretsen L, Brophy RH. Scientific evidence base for cartilage injury and repair in the athlete. Cartilage. 2012;3(1 Suppl):11S–7S.

50. Krych AJ, et al. Return to sport after the surgical management of articular cartilage lesions in the knee: a meta-analysis. Knee Surg Sports Traumatol Arthrosc. 2017;25(10):3186–96.

51. Baumgaertner MR, et al. Arthroscopic debridement of the arthritic knee. Clin Orthop Relat Res. 1990;253:197–202.

52. Fond J, et al. Arthroscopic debridement for the treatment of osteoarthritis of the knee: 2- and 5-year results. Arthroscopy. 2002;18(8):829–34.

53. Spahn G, Hofmann GO, Klinger HM. The effects of arthroscopic joint debridement in the knee osteoarthritis: results of a meta-analysis. Knee Surg Sports Traumatol Arthrosc. 2013;21(7):1553–61.

54. McCormick F, et al. Trends in the surgical treatment of articular cartilage lesions in the United States: an analysis of a large private-payer database over a period of 8 years. Arthroscopy. 2014;30(2):222–6.

55. Solheim E, et al. Symptoms and function in patients with articular cartilage lesions in 1,000 knee arthroscopies. Knee Surg Sports Traumatol Arthrosc. 2016;24(5):1610–6.

56. Oliver-Welsh L, et al. Deciding how best to treat cartilage defects. Orthopedics. 2016;39(6):343–50.

57. Levy AS, et al. Chondral delamination of the knee in soccer players. Am J Sports Med. 1996;24(5):634–9.

58. Mithoefer K, Steadman RJ. Microfracture in football (soccer) players: a case series of professional athletes and systematic review. Cartilage. 2012;3(1 Suppl):18S–24S.

59. Campbell AB, et al. Return to sport after articular cartilage repair in athletes' knees: a systematic review. Arthroscopy. 2016;32(4):651–68 e1.

60. Gudas R, et al. Comparison of osteochondral autologous transplantation, microfracture, or debridement techniques in articular cartilage lesions associated with anterior cruciate ligament injury: a prospective study with a 3-year follow-up. Arthroscopy. 2013;29(1):89–97.

61. Panics G, et al. Osteochondral autograft and mosaicplasty in the football (soccer) athlete. Cartilage. 2012;3(1 Suppl):25S–30S.

62. Marcacci M, et al. Multiple osteochondral arthroscopic grafting (mosaicplasty) for cartilage defects of the knee: prospective study results at 2-year follow-up. Arthroscopy. 2005;21(4):462–70.

63. Balazs GC, et al. Return to play among elite basketball players after osteochondral allograft transplantation of full-thickness cartilage lesions. Orthop J Sports Med. 2018;6(7):2325967118786941.

64. Mithofer K, et al. Articular cartilage repair in soccer players with autologous chondrocyte transplantation: functional outcome and return to competition. Am J Sports Med. 2005;33(11):1639–46.

第三部分

踝关节

第 30 章

踝关节软骨病损与修复

Yoshiharu Shimozono, Ashraf M. Fansa, and John G. Kennedy

戴进 宋凯 译 蒋青 审校

30.1 概述

关节软骨是一种高度特化的结缔组织，它的作用是润滑关节表面，并在整个关节上分配负荷。关节软骨损伤是关节疼痛和功能障碍，以及最终可能导致创伤后关节炎的重要原因。由于软骨组织复杂结构和较差的血管分布，这些损伤的处理是困难的。近年来随着技术的进步，关节软骨修复领域迅速发展，治疗这些损伤的选择也越来越多。然而，一个明确的处理方案金标准尚未出现，骨软骨损伤的治疗仍然具有挑战性。

本章将对目前踝关节软骨损伤外科治疗的概念、治疗效果和生物强化的潜在应用进行综述。

30.1.1 病理

距骨骨软骨损伤（osteondral lesions of the talus, OLT）是一种常见的踝关节病理改变，超过 65% 的慢性踝关节扭伤患者和 75% 的踝关节骨折患者发生了 OLT[1-2]。OLT 通常与运动员有关，但也可见于普通人群中。广泛接受的假设是，关节软骨损伤导致软骨下骨在步行时暴露于关节内高静水压力下。长时间的暴露会导致软骨下骨硬化、骨溶解，最终形成囊肿和大的缺损。这种变弱的软骨下骨，不太可能支持上面的软骨，导致更多的软骨损伤和塌陷。由于软骨是无神经的，疼痛很可能是由于高度受神经支配的软骨下骨受到关节内反复的高液体压力刺激所致的[3]。

OLT 最常见的位置被认为是距骨穹窿的中央内侧和中央外侧。外侧病变多与外伤有关，通常浅且呈椭圆形[3]。相反，内侧病变较少与急性创伤相关，且通常为深杯状，提示发生机制为扭转撞击和轴向负荷[3]。尽管在过去的几年中，人们对 OLT 的治疗有了极大的兴趣，但其发病机制仍未完全了解。虽然病理机制被广泛认为是创伤后遗症，但非创伤性病因如代谢和内分泌异常，以及先天性因素也被

提及[5]。有趣的是，在 OLT 患者的兄弟姐妹中有明显更高的 OLT 发生率的报道，提示遗传因素可能发挥了作用[6]。事实上，15 号染色体上聚集蛋白聚糖（aggrecan）的 C-type Lectin 结构域的一个错义突变最近被鉴定为 OLT 致病基因[7]，该突变与显性家族性骨软骨病变有关。只有 10% 的患者被发现存在对侧 OLT[8]。

有症状的 OLT 通常需要手术干预。目前用于 OLT 治疗的修复手术和替代手术都将以循证评估方式进行讨论。

30.2 治疗

30.2.1 骨髓刺激：微骨折 / 钻孔

微骨折是一种修复技术，使用微骨折锥子或钻头穿透病变区软骨下骨，从骨髓中释放间充质干细胞和生长因子。这进而导致纤维软骨修复组织的形成。传统上，它的适应证是面积小于 150 mm² 或直径小于 15 mm 的病变[9-10]。然而，最近的一项系统综述表明，微骨折可能是面积小于 100 mm² 和 / 或直径小于 10 mm[11] 的病变的最佳选择。这种手术成本低，技术简单，而且微创。然而也有一些缺点，包括纤维软骨修复组织的质量低于天然透明软骨，对软骨下骨造成损伤，纤维软骨液化随着时间的推移而加重。

微骨折通常通过关节镜前内侧和前外侧入口进行。先用环形刮匙或刨刀对退变软骨进行清理，然后小心地去除钙化软骨层。稳定的垂直软骨肩应该形成[13]。然后使用不同尖端角度的微骨折锥穿透软骨下骨制造微骨折。应该选择能提供与 OLT 最垂直角度的锥子。微骨折孔的间距应为 3 ~ 4 mm，以减少对软骨下骨的损伤。应使用 1 mm 以下的锥子。钻孔后，可以解除止血带，关闭关节镜的入水以评估出血和脂肪滴的挤出。生物辅助物，如富血小板

血浆（PRP）或浓缩骨髓抽吸物（CBMA），可能有改善纤维软骨修复组织质量的潜力，可在关节内注射（图 30.1）。

一些系统回顾综述已经证明 BMS 后的短期至中期预后良好，> 85% 的患者报告良好至优秀的临床结果[15-16]。最近的一项系统回顾综述报道，86.8% 的患者在平均 4.5 个月[17]的时间内恢复到以前的运动水平。

尽管 BMS 治疗 OLT 在短期和中期取得了成功的结果，但存在着随时间的推移纤维软骨修复组织可能会退化的担忧，这可能会影响远期的临床结果[18-19]。Ferkel 等人报道，BMS[18]后 5 年内，高达 35% 的患者临床结局评分存在恶化。Lee 等人发现，在 BMS[20]术后 12 个月复查关节镜时，只有 30% 的患者有病灶与周围结构的融合。此外，van Bergen 等人报道在平均 141 个月[21]的随访中，33% 的患者 X 线平片显示踝关节关节炎进展 1 级。

再生的纤维软骨机械性能已被证明不如透明软骨，因此随着时间的推移而变坏。近年来对软骨下骨的研究越来越多，软骨下骨是覆盖其上的关节软骨[23]的基础。Seow 等人在一项系统性回顾综述中发现，软骨下骨被 BMS 操作[19]损伤后不太可能恢复。同样，Shimozono 等人最近报道，OLT 微骨折后软骨下骨未恢复，软骨下囊肿明显发展。此外，中期随访时软骨下骨损伤与较差的临床结果[12]相关。因此，尽量减少软骨下骨损伤的技术可能有助于延长修复的软骨寿命。最近的一项转化动物模型强调了这一点，在组织学检查中，与可能造成更大的软骨下骨损伤的大直径椎体相比，使用小直径锥体可改善关节软骨修复的效果[24]。

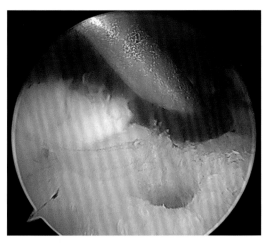

● 图 30.1　CBMA 注射到微骨折造成的骨缺损中

30.2.2　同种异体软骨移植物加强

为了改善软骨再生的质量，同种异体幼年软骨微粒移植（PCA）（DeNovo NT；Zimmer Biomet，Inc）和同种异体软骨微化移植（MCA）（biocartil；Arthrex，Inc）目前正在临床实践中用于微骨折的加强治疗。PCA 作为微骨折的辅助治疗在理论上是有优势的，因为高代谢活性水平和分化基因表达，具有比成人软骨细胞产生更多的透明软骨的潜力。然而，到目前为止，还没有关于在骨软骨缺损中植入 PCA 的组织学或结构行为的动物研究发表。Karnovsky 等人进行了一项回顾性比较研究，评估微骨折和 PCA 治疗患者与单纯微骨折治疗患者的结果。在平均 30 个月的随访中，作者发现两组患者再生的纤维软骨在 MRI 上仍然显示不正常。此外，在最终随访时，两组之间的功能结果没有差异。因此，PCA 的作用还有待确定，需要进一步的长期高水平研究。

MCA 含有异基因细胞外基质，包括 Ⅱ 型胶原、蛋白多糖和软骨生长因子。理论上 MCA 通过刺激干细胞向缺陷部位迁移，作为微骨折的辅助物是有利的。他们被认为作为组织网络促进器促进了细胞的相互作用，从而诱导软骨发生。Fortier 等人在一个长达 13 个月随访的马模型中报道，与单纯微骨折[26]相比，MCA 混合 PRP 改善了软骨修复组织的质量。在临床研究中，Ahmad 等人报道了 30 例平均病灶大小为 1.1 cm^2 的病例。在平均 20.2 个月的随访中，足踝能力测量（FAAM）从术前的 51 分改善到术后的 89 分，疼痛视觉模拟评分（VAS）从术前的 8.1 分下降到术后的 1.7 分。然而，将微骨折加 MCA 与单独微骨折进行比较的研究尚属空白。此外，最近的一项系统综述显示，现有的研究在 PCA 和 MCA[28]方面的数据都有限。因此，需要长期高水平的研究来为其目前的广泛应用提供依据。

30.2.3　自体骨软骨移植

自体骨软骨移植（autologous osteochondral transplantation，AOT）是一种替代技术。手术方法是将圆柱形骨软骨移植物（通常从同侧膝关节的非承重区域获取）转移到距骨上适当准备的缺损部位。它的适应证通常为较大（> 10 mm 或 10 mm^2），以前的微骨折失败的高度囊性病变[11, 29]。AOT 的优点是可以用活性的透明软骨和软骨下骨替代病变，而不需要两阶段手术。当进行 AOT 时，损伤抑制、需要两个或多个移植物栓、既往 BMS 和体重指数都被认为是可以影响预后的因素[30-33]。AOT 有几个潜在的不利因素，包括供体部位的并发症，可能需要截骨术以到达距骨圆顶，以及受体和供体组织之间的软骨生物学差异[34]。

根据病变的位置，可以通过内侧或外侧截骨术进入 OLT。对于内侧病变，可用内踝截骨术充分到达病变部位。Chevron- 截骨术是首选的入路，因为它提供了合适的对齐、稳定性、更大的愈合面积和更好的视野[34]。对于外侧病变，可采用胫骨前外侧截骨术[35]。前方病变通常可以通过简单的踝关节前切开术充分暴露，而不进行截骨。

病变可见后，用环钻去除受损软骨和软骨下骨。多个供体部位可用于移植。我们的首选技术是从同侧股骨外侧髁的非承重部分取骨，因为显露的技术要求不高，而且其形态特点与距骨穹窿非常吻合。较大的病变可能需要两块移植物，它们应该相互"嵌套"，以减少纤维软骨形成的面积。在移植物放置前，添加生物辅助物，如 PRP 或 CBMA。这些可以改善软骨修复，减少囊肿形成，改善软骨下骨融合[34, 36]。植骨末端位置应尽可能与周围的固有关节面同高（图 30.2 和图 30.3）。

多项研究已经报道了 AOT 治疗 OLT 的良好结果。Shimozono 等人最近的一项系统综述报道，87% 的患者在中期随访[33]中有良好到优秀的结果。在运动员人群中，Fraser 等人发现，在平均 24 个月[37]

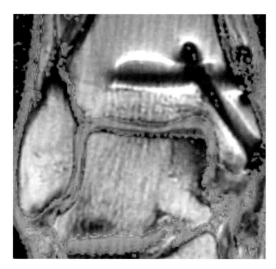

● 图 30.3 冠状面 T2 成像显示移植物与邻近自然关节软骨界面的正常分层

的随访中，90% 的职业运动员和 87% 的休闲运动员能够完全恢复到受伤前的运动水平。然而，在 Paul 等人的一项研究中，参与高冲击和接触性运动的患者需要部分改变运动活动并减少参与[38]。目前仍缺乏关于 AOT 治疗 OLT 的长期结果的证据。

AOT 最常见的并发症是供体部位症状[33]。Yoon 等人发现 9% 的患者有早期供体部位症状，所有这些在 2 年[39]时消失。Fraser 等人在平均 41.8 个月的随访[40]中发现了 5% 的供体部位发病率。

另一个潜在的问题是胫骨截骨术。然而，Lamb 等人证实，当使用三颗螺钉固定 Chevon 型截骨时，94% 的患者在截骨部位无症状，磁共振（magnetic resonance imaging，MRI）T2[41]显示愈合满意。术后囊肿已被证明在 65% 的 AOT 患者中发生，这引起了一些担忧。然而，Savage-Elliott 等人报道，在平均 15 个月[42]的随访中，囊肿形成的临床影响并不显著。Gül 等人也报道了软骨下囊肿形成似乎并不影响 AOT[43]后的临床结果。Shimozono 等人发现，在平均 5 年的随访中，只有 1% 的接受 AOT 的患者被认为是临床失败，这表明 AOT 可能有长期生存[33]的希望。

30.2.4 同种异体骨软骨移植

同种异体骨软骨移植是一种类似的替代方法，其中关节软骨和骨移植物从尸体供体获得。同种异体骨软骨移植有两种类型：

● 大块状类型。
● 柱状塞类型。

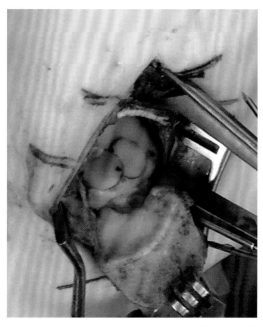

● 图 30.2 双柱自体骨软骨移植物移植到准备好的受体部位

大块状同种异体移植通常被认为是当之前的手术失败时的一种挽救性手术，但对于较大的病变也可以作为一线手术。柱状塞移植与 AOT 有相似的适应证，但在存在膝关节骨性关节炎、膝关节感染史和对膝关节供区发病存在担忧的患者中，通常优先于 AOT。同种异体移植有几个缺点，包括：

- 潜在的较高失败率。
- 增加成本。
- 疾病传播。
- 宿主和尸体组织之间的免疫 / 软骨生物学差异[44-45]。

研究发现同种异体骨软骨移植用于 OLT 治疗的临床结果是复杂的。同种异体骨软骨移植是大块状移植还是柱状塞移植，其结果是不同的。大块状同种异体移植受者可能由于治疗的病灶较大而获得较差的长期结果，但这些通常是挽救性的治疗，短期到中期的临床获益对患者可能是值得的。VanTienderen 等人对 91 例接受同种异体大块移植的 OLT 进行了系统回顾，报告了经过平均时间为 45 个月的随访，平均 AOFAS 评分和疼痛 VAS 评分分别得到了从 48 到 80 和从 7.1 到 2.7 的改善[45]。

Raikin 等发现 15 例接受同种异体大块移植的患者中，在平均 54 个月时平均 VAS 评分从 8.5 改善到 3.3，平均 AOFAS 评分从 38 提高到 83，其中 11 例患者报告结果为良好 / 极好[46]。然而，有 2 例患者需要再次行关节融合术。在平片上，67% 的患者发现有一些塌陷或移植物吸收的证据。El-Rashidy 等人显示，在平均 3 年的随访中，使用柱状同种异体移植治疗 OLT 获得了显著改善的临床结果，尽管在这段时间内失败率为 10.4%[47]。Ahmad 等人在使用柱状同种异体移植和自体移植治疗 OLT 术后 35.2 个月[48]时发现了相似的临床结果。相反，Shimozono 等人发现柱状同种异体移植物的临床和 MRI 效果明显低于自体移植物[49]。MRI 显示，同种异体移植的软骨磨损率高于自体移植，而同种异体移植治疗的患者临床失败率显著高于自体移植（25%）。

30.2.5　自体软骨细胞移植

ACI 是一种以细胞为基础的两阶段手术，采集健康关节软骨，从采集的软骨中分离出软骨细胞进行培养，然后二期[50]植入缺损部位。ACI 的目的是在受损软骨处再生透明软骨样组织，适应证为较大

的病变或初次手术失败后的翻修手术。然而，ACI 的缺点包括需要两次手术，增加成本和潜在的发病率，降低移植物的耐久性[51]。

在手术的第一步中，从踝关节骨软骨碎片本身或同侧膝关节[52]采集软骨细胞。然后细胞被培养并扩增 2 ～ 3 周。细胞培养完成后，患者返回进行第二次手术，将培养的软骨细胞通过关节镜或开放性手术植入关节内。

受体部位首先对 OLT 和任何相关的囊肿进行清理。对于较大的软骨下囊性缺损，可以采用"三明治"技术，将从胫骨近端或远端、髂骨或跟骨获得的自体骨移植物填充到缺损处，然后放置两个通常从胫骨近端或远端取下的骨膜补片。骨膜补片由于皱缩，通常需要比缺损大 1 ～ 2 mm。将第一块骨膜补片用形成层朝上缝合在骨移植物上，然后用纤维蛋白胶密封。另一块是用形成层的一面朝下缝合在上面，再用纤维胶密封。

在最近的一项系统综述中，Niemeyer 等评估了 ACI 对 OLT 治疗的有效性，报告了 213 例[53]患者的临床成功率为 89.9%。Battaglia 等人对 20 例 ACI 患者进行了平均 5 年随访，发现平均 AOFAS 评分从术前 59 分提高到术后 84 分[54]。在 MRI T2 图像中，作者发现所有患者均显示与正常的透明软骨一致的信号。Giannini 等人报道了 ACI 治疗 OLT[51]后 10 年随访的临床和 MRI 结果。本研究包括 10 例 OLT 患者，平均病灶大小为 3.1 cm²。在最后的随访时间点，AOFAS 评分从术前的 37.9 提高到术后的 92.7。MRI 扫描显示关节表面恢复良好。

30.2.6　支架支撑疗法

30.2.6.1　基质诱导自体软骨细胞植入

基质诱导自体软骨细胞植入（matrix-induced autologous chondrocyte implantation，MACI）是第三代 ACI，也涉及两步操作，其中使用植入软骨细胞的可生物降解聚合物支架。典型的支架包含 Ⅰ / Ⅲ 型胶原蛋白、透明质酸和聚乙醇酸 / 聚乳酸[55]。传统的 ACI 手术在骨膜的收获和缝合、移植物的分层以及骨膜肥大等方面存在担忧[56]。然而，MACI 避免了与骨膜获取相关的问题，也不需要缝合固定，因为它是一个自黏附支架。

Aurich 等报道了 19 例接受 MACI 治疗的患者的结果，在治疗后 24 个月最终随访[57]时，观察

到 AOFAS 评分从 58.6 提高到 80.4。在运动人群中，81% 的患者在 MACI 后恢复运动，其中 56% 恢复到损伤前水平。同样，Magnan 等人发现 36 例患者的平均 AOFAS 评分从 36.9 提高到 83.9，其中 18 例患者在 2 个月[58]内恢复运动。Giannini 等评估了 46 个踝关节，平均随访 87.2 个月[59]。在最终随访时，作者报告了平均 AOFAS 评分为 92 分。29 例参加运动的患者中，20 例恢复到伤前运动水平，3 例恢复了相同但较低水平的运动，2 例转为非接触运动，4 例放弃运动。参与研究的四名职业足球运动员都恢复了以前的运动水平。

30.2.6.2 自体基质诱导软骨形成

自体基质诱导软骨形成（autologous matrix-induced chondrogenesis，AMIC）是一种基于支架的一期治疗方法，在 OLT 上进行 BMS，然后在缺损处放置猪 I 型胶原 / III 型胶原基质。支持理论认为，猪胶原基质支持微骨折后软骨的生长。

关于 AMIC 的文献仅限于少数小样本病例系列，但结果似乎很有希望。Wiewiorski 等研究了 23 例患者的平均随访时间为 23 个月的结果。在最后的时间点，AOFAS 平均分从 60.3 提高到 90.0，MOCART 平均分为 62.6[60]。作者还观察到修复组织和参考软骨之间磁共振 T1 弛豫时间相上的显著差异，表明在 AMIC 支持的修复组织中糖胺聚糖（GAG）含量较低。在 Valderrabano 等人最近的一个病例系列中，26 例接受了 AMIC 治疗的患者 AOFAS 平均评分从 60 提高到 89[61]。作者报道，在 MRI 上，35% 的患者缺损被完全填充，84% 的患者修复组织的 MRI 信号强度与邻近的原生软骨相比正常或接近正常。他们还评估了研究组中的运动员人群，并观察到 45% 的患者在最终随访时，在参加手术前从事的运动中恢复了之前的活动水平。

30.2.6.3 骨髓源性细胞移植

骨髓源性细胞移植（bone marrow-derived cell transplantation，BMDCT）是一期治疗方法，包括将浓缩骨髓抽吸物（concentrated bone marrow aspirate，CBMA）浸渍支架材料植入 OLT。BMDCT 在理论上是有益的，因为 CBMA 中的间充质干细胞和生长因子支持支架软骨形成，在缺损部位形成透明状软骨。

一些临床研究表明，使用这种方法可以改善临床结果。Vannini 等报道了 140 名接受 BMDCT 治疗

的运动员平均随访 48 个月，发现总体平均 AOFAS 评分从 58.7 提高到 90.9[62]。作者还报道 72.8% 的运动员能够恢复到受伤前的运动水平。Buda 等人比较了接受 ACI 或 BMDCT 治疗 OLT 的两组患者的临床结局[63]。在 48 个月的随访中，临床结果没有显著差异，但 BMDCT 组的运动恢复率略高。然而，这种差异并没有达到统计学意义。结果表明 BMDCT 是 ACI 可行的替代方案，具有单阶段治疗的优势。

30.2.7 生物疗法

30.2.7.1 富血小板血浆

富血小板血浆（platelet-rich plasma，PRP）是一种自体血液制品，其血小板浓度高于基线值至少两倍，或 > 1.1×10^6 血小板 /µl。PRP 含有更多的生长因子和生物活性细胞因子，包括转化生长因子、血管内皮生长因子、成纤维细胞生长因子和血小板源性生长因子[64]。

目前的基础科学证据表明，PRP 对软骨修复过程具有积极作用。Smyth 等进行了系统综述，发现 21 项基础科学研究中有 18 项（85.7%）报道了 PRP 对软骨修复的积极作用，从而建立了概念上的证据[65]。此外，Smyth 等人发现，在兔模型中，AOT 时应用 PRP 可改善骨软骨移植物在软骨界面的整合，减少移植物退变[66]。在临床研究中，一些比较性研究已经检查了 PRP 在 OLT 中使用的效果。Guney 等在一项随机前瞻性对照试验中发现，接受 BMS 联合 PRP 治疗 OLT 的组比单独接受 BMS 的组有更好的功能预后[67]。Görmeli 等人在一项前瞻性随机临床试验中比较了 BMS 治疗 OLT 后，注射透明质酸和注射 PRP 的效果。他们发现，在平均 15.3 个月的随访时间内，PRP 注射比 HA 注射或生理盐水注射提供了明显更好的临床结果[68]。这些结果表明，应用 PRP 联合手术治疗 OLT 可改善临床和功能预后。

30.2.7.2 浓缩骨髓抽吸物

CBMA 已被用于向受损软骨运送间充质干细胞（MSCs），以促进软骨修复。它是在手术时通过骨髓抽吸物离心产生的，通常从髂骨收集。与 PRP 相比，CBMA 含有类似的生长因子和细胞因子谱，在 CBMA 中增加了白介素 1 受体拮抗剂蛋白，这是一种有效的抗炎剂[69]。

在体内模型和临床研究中，已经对 CBMA 作为

OLT 的辅助治疗进行了研究。Fortier 等人的研究表明，在马微骨折模型中，与没有 CBMA 的对照组相比，CBMA 改善了软骨缺损修复组织的组织学和放射学结果[70]。在使用 BMS 联合 CBMA 和 HA 的山羊模型中也有类似的结果[71]。Hannon 等人在临床上发现，与单纯 BMS 相比，接受 BMS 联合 CBMA 进行 OLT 的患者具有更好的边界修复组织整合，MRI 上裂痕和纤维化证据较少[72]。Kennedy 等报道了 72 例接受 AOT 联合 CBMA 的患者在平均时间为 28 个月的随访，[34] 临床结果显著改善。此外，作者在 MRI T2 图像上显示距骨穹窿曲率半径的恢复，以及移植物相对于原生软骨的颜色分层相似。总的来说，现有的证据表明，CBMA 作为 OLT 的辅助治疗有改善软骨修复的潜力。

30.3 总结

OLT 的手术治疗仍有争议。根据现有的临床证据，修复和替代治疗都在 OLT 的外科治疗中发挥作用，并显示良好的临床结果。生物辅助材料和支架近来受到了广泛的关注，并提供了很有前景的临床结果。然而，还需要进行进一步高等级的研究来制定标准化的 OLT 临床治疗指南。

参考文献

1. Hintermann B, Boss A, Schäfer D. Arthroscopic findings in patients with chronic ankle instability. Am J Sports Med. 2002;30:402–9.

2. Hintermann B, Regazzoni P, Lampert C, Stutz G, Gächter A. Arthroscopic findings in acute fractures of the ankle. J Bone Joint Surg Br. 2000;82(3):345–51.

3. van Dijk CN, Reilingh ML, Zengerink M, van Bergen CJ. Osteochondral defects in the ankle: why painful? Knee Surg Sports Traumatol Arthrosc. 2010;18(5):570–80.

4. Elias I, Zoga AC, Morrison WB, Besser MP, Schweitzer ME, Raikin SM. Osteochondral lesions of the talus: localization and morphologic data from 424 patients using a novel anatomical grid scheme. Foot Ankle Int. 2007;28(2):154–61.

5. Hannon CP, Smyth NA, Murawski CD, Savage-Elliott I, Deyer TW, Calder JD, Kennedy JG. Osteochondral lesions of the talus: aspects of current management. Bone Joint J. 2014;96-B(2):164–71.

6. Stougaard J. Familial occurrence of osteochondritis dissecans. J Bone Joint Surg Br. 1964;46:542–3.

7. Stattin EL, Wiklund F, Lindblom K, Onnerfjord P, Jonsson BA, Tegner Y, Sasaki T, Struglics A, Lohmander S, Dahl N, Heinegård D, Aspberg A. A missense mutation in the aggrecan C-type lectin domain disrupts extracellular matrix interactions and causes dominant familial osteochondritis dissecans. Am J Hum Genet. 2010;86(2):126–37.

8. Hermanson E, Ferkel RD. Bilateral osteochondral lesions of the talus. Foot Ankle Int. 2009;30(8):723–7.

9. Chuckpaiwong B, Berkson EM, Theodore GH. Microfracture for osteochondral lesions of the ankle: outcome analysis and outcome predictors of 105 cases. Arthroscopy. 2008;24(1):106–12.

10. Choi WJ, Park KK, Kim BS, Lee JW. Osteochondral lesion of the talus: is there a critical defect size for poor outcome? Am J Sports Med. 2009;37(10):1974–80.

11. Ramponi L, Yasui Y, Murawski CD, Ferkel RD, DiGiovanni CW, Kerkhoffs GMMJ, Calder JDF, Takao M, Vannini F, Choi WJ, Lee JW, Stone J, Kennedy JG. Lesion size is a predictor of clinical outcomes after bone marrow stimulation for Osteochondral lesions of the talus: a systematic review. Am J Sports Med. 2016;45(7):1698–705.

12. Shimozono Y, Coale M, Yasui Y, O'Halloran A, Deyer TW, Kennedy JG. Subchondral bone degradation after microfracture for osteochondral lesions of the talus: an MRI analysis. Am J Sports Med. 2018;46(3):642–8.

13. Takao M, Uchio Y, Kakimaru H, Kumahashi N, Ochi M. Arthroscopic drilling with debridement of remaining cartilage for osteochondral lesions of the talar dome in unstable ankles. Am J Sports Med. 2004;32(2):332–6.

14. Gianakos AL, Yasui Y, Fraser EJ, Ross KA, Prado MP, Fortier LA, Kennedy JG. The effect of different bone marrow stimulation techniques on human talar sub-chondral bone: a micro-computed tomography evaluation. Arthroscopy. 2016;32(10):2110–7.

15. Dahmen J, Lambers KTA, Reilingh ML, van Bergen CJA, Stufkens SAS, Kerkhoffs GMMJ. No superior treatment for primary osteochondral defects of the talus. Knee Surg Sports Traumatol Arthrosc. 2018;26(7):2142–57.

16. Zengerink M, Struijs PA, Tol JL, van Dijk CN. Treatment of osteochondral lesions of the talus: a systematic review. Knee Surg Sports Traumatol Arthrosc. 2010;18(2):238–46.

17. Hurley ET, Shimozono Y, McGoldrick NP, Myerson CL, Yasui Y, Kennedy JG. High reported rate of return to play following bone marrow stimulation for osteochondral lesions of the talus. Knee Surg Sports Traumatol Arthrosc. 2018;27:2721. https://doi.org/10.1007/s00167-018-4913-7.

18. Ferkel RD, Zanotti RM, Komenda GA, Sgaglione NA, Cheng MS, Applegate GR, Dopirak RM. Arthroscopic treatment of chronic osteochondral lesions of the talus: long-term results. Am J Sports Med. 2008;36(9):1750–62.

19. Seow D, Yasui Y, Hutchinson ID, Hurley ET, Shimozono Y, Kennedy JG. The subchondral bone is affected by bone marrow stimulation: a systematic review of preclinical animal studies. Cartilage.

2017;1:1947603517711220.

20. Lee KB, Bai LB, Yoon TR, Jung ST, Seon JK. Second-look arthroscopic findings and clinical outcomes after microfracture for osteochondral lesions of the talus. Am J Sports Med. 2009;37(Suppl 1):63S–70S.

21. van Bergen CJ, Kox LS, Maas M, Sierevelt IN, Kerkhoffs GM, van Dijk CN. Arthroscopic treatment of osteochondral defects of the talus outcomes at eight to twenty years of follow-up. J Bone Joint Surg Am. 2013;95(6):519–25.

22. Nehrer S, Spector M, Minas T. Histologic analysis of tissue after failed cartilage repair procedures. Clin Orthop Relat Res. 1999;365:149–62.

23. Pugh JW, Radin EL, Rose RM. Quantitative studies of human subchondral cancellous bone. Its relationship to the state of its overlying cartilage. J Bone Joint Surg Am. 1974;56(2):313–21.

24. Orth P, Meyer HL, Goebel L, Eldracher M, Ong MF, Cucchiarini M, Madry H. Improved repair of chondral and osteochondral defects in the ovine trochlea compared with the medial condyle. J Orthop Res. 2013;31(11):1772–9.

25. Karnovsky SC, DeSandis B, Haleem AM, Sofka CM, O'Malley M, Drakos MC. Comparison of juvenile allogenous articular cartilage and bone marrow aspirate concentrate versus microfracture with and without bone marrow aspirate concentrate in arthroscopic treatment of talar osteochondral lesions. Foot Ankle Int. 2018;39(4):393–405.

26. Fortier LA, Chapman HS, Pownder SL, Roller BL, Cross JA, Cook JL, Cole BJ. BioCartilage improves cartilage repair compared with microfracture alone in an equine model of full-thickness cartilage loss. Am J Sports Med. 2016;44(9):2366–74.

27. Ahmad J, Maltenfort M. Arthroscopic treatment of osteochondral lesions of the talus with allograft cartilage matrix. Foot Ankle Int. 2017;38(8):855–62.

28. Seow D, Yasui Y, Hurley ET, Ross AW, Murawski CD, Shimozono Y, Kennedy JG. Extracellular matrix cartilage allograft and particulate cartilage allograft for osteochondral lesions of the knee and ankle joints: a systematic review. Am J Sports Med. 2018;46(7):1758–66.

29. Scranton PE Jr, Frey CC, Feder KS. Outcome of osteochondral autograft transplantation for type-V cystic osteochondral lesions of the talus. J Bone Joint Surg Br. 2006;88(5):614–9.

30. Kim YS, Park EH, Kim YC, Koh YG, Lee JW. Factors associated with the clinical outcomes of the osteochondral autograft transfer system in osteochondral lesions of the talus: second-look arthroscopic evaluation. Am J Sports Med. 2012;40(12):2709–19.

31. Paul J, Sagstetter A, Kriner M, Imhoff AB, Spang J, Hinterwimmer S. Donor-site morbidity after osteochondral autologous transplantation for lesions of the talus. J Bone Joint Surg Am. 2009;91(7):1683–8.

32. Ross AW, Murawski CD, Frase EJ, Ross KA, Do HT, Deyer TW, Kennedy JG. Autologous osteochondral transplantation for osteochondral lesions of the talus: does previous bone marrow stimulation negatively affect clinical outcome? Arthroscopy. 2016;32(7):1377–83.

33. Shimozono Y, Hurley ET, Myerson CL, Kennedy JG. Good clinical and functional outcomes at mid-term following autologous osteochondral transplantation for osteochondral lesions of the talus. Knee Surg Sports Tramatol Arthrosc. 2018;26:3055. https://doi.org/10.1007/s00167-018-4917-3.

34. Kennedy JG, Murawski CD. The treatment of osteochondral lesions of the talus with autologous osteochondral transplantation and bone marrow aspirate concentrate: surgical technique. Cartilage. 2011;2(4):327–36.

35. Gianakos AL, Hannon CP, Ross KA, Newman H, Egan CJ, Deyer TW, Kennedy JG. Anterolateral tibial osteotomy for accessing osteochondral lesions of the talus in autologous osteochondral transplantation: functional and t2 MRI analysis. Foot Ankle Int. 2015;36(5):531–8.

36. Shimozono Y, Hurley ET, Yasui Y, Paugh RA, Deyer TW, Kennedy JG. Concentrated bone marrow aspirate may decrease postoperative cyst occurrence rate in autologous osteochondral transplantation for osteochondral lesions of the talus. Arthroscopy. 2018;35(1):99–105.

37. Fraser EJ, Harris MC, Prado MP, Kennedy JG. Autologous osteochondral transplantation for osteochondral lesions of the talus in an athletic population. Knee Surg Sports Traumatol Arthrosc. 2016;24(4):1272–9.

38. Paul J, Sagstetter M, Lämmle L, Spang J, El-Azab H, Imhoff AB, Hinterwimmer S. Sports activity after osteochondral transplantation of the talus. Am J Sports Med. 2012;40(4):870–4.

39. Yoon HS, Park YJ, Lee M, Choi WJ, Lee JW. Osteochondral autologous transplantation is superior to repeat arthroscopy for the treatment of osteochondral lesions of the talus after failed primary arthroscopic treatment. Am J Sports Med. 2014;42(8):1896–903.

40. Fraser EJ, Savage-Elliott I, Yasui Y, Ackermann J, Watson G, Ross KA, Deyer T, Kennedy JG. Clinical and MRI donor site outcomes following autologous osteochondral transplantation for talar osteochondral lesions. Foot Ankle Int. 2016;37(9):968–76.

41. Lamb J, Murawski CD, Deyer TW, Kennedy JG. Chevron-type medial malleolar osteotomy: a functional, radiographic and quantitative T2-mapping MRI analysis. Knee Surg Sports Traumatol Arthrosc. 2013;21(6):1283–8.

42. Savage-Elliott I, Smyth NA, Deyer TW, Murawski CD, Ross KA, Hannon CP, Do HT, Kennedy JG. Magnetic resonance imaging evidence of postoperative cyst formation does not appear to affect clinical outcomes after autologous osteochondral transplantation of the talus. Arthroscopy. 2016;32(9):1846–54.

43. Gül M, Çetinkaya E, Aykut ÜS, Özkul B, Saygılı MS, Akman YE, Kabukcuoglu YS. Effect of the presence of

subchondral cysts on treatment results of autologous osteochondral graft transfer in osteochondral lesions of the talus. J Foot Ankle Surg. 2016;55(5):1003–6.

44. Neri S, Vannini F, Desando G, Grigolo B, Ruffilli A, Buda R, Facchini A, Giannini S. Ankle bipolar fresh osteochondral allograft survivorship and integration: transplanted tissue genetic typing and phenotypic characteristics. J Bone Joint Surg Am. 2013;95(20):1852–60.

45. van Tienderen RJ, Dunn JC, Kuznezov N, Orr JD. Osteochondral allograft transfer for treatment of osteochondral lesions of the talus: a systematic review. Arthroscopy. 2017;33(1):217–22.

46. Raikin SM. Fresh osteochondral allografts for large-volume cystic osteochondral defects of the talus. J Bone Joint Surg Am. 2009;91(12):2818–26.

47. El-Rashidy H, Villacis D, Omar I, Kelikian AS. Fresh osteochondral allograft for the treatment of cartilage defects of the talus: a retrospective review. J Bone Joint Surg Am. 2011;93(17):1634–40.

48. Ahmad J, Jones K. Comparison of osteochondral autografts and allografts for treatment of recurrent or large talar osteochondral lesions. Foot Ankle Int. 2016;37(1):40–50.

49. Shimozono Y, Hurley ET, Nguyen JT, Deyer TW, Kennedy JG. Allograft compared with autograft in osteochondral transplantation for the treatment of osteochondral lesions of the talus. J Bone Joint Surg. 2018;100(21):1838–44.

50. Brittberg M, Lindahl A, Nilsson A, Ohlsson C, Isaksson O, Peterson L. Treatment of deep cartilage defects in the knee with autologous chondrocyte transplantation. N Engl J Med. 1994;331(14):889–95.

51. Giannini S, Battaglia M, Buda R, Cavallo M, Ruffilli A, Vannini F. Surgical treatment of osteochondral lesions of the talus by open-field autologous chondrocyte implantation: a 10-year follow-up clinical and magnetic resonance imaging T2-mapping evaluation. Am J Sports Med. 2009;37(Suppl 1):112S–8S.

52. Candrian C, Miot C, Wolf F, Bonacina E, Dickinson S, Wirz D, Jakob M, Valderrabano V, Barbero A, Martin I. Are ankle chondrocytes from damaged fragments a suitable cell source for cartilage repair? Osteoarthr Cartil. 2010;18(8):1067–76.

53. Niemeyer P, Salzmann G, Schmal H, Mayr H, Südkamp NP. Autologous chondrocyte implantation for the treatment of chondral and osteochondral defects of the talus: a meta-analysis of available evidence. Knee Surg Sports Traumatol Arthrosc. 2012;20(9):1696–703.

54. Battaglia M, Vannini F, Buda R, Cavallo M, Ruffilli A, Monti C, Galletti S, Giannini S. Arthroscopic autologous chondrocyte implantation in osteochondral lesions of the talus: mid-term T2-mapping MRI evaluation. Knee Surg Sports Traumatol Arthrosc. 2011;19(8):1376–84.

55. Giza E, Sullivan M, Ocel D, Lundeen G, Mitchell ME, Veris L, Walton J. Matrix-induced autologous chondrocyte implantation of talus articular defects. Foot Ankle Int. 2010;31(9):747–53.

56. Nehrer S, Domayer SE, Hirschfeld C, Stelzeneder D, Trattnig S, Dorotka R. Matrix-associated and autologous chondrocyte transplantation in the ankle: clinical and MRI follow-up after 2 to 11 years. Cartilage. 2011;2(1):81–91.

57. Aurich M, Bedi HS, Smith PJ, Rolauffs B, Mückley T, Clayton J, Blackney M. Arthroscopic treatment of osteochondral lesions of the ankle with matrix-associated chondrocyte implantation: early clinical and magnetic resonance imaging results. Am J Sports Med. 2011;39(2):311–9.

58. Magnan B, Samaila E, Bondi M, Vecchini E, Micheloni GM, Bartolozzi P. Three-dimensional matrix-induced autologous chondrocytes implantation for osteochondral lesions of the talus: midterm results. Adv Orthop. 2012;2012:942174.

59. Giannini S, Buda R, Ruffilli A, Cavallo M, Pagliazzi G, Bulzamini MC, Desando G, Luciani D, Vannini F. Arthroscopic autologous chondrocyte implantation in the ankle joint. Knee Surg Sports Traumatol Arthrosc. 2014;22(6):1311–9.

60. Wiewiorski M, Miska M, Kretzschmar M, Studler U, Bieri O, Valderrabano V. Delayed gadolinium-enhanced MRI of cartilage of the ankle joint: results after autologous matrix-induced chondrogenesis (AMIC)-aided reconstruction of osteochondral lesions of the talus. Clin Radiol. 2013;68(10):1031–8.

61. Valderrabano V, Miska M, Leumann A, Wiewiorski M. Reconstruction of osteochondral lesions of the talus with autologous spongiosa grafts and autologous matrix-induced chondrogenesis. Am J Sports Med. 2013;41(3):519–27.

62. Vannini F, Cavallo M, Ramponi L, Castagnini F, Massimi S, Giannini S, Buda R. Return to sports after bone marrow-derived cell transplantation for osteochondral lesions of the talus. Cartilage. 2017;8(1):80–7.

63. Buda R, Vannini F, Castagnini F, Cavallo M, Ruffilli A, Ramponi L, Pagliazzi G, Giannini S. Regenerative treatment in osteochondral lesions of the talus: autologous chondrocyte implantation versus one-step bone marrow derived cells transplantation. Int Orthop. 2015;39(5):893–900.

64. Baksh N, Hannon CP, Murawski CD, Smyth NA, Kennedy JG. Platelet-rich plasma in tendon models: a systematic review of basic science literature. Arthroscopy. 2013;29(3):596–607.

65. Smyth NA, Murawski CD, Fortier LA, Cole BJ, Kennedy JG. Platelet-rich plasma in the pathologic processes of cartilage: review of basic science evidence. Arthroscopy. 2013;29(8):1399–409.

66. Smyth NA, Haleem AM, Murawski CD, Do HT, Deland JT, Kennedy JG. The effect of platelet-rich plasma on autologous osteochondral transplantation an in vivo rabbit mode. J Bone Joint Surg Am. 2013;95(24):2185–93.

67. Guney A, Akar M, Karaman I, Oner M, Guney B. Clinical outcomes of platelet rich plasma (PRP)

as an adjunct to microfracture surgery in osteochondral lesions of the talus. Knee Surg Sports Traumatol Arthroscopy. 2013;23(8):2384–9.

68. Görmeli G, Karakaplan M, Görmeli CA, Sarlkaya B, Elmall N, Ersoy Y. Clinical effects of platelet-rich plasma and hyaluronic acid as an additional therapy for talar osteochondral lesions treated with microfracture surgery: a prospective randomized clinical trial. Foot Ankle Int. 2015;36(8):891–900.

69. Cassano JM, Kennedy JG, Ross KA, Fraser EJ, Goodale MB, Fortier LA. Bone marrow concentrate and platelet-rich plasma differ in cell distribution and interleukin 1 receptor antagonist protein concentration. Knee Surg Sports Traumatol Arthrosc. 2018;26(1):333–42.

70. Fortier LA, Potter HG, Rickey EJ, Schnabel LV, Foo LF, Chong LR, Stokol T, Cheetham J, Nixon AJ. Concentrated bone marrow aspirate improves full-thickness cartilage repair compared with microfracture in the equine model. J Bone Joint Surg Am. 2010;92(10):1927–37.

71. Saw KY, Hussin P, Loke SC, Azam M, Chen HC, Tay YG, Low S, Wallin KL, Ragavanaidu K. Articular cartilage regeneration with autologous marrow aspirate and hyaluronic acid: an experimental study in a goat model. Arthroscopy. 2009;25(12):1391–400.

72. Hannon CP, Ross KA, Murawski CD, Deyer TW, Smyth NA, Hogan MV, Do HT, O'Malley MJ, Kennedy JG. Arthroscopic bone marrow stimulation and concentrated bone marrow aspirate for osteochondral lesions of the talus: a case-control study of functional and magnetic resonance observation of cartilage repair tissue outcomes. Arthroscopy. 2016;32(2):339–7.

第 31 章

踝关节康复

Andrzej Kępczyński

艾冬梅　译　姚尧　审校

31.1　概述

踝关节康复需要治疗师了解手术的类型，以便能够与外科医生更好的合作并了解其治疗重点[1-2]。在现代骨科手术中，时间是最重要的。我们建议术前物理治疗干预以加速和优化术后康复的过程。因此，在计划的手术前安排至少一次与物理治疗师的预约非常重要。外科医生可在手术前从物理治疗师处获得以下信息：

（a）步行、攀爬、跑步等运动时关节的功能性活动范围。

（b）下肢其他关节的活动受限。

（c）下肢和上肢的肌肉状态，如力量、耐力、本体感觉。

（d）患者术后合作的能力。

现如今，了解做好术前康复的重要性，及其对最终手术结果的影响是非常重要的。术前沟通可能会对外科医生选择最佳的手术时机和优化手术程序有所帮助。

31.2　踝关节康复的一般说明

对于踝关节的康复，必须规划预期手术的几个重要阶段。不管是哪种手术，术后康复的第一个重要阶段必须是重获无痛的关节活动范围。

第一个重要阶段：

踝关节的生理活动是什么？距小腿关节是铰链关节，且仅具有一个关节自由度[4]。它使得人类可以在平坦的地面上行走。踝关节的参考位置是当足垂直于下肢长轴的位置。从这个位置开始，我们可测量向上踝背伸 20°～ 30°，向下踝跖屈 30°～ 50°。在活动结束时，跗骨的移动发生。脚可以沿纵轴在垂直和水平方向活动[4]。

内收和外展运动发生在垂直轴上。这些运动的活动范围为 35°～ 45°。

在长轴上，足可以向内翻 52°，外翻 25°～ 30°。这是足运动的生理范围。在查体评估时，需要与健侧进行对比。

第二个重要阶段：

第二个重要阶段是获得由肌肉收缩产生的主动关节活动。为了达到这一点，物理治疗师应该具备肌力训练方面的知识。我们需要理解肌肉是运动控制系统的一部分，但同时也是本体感觉机制的一部分。

从术后的一开始，我们就必须建立膝关节、踝和足的肌肉控制。即使患者术后有负重的限制，在关节获得无痛被动关节活动范围后，我们需要立即进行受累和非受累侧肌肉的训练。尤其是踝关节手术后，不建议进行等长收缩训练。我们更倾向于使用等张训练治疗患者。这种训练将有助于患者在术后急性期保持主动活动[3]。

术后应尽快进行本体感觉训练。为了实现踝关节康复这一点的目的，最有效的治疗方法是水疗法。水疗能够让患者在手术伤口愈合后立即进行水下全负重下行走。

踝关节康复和常规术后康复中非常重要的是维持以下训练：

1. 无痛范围内的活动。

2. 无痛的肌肉训练。

当你遵循上述规则时，物理治疗方法的选择和你使用的物理治疗将是次要的。

关于胫腓前韧带重建和踝关节前外侧撞击节镜术后的两种康复方案，详见表 31.1 和表 31.2。这是两种非常常见的踝关节外科治疗方法，相应的康复方案也有所不同，一种是无限制的加速康复，而另一种结合了术前和术后两阶段的物理治疗，差异主要取决于修复区域的重塑阶段。

表 31.1 早期康复阶段的原则

早期康复阶段（0～4 周）
每周进行 2～3 次理疗，每天进行居家康复训练

1. 抬高下肢（每日绝大部分时间，每天至少 6 小时）
2. 至少每 2 小时进行一次局部冷疗（夜间除外）
3. 淋巴引流
4. 无痛下部分负重（20%～80% 体重）
5. 躯干、髋关节和膝关节相关维持姿势的肌肉被动拉伸
6. 无疼痛范围内无阻力主动踝背伸、跖屈活动
7. 减重状态下膝关节伸展和屈膝下的本体感觉训练
8. 伸膝训练
9. 屈膝训练
10. 伤口愈合后进行水中康复

移动——至多下垂肢体 2 小时
辅具——功能性护具（尤其是在夜间）和双拐
上下台阶时并步（非连续跨步）

安全进阶的标准：
1. 护具下无痛全负重
2. 全范围被动关节活动
3. 无炎症和渗出症状

表 31.2 后期康复阶段的主要原则

后期康复阶段（4～16 周）
术后 8 周内，每周 3 次门诊康复
术后 8～16 周，每周 1～2 次门诊康复

1. 术后 6 周无护具保护下全负重
2. 必要时进行手法治疗
3. 必要时进行局部冷疗
4. 6 周时单腿下蹲
5. 使用弹力带加强足踝训练
6. 步态训练
7. 单腿平衡训练
8. 6 周时双侧跳跃
9. 8 周时原地小跑
10. 6 周时使用脚蹼游泳
11. 8 周时进行低强度的非接触性体育专项活动
12. 8 周时可进行单车运动

本阶段的重要点：
1. 训练后无疼痛和肿胀反复
2. 全关节活动范围
3. 单腿跳跃能力

31.2.1 距腓前韧带重建的康复

31.2.1.1 术前阶段

通常建议术前平均花费两周的时间进行相关肌肉和其他下肢康复内容。

在这一阶段，我们有两个主要目标：

1. 术前的康复评估，可用于规划短期的术前个体康复方案。通常，慢性 ATFL 损伤患者会表现出保护性步行方式和非对称的负重。这些症状会限制足踝的活动范围。其次，该类患者通常会出现股四头肌和臀肌无力和部分肌肉萎缩。为了增加关节活动度，我们首选徒手关节松动。然后根据术前评估结果，患者将得到一套个性化的柔韧性和肌力训练方案。

2. 术后康复原则说明。根据术后情况调整和改良生活方式。可回答关于术后不同时期的所有问题，并指导如何正确使用护具和拐杖。这将让患者了解到与他的物理治疗师良好配合将是非常有帮助的，尤其是在术后早期阶段。

31.2.1.2 术后阶段

建议术后康复从第一天在麻醉师严格的配合下完成[6]。表 31.1 中描述了该阶段具体的康复内容。

在这一阶段，最优的治疗方式是被动治疗，如徒手关节松动、徒手软组织拉伸和被动关节活动度训练。仅为十分配合治疗的患者提供居家康复计划的建议。对于其他人，禁止独自在家进行康复锻炼。徒手瘢痕松动最早可于术后 3 周开始。

约术后 4 周，如果患者符合进阶标准，则进入后期康复阶段。现代物理治疗更注重标准而非时间，因为是否符合进阶标准更加能够决定患者的状态。我们称为"交通信号灯法"。

康复后期患者通常不使用任何止痛药或抗炎药。有时，尤其是从步行过渡至跑步或从两腿跳过渡至单腿跳后，抗炎治疗可能会有所帮助，这最终由主刀医生决定。

该阶段的治疗方案详见表 31.2。

ATFL 重建术后康复中最后也是最困难的阶段是重返运动阶段（表 31.3）。大部分术后康复治疗方案是以时间为基础的。运动专项训练和活动应尽可能的尽早开展，即在早期康复阶段，如果无疼痛和积液肿胀，并已获得全范围关节活动、通过平衡和其他综合评估测试，则可能在术后 12～16 周开始跑步[5]。在这个阶段，体能训练师和物理治疗师之间的密切合作是十分必要的。最重要的并不是要加速回到全职运动阶段，而应该是体能训练师针对性地带领运动员进入一个常规的训练状态，像关注新手一样关注其运动耐力和运动技巧。这是降低再次受

表 31.3	重返运动阶段

重返运动阶段
≥术后 16 周

1. 综合测试和其他测试组合
2. 评估肌肉力量、肌肉耐力、跳跃和跑步能力
3. 视频步态分析
4. 磁共振成像
5. 单独与团队一起"初学者系列"开始培训
6. 对于运动员而言，强烈建议在第一场比赛之前，将室内康复和场地康复相结合

伤风险的唯一方法。

31.2.2 前外侧踝撞击综合征的关节镜术后康复

本章中描述的第二个踝关节康复是前外侧撞击综合征的康复。

这一问题经常被认为是踝关节早期退行性改变的开始[7]。踝关节撞击综合征最初仅通过物理疗法进行治疗，但不幸的是，这需要很长时间，而且尤其是在专业舞蹈演员中，治疗效果不佳[8]。踝关节骨关节炎晚期改变的原因是什么？早期骨关节炎改变很难仅通过康复来治疗。关节镜下治疗前外侧踝关节撞击似乎在患者满意度和低并发症率方面表现出了良好的结果[8]。前外侧撞击综合征的关节镜治疗后康复最重要的目的是维持足踝的功能性无痛运动。在这种情况下，通常无法进行术前物理治疗，因为患者已有很长的踝关节损伤和治疗史。在这种情况下，术前康复很难实施。

关节镜术后尽快开始康复，以恢复关节活动能力并缩短制动时间。康复方案从足踝的徒手关节松动开始。

表 31.4 描述了治疗的早期阶段。

踝关节镜康复的后期阶段也是重返运动阶段。本阶段的康复方案非常重要的部分是医生-物理治疗师-体能训练师之间的配合。在这一阶段允许个体的康复方案加速。同时，在这个阶段有可能会出现不同类型的肌肉疼痛或关节撞击痛。所以，获得诊断部门的支持也很重要。在室外、健身房的物理治疗或者水疗对不同的康复方案非常有帮助，尤其对专业运动员而言。我们可以称为专项运动训练（表 31.5）。

表 31.4	踝关节镜手术早期康复

早期康复阶段（0 ～ 6 周）
每周进行 4 ～ 5 次物理治疗

1. 徒手松动
2. 淋巴引流
3. 下肢肌肉的被动拉伸
4. CPM 每天 3 ～ 5 小时，4 周
5. 低强度步态训练
6. 经皮电刺激神经疗法
7. 局部冷冻疗法

无护具
术后 0 ～ 2 周双拐
弹力袜

安全进阶的标准：
1. 达到非手术腿至少 90% 的活动范围
2. 无跛行
3. 步行时无疼痛
4. 上下楼梯

表 31.5	术后后期和重返运动

术后后期第 6 ～ 16 周
每周进行 2 次物理治疗

1. 必要时进行手法治疗
2. 局部冷疗
3. 双腿、单腿蹲
4. 足踝力量训练
5. 慢跑
6. 单腿平衡训练
7. 蹦床练习
8. 运动专项练习

重返体育：
1. 其他综合评估测试组合
2. 评估力量、肌肉耐力、跳跃和跑步能力
3. 视频步态分析
4. MRI

参考文献

1. Schuh R, Banca E, Willegger M, Hirtler L, Zandieh S, Holinka J, Windhager R. Comparison of Broström technique, suture anchor repair, and tape augmentation for reconstruction of the anterior talofibular ligament. Knee Surg Sports Traumatol Arthrosc. 2016;24(4):1101–7.

2. Kaltenborn FM. Manual mobilization of the extremity joints, volume 1. The extremities. Minneapolis, MN Orthopedic Physical Therapy Products; 1989. p. 168–70.

3. Chaitow L. Muscle energy techniques. London: Pearson Professional Limited; 1996. p. 68–70, 107–109.

4. Kapanji IA. The physiology of the joints. In: The lower limb. 2nd ed. Edinburgh: Churchill Livingstone; 1991. p. 148–50, 166–70.

5. Lunsford BR, Perry J. The standing heel-rise test for ankle plantar flexion: criterion for normal. Phys Ther. 1995;75(8):694–8.

6. Ross KA, Murawski CD. Current concepts review: arthroscopic treatment of anterior ankle impingement. Foot Ankle Surg. 2017;23(1):7–8.

7. Zwiers R, Wiegerinck JI. Arthroscopic treatment for anterior ankle impingement: a systematic review of the current literature. Arthroscopy. 2015;31(8):1585–7.

8. Nihal A, Rose DJ, Trepman E. Arthroscopic treatment of anterior ankle impingement syndrome in dancers. Foot Ankle Int. 2005;26(11):910–2.